程之范教授简介

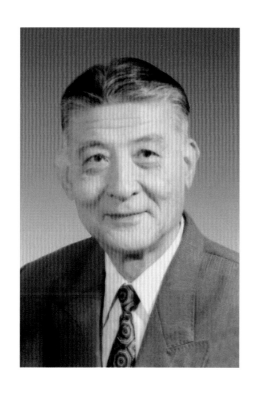

程之范教授（1922—2018）是我国当代著名医史学家和医史教育家。北京大学医史学研究中心创建者，中国高等西医院校医史学硕士学位、医史学博士学位创建者，1990年被聘为中国高等西医院校医学史专业首位博士研究生导师。20世纪80年代起兼任卫生部科学委员会委员，历任中华医学会医史学分会名誉主任委员，《中华医史杂志》总编辑和名誉总编辑，《中国科技史料》《自然科学史研究》等期刊编委。曾获得原北京医科大学教师最高荣誉"桃李奖"及"北京市优秀教师"等荣誉称号，享受国务院政府特殊津贴。

程之范教授1922年2月生于河北省保定市，1950年毕业于北京大学医学院，毕业后留校任教，历任助教、讲师、副教授、教授。长期担任医史学科的领导工作，主讲中外医学史课程。辛勤耕耘，培育桃李。2002年，以80岁高龄光荣退休。程之范教授倾心教学，努力探索在中国开展医学史教学的主旨与方法，积极编写医学史教材，拓展医学史研究生教育，大力培养医学史师资力量。专注医学史研究，译介医学史著作，开拓教会医学史和中西医学比较史方向。积极推动国内外医学史交流。在医学史领域广有建树，主编、参编、审阅书籍数十部，发表中外论文百余篇。程之范教授为中国的医学史教育和研究奉献了毕生心血，做出了卓越的贡献。

"十四五"高等医学院校本科规划教材

程之范医学史

主　　编　甄　橙（北京大学医学部）

副 主 编　谷晓阳（首都医科大学）
　　　　　夏媛媛（南京医科大学）
　　　　　张艳荣（哈尔滨医科大学）

编　　委　（按姓名汉语拼音排序）
　　　　　谷晓阳（首都医科大学）
　　　　　金东英（哈尔滨医科大学）
　　　　　李　曈（首都医科大学）
　　　　　仁青多杰（青海大学医学院）
　　　　　史如松（中国人民解放军陆军军医大学）
　　　　　孙灵芝（北京中医药大学）
　　　　　夏媛媛（南京医科大学）
　　　　　邢　烨（南京医科大学）
　　　　　徐丁丁（深圳大学医学部）
　　　　　张净秋（首都医科大学）
　　　　　张艳荣（哈尔滨医科大学）
　　　　　赵晓云（杭州医学院）
　　　　　甄　橙（北京大学医学部）
　　　　　甄雪燕（北京中医药大学）
　　　　　祝　捷（南京医科大学）

学术秘书　程陶朱（北京大学医学部）

北京大学医学出版社

CHENG ZHIFAN YIXUESHI

图书在版编目（CIP）数据

程之范医学史 / 甄橙主编 . —北京：北京大学医
学出版社，2023.5
ISBN 978-7-5659-2748-5

Ⅰ . ①程… Ⅱ . ①甄… Ⅲ . ①医学史－中国
Ⅳ . ① R-092

中国版本图书馆 CIP 数据核字（2022）第 174010 号

程之范医学史

主　　编：甄　橙
出版发行：北京大学医学出版社
地　　址：(100191) 北京市海淀区学院路 38 号　北京大学医学部院内
电　　话：发行部 010-82802230；图书邮购 010-82802495
网　　址：http://www.pumpress.com.cn
E-mail：booksale@bjmu.edu.cn
印　　刷：中煤（北京）印务有限公司
经　　销：新华书店
责任编辑：赵　欣　　责任校对：靳新强　　责任印制：李　啸
开　　本：850 mm×1168 mm　1/16　印张：17.5　彩插：1　字数：493 千字
版　　次：2023 年 5 月第 1 版　2023 年 5 月第 1 次印刷
书　　号：ISBN 978-7-5659-2748-5
定　　价：80.00 元

本书由

北京大学医学出版基金资助出版

前　言

自 20 世纪 30 年代以来，医学史教学和研究活动在中国逐渐开展起来。中国的医史学前辈们开始介绍、研究西方医学史，并对中国传统医学史开展系统研究。

北京大学医史学科于 1946 年底由李涛先生创建，具有悠久的历史传统。程之范先生自 20世纪 40 年代末即开始接触医学史学科，1950 年从大学毕业后即选择从事医史学科。不久后，开始独立负责北京大学医史学科工作。程之范先生既是北京大学医史学科的创建者，又是该学科的建设者和发展者，他将医学史教学视为医学史学科的立足之本，在医学史教学方面投入了大量的时间和精力，积累了教学经验，探索出教学方法，确定了教学思路，树立了医学史教学和研究的典范。

20 世纪 80 年代以前，教学条件比较艰苦。程之范先生在北医的医学史教学中，一直使用油印的医学史讲义。1984 年由黑龙江科学技术出版社出版了一套《卫生管理干部进修丛书》，程之范先生主编《世界医学史纲要》分册。该书虽然只有短短的 3 万余字，但是结构清晰、重点突出、内容全面、文图得当，深受学员欢迎。该书出版后，迅速成为许多学校开展医学史教学活动的必备参考读物。

1990 年，程之范先生组织编写了 10 万字的《简明医学史》讲义，由北京医科大学、中国协和医科大学联合出版社出版，该书成为北医医史学科正式出版的第一本教材。《简明医学史》出版后，受到医学院校师生的广泛欢迎，这本教材奠定了北医医史学科的教学思想基础。此后经历两次印刷，1995 年初再次售罄无存。很多医学院校学生和医学史教师都评价该书内容简明精要，密切贴合医学史教学实践，非常适合 20 学时左右的医学史教学使用。

20 世纪 90 年代，中国迎来医学教育改革的热潮。在众多医学人文类课程被压缩学时的情况下，程之范先生主持的"医学史"课程不仅成为当时医学院校中的必修课程，而且北医的"医学史"课程非但没有被减少学时，反而从 20 学时延长到 32 学时。程之范先生非常清醒地认识到，跨世纪的大学生具有鲜明的时代特点，学生们思想活跃、求知欲强，不局限于仅仅在课堂上学习，《简明医学史》的内容过于简略，显然不能满足学生们的需求，需要及时丰富医学史内容，以供学生们课外阅读及进一步深入学习和参考之用。于是在 1997 年 10 月，由程之范先生主编的 35.8 万字的《中外医学史》诞生，由北京医科大学、中国协和医科大学联合出版社出版，2000 年进行了再版。

历史是延续的。不忘初心，方得始终。自 2002 年程之范先生退休后，由先生主编的医学史教材逐渐消失在人们的视野中，但是医学史前辈的优良传统不该被遗忘，医史前辈的教学精髓和教学经验应该得到继承和发扬。2022 年恰逢程之范先生百年华诞，由程之范先生生前所在的北京大学医学部，联合首都医科大学、哈尔滨医科大学、南京医科大学、北京中医药大学、中国人民解放军陆军军医大学、杭州医学院、青海大学医学院、深圳大学医学部的年轻教师，合作编写了《程之范医学史》，一方面希望传承医学史的优良传统，另一方面注入年轻医学史教师的新鲜血液和学术思想，补充医学史上的新发现和新发明，以及医学史研究的新成果，并结合新时代课程思政教育的需求，充分发挥医学史的思政教育优势，努力使传统的医学史焕发出时代的新活力。

《程之范医学史》将面向中国的医学人才培养，紧扣中国的医学史教学之需，着眼于医学生的人文素质培养。本书确定了世界医学史、中国古代医学史和中国近现代医学史三条主线的编写思路。第一篇为世界医学史，主要介绍国外医学发展的历程，由甄橙、谷晓阳、李瞳、徐丁丁、张艳荣、金东英负责编写；第二篇为中国古代医学史，主要介绍中国传统医学的发展史，以中国历史各朝代为序，讲述中国传统医学各时期的主要成就，由甄雪燕、孙灵芝、张净秋、仁青多杰负责编写；第三篇为中国近现代医学史，主要介绍西医传入中国后至今的医疗卫生发展情况，由夏媛媛、邢烨、史如松、祝捷、程陶朱负责编写。附录部分设有口腔医学简史、诺贝尔生理学或医学奖简表、中外医学重要事件比较简表，由赵晓云负责编写。袁蕾、张烁、李婕、吴子婧参与了本书的校对工作。

为便于学生和教师掌握教学重点，本书沿袭程之范先生的教学传统，每章之前均列有"内容重点"，并结合当前医学教育的需要，在每一章的"内容重点"最后增加课程思政要素一项，以使读者一目了然，能够快速找到每一章的主要内容，并明确课程思政的要点。在本书的编写过程中，结合新世纪学生思维活跃、获取知识途径多且快的特点，每章增添了课外扩展阅读资料。拓展资料包括论文、书籍、影视、纪录片、网络资源等，目的以引导学生自主学习为主。编写本书所用的参考资料全部列于书后。本书还配有云端课件、习题、教学音视频等资料，以立体教学资源的形式提供给读者。本书的电子课件部分由谷晓阳担任主编，袁蕾、张烁和胡成洋担任副主编，共同完成立体教学资源建设。

第十、十一届全国人大常委会副委员长，第十二届全国政协副主席，第十一、十二、十三届九三学社中央委员会主席，中国科学院院士韩启德长期支持科学技术与医学史的发展，在本书组织编写的过程中，给予了亲切的关怀和多次指导，并在百忙之中为本书题写了书名，使全体作者备受鼓舞，在此深致谢意！北京大学医学出版社赵欣副编审认真负责地完成本书的编辑工作，一并表示感谢。

本书不仅可供医学院校本科生使用，也可供研究生学习参考；不仅可以帮助西医院校学生了解祖国传统医学的发展，也可以满足中医院校学生了解世界医学发展的需要；还能够供广大医务工作者参阅，以了解中外医学的发展历史。

学史明理，学史增信，学史崇德，学史力行。从某种意义上说，1997年版《中外医学史》可以视为《程之范医学史》第1版，2000年版《中外医学史》可以视为《程之范医学史》第2版，此次编写的《程之范医学史》可以视为《程之范医学史》第3版。本书编写以继承程之范先生等医史前辈的优良学风和学术传统为前提，期待广大师生和读者对本书提出宝贵意见和建议，共同为发扬光大中国的医学史事业贡献智慧和力量。

甄　橙

2022 年国庆节于北京

目　录

第二篇　中国古代医学史

第三篇　中国近现代医学史

目 录

绪　论

内容重点

- ★ 医学史概述：定义、分类
- ★ 医学史发展：医学史在中国的历史；世界医学史的历史
- ★ 医学史研究方法：考据学方法；文献分析方法；口述历史方法；实地调研方法；计量史学方法
- ★ 医学史的意义：把握医学发展方向；辨析中西医学异同；发展多元医学；提高医学修养；树立医学职业精神
- ★ 课程思政元素：以医学史促进热爱医学专业的思想形成；以杰出医学家为学习榜样

一、医学史概述

"医学史"顾名思义就是医学的历史，它既研究医学的内容，又具有历史学科的特点。医学史是介于自然科学和社会科学之间，融合医学科学和人文学科的特殊学科。医学史以研究医学问题为核心，不仅关注医学理论和医学技术的发展演化，而且关注社会经济、文化传统、哲学思想、宗教信仰等因素对医学发展的影响。因此以医学史的独特视角追溯医学的发展轨迹，不仅可以纵览医学的成就，而且可以管窥医学发展中暴露出的问题，总结医学史上失败的教训，避免重复前人走过的弯路；当然更重要的是学习医学史上前人积累的宝贵经验，学习前人的智慧，让医学更好地为维护人类的健康发挥作用。

医学史分类的方法很多，诸如国别史、断代史、比较史、专科史等。比较简明的分类方法是将医学史分为两大类：一类是医学通史，另一类是医学专门史。所谓医学通史就是通过医学与社会、政治、经济、哲学、文化的关系来研究医学发展的规律，总结医学发展的一般规律。医学的分科很多，如西医学的内、外、妇、儿、眼、耳鼻喉、口腔、精神心理学等，中医学的针灸、推拿、本草学等，针对这些学科的历史研究就属于医学专门史，而疾病史、医学人物史、医疗机构史、医学学会史、地方医学史等也属于医学专门史的研究范畴。20 世纪 70 年代，西方新文化史风靡学界，使医疗社会史、医疗文化史、环境史中的疾病研究成为医学史领域中的一股新潮流，这一类研究处于两种分类之间，亦可以归入医学专门史之列。

历史发展的客观规律表明，文化越发达的国家就越重视自己国家的历史。中国是一个文明古国，中国人很早就利用天干地支纪年，十天干配十二地支，六十年一轮回，这种纪年方法是世界上其他国家所没有的，也是最早的。中国重视历史，不仅表现在有明确的纪年办法，而且史学研究的书籍非常丰富。从太史公司马迁作《史记》到"二十四史"，后一朝代虽然推翻上一朝代，却都要给上一朝代修史。这个优良传统使中国的历史连续而完整，医学史也要沿袭这样的传统。

诚然，学习历史一定要知道历史上出现了哪些人、做了哪些事。但历史研究绝不是简单地说说古来的书籍、古来的人和事——这些仅仅是历史研究的一部分。历史研究最重要的目的是使人们从历史中得到启发、吸取经验。通过学习和思考，达到让历史为现在和将来服务的目的。"以铜为鉴，可整衣冠；以人为鉴，可正得失；以史为鉴，可知兴衰"，证明了尊重历史和学习历史的重要性。

医学史作为医学与历史的交叉学科，其研究具有特殊性。医学是以人作为研究对象的生命科学，人是自然界中最高级、最复杂的生物。到21世纪的今天，现代医学研究已经发展到基因水平，人工智能、脑机接口、达芬奇手术机器人等技术已经在医学上应用，现代医学已经实现了许多医学技术上的新突破，但应该看到我们对人的了解仍然是很幼稚的、很肤浅的。因此从历史的维度审视医学新理论、新技术的发展就显得非常重要和必要，这也是医学史的任务之一。

其实，人们对医学史的认识也是不断发展变化的。例如20世纪30年代，中国医学史专家李涛教授就曾经提出：医学史主要就是医学传记加医学文献，把医学发展史上的传记和文献结合在一起，使之成为一个学科，这就是医学史。当然这是当时时代条件下对医学史的一种理解。经过多年的研究与探索，人们认识到这样的理解是片面的。那么，到底什么是医学史呢？首先需要明确医学史是一门兼有自然科学属性和人文科学属性的科学，其次需要指出医学史是研究医学发展规律的科学，再次需要强调医学史是通过社会、经济、科学和文化等的关系来研究医学发展过程和规律的科学，最后需要阐明医学史与哲学的关系最为密切。

医学史不仅要讲人、讲事、讲技术、讲发明、讲诊断，讲治疗、讲预防，更要研究医学发生发展的规律，揭示医学发展的原因。从研究方法上讲，医学史是通过联系社会、政治、经济、哲学、科学和文化，来研究医学发展的过程和规律的科学。古今中外，一切重大的医学事件、重大的医学发明都与当时的社会环境、政治背景、经济条件和科学技术发展水平有关，尤其是与当时的哲学思想密切相关，与科学文化的发展亦是密不可分。例如，文艺复兴是人类历史上重要的发展阶段，人们开始从以"神"为中心过渡到以"人"为中心，人类的进取精神、创造精神以及实验精神被激发出来。在西方，波兰天文学家哥白尼出版了《天体运行论》（公元1543年），提出了与传统地心说体系不同的日心说体系；德国天文学家开普勒提出了行星运动的三大定律；意大利物理学家伽利略通过实验发现了自由落体、抛物体和振摆三大定律，使人对宇宙有了新的认识；葡萄牙、西班牙、意大利的探险家开始了航海活动，哥伦布和麦哲伦等人的地理大发现为地圆说提供了有力的证据；比利时医生维萨里出版《人体的构造》开创了人体解剖学，为近代西方医学的发展奠定了基石。同时期的中国也发生了很多变革，如哲学方面出现了李贽（公元1527—1602年）等人提倡的唯物主义思想，工学方面有宋应星（公元1587—1665年）创作的《天工开物》（初刊于公元1637年），农学方面有徐光启（公元1562—1633年）所作的《农政全书》（约公元1625—1628年），医学方面有李时珍（公元1518—1593年）的不朽之作《本草纲目》（初刊于公元1590年）。可见，医学的发展不是孤立的，医学与哲学、政治、经济、社会等方面的发展都有关系。开设医学史课程，一方面要讲清楚医学发展历史进程中涌现的各种人和事、取得的各项医学成就，另一方面要引导学生从历史中寻找医学发展的动力和原因。在这个过程中，更要讲好医学史里的中国故事，这也是每一位从事医学史的专业教师应该肩负的历史责任。

医学史有别于其他医学专业课，它既要求有中西医学知识做基础，又要求懂得历史学、哲学、经济学、社会学等学科的一般知识；它既非医学基础课，又非临床医学课，医学史是一门时间跨度大、知识覆盖广、内容范围宽的交叉学科，绝非随便翻翻书本和笔记就能领悟其精髓的。因此在开展医学史教学中，既要突出这门课程的知识性，又要强调这门课程的思想性，这是有一定难度的。尤其是在当今的时代，知识产生迅速、传播快捷，新一代学生掌握知识、获取信息的技术和途径很可能超越老师，因此要求医学史教师要具有更强的责任心，认真研究、勤于思考、旁征博引、不断学习，才能讲好这门课。当然也希望在医学史教学中，能够得到学生们的积极配合，使学生们自觉向历史学习，从历史中领悟医学的目的、感悟医学的价值、体悟医学的精神，达到学习医学史课程的目的。总之通过讲授医学史，有助于认识医学的本源与本质，有助于加深对医学价值谱系的认知，有助于促进医学精神谱系的建立。

二、医学史的发展

1. 医学史在中国的历史

医学史在中国具有悠久的历史，这一点从医学史研究著作中可以得到佐证。汉代司马迁著《史记》，其中就有"扁鹊仓公列传"，可以说是中国最早的医学史记载，其后有关中国医学史的资料散见于历代的经、史、子、集、稗官野史、笔记小说等各类文献中。在历代编纂的正史中，也记载了丰富的医学史资料，其中包括历代医事制度、疫病流行、疾病诊治、医药交流、医药目录以及医学家传记等。唐代甘伯宗的《名医传》是中国最早出现的医学史性质的专书。宋代周守忠的《历代名医蒙求》，明代李濂的《医史》，清代王宏翰的《古今医史》、徐灵胎的《医学源流论》等均属于医学史著作。近代陈邦贤（公元 1889—1976）的《中国医学史》（公元 1919 年）是第一部系统的中国医学通史著作；王吉民（公元 1889—1972）、伍连德（公元 1879—1960）的《中国医史》（1932 年英文版）填补了世界医学史中缺乏正确介绍中国医学史专著的缺漏，首次比较系统地向世界介绍了中国医学的发展，以及西医传入中国后的发展；李涛（公元 1901—1959）的《医学史纲》（公元 1940 年）是作者搜集与研读了大量中医书籍后写成，由中华医学会出版，是中国近代最早的集合了中西医学史内容的医学史著作。

关于医学史在中国的教学，最早是上海名医谢利恒自 1919 年起，开始在上海中医专门学校讲授"中国医学源流论"，以新史学的方法讲述中国医学发展史，并公开刊发其教学讲义。1929 年，国立中央大学医学院院长颜福庆聘请中国著名医史学家王吉民为医学史讲师，首开西医院校医学史课程。1930 年，北京协和医学院执行委员会批准聘任李涛为中文部助理讲师，承担 4 年级医学生的中国医学史讲座课程，介绍中外医学历史。1934 年，陈邦贤在江苏省立医政学院（今南京医科大学）讲授中国医学史与疾病史。医学史在高等医学院校正式设立专门机构，则以 1946 年底李涛教授在北京大学医学院开创的"医史学科"为最早，为医疗系学生讲授中西医学史，是中国最早的医学史专业教学组织。

20 世纪 50 年代初，新中国刚刚成立，中国科技史迎来发展机遇。面对西方国家的封锁，党和政府大力提倡爱国主义教育，以此激发和鼓舞中国人民投身到社会主义建设中。1950 年 10 月，中国人民志愿军跨过鸭绿江，抗美援朝战争开始之后，党和政府将爱国主义教育推向高潮。在提倡爱国主义的社会思潮下，中国科技史得到了关注和发展，医学史也随之得到重视。1954 年在第三届全国卫生行政会议决议中，指出要加强医学教育和研究工作，有计划地举办在职干部的进修和组织政治、业务的学习。1954 年全国高等医学教育会议制定了全国统一的教学计划，将医学史纳入高等医学教育计划，使之成为高等医学院校的正式课程，并指出有条件的学校应将医学史课程列为必修课程。鉴于在当时的中国西医院校中，能够开设医史课程的只有前面提到的江苏省立医政学院、北京协和医学院和北京大学医学院等少数几所院校，为执行全国统一的教育计划，解决西医院校医学史师资严重缺乏的问题，1956 年卫生部委托中医研究院医史研究室和北京医学院医史教研组，在中国中医研究院举办了全国首届西医院校医学史高级师资进修班。该班由李涛和陈邦贤两位医史专家主持，程之范作为年轻教师参与师资进修班授课。全国 30 所西医院校选派 31 名学员，参加了这次为期 6 个月的医学史高级师资进修班。

1956—1957 年，首届医史高级师资进修班在北京成功举办。卫生部对医史师资班十分重视，卫生部部长李德全、医教司司长季钟朴亲临开班典礼并讲话。此次医史师资进修班规模空前，无论是从课程设置，还是师资配备都十分可观，讲授内容覆盖面广，授课形式丰富多样。除了中国医学史和世界医学史作为主要讲授内容外，还聘请了相关专业 30 多位著名学者担任授课教师，讲授内容涵盖中国科技史、中国哲学史、中医政策、中医理论、中医学专科史以及与医学史相关的专题等。中国医学史课程主要由李涛和陈邦贤负责讲授，世界医学史课程主要由李涛、程之范、大连医学院王有生、中医研究院医史研究室马堪温等负责讲授。经过 6 个月的学习，进修班学员初步掌握了医学史的内容和研究医学史的方法，完成了进修班的学习任务。首届医史师资进修班教学取得了良好的效果，对培养中国首批医史师资打下了坚实的基础。学员们进修结束后，回到各自的学校开设了医学史课程，成为医学史教学和科研的骨干力量，并为中国医史学科的发展着手培育后备力量。

相对于西医院校，中医院校中的医学史教育一向占有比较重要的地位。经过首届医史师资进修班医学史人才的集中培养后，医学史教学在西医院校也开始受到重视。各医学院校除讲授中国医学史外，世界医学史的教学和研究工作也逐步开展。至 20 世纪 90 年代，已有大约 40 所院校开设医史课程，医学史教学在中国达到了一次小高潮。

关于医学史在中国的研究机构，1951 年在中央卫生研究院中国医药研究所建立的医史研究室是中国最早的医史研究专门机构，1955 年划归中医研究院领导，医史学家李涛、陈邦贤共同主持工作。1982 年正式成立中国医史文献研究所。其后，陕西中医药研究院、辽宁中医药研究院、湖北中医药研究院等均设有医史文献研究室。1989 年，程之范教授在北京医科大学成立医史学研究中心。2000 年北京医科大学与北京大学合并后，该中心更名为北京大学医史学研究中心。

新中国成立后，对少数民族医药史的调查研究亦有较快发展。1976 年由卫生部领导组织专门小组，对藏族古代医药文献进行整理研究，开始了较为系统和有组织的研究工作，如藏医学古典著作《四部医典》已全文译成汉文出版。复刊后的《中华医史杂志》开辟了少数民族医学史专栏，陆续发表了一些高质量的研究成果，介绍少数民族医药文献及少数民族医药历史研究成果，如今少数民族医学史已经成为中国医学史的重要组成部分。1994 年 2 月，中国民族医药学会成立，标志着少数民族医药历史研究进入新阶段。

21 世纪以后，一方面，老一代医史学家因年龄偏高，陆续离开医学史岗位，削弱了医史专家队伍；另一方面，因为遭遇学科评估的新问题，以及教学科研单位对于学术评价的具体要求，使年轻一代医史学者的职业发展遇到困境，导致医学院校内的医学史教育遭遇挑战，多数医学史课程转为选修课程。又由于科学技术史一级学科的吸引力，医学史作为科学技术史中重要的研究方向更加贴近公众生活的现实需求，吸引了历史学、社会学、人类学、文学、语言学以及研究中共党史等专业的学者加入到医学史研究队伍中，为医学史融入了新鲜元素。

2. 世界医学史的历史

古希腊的《希波克拉底文集》是西方古代重要的医学文献，其中《论古代医学》是西方医学史中较早的文献。国外专门的医学史研究始于 18 世纪，维尔茨堡大学（1743）和哥丁根大学（1750）分别开设医学史讲座，1794 年巴黎医学院设置了法学史和医学史的联合讲座。至 19 世纪初，德国的多数大学为医学院新生提供医学通史讲座，同时也提供解剖学史、生理学史、古代医疗史、病理学史、外科学史、产科学史、医学督察机构史、精神病学史等医学专科史讲座。19 世纪以德国为中心发展起来的实证主义，形成了以自然科学的方法进行历史研究，以实验方法为唯一可靠的科学方法，以自然科学的研究方法作为衡量历史理论科学性的标尺的科学风气。在实证主义思潮的影响下，医学史因其应用价值不明显，在医学教育中的地位又被削弱了。

19 世纪末—20 世纪初，由于考古学的一系列发现以及医学的迅速发展，反功利主义和反实用主义思潮使人们对医学史的兴趣得以复苏。1898 年，奥地利医学史家纽伯格（Max Neuburger，公元 1868—1955）在维也纳大学执教医学史，1904 年，苏德霍夫（Karl Sudhoff，公元 1853—1938）在莱比锡大学开设医学史讲座。美国于 19 世纪后半叶开始医学史教学，1904 年美国宾夕法尼亚大学、马里兰大学和明尼苏达大学开设医学史课程，1909 年威斯康星大学开展医学史课堂讨论。1900—1910 年间，欧洲的医学院重新设置了医学史课程，1926—1939 年间美国也设置了医学史讲座。此时期，苏联有 70 所医学院校设有医学史教研组，并将医学史作为必修课列入教学计划。在日本，全国 40 所医科大学中约有一半设立了医学史讲座。此时期多数的医学家认为，医学史是医学生必须学习的一门知识。经过众多学者的努力，医学史逐渐成为一门独立的学科。

20 世纪以来，对世界医学史贡献较大的学者有德国的苏德霍夫、奥地利的纽伯格、美国的嘉约逊（Fielding H. Garrison，公元 1870—1935）、意大利的卡斯蒂廖尼（Arturo Castiglioni，公元 1874—1953）、瑞士的西格里斯（Henry Ernest Sigerist，公元 1892—1957）、英国的辛格（Charles Joseph Singer，公元 1876—1959）、日本的富士川游（公元 1865—1940）以及苏联彼得罗夫（Борис Дмитриевич Петров，公元 1904—1991）等，他们在医学史领域内进行了各方面的工作，撰写论著，建立学会，创办杂志，建立研究机构，培养人才，为医学史成为独立的学科奠定了基础。

最早的医学史研究机构为 1905 年苏德霍夫在德国莱比锡大学创办的医学史研究所，他本人成为首位全职医学史教授。1935 年慕尼黑医史研究所成立。第二次世界大战后，德国成立了十几个医史研究所。1924 年波兰的克拉科夫医学史研究所成立。1929 年美国医学史家韦尔奇（William Henry Welch，公元 1850—1934）在约翰·霍普金斯大学创办了医学史研究所，医史学家如西格里斯、嘉约逊等均曾在该所任职。1962 年英国维尔康医学史研究所成立，在国际上享有一定的声誉。苏联除谢马什科保健组织医学史研究所外，在许多医学研究单位内设有医学史专题研究小组。随着医学人文教育的推进，国外著名综合性大学的医学院，或综合性大学的历史系大多成立了医学史机构，设立了医学史教职。国外的医学史研究机构也逐渐出现对中国传统医学史和亚洲医学史的研究。

3．医学史学会

1890 年，由奥斯勒（William Osler，公元 1849—1919）和韦尔奇等人在美国发起成立约翰·霍普金斯医史学会。1902 年在巴黎成立法国医史学会；1907 年意大利成立医史学会，继之，瑞士（1921 年）、波兰（1924 年）、日本（1926 年）、丹麦（1927 年）等国也相继成立医史学会。1920 年，由比利时医史学家特里科特·罗耶（Tricot Royer，公元 1875—1951）发起成立了国际医史协会，会址设在巴黎，并在世界各国分设十几个委员会。该会规定每 2 年举行 1 次大会，进行学术交流。苏联有莫斯科医史学会（1949 年）、列宁格勒医史学会等，1955 年苏联也加入国际医学史协会。目前世界很多国家成立了医史学会，医史学已成为国际间学术交流的一项重要内容。

中国医史学术团体的设立始于 1936 年的中华医学会医史委员会，于 1937 年更名为中华医史学会，由王吉民、李涛分别任正、副会长。1940 年 12 月，国际医史学会接受中华医史学会为会员。中华人民共和国成立后，于 1950 年定名为中华医学会医史学分会，医史学术活动不断开展。20 世纪 60 年代，医学史活动曾中断。1979 年 10 月，在中断活动若干年之后，于北京召开了全国医史学术会议，其后各地先后创建了中华医史学会的省市级医史分会，除恢复和巩固原有北京、上海、广州三个地方医史分会外，相继组建成立了福建、浙江、黑龙江、内蒙古、辽宁、陕西、广西、安徽、四川、吉林、河南、江西、湖北等省（区市）医史分会。截至 2022 年，各省医史分会发展到 13 个。湖南还成立了马王堆医书研究会等。通过全国医史学术会议和各地举办的医史学术会议，广泛进行了具有地方特色的医史学术活动，使医史研究、教学和普及有了更广泛的基础。

4．医学史刊物

早在 1825 年德国医史学家黑克尔（Justus Friedrich Karl Hecker）在柏林创办医史刊物，1846 年德国又出现一种新的医学史期刊。1885—1895 年，英国医史学家理查森（Richardson）主编的《医学史文献》在伦敦出版。迄今，欧美及亚洲各国均有医学史专业期刊出版发行。其中较著名的有美国约翰·霍普金斯大学医学史研究所主编的《医史通报》（1933 年创刊）、日本医史学会创办的《日本医史杂志》（1942 年创刊）、美国耶鲁大学医学史和科学史系主编的《医学史和相关科学杂志》（1946 年创刊）、维尔康医史博物馆出版的《医学史论文索引》（1957 年创刊）等，以上这些国外医学史专业期刊在国际上均有较大的影响。

中国的医史学术刊物首推《中华医学杂志》的《医史专号》。该专号从 1936 年开始出版，每年 1 期，用中、英文共刊出 9 期。1947 年《医史杂志》正式创刊，1953 年更刊名为《中华医史杂志》。经一度中断后，1980 年《中华医史杂志》复刊，2009 年《中华医史杂志》由季刊改为双月刊，成为在国内外有较大影响力的医学史专业学术期刊。

20 世纪以来，医史学作为一门学科已逐渐赢得人们的重视。医学史的教学、研究和普及，成为医学发展的一个不可缺少的组成部分，同时也是提高民族科学文化和医学文化素质的重要途径。

5．医学史博物馆

20 世纪早期的医学史博物馆主要是医学史教学和研究的组成部分。1901 年法国成立法国医史博物馆，1907 年丹麦也成立医史博物馆。自此以后，世界各国纷纷设立医史博物馆，其中最著名的当推英国的维尔康医史博物馆。该馆于 1913 年由维尔康（Henry Wellcome，公元 1853—1936）创办。维尔康毕业于费城药学院，毕业后担任药品推销员，1880 年与朋友巴勒斯（S. Burroughs）合作建立了巴勒斯·维尔康公司（Burroughs & Wellcome Co.），开展药物的研发、生产、经营、销售，维尔康在制药业取得了巨大的成功。维尔康对医学史颇有偏爱，他深刻地指出，"探索事物的本源，不仅有助于研究工作，而且可促使科学发现和发明的产生"。为此，维尔康在科学、考古和收藏方面花费了大量的金钱、时间和精力。1896 年他开始收集医学文物、手稿、印刷品和藏品，同时还出版了大量的医学史小册子，作为公司的广告宣传材料，由此吸引了大批医生，也成功地扩大了公司的知名度。1913 年维尔康创建维尔康医史博物馆，以收藏大量的医史文物资料著称，成为欧洲研究医学史的中心之一。今天维尔康医史博物馆已经成为伦敦科学博物馆的一部分。

此后，世界上的许多国家都建立了医学博物馆或医史博物馆，从事医学博物馆研究的学者也越来越多。例如，2011 年牛津大学出版社出版的《病态好奇心：19 世纪的英国医学博物馆》（*Morbid Curiosities：Medical Museums in Nineteenth Century Britain*）对英国 19 世纪的医学博物馆进行了综合研究；2013 年英国皇家外科学院出版的《医学博物馆：过去、现在、未来》（*Medical Museums：Past，Present，Future*）对英国医学博物馆的历史进行了梳理；葡萄牙学者德利卡多（Ana Delicado）撰写的《葡萄牙医学博物馆的过去和现在》（*The Past and Present of Medical Museums in Portugal*）考察了葡萄牙医学博物馆的出现、扩建和转型的变化。

中国最早的医史博物馆于 1938 年由中华医学会医史学会创办，设在上海中华医学会图书馆内，1959 年改属上海中医学院，2003 年更名为上海中医药博物馆，成为全国中医药文化宣传教育基地。1978 年陕西中医学院医史博物馆正式开馆，接待参观。1982 年中国中医研究院医史文献研究所的中国医史博物馆建成开放。1987 年北京中医药大学通过国家教委接受邵逸夫先生赠款，又在国家中医药管理局拨款和大学自筹部分资金的支持下，于 1990 年 4 月建成逸夫科学楼，楼内设有中药展馆和医史博物馆，是一座收藏丰富、内容系统、专业性较强

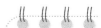

的博物馆。此外，河南南阳重建张仲景医史文献馆，陕西耀县重建孙思邈纪念馆，湖北蕲春重建李时珍纪念馆等。目前，中国的医学博物馆和医史博物馆以中国传统医学博物馆为主，许多中医药大学都建立了中医药博物馆，有些医院和医学院校建立了医院院史馆和学校校史馆。还有一些医药企业也纷纷出资建立医学博物馆，规模比较大的如驼人集团创建的总建筑面积约16000平方米的中国医学博物馆和中国医疗器械博物馆。

三、医学史研究方法

随着各学科领域学术研究的不断深入，学术交融日渐深入。医学史作为医学与史学交叉衍化而来的学科，借助医学、史学、计量分析等相关学科的方法进行研究，将有助于对医学发展中发生的问题和现象进行分析与解答。

1．考据学方法

广义而言，乾嘉考据学是指形成于清乾隆与嘉庆年间，对传世古文献整理、考订与研究的一门学问，主要包括文字、音韵、训诂、目录、校勘、辨伪、注释、名物典制、天算、金石、地理、官职、避讳、乐律等内容，其考证方法在历史研究中的运用形成了乾嘉历史考证学。乾嘉考据学在中国传统医学史的研究中应用比较普遍，其在医学典籍研究中的运用被称为医学考证学。张琦（公元1763—1833）的《素问释义》是清儒用考证学方法训释《素问》的最早著作之一。顾尚之（公元1799—1862）所著《素问校勘记》运用音韵、训诂、考据之法对《素问》进行校勘。俞樾（公元1821—1907）以治经之法校释《内经》，著有《内经辨言》。近代国学大师章太炎（公元1869—1936）运用考据方法，对张仲景与其著作《伤寒论》《金匮要略》进行研究。

2．文献分析方法

文献分析是历史学最基本的研究方法之一，广泛收集各类文献是历史研究的必要前提，也是医学史研究的基本方法。文献从来源上说，有一手文献和二手文献。除了要全面收集公开出版的书籍和刊物外，医学史研究应该尽可能依据一手文献，如档案资料、日记、工作笔记、手稿、传记、会议记录、图片、图纸等资料，这些都是很好的资料来源。

3．口述历史方法

口述史是近现代史研究常用的研究方法，是对史料，尤其是在文献史料缺载时一种有效的替代和补充。中国历史上的《史记》《论语》是典型的口述史著作。在中国传统医学的发展过程中，口传心授方法使许多医学典籍被打上口述史学方法的烙印，如《雷公炮炙论》是雷敩的门人随师记录整理而成的，张志聪（公元1616—1674）的代表作《伤寒论印宗》《伤寒论集》是在与友人、学生的不断讲论中形成的，叶天士（公元1666—1745）口述温病诊治心得，经传人整理而成《温热论》。法国学者简·范西纳（Jan Vansina，公元1929—2017）在其著作《口头传说：一项历史学方法论的研究》中，将口述历史提高到史学研究方法的高度。

4．实地调研方法

实地调研是收集一手资料的好方法。在一些情况下，当无法及时收集文献资料或不能充分收集足够的文献资料时，就需要适时地进行实地调研，依此来获得第一手的资料和情报，使资料收集工作可以有效顺利地开展，例如医学遗址实地考察、医学家故居考察、医学实验室考察等，可以获得文献资料不曾记录的新感知、新发现和新感受。

5．计量史学方法

计量史学也称历史计量学。17世纪时将计量方法应用于经济史研究，19世纪以美国为代表的西方史学界将计量史学几乎应用于所有的史学领域，20世纪初法国经济史学者最先应用计算机、信息理论和数学方法，通过处理资料和制作数理模型进行研究。计量史学方法突破了传统史学方法无法处理大量史料的局限，使带有主观色彩的历史研究可以得到数据证明，增强了史学研究的量化手段。医学史研究可以借助医学数据库、自然科学数据库以及相关人文社会科学数据库，将海量信息量化处理，用科学手段帮助研究者发现医学现象背后的规律，但也要注意数据的来源和数据库的局限性。

四、医学史的意义

历史是最好的教科书。对于历史研究而言，人们希望以史为鉴，希望能够从历史中找寻各种对现实有所借鉴和启益的内容。对于医学生来说，医学史就是获得各种借鉴和启示的最佳学习途径。

1.认识历史规律，把握发展方向

了解医学历史才可把握医学未来的发展方向。近代西方医学以欧洲的文艺复兴为起点，文艺复兴以后，西方医学逐渐受机械唯物主义哲学的影响，随着人体解剖学、生理学、病理解剖学的建立，人类开始了找病灶的临床思维过程。

20世纪以后，近代医学逐渐发展成现代医学。西医发明了特效药，抗生素、维生素、激素应用到临床；手术治疗取得了飞跃式发展，如腔镜外科、器官移植、机器人手术，现代医学貌似无所不能。20世纪50年代，随着DNA双螺旋结构的发现、基因理论的提出和高科技在医学领域的应用，现代医学迈向了精准医学的时代。

20世纪的医学取得了前所未有的成就，然而具有讽刺意味的现象是，人们从来没有像今天这样对医学产生如此强烈的质疑和不满。医学技术越进步，对医学的批评越强烈，技术主义在医学发展中的强劲势头更需要借助医学史、医学伦理学、医学哲学、医学社会学等人文社会科学的力量加以引导。

2.了解医学历史，辨析中西异同

何时出现医药？何时产生医学？何时形成近代医学？何时形成现代医学？这些问题可以通过学习医学史来获得答案。简单地说，有了人也就有了医和药。人生病，就会想办法与疾病抗争，于是就产生了医；人们利用各种植物、工具对抗疾病，于是就有了药。进入奴隶社会以后，文化有了进步，在哲学思想的指导下，医疗经验上升为医学理论。特别是在奴隶社会后期，中国出现了诸子百家，古希腊涌现了许多哲学家，这些古今中外的哲学家将朴素的医学知识经过哲学思想的概括，上升到医学理论的高度，于是产生了医学，所以医学的产生离不开哲学。

中国古代的"阴阳五行学说"、古代西方希波克拉底的"四体液学说"、文艺复兴时期人体解剖学的建立、18世纪病理解剖学的诞生、19世纪药物有效成分的提取造就了中西药物的本质差异、20世纪无菌手术的开展加剧了中西医学差异，西医传入中国拉开了中西医论争史的序幕。只有穿越历史长河，才可以深刻地领悟中西医学的不同。

3.结合中国实际，发展多元医学

医学史的重要作用不是传授具体的医学知识，而是通过了解医学的过去，认识医学的特点，发现医学的发展规律。中国医学在发展的过程中，不仅形成了诞生于本土的中国传统医学、少数民族医学，还有近代以后传入中国的西方医学，20世纪50年代以后提出的中西医结合医学。这些不同体系的医学应该怎样应用？中医学怎样科学化？中医现代化应该通过怎样的路径实现？当中医西医相遇后，两者之间的论争一直没有中断过，中西汇通学派和废医存药学派成为典型代表，如何看待这一现象？解答这些问题需要从历史的维度进行分析，需要用辩证的观点、发展的观点、理论结合实际的观点分析中西医问题。

西方生物医学以近代科学为基础，中医学思想体系虽然不适应近代科学范式，但却与现代科学殊途同归。中医学重视人的整体性，具有生物医学无法替代的优越性。在抗击2003年SARS流行和新冠疫情暴发的过程中，中国传统医学发挥了重要的作用，这是不争的事实。中国及其他许多国家热心于中医的研究者都在努力探索，借用现代科学的手段，不断揭开中医学的层层面纱。不断有新理论对针灸、经络、气功、阴阳五行、运气学说等的作用机制进行阐释。2015 年，屠呦呦因为发现青蒿素获得诺贝尔生理学或医学奖的事实让世界看到了中医药对人类的贡献。

4. 明确医学责任，提高自身修养

医学史是进行爱国主义教育的良田沃土，学好医学史本身也是医学生爱国主义的一种表现。古今中外医学史上，很多医学家为我们树立了榜样。

中国唐代医学家孙思邈有言，"若有疾厄来求救者，不得问其贵贱贫富，长幼妍媸，怨亲善友，华夷愚智，普同一等，皆如至亲之想"。19 世纪法国著名微生物学家巴斯德（Louis Pasteur，公元 1822—1895）曾说，"医学是无祖国的，但医学家是有祖国的"。现代护理学创始人南丁格尔（Florence Nightingale，公元 1820—1910），"人生应该像蜡烛一样，燃烧自己，照亮别人"。

这些医学史上的著名人物，以行动和话语谱写了医学史的华丽篇章，他们的精神照亮了追寻医学价值的道路。学习医学史，可以在学习医学专业知识的同时，扩大人文知识领域，提高文化修养。医学高等院校不仅要培养出医学科学家，也要培养临床医学家、药学家、公共卫生学家、护理学家、医学人文学家，而医学史可以为医学教育提供宽厚的基础。

5. 培养专业思想，树立职业精神

医学史是从历史的维度审视医学的发展，不仅能够看到医学技术的进步，也可以发现医学发展过程中的经验和教训。对待新事物既不盲从也不保守。有些新发现、新理论可能会轰动一时，但若干年之后，又会销声匿迹。这种现象值得从历史的角度进行反思。

医学是研究人的科学，是生命科学的重要组成部分。人是物质世界中最高级、最复杂的生命体，对人的了解是最困难的事情。机器人是人制造出来的，虽然世界上最先进的机器人已经可以做到人机互动、自主学习，但是目前机器学习毕竟还不能完全替代人类。科学技术和医学虽然取得了巨大的成就，但是应该看到人对人体的认识还处于非常幼稚的阶段。21 世纪是生命科学的时代，尊重生命、敬佑生命、珍爱生命更应该被提倡。希望医学生都能通过医学史学习，增加对医学专业的热爱，树立为医学事业献身的精神，不辜负医学的神圣使命。

（甄　橙）

思考题

1. 为什么要学习医学史？
2. 医学史的主要学习方法有哪些？

拓展资料

1. 卡斯蒂廖尼. 医学史 [M]. 程之范，甄橙，译. 南京：译林出版社，2013.
2. 程之范. 中外医学史 [M]. 北京：北京大学医学出版社，2000.

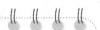

参考文献

1. 罗炳良. 清代乾嘉历史考证学研究 [M]. 北京：北京图书馆出版社，2007：1-8.
2. [英] 保尔·汤普逊. 过去的声音——口述史 [M]. 覃方明，渠东，张旅平，译. 沈阳：辽宁教育出版社，2000：9-162.
3. 徐江雁. 几种史学方法及其在医学史研究中的应用举隅 [J]. 河南中医学院学报，2009，24（2）：80-81.
4. McGrew. 医学史发展两百年史 [M]. 李剑，译. London：Mac Millan Press，1985：175-178.

第一篇
世界医学史

第一章　　　　　　　　　　　古代的医学

内容重点

★ 医药的起源：古代美索不达米亚；古代埃及；古代印度
★ 古希腊的医学：医神阿斯克勒庇俄斯与蛇杖；古希腊哲学；希波克拉底及其学说
★ 古罗马的医学：继承了希腊医学的传统；医生（塞尔苏斯用拉丁文写书；盖伦的动物解剖探索）；公共卫生（军医院、公共浴池和水道的修建）
★ 课程思政元素：希波克拉底誓词和医生职业道德

一、医药的起源

从远古至今，人们始终处于遭受伤害和患病的风险之下。在以狩猎采集为主的时期，人们容易罹患外伤、骨折、牙齿磨损，以及食生肉和野生动物导致的寄生虫病、出血热等疾病。而进入定居—农耕文明后，人们又面临着由于食物来源单一造成的营养不良，驯化家畜导致的天花、结核、流感、鼻病毒感染、麻疹，灌溉和农耕导致的寄生虫病，以及人口增加和群居生活导致的水源和环境污染等问题。

出于保持健康和解除病痛的需求，人们自然地开始寻求各种医疗保健方式。举例来说，先民们会通过骨针、石刀等工具挑出木刺、放血、排脓，通过按摩、叩击、敷裹处理疼痛和外伤。在长期的采集和生产过程中，人们发现各种植物、动物和矿物对人体有不同的有益或有害的作用，从而逐渐积累起药物方面的知识。人们也逐渐懂得了保持清洁、注意饮水和食物卫生、修造排水设施等对于健康的重要性。

人们对健康和疾病的解释，与人们看待世界万物的方式相统一。对于古人而言，疾病往往是复杂而危险的。从史前时期开始，人类对于疾病起因的猜测就混合了宗教和精神信仰因素。人们通常认为疾病起于外因，也就是魔鬼作祟或恶灵附体，或者由于自身恶行的报应。因此，古人往往采取咒语、祷告、献祭、招魂等治疗方式，来引出异物、招回魂魄、恳请神明解除诅咒，同时又结合一些具有特殊作用的物质，如草药、矿物等开展治疗。这种经验和超自然因素相混杂的实践方式，是原始社会医疗活动的重要特点，深深地影响着人类早期的医药文明。

1. 古代美索不达米亚的医学

位于底格里斯河和幼发拉底河之间的美索不达米亚（Mesopotamia）平原，即两河流域，是人类文明最早的发祥地之一。距今 4000 余年前的苏美尔人，用楔形文字在泥板上留下了迄今为止最早的药方记录。

占卜是美索不达米亚重要的医疗活动方式，包括占星术、肝卜术等。所谓占星术，即认为天体的变化和星体的运行都与人体的疾病、祸福相关。美索不达米亚人认为，人体如同一个

"小宇宙"，天体会对人体发生重大影响。因此，他们十分重视占星术。此外，美索不达米亚人认为肝是人体最重要的器官和灵魂的居所。他们对动物肝认识精细，常用献祭绵羊的肝来占卜病人的吉凶，并制成肝陶模，上面还记有文字。他们知道动脉血是鲜红色的，而静脉血是暗红色的，并将其与昼夜相联系。

根据古希腊历史学家希罗多德（Herodotus）记载，美索不达米亚有这样一种求医的风俗，即把病人抬到屋外，让每一个过路的人提出治疗建议，如此便可能遇到曾经患过此病的人或知道治疗方法的医生。在巴比伦时期，存在两类医生：负责占卜和病因诊断的人被称作阿施普（ashipu），他们判断疾病是由哪些神或魔引起的，并通过祈祷和咒文予以治疗或驱邪；具有实际经验的人被称为阿苏（asu），能进行创口处理，使用草药和调制药膏。

公元前18世纪前半叶，巴比伦王国的《汉谟拉比法典》（图1-1）是世界上已知最早的成文法典，其中记载了不少美索不达米亚医学，特别是外科手术方面的相关法规。例如其中规定：奴隶因医生手术而死亡或致盲，医生须赔偿奴隶主全部或一半的奴隶身价，如果目盲或死亡者为富人，则医生必定受到切断两手的严厉处罚。该法典还按病人的社会地位和支付能力，详细规定了各种手术的费用。

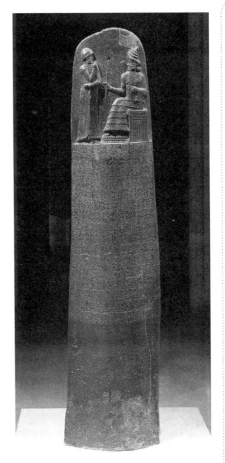

图1-1 汉谟拉比法典

2．古埃及的医学

流传至今的古代埃及文献主要书写在由尼罗河湿地生长的纸莎草（*Cyperus papyrus* L.）制成的莎草纸上，这就是纸草文（Papyrus）。现存与医学相关的纸草文主要有六种，通常以发现者或收藏地的名字命名。如康氏纸草文（Kahun Gynaecological Papyrus），约写于公元前1800年，是目前已知最早的医学文献之一，主要介绍妇科疾病、生育、受孕和避孕。埃德温·史密斯纸草文（Edwin Smith Papyrus）（图1-2），约写于公元前1600年前，主要介绍外科，包含48个不同的外科病例，如意外伤、战伤、骨折、移位等，每一例都按检查、诊断、治疗和预后进行记录，并按预后分为治愈、可疑和无望三类。有人根据该纸草文所记载的内容判断，它可能是古埃及战争和重大工程（如金字塔修造）中的外科手册。埃伯斯纸草文（Ebers Papyrus）约写于公元前1550年，包含许多驱魔疗法。它从抵御恶魔的符咒开始，还涉及了内科、眼科、皮肤病、抑郁症、产科、妇科、牙科、外科的多种问题，以及解剖、生理等内容。该纸草文还记载了包括植物药、动物药、矿物药在内的876个药方。其他较为重要的纸草文还有写于约公元前1500年的赫斯特纸草文（Hearst Papyrus）、约公元前1300年的柏林纸草文（Berlin Papyrus 3038），以及约公元前1200年的伦敦纸草文（London Medical Papyrus），其中都包含大量药方和魔法。

尼罗河是与古埃及文明生息相伴的母亲河，也是古埃及人看待世界与自身的重要认识来源。他们认为，人体由固体成分（土）和液体成分（水）所组成，人体的体液，如血液、尿液、痰液都如河水在沟渠中流动般在脉管中流淌，而脉搏则相当于河水的周期涨落。他们把心脏视为"神之府"，是生命的关键。他们还认为，血液是生命之源，来自空气中的灵气（pneuma）则赋予人活力。如果灵气与血液的平衡被打破，人就会生病。这种早期的灵气一体

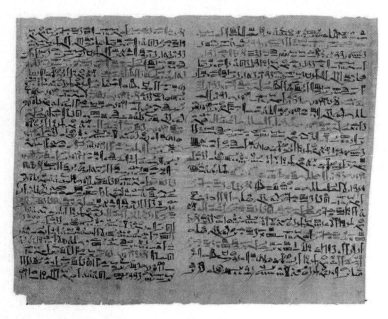

图 1-2　埃德温·史密斯纸草文

液病理观念，深刻地影响了古希腊医学。

古埃及最有名的医生是生活于公元前 27 世纪的伊姆霍泰普（Imhotep，意为"平安来到的人"），他使用植物作为药物，治疗关节炎、阑尾炎等疾病，据传他也是古埃及第一座金字塔——阶梯金字塔的设计者。他被古埃及人尊奉为医神。古埃及已有专科医生，专门负责某一种疾病的治疗，如眼病、肛肠病、牙病等。他们在神庙中接受训练，同时也学习祭祀。

古埃及人重视卫生。一些宗教意味浓厚的法规，如有关遗体掩埋、屋室清洁、沐浴、饮食等方面的严格规定，都有着现实的卫生学意义。炎热的气候和季节性泛滥的尼罗河也使他们很早就注意到昆虫传播疾病和寄生虫的问题。

古埃及人相信死亡不是人生的终点，死后的尸体如能得到保存，则灵魂可以回归。为此，约在第四王国时期（公元前 27—前 25 世纪），古埃及人发明了较为成熟的木乃伊制作法。其中等级最高的方法，需要清除尸体内心脏以外的所有脏器，用香料等药品涂抹在尸体里面，用碳酸氢钠、硫酸钠、氯化钠以及黏土等物质的混合物覆盖尸体 70 天，清洗后再以细亚麻绷带缠绕，最后在树胶中浸泡以形成保护层。制作木乃伊的过程，增进了古埃及人有关解剖位置、缝合包扎和防腐等方面的知识。现代人则得以通过木乃伊观察到古埃及人的疾病和体质情况，已经发现他们患有关节炎、动脉硬化、肿瘤、埃及血吸虫病等疾病。

3. 古印度的医学

古印度文明起源于印度河流域。公元前 3000 年左右，哈拉帕文明繁盛一时。哈拉帕人在城市中设有带井盖的排水管道，懂得将垃圾运往偏远地方处理。公元前 14 世纪，从西北部进入印度的雅利安人开始成为这一地区的主要居住者。

公元前 10 世纪左右，在婆罗门教中出现了以《吠陀》（veda，意为求知或知识）为代表的四部经典，其中记载了不少对疾病和医药的认识，并逐渐形成了吠陀医学传统。因此，古印度医生在梵文中也被称为"智者"（vaidya）。印度教相信罪恶是疾病的根源，早期的吠陀医学强调健康而道德的生活方式，注意卫生、洗浴、洁净的食物和饮水，并用催吐和泻药来清洁肠胃。古印度人还建造公共浴池，举行洁净仪式。

《阿输吠陀》（Ayurveda）是吠陀医学传统重要的继承者（ayur 一词表示生命）。阿输吠陀医学的主要目的并非治疗疾病，而在于维护健康、清除疾病的根源。其理论认为，人体内有三大生命能量（dosha），分别为风（vata）、胆汁（pitta）和黏液（kapha）。三者之间如能维持平衡与稳定，人体就保持健康；如果失衡（过少或过多），则会引起疾病。阿输吠陀的另外两个核心概念是七大成分（dhatus）和阿耆尼（agni），七大成分类似于身体内的组织，即血、乳糜、肉、脂肪、骨、骨髓、精，阿耆尼指人体的新陈代谢和消化吸收能力。

古印度人在外科方面有很高的成就，其中的代表人物是生活于公元前5世纪左右的外科医生妙闻（Susruta），他的著作被辑录为《妙闻集》。该书把手术分为六大类，包括切除、划痕、穿刺、探查、抽取和缝合，列举了120多种包括解剖刀、医用钳、探针、锯片和缝合针在内的手术器械，并提到了消毒伤口和熏蒸病房的方法。此外，书中还记载了760种药物，除植物药外，还包括诸如动物的骨、角、脂肪、奶，以及硫黄、砒霜、汞等动物药和矿物药。

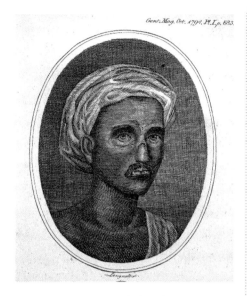

图 1-3 鼻成形术

鼻成形术（图1-3）是古印度外科的一个代表。削鼻是古印度一种常见的刑罚，由此产生了不少装假鼻子的需求。医生会先用树叶裁出待修复的鼻子的面积大小，从前额切下一片皮肤，保留鼻根部的连接，将此皮瓣翻转到鼻部位置，在鼻孔的位置安放细管，固定缝合，待愈合后，就成为一个新的鼻子。

《阇罗伽集》（Charaka Samhita）是阿输吠陀医学中的内科经典，共8篇，其重点在于通过保持良好的卫生习惯和健康的饮食习惯来预防疾病。书中记载了107处可能出现疾病和创伤的部位，以及500多种药物。此外，书中还指出，医生应当诚实、不谋私利、恪守道德，这些观念都深刻影响着古印度医学。

二、古希腊的医学

古代希腊文化对整个欧洲文化的发展产生了重大影响。因此提到西方历史，必须言及希腊。古希腊不是个统一的国家，而是一系列城邦的集合，在文化方面有一定共性。在医学方面，古希腊吸收了埃及、巴比伦、亚述等地的医学传统，并形成了独特的体系。早期的希腊医学带有神话色彩，例如在希腊神话中，蛇是智慧、治愈和复活的象征，医神阿斯克勒庇俄斯（Asclepius）的手杖上便缠着一条蛇。虽然在希腊哲学兴起之后，医学家更偏向于用理性经验来解释生命与疾病现象，神话色彩逐渐减弱，但这些符号保留了下来，并伴随希腊文化广为流传。直至今日，阿斯克勒庇俄斯的蛇杖仍是医学的重要象征符号，见于各种医学标志中，如世界卫生组织（World Health Organization，WHO）、中华医学会等医学机构都以单蛇杖作为主体符号（图1-4）。

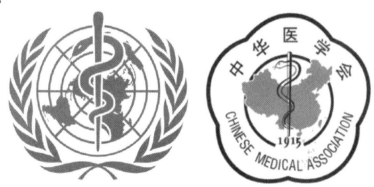

图 1-4 世界卫生组织和中华医学会的标志

图片来源：世界卫生组织和中华医学会官网

1．古希腊哲学的兴起

公元前6世纪左右，哲学在古希腊得到空前发展。人们不满足于神话解释，力图从哲学角度说明宇宙的本质和来源。以当下的观点看，很多哲学家都为后来西方科学的诞生奠定了基础，他们的探究范围包括数学、天文学、地理学等学科领域。例如，米利都人泰勒斯（Thales，约公元前4世纪）认为世界的本原是水，依他的见解，水是一切物质的基础。像他一样持有元素论观点的还有赫拉克利特（Heracletus，公元前5世纪）和德谟克利特（Democritus，公元前460—前370）。赫拉克利特以为火是万物的本原，万物处于永恒的运动变化之中，他的名言是"人不可能两次踏进同一条河流"。德谟克利特提出物质是由极小的原子（Atom）构成的，这些原子在不断运动着，时而结合，时而分离。他用各种原子的离合而非神的意志来解释复杂多变的自然现象，形成了一种朴素唯物主义的思想。德谟克利特在写信给同时代的医生希波克拉底时曾说过："人们用祷告问神求健康，而不知道自己拥有保持健康的方法"。另一位影响西方医学的元素论者是恩培多克勒（Empedocles，约公元前483—前423），他提出一切物体都是由四种元素组成的，即火、气（风）、水和土（地），这四种元素以不同比例混合起来，成为各种性质的物体。恩培多克勒是哲学家，也是著名的医生。他认为肌肉的形成是由于四种元素等分量的混合，神经由火和土与双倍的水结合而成，动物指甲的形成是神经与空气接触表面受冷的结果。骨骼由两分水、两分土和四分火混合而成。汗和泪是由一部分血液变来的，这种血液流动性较大、更精细，因而能够流淌出来。四元素学说得到后人的继承和发展，并直接影响了希波克拉底的四体液学说。

2．希波克拉底学派

希波克拉底（Hippocrates，公元前460—前377）被誉为"西方医学之父"，他生于希腊的科斯岛（Cos），祖辈三代都是著名医生。在民间故事中，他的父系家族上溯医神阿斯克勒庇俄斯（Asclepius），母系家族是赫拉克勒斯（Hercules，希腊神说中的大力士）的后裔。这一极富神话色彩的传说表明了希波克拉底在古希腊人民心中的崇高地位。相传希波克拉底年轻时曾周游各地，四处行医，并于晚年回到科斯岛，在悬铃木下向众人传承医学知识。现在保存下来的希波克拉底雕像（图1-5）未必是其本人的样貌，而是根据希腊人的特征所塑造。这幅冷峻、严肃的面孔成为医者的象征，流传后世。

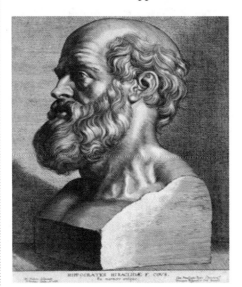

图 1-5　希波克拉底
Peter Paul Rubens 绘于 1638 年

希波克拉底及其追随者将古代医学理论去芜存精，并结合医学实践经验，创立了对后世医学产生巨大影响的希波克拉底学派。该学派将生命、健康、疾病解释为自然过程，建立了较为完整的医学理论体系，并提出相应的治疗方法。尤为重要的是，希波克拉底学派还创立了一套医学伦理准则与行医规范。

《希波克拉底文集》（以下简称《希氏文集》）是阐述希波克拉底学派医学思想的合集。全集中很难区分哪些为希波克拉底的手笔，哪些是其弟子们所撰。其中著名的《希波克拉底誓词》（*Oath of Hippocrates*）可能是在希波克拉底之前就已存在，但与希氏学派注重医生职业道德的理念相合，故由学派整理收录，并广为流传。直到现在，进入医学院的学生都要庄严宣誓，这一传统便是沿袭自希波克拉底学派。《希波克拉底誓词》的内容摘录如下："我在医神阿波罗、阿斯克勒庇俄斯，健康之神海吉雅，治愈之神巴拿西及诸神与女神之前，谨庄严宣誓：我决尽所能履此誓言。视业师如同父母，与之同甘苦，共有无。视其子女如昆季。如彼等愿从我学医，即无条件授予……尽我所能诊治以济世，决不有意误治而伤人。病家有所求亦不用毒药，尤不示人以服毒药或用坐药堕胎……凡入病家，均一心为病人，切忌存心误治或害人……凡不宜公开者，永不泄漏，视他人之秘密若神圣……"

《希氏文集》还记载了许多医疗工作者应当遵守的言行规范，提出医生要保持仪表端庄，进入病人房间要注意坐姿端正、衣着整洁，说话果断简明、沉着镇静。医生本人生活要有规律，待人严肃但不刻薄，秉持善意与公正，做到"既是身体的医师，也是灵魂的医师"。

《希氏文集》中包括了希波克拉底学派的许多医学理念，影响最大的就是"四体液学说"。四体液学说建立在恩培多克勒的风、火、水、土四元素论基础上，并提出四元素在人体中的表现形式即为四体液——血液、黏液、黄胆汁和黑胆汁。四体液是各种生命现象的承载者，它们不是相互独立的，而是时刻处于交互之中，并受到季节等外部环境影响。"一切都建立在液体统一会合的基础上，一种统一的和谐、统一的交感基础上。"四种液体平衡，则身体健康，反之则可能生病。因此疾病也不是一种局部现象，而是整体上的体液失衡。每个人身体中的四体液比例都有所不同，因此也造就了不同人的不同"气质"。在希波克拉底之后，气质理论与古希腊哲学相结合，逐渐发展为更加细致的医学理论。到了古罗马时期，医生们对气质类型有了更详细的表述，其中多血质、胆汁质、抑郁质、黏液质的划分沿用至后来很长一段时间。表1-1是四体液对应关系的一个常见版本。

表1-1　四体液与其他因素对应表

体液	词源	季节	元素	属性	气质
血液	sanguis	春季	气	热和湿	多血质
黄胆汁	chole	夏季	火	热和干	胆汁质
黑胆汁	melanchole	秋季	土	冷和干	抑郁质
黏液	pituita	冬季	水	冷和湿	黏液质

《希氏文集》中的医学思想反映了希波克拉底学派朴素辩证的观点，倾向于从统一的整体来认识机体的生命过程。例如"疾病开始于全身……身体的个别部位立刻相继引起其他部位的疾病，腰部引起头部的疾病，头部引起肌肉和腹部的疾病……而这些部分是相互关联的……能把一切变化传播给所有部分"。因此，疾病不是孤立存在的，而是与病人体质、外界环境等息息相关。如《希氏文集》提出，不同人对季节的适应能力不同，"因体质不同，有些人耐冬不耐夏，有些人耐夏不耐冬"。地域、不同生命阶段、生活方式等因素也会影响人对季节的适应。因此希波克拉底学派十分注重环境因素的变化，有比较明确的预防思想。例如每当进入一个新的城市，需要研究该城市的气候、土壤、水以及居民的生活方式等，作为一个医生，只有预先研究城市中的生活条件，才能做好医疗工作。

在对疾病成因和发展进行大量细致观察的基础上，《希氏文集》记载了许多疾病的发生规律与诊断经验。希波克拉底学派将疾病分为三个阶段：未成熟期（apepsis），消化期（pepsis），病象转变期（crisis）。转变期是病程中的一个关键点，在这个点上，要么疾病节节胜利，最终导致病人死亡；要么相反，病人依靠自然力量战胜疾病，逐渐康复。转变期通常出现在疾病症状减轻后的某个时间，并可通过星象预测，例如"急性疾病的转变期往往出现在第14天"。在这些日子里，即使病人身体状况良好，医生也必须提高警惕。《希氏文集》强调，一名优秀的医生应当借助观察和经验，预测病人的病情进展，这样才能赢得信任。因此文集中总结了许多帮助医生把握病程和判断预后的方法。例如当病人出现以下面容时，往往是死亡的征兆："鼻子变尖，眼窝深陷，太阳穴下凹，耳朵发冷内缩以及耳垂扭曲变形，面部皮肤干硬紧绷，脸色苍白或晦暗"。后来，人们将这种面容特点称为"希波克拉底面容"。

希波克拉底认为疾病是一个自然过程，症状是身体对疾病的反应，医生的主要作用是帮助激发身体的自然力量，因此他重视饮食和药物疗法。《希氏文集》中收集了数百种药物，包括藻粟、天仙子、曼陀罗花、鼠李皮等。《希氏文集》不仅包括后来归属于内科的医学内容，还对骨折、脱臼、头部损伤等外部创伤给出了治疗建议。书中指出外伤治疗注意保持清洁和干燥，并记述了有关复杂骨折的治疗方法和绷带的使用。如强调绷带包扎要结实，但不要太紧，包扎部位应无紧束感，打结和缝线应在上不在下，不要在伤口和不必要处打结。由《希氏文集》可以看出，公元前 4 世纪左右，古希腊已逐渐形成了注重经验积累与理性分析，而非完全依赖于祈祷神灵帮助的医学学派。

3. 希腊化时代的医学

在希腊史研究中，通常将亚历山大大帝去世（公元前 323 年）到罗马帝国崛起并征服托勒密王朝（公元前 30 年）的时期称为"希腊化时代"（Hellenistic period）。这一时期，虽然亚历山大帝国逐步瓦解，但在其曾经征服的土地上，希腊文化生根发芽，得到了广泛传播，哲学、医学、艺术等领域也有着新的发展。

在对希波克拉底学派的理论传承与发展中，亚历山大的老师、著名哲学家亚里士多德（Aristotle，公元前 384—前 322）起到了重要作用。亚里士多德的父亲曾担任过马其顿宫廷的御医。亚里士多德虽然未曾实行过人体解剖，但检验过不少动物尸体。他在传世著作《动物学》中详细论述了动物的内脏和器官，描述了动物"胃反刍"现象；他对于大静脉的分支和哺乳动物臂部的表浅血管也有相当准确的记载，且指出多数静脉与动脉相伴行。他对于希波克拉底的学说也并非全盘照搬。例如，希波克拉底认为胚胎来自于亲代各部分"精华"的凝合，而亚里士多德通过对鸡胚的观察，指出胚胎形成是一种由简单到复杂、逐渐成型的过程。这一讨论开启了后世"胚胎预成论"和"胚胎渐成论"的先河。更重要的是，亚里士多德作为哲学家的逻辑与抽象能力，成就了他在生物学上的独特地位。他不是单纯地记录观察到的动植物结构，而是将它们搭建为逐级上升的自然阶梯，勾画出从低等植物到软体动物、节肢动物、甲壳动物、爬行动物、哺乳动物，最后乃至人类的生命秩序。这一图景极大影响了后续的生物学理论。达尔文曾赞誉：所有现代的生物学家都应视作亚里士多德的学生。

在亚里士多德的弟子中，对生物学做出最大贡献的当属泰奥弗拉斯托斯（Theophrastus，公元前 370—前 285）。泰奥弗拉斯托斯继承了其师的吕克昂学院，终生在此进行教学与研究工作。他的《植物史》和《植物起源》记载了当时所知的几乎所有植物，成为重要的植物学和草药学教材，他也被后世誉为"西方植物学之父"。这一时期，希腊化地区还出现了原始药房。希腊语中的"Pantopoli"一词就是指专门加工制备药物的地方。制药专业人员也随之出现，如"Rhizotomi"一词直译为"切根人"，即切下植物的根制备药物的人；"Pharmakotribae"指的是研磨草药的人。这些职业渐渐演变为后世的药剂师。

在希腊化时代，文化与医学中心开始转向地中海沿岸的重要城市亚历山大里亚（Alexandria）。在托勒密（Ptolemy）的开明统治下，希腊文化迅速传播，波斯、美索不达米亚甚至更远地方的不同医学传统也在这里汇集，形成了亚历山大时期医学的复杂性。据说在当时，亚历山大里亚已有了规模庞大的博物馆、图书馆。这样的机构吸引了诸多学者，阿基米德（Archimedes）、欧几里德（Euclid）都曾来到这座都市。这里最著名的医生，一位是赫洛菲路斯（Herophilus，约公元前 335—前 280），另一位是埃拉锡斯特拉斯（Erasistratus，约公元前 310—前 250）。他们致力于建立一套完整的医学体系，而非停留在单纯的思辨。据推测，在亚历山大时期最初，官方曾一度允许人体解剖，他们很可能是当时引领解剖实践的重要代表。赫洛菲路斯在研究中区分了动脉和静脉血管，并指出两者都在输送血液，而非如前人所述那样分别运输血液和空气。他还认为脉搏跳动的变化与健康和疾病息息相关，并发明了测量脉搏的仪器。埃拉锡斯特拉斯是"纽玛"（pneuma）学说的创始人。"纽玛"大致可理解为一种具有活力的"灵气"，是所有生命必需的物质。存在于空气之中的纽玛通过呼吸由肺进入左心，再进入动脉，在心脏中形成"生命灵气"，并由动脉输送至全身。这一学说并非单纯的思辨，而是来自埃拉锡斯特拉斯的解剖经验。例如在动物解剖中，他发现了二尖瓣的存在，并提出二尖瓣可以起到控制生命灵气流动方向的作用；在二尖瓣的阻隔下，生命灵气便只能通过主动脉运离心脏。纽玛学说对欧洲医学和哲学都产生了深远影响。

三、古罗马的医学

传说中，罗马这一名称来自于它的建城者罗慕路斯（Romulus），他是罗马神话里战神玛尔斯（Mars）的儿子。考古学家和历史学家都无法确定古罗马文明最早出现于何时，通常将公元前8—前6世纪末这段时期称为古罗马的王政时期，之后古罗马进入共和国时期，元老院成为最主要的权力机关。公元前27年，屋大维在内战中胜出，元老院授予其奥古斯都（Augustus）称号，罗马进入帝国时期。古罗马在发展和极盛时期不断军事扩张，一度地跨亚非欧三大洲。

1．古罗马的医生

正如许多古代文明的医学一样，早期的古罗马医学也与神灵、巫术密切相关。随着原来古希腊文化覆盖的区域被纳入古罗马疆域，古希腊医学的影响日益显现。起初，医生作为被俘的奴隶或移民而开展医疗活动，但希腊医生们的知识和医疗技艺逐步为他们赢得了社会地位，一些人甚至成为执政官和贵族的密友。恺撒（Gaius Julius Caesar）执政期间，特许城市中开业的医生获得罗马公民权。古罗马著名的医学家中，塞尔苏斯（Aulus Cornelius Celsus，公元1世纪）（图1-6）是世界上最早用拉丁文写医书的医学作家。在他之前，医书多用希腊文写成。塞尔苏斯是位百科全书家，并非开业医生。他知识广博，对农业、军事技术、修辞、哲学、法律等均有涉猎。他的《论医学》（De Medicina）大约成书于公元25—35年，书中涉及了医学史、疾病的病理变化过程、饮食治疗、药物、外科疾病、骨病等，有不少内容都承袭了希波

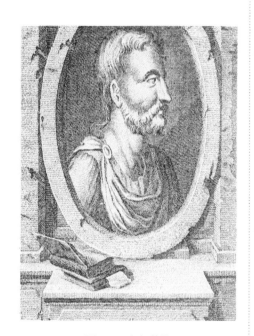

图1-6　塞尔苏斯

克拉底学派的医学思想。1478年，塞尔苏斯的著作被翻印，对文艺复兴时期的医学发展产生了不小的影响。

古罗马最著名的医生当数盖仑（Claudius Galenus，公元129—216）。他生于帕加马（Pergamum），据传来自一个比较富裕的建筑师家庭，大约16岁时便开始学习哲学和医学。盖仑曾拜众多名医为师，四处游历，足迹遍布塞浦路斯岛、克里特岛和亚历山大里亚等地。公元157年左右，盖仑回到家乡，担任角斗士医生。在角斗场的经历使得他积累了大量外伤处理经验，还有机会借由伤口一窥人体内部。

盖仑思维敏捷，医术出众，很有雄心。公元162年，他去往帝国的中心罗马城，开始了更为传奇的医学生涯。他到罗马以后，不仅开展医疗工作，还在公共场所演讲、当众展示动物实验等，很快就声名鹊起。盖仑结交了许多名流，后来还成为当时罗马皇帝马可·奥勒留（Marcus Aurelius）的御医。

盖仑对解剖开展了深入研究。他认为作为一名医生，必须要知道解剖知识，而且一定要

亲手解剖。不过，古罗马不允许随意进行人体解剖，他便在动物身上开展研究（图1-7）。盖仑的著作中对解剖的具体操作有详细记述。通过亲自实验，盖仑验证了胃壁、肠壁、动脉壁和子宫壁并非均匀同质，而是分层的，又证明了肌肉内有结缔纤维和神经分支，而不单是一种肌肉物质。他区别了动脉和静脉，研究了血液在人体中的部分流动途径。他尝试切断了感觉器官的神经，以证明这些神经与感觉有关。他也关注到了脉搏的重要性，确定了结扎动脉或静脉对于脉搏的影响，确定了脉搏搏动与呼吸间的关系。不过，盖仑错误地认为动脉的搏动与特殊的"脉搏作用力"有关。

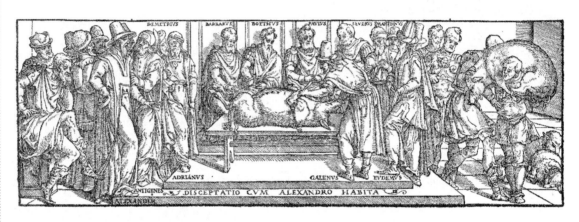

图1-7　盖仑解剖猪的实验（1565年，维也纳出版）

在治疗方面，盖仑除了继承希波克拉底思想之外，更重视药物治疗。他证明草药中含有应该利用的有效成分，也含有应该丢弃的有害成分。他有自己专用的药房，大量利用植物药配制丸剂、散剂、硬膏剂、浸剂、煎剂、酊剂、洗剂等各种剂型的制剂，储备待用。直到现在，药房制剂仍称为"盖仑制剂"。

盖仑是位多产的医学家。据估计，他写下了500万～1000万字的医学著作。可惜，他的一部分作品在和平神殿（Temple of Peace）遭遇火灾时被焚毁了，还有一部分作品在战乱中遗失。存留的作品经过后世传抄、翻译，可能存在一些误译、伪托等情况。目前可以看到的盖仑全集中包括《论医术》《论人体各部位之功用》《论病的部位》《论治疗之方法》《论静脉和动脉之解剖》《论理想的医生》《论理想的哲学》《论希波克拉底的元质》等书。可以说，盖仑是古代西方医学的一个集大成者，他的作品涵盖了医学的方方面面。他传承和总结了希波克拉底学派的四体液学说等医学思想，又加入了大量自己从实践和实验中得来的经验，形成了对医学的独特见解。

盖仑的医学思想中混有"目的论"观点，即认为自然界中的一切都是有目的的，由此证明神是有目的的，人的构造也是按神的目的而设计。例如他说：左心壁比右心壁厚，是为了保持心脏的垂直位置；动脉壁是致密的，是为更好地使动脉壁内的微小气体散出；静脉是多孔的，为使血液透过静脉壁而使全身获得营养。盖仑认为身体只是灵魂的工具，他关于"灵魂"的论述和"目的论"观点等都符合基督教的教义，在之后的一千多年中，盖仑被基督教会奉为医学界不可动摇的权威，挑战其观点的人甚至会被视为异端、遭到迫害。盖仑及其学说在一定程度上成为了后来医学发展的束缚。

盖仑的书中记录了不少他与别人的争论，还有他对自己成果的笃信和赞扬，他曾写道："现在让我坚决、概括性地陈述我所有的信条，以避免去重复说相同的话：我现在要解释的，是我实地解剖所见的构造，在此之前，没有人做得比我正确。"他主张，任何人想要观察大自然的杰作，都必须信任他的解剖所见，或向他请教，而不是尽信书本。可以说，盖仑的性格有些自恋，而且好与人争斗，但同时他也是位热爱医学、敢于追求真知、充满开拓精神的医学家。

2．古罗马的公共卫生

古罗马是个奴隶制国家，有常备军队。为了保持军队的战斗力，古罗马设有军医机构；同时，为了防止流行病，还设置了"医务总督"的职位，作为政府行政机关的官员，他们还负责举行考试，批准经政府许可的开业医生。在罗马共和国、罗马帝国不断的扩张中，军队常常远征他乡，不可避免地会遇到士兵生病、受伤。为解决这一问题，罗马人便在远征途中设置专门机构，以收容、照料伤病员，这些机构后来发展为军医院。在罗马帝国后期，随着基督教兴起，又设立了慈善性质的公共病院。再后来，这些医院逐渐演变为中世纪的治疗院，更多的医院则出现在中世纪，尤其是11世纪以后。

古罗马在公共卫生方面有较高水平，在其早期法典《十二铜表法》中，就已禁止市内埋葬，并指出要注意饮水卫生。随着罗马帝国日渐崛起，有才华的工程师和辛劳的奴隶们修建了许多举世瞩目的伟大工程，尼姆和塞戈维亚水道桥、巴斯的浴场都存留至今。罗马城和一些比较大的城市中都建有公共浴池和厕所，还有设计较为完善的排水渠。贵族家中还有私人浴池。以著名的卡拉卡拉（Caracalla）浴场（图1-8）为例，入口大厅修建得极为壮观，浴场内设有功能不同的冷热浴池、蒸汽浴池等，还有按摩、集会、开设研讨会和锻炼的房间，可以说，公共浴池不仅满足了清洁需求，还是古罗马人社交生活中重要的处所。

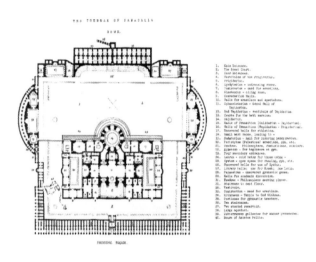

图1-8 卡拉卡拉浴场的结构图

（谷晓阳 李 瞳 徐丁丁）

思考题

1．你印象最深刻的人类古代文明的医疗活动有哪些？请阐述理由。

2．请谈一谈你对体液学说的理解，并简要回答为什么四体液理论能被西方古代医者接受。

3．古罗马在公共卫生方面有哪些成就？你认为古罗马取得这些成就的原因是什么？

4．《希波克拉底誓词》可以给当代医学提供哪些启示？

拓展资料

1. 伍兹 M，伍兹 MB．古代医疗技术：从中草药到解剖刀 [M]．朱蒙，译．上海：上海科学技术文献出版社，2015．

2. 林德伯格．西方科学的起源：公元 1450 年之前宗教、哲学、体制背景下的欧洲科学传统 [M]．张卜天，译．长沙：湖南科学技术出版社，2013．

3. 萨顿．希腊化时代的科学与文化 [M]．鲁旭东，译．郑州：大象出版社，2012．

4. 费希．神话的智慧 [M]．曹明，译．上海：华东师范大学出版社，2017．

5. 纪录片：有关古埃及君主的考古和疾病——《图坦卡蒙：真相揭秘》

6. 纪录片：有关古罗马的日常生活——《又见罗马》

参考文献

1. Lyons A，Petrucelli R. Medicine：An Illustrated History [M]．New York：Harry N. Abrams，Inc.，1997．

2. DK. Medicine：The Definitive Illustrated History [M]．London：DK Press，Inc.，2016．

3. 卡斯蒂廖尼．医学史 [M]．程之范，甄橙，译．南京：译林出版社，2013．

4. 凯利．医学史话：早期文明 [M]．蔡和兵，译．上海：上海科学技术文献出版社，2015．

5. 伯特曼．古代美索不达米亚社会生活 [M]．秋叶，译．北京：商务印书馆，2016．

6. 戴维．古代埃及社会生活 [M]．李晓东，译．北京：商务印书馆，2016．

7. 廖育群．阿输吠陀：印度的传统医学 [M]．沈阳：辽宁教育出版社，2002．

8. 希波克拉底．希波克拉底文集 [M]．赵洪钧，武鹏，译．北京：中国中医药出版社，2007．

9. 梯利．西方哲学史 [M]．贾辰阳，解本远，译．北京：光明日报出版社，2014．

10. 努兰．蛇杖的传人：西方名医列传 [M]．杨逸鸿，张益豪，许森彦，译．杭州：浙江大学出版社，2017．

11. 安德烈．古罗马的医生 [M]．杨洁，吴树农，译．桂林：广西师范大学出版社，2006．

第二章　中世纪的医学

内容重点

★ 中世纪的社会与文化背景

★ 教会医学与教外医学

★ 欧洲最早的医学院：萨勒诺医学院

★ 阿拉伯医学的繁荣：阿维森纳与《医典》

★ 欧洲大学的设立

★ 传染病的流行与医院：黑死病与麻风病；医院的建立

★ 课程思政元素：医学院的社会责任；大翻译运动的全球影响

一、社会与文化背景

欧洲中世纪通常指公元 5—15 世纪。在这段时间里，西欧地区遭遇外族入侵，陷入了长期的多国割据局面；基督教逐渐在欧洲兴起，并成为拜占庭帝国（东罗马）的国教。由于这段时间欧洲政局纷乱、战争不断，宗教占据主要话语权，常有人将之称作"黑暗的中世纪"，认为这一时期欧洲文明处于停滞甚至退化状态。

近些年来，史学界开始重新审视欧洲中世纪的历史进程，不少历史学家对"黑暗中世纪"的说法提出了质疑。首先，古典文明在中世纪并未消失，而是得到了传承、变革与发展。例如历史学家瓦格纳（David Wagner）提出，面对古典学问消亡的危机，中世纪初的拉丁学者们传承了来自古希腊的"自由七艺"（seven liberal arts）——语法、修辞、逻辑的语词三艺，以及算术、音乐、几何、天文的数学四艺——将文化的火种保留并发扬光大。自由七艺成为中世纪学术的核心，并为后来的文艺复兴乃至科学革命奠定了基础。就算在战乱不止的西欧，也出现了尊崇古典文化的风潮。典型代表是公元 8—9 世纪的"卡洛林文艺复兴"（Carolingian Renaissance），法兰克卡洛林王朝统治者查理大帝（Charlemagne，公元 742—814）及其继任者注重教育，推行拉丁语，在宫廷和各地修道院设立"经院"（schola），翻译古典文献，传授自由七艺。查理大帝还在公元 805 年将医学加入修习课程之中。可以看出，中世纪并不是全然的"黑暗时代"。

公元 10 世纪，在自由七艺和阿拉伯文化的推动下，欧洲兴起了一种对人类文明影响巨大的学术机构——大学。中世纪的大学以艺学院为基础，并发展出医学院、法学院、神学院三个专业学院。知识分子以大学为阵地，收集和编撰来自世界各地的文献资料，保留并发展了古典时期留下的宝贵知识财富。中世纪还出现了两场影响人类文明的"大翻译运动"，首先是 8 世纪的"阿拉伯百年翻译运动"，第二场便是 12 世纪以欧洲大学为阵地的"拉丁大翻译运动"。

在翻译运动中，大学成为欧洲知识界的中流砥柱，极大地促进了文化交流，扩展了学术研究的领域，并对一系列传统和宗教问题展开了反思与批判。

这一时期宗教与科学的关系充满争议。史学家哈里森（Peter Harrison）指出，中世纪的"科学"与"宗教"二词与当下所使用的含义并不相同。诸如宇宙运动、自然规律等现在被归为"科学"的问题，在中世纪同样是神学家的重要议题。虽然基督教注重来世、轻视肉体的思想阻碍了实践技术，但其对掌握自然法则的要求也为科学活动提供了必要动机和社会正当性。在作为世俗机构的大学兴起后，教会与大学之间呈现出复杂的关系。一方面，教会支持大学发展，许多著名大学是由教会出资兴建，大学的神学院也成为教会培养人才的重要机构；另一方面，当大学的学术讨论涉及宇宙创生、人神关系等敏感话题时，时常与教会解释发生冲突，国王也会利用大学与教会争夺话语权。因此在中世纪后期，神学院与艺学院之间、大学与教会之间经常展开大辩论，也为后来的宗教改革与文艺复兴创造了条件。

此外，在欧洲中世纪时期，与欧洲相邻的阿拉伯地区则经历了文化、宗教、军事与经济上的全面崛起。特别是在公元8世纪，阿拉伯领导者"哈里发"兴建官方学术机构"智慧宫"，招募各国知识分子，传播、翻译、编纂古今内外各类文献，迎来了阿拉伯文明发展的"黄金时代"。来自希腊、罗马等地的欧洲古典文化与阿拉伯本土文化相交融，并反过来深刻地影响了欧洲文明。

二、教会医学的兴衰

在中世纪之初的医学领域，基督教教会医学逐渐成为主要力量。第一，在中世纪早期，大部分医学文献都由教会人员掌握，因为只有修士们有条件读书识字。他们将古典文献翻译为拉丁语，在传教过程中，教会医学也随之遍及欧洲。第二，在连年的战乱中，修道院成为了相对安全的庇护所。鉴于帮扶他人的教义，许多修道院都种植了草药，修建病房和药剂室，对周围的居民和来此的病人进行治疗与照护。第三，拥有较多人力、物力的教团为了践行教义、发展信众，也会主动组织教会医疗人员到民间行医传道。许多骑士团，如圣殿骑士团、圣约翰骑士团等都承担起了医学传教的任务。

修士们将珍贵的医学文献带往各地宗教机构，许多教会主教、修道院院长也加入了这一行列。这一时期最受推崇的教团——以圣本尼迪克特（St. Benedict，约公元480—547）教义为标准的"本笃会"，鼓励修士承担救死扶伤的职责。其认为，照顾病人是修道院的重要职责，要像服务上帝一样认真对待看护病人的工作，有一定医学知识的修士才能承担这一职责。最具代表性的当属圣本尼迪克特在意大利修建的蒙特卡西诺修道院。当时，著名的政治家、医学家卡西奥多拉斯（Cassiodorus，公元490—585）隐居此处，带来了希波克拉底、盖仑等人的医学书籍，并带领修士种植草药，研究药用植物与药剂配方，传播医学知识。许多新兴的修道院效仿了蒙特卡西诺修道院的做法，传抄、研讨、编纂与注释古典医学文献，并记述了大量的民间医方药方。如圣高尔修道院、巴比奥修道院等，都成为当地医学教育与研究中心，起到了保留古典医学书籍、传承医学知识的作用。

教会医学在10世纪逐渐衰落。其背后的原因有很多：在基督教的理念中，治疗肉体并不是最重要的，甚至可以说，如果一个人的灵魂未得到净化，那么治疗肉体就毫无意义。因此，医学只能作为辅助手段，而非教会的重点任务。越来越多的教会人士提出，修道院的行医活动影响了其正常职责，修道院培养的医生取得开业资格后，还出现了令人不齿的逐利现象。因此许多教会开始限制修士的医学活动。12世纪的几名教皇都发表声明，谴责修士为了金钱而研究、实践医学和法学的做法。13世纪的新兴教团也反对修道院参与民间的医疗活动。随着教会医学的衰落，医学的重心逐渐转移到教外医学方面。这一时期兴起的世俗机构——医学院与大学——承担起医学教育与研究的职责。

三、萨勒诺医学院

萨勒诺（Salerno）位于那不勒斯（Naples）东南约 42 千米。在中世纪，这里汇聚了来自欧洲、阿拉伯各地的医学知识，建立了欧洲最早的医学院，成为教外医学的中流砥柱。萨勒诺医学院（图 2-1）具有典型的教外组织形式，不拘于宗教派别、文化背景、社会阶层，广纳各类医学人才，传承并发展了以希波克拉底学派为主的古典医学知识，被誉为"希波克拉底之城"（Civitas Hippocratica）。

按照意大利医学史家卡斯蒂廖尼的观点，萨勒诺医学院的历史可以分为三个阶段。它最早于 9 世纪被提及，在 12 世纪达到鼎盛，并一直持续到 14 世纪末，之后则进入衰落时期。相传萨勒诺医学院是由 4 位来历各异的医学家共

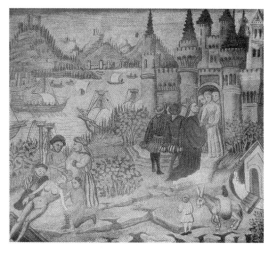

图 2-1　萨勒诺医学院

出自阿维森纳《医典》的一份抄本中的插图

同组建：希腊人彭塔斯（Pontus），犹太人黑雷纳斯（Helinus），阿拉伯人阿提拉（Adela），还有一位拉丁学者萨勒诺斯（Salernus）。虽然这个传说的真实性存疑，但其显示了这所学校不为宗教、国家束缚的特质。这一时期，萨勒诺医学院的医学文献主要来自希腊典籍和拉丁译本，希波克拉底、盖仑的著作尤其受到推崇。除了编纂古典文献之外，学校还专门为平民学生设计了较为通俗的教科书与实用处方书。值得注意的是，萨勒诺医学校准许妇女听课，特别是女性疾病的教学通常由女教授负责。文献还提及了女医学家和执业妇女，尤其是一位名为特罗特拉（Trotula）的女医师，在引述中常被称为"博学夫人"或"博学女士"，她的身份存疑，亦可能是许多女性医师的通称。一本以她的名字命名的医书讨论了妇科学、产科学、妇女疾病以及化妆学内容，还有文献表明她可能是医书《论妇女病》（De passionibus mulierum）的编纂者。

约 11 世纪末，萨勒诺医学校迎来了黄金时代。这一时期最重要的特点是阿拉伯医学大量传入。其中极具影响力的人当属出生在非洲迦太基（Carthage）的著名翻译家康斯坦丁纳斯（Constantinus Africanus，公元 1015—1087）。他于青年时期开始从事医学研究，精通多种语言，周游叙利亚、印度、埃塞俄比亚、埃及等国后来到萨勒诺，很快成为萨勒诺医学院中最受尊崇的医生和教授。之后他去往蒙特卡西诺修道院，成为本笃会修士，从事翻译、编纂工作直至去世。这一时期的萨勒诺医学校掌握了大量的阿拉伯医书，包括阿维森纳（Avicenna，公元 980—1037）、雷泽斯（Rhazes，约公元 860—932）等人的作品，还有从阿拉伯文翻译的希波克拉底的《格言》和盖仑的《小技》等。在教学上也借鉴了阿拉伯学校的集体授课模式。当然，这一时期的萨勒诺并不是全然阿拉伯化的，而是融汇了希波克拉底传统与阿拉伯知识，开辟出新的发展道路。萨勒诺医学校持续了注重医学教育与实践的特点，其编写的医学诗歌《医药之花》（Flos medicinae）或称《萨勒诺保健指南》（Regimen sanitates Salernitanum）（图 2-2）用简洁优美的语句宣传了医学知识，起到了健康教育和行为指导的作用，被译为多种语言广为传唱。摘录如下：

> 萨勒诺校，谨撰数行。
>
> 奉献英王，安泰健康。
>
> 晚餐轻简，节制酒浆。
>
> 饭毕即起，久坐有伤。
>
> 午后勿睡，双目务张。
>
> 静愉营养，祛病良方。

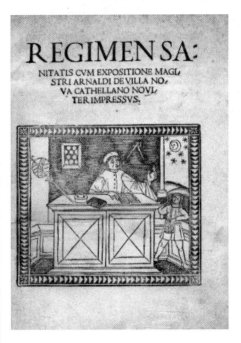

图 2-2 《萨勒诺保健指南》第一版封面
（1480 年）

萨勒诺医学院虽然遵行古代先贤的理论，但也强调亲身实践的重要性。学校设立了动物解剖课，以猪为主要解剖对象，并流传《萨勒诺解剖学》（*Anatomia Salernitana*）一书，同样被译为多种语言，传抄于欧洲各国。在 12—13 世纪，萨勒诺医学院达到了最为辉煌的时期。当时有名的皇帝腓特烈二世（Frederick Ⅱ，公元 1194—1250）曾以法律形式规定，不经萨勒诺医学院许可，任何人不得行医。腓特烈二世的文件中还指出利用尸体研习解剖应列为重要科目；此外，在完成五年学习课程之后，还需要在一位有经验的医生指导下至少实习一年。

13 世纪之后，萨勒诺医学院由盛转衰。随着更多的大学医学院兴起，医学中心也几经流转。萨勒诺在 15 世纪仍享有一定的声望，但影响力已经远远不及当年。最终在 1811 年拿破仑宣布废校时，萨勒诺医学院已是名存实亡。但萨勒诺医学院作为欧洲最早的医学院，将永远被历史铭记。

四、阿拉伯医学

在欧洲处于帝国分裂、外族入侵的战乱时期，与之相邻的阿拉伯帝国迅速崛起，并向周围地区扩展，相继占领大马士革（635 年）、凯撒城（640 年）、亚历山大城（643 年），版图从印度河岸到高加索，囊括北非、小亚细亚、伊比利亚半岛南部、撒丁岛、西西里岛等地。阿拉伯世界的领导人"哈里发"积极推行文化教育，在清真寺周围兴建学校，并设立图书馆和医疗室。762 年，巴格达都城建立。历届哈里发在此兴建负责翻译文书的"智慧宫"，各国学者不论身份、民族、宗教信仰，都可以来此工作。智慧宫被誉为"科学的源泉，智慧的宝库，学者的圣殿"。翻译与编纂活动在 830—930 年达到高潮，史称"阿拉伯百年翻译运动"。希腊语、希伯来语、波斯语、梵语、奈伯特语、古叙利亚语等文献被大量翻译为阿拉伯语，巴格达也成为名副其实的东西方文化交流中心。

这一时期，阿拉伯知识界受到希腊文化的深刻影响，在哲学上，欧洲流失的亚里士多德著作大量进入阿拉伯，亚里士多德也成为最受推崇的古典哲学家；在医学上，希波克拉底和盖仑被奉为先贤。除了希腊、罗马的医学著作，埃及医学与炼金术也产生了较大影响。公元 8—12 世纪是阿拉伯医学的极盛时期，阿拉伯本土产生了大量优秀的医生，其中最具影响力的当属雷泽斯（图 2-3）与阿维森纳（图 2-4）。

雷泽斯的本名为拉齐（Abu Bakr Muhammad ibn Zakariyya al-Razi），"雷泽斯"为"Razi"的拉丁译名。他出生于波斯，是一位多产的学者，撰写了医学、哲学、宗教、数学及天文学著作 200 余部。其医学代表作《全书》（*Liber Continens*）是一部医学百科全书式的著作，共计 24 卷，囊括了 10 世纪初阿拉伯世界几乎所有的医疗知识，在 1279 年译为拉丁语后流传于欧洲各国。雷泽斯也是最早能清楚区别天花与麻疹的人。他关于这两种疾病的论述在 1498 年被译为拉丁文版本的《说疫》（*Liber de Pestilentia*），流行于欧洲医学界。

阿拉伯医学最杰出的代表当属阿维森纳，他的本名为伊本·西纳（Ibn Sina）。阿维森纳出生于波斯的普卡拉附近的一个小镇，他不仅是一位伟大的医生，同时也是著名的百科全书编纂家和思想家，在世界医学史、思想史上都占有重要地位，被誉为"医学之王""哲人的领袖""真理的明证"。他的医学代表作当推《医典》（*Canon of Medicine*）。如其名字所暗示的，

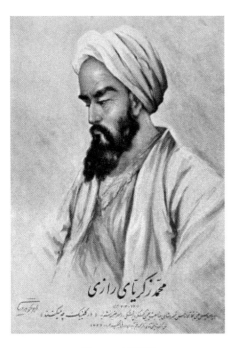

图 2-3　雷泽斯

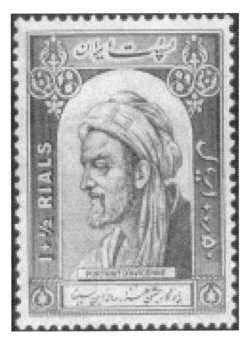

图 2-4　阿维森纳（1950 年伊朗发行的纪念邮票）

《医典》也是一本医学的百科全书，其试图将希波克拉底、盖仑的医学与亚里士多德生物学等相关理论统合起来，建立一套系统的医学体系与治疗方案。这部著作共分为五大部分，包括医学的基本概念、方法与理论，身体各部位的局部疾病与全身性疾病以及治疗方法，药剂制备的指导，卫生和预防方法、传染病的规律与防治，骨折和脱臼等外科技术等等。在 12 世纪被译成拉丁文后，成为了欧洲医学院的必读教材，甚至是不容置疑的经典。直到 17 世纪，欧洲的一些医学院校仍在采用《医典》作为教材。

　　除了医学理论，阿拉伯在药物学和制药技艺方面也卓有成就。阿拉伯的炼金术融合了埃及的制金工艺、希腊罗马的物质理论，以及药学的实践经验，目的在于：①变贱金属为贵金属；②炼制能治百病的"万灵药"。虽然后来证明炼金术的目的是无法实现的，但在无数次的试验中，人们发现了许多有用的物质，设计并改进了实验操作方法，如蒸馏、升华、结晶、过滤等，大大丰富了药物制剂，促进了药学的发展。雷泽斯至少写过 21 本炼金术的著作。他的《秘密之书》（*Book of Secrets*）就像一本实验室手册，阐述了自然物质分类、识别和净化、仪器和熔炉、蒸馏和升华、配方等。阿维森纳也曾在《治疗论》（*Book of the Remedy*）中讨论了矿物和金属的形成，否定了金属嬗变的可能性。

五、欧洲大学和医学教育

　　作为重要的教育机构，大学于 12 世纪兴起，并在 13 世纪得到迅速发展。13 世纪到中世纪末期，欧洲各国建立了约 80 所综合性大学。大学的设立对整个社会的文化和医学都产生了重大影响。按照其创立基础，可以大致分为三类。第一类是社会支持的大学，如意大利的博洛尼亚（Bologna）大学，是由自治和民主组织进行管理，由学生选任学校校长。第二类是国王出资建立的"国立大学"，由当政者决定学校的人事任免、校章校务，代表有 1224 年腓特烈二世建立的那不勒斯大学。第三类是教会兴建的大学，主要是巴黎和英国的学校，教皇负责人事任免和监督管理，最初的教师也主要由牧师担任，在准许非天主教徒进入大学之后，这种状况发生了改变。综合性大学通常设立有 4 种学院，包括讲授自由七艺为主的艺学院，加上另外 3 个专业学院：医学院、神学院、法学院。一般来说，学生必须先在艺学院获得学士学位，才有资格继续攻读艺学院或其他 3 个专业学院的硕士。大学使用拉丁语作为统一的学术语言，这使得学术交流更加便利。在 12 世纪欧洲的"拉丁大翻译运动"兴起之后，大学收集了大量从阿拉伯流入的书籍文献，包括一度失传的古希腊著作。亚里士多德及其阿拉伯信奉者们的作品成为学术界讨论的焦点，自然哲学也成为艺学院的重要科目，这为后来的文艺复兴、宗教改革与科学革命奠定了基础。医学院广泛传抄着阿维森纳、雷泽斯等人的大量著作，一时间对阿拉伯医学的翻译与研习蔚然成风。

中世纪大学的医学院通常是四年或五年制。由于印刷术尚未问世，书籍的获取非常困难。例如到了 1395 年，巴黎大学也只有 9 种课本，多数是阿拉伯医书，其中以雷泽斯的《全书》最为珍贵。据说 1371 年法国国王想要阅览雷泽斯的著作时，也只能派人到巴黎大学图书馆中借阅，并付出一大笔押金。学生们使用的教材通常是从这些稿本中摘录的手抄本。博洛尼亚大学规定，严禁学生将书籍带出市外，否则会受到严厉处罚。可见书籍在中世纪的欧洲是稀少而珍贵的。直到 15 世纪，约翰内斯·古腾堡（Johannes Gutenberg）的印刷术得到推广，大量的书籍得以出版，知识传播更加快捷、准确。

意大利博洛尼亚大学的医学院在这一时期影响重大。其中最负盛名的医学教授当属阿尔德罗蒂（Taddeo Alderotti，公元 1223—1303），他被称为全意大利最出众的医生。阿尔德罗蒂是亚里士多德、希波克拉底的忠实拥护者和注释家，继承了希腊、萨勒诺和阿拉伯的医学传统。博洛尼亚大学的一项重要举措是开设人体解剖课程。据记载，那里的第一例尸体解剖完成于 1281 年。此后，许多大学医学院陆续开设人体解剖课，例如帕多瓦大学始于 1341 年，威尼斯大学与佛罗伦萨大学始于 1368—1388 年，巴黎大学和维也纳大学始于 1404 年，图宾根

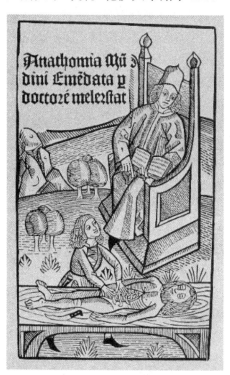

图 2-5　蒙迪诺的解剖课

大学始于 1485 年等。在人体解剖学兴起的这段时期，最为权威的人物正是博洛尼亚大学的著名教授蒙迪诺（Mondino de Luzzi，公元 1270—1326）。蒙迪诺曾在 1312 年进行了第一例女性尸体解剖，他的代表作《解剖学》（Anathomia）以盖伦为标准，加入了大量从人体和动物解剖中观察到的内容。此书再版 40 余次，直至 16 世纪仍被推举为解剖学的经典著作。

不过这一时期的解剖学课程通常是解剖学教授威坐于讲堂上，手持盖伦等人的经典著作逐句宣读解释，由解剖助手依令剖开尸体相应位置（图 2-5）。如果解剖结果与盖伦描述的不一致，其他人不敢说是盖伦的错误，只归咎于尸体存在变异，或者是阿拉伯语翻译者、抄写者出现错误，这一点也反映了中世纪大学中的教条风气。解剖学课程更多是侧重理论而非实践。虽然许多医学家认识到了人体解剖的重要性，但直到 15 世纪末，多数大学的解剖学课程仍未有太大进展，一年甚至两三年才举行一次。在 1405 年博洛尼亚大学的校章中，规定只有三年级学生才可以参加解剖学课程。可见，人体解剖学课程尚未广泛开展起来。

中世纪大学医学院的另一个特点是注重内科学发展，轻视外科技术。这主要是因为当时的外科技术有限，容易给病人带来进一步的损伤，有悖于希波克拉底的"不伤害"原则。因此外科与内科之间存在严重割裂。不过，仍有许多医生致力于为外科技术赢得声誉，并建立如内科学一般严谨、专业的体系。其中一些著名的外科医生来自于蒙彼利埃（Montpellier）大学。蒙彼利埃大学位于法国南部，是西欧最早的医科学校之一。1180 年该校校长明令规定，

不论学生的国籍或宗教信仰，一律准予入学。13—14 世纪是蒙彼利埃大学的极盛时期，来此任教的著名医生包括担任过法兰西国王菲利普御医的德·蒙德维利（Henri de Mondeville，约公元 1260—1320）。蒙德维利先在博洛尼亚大学任教，后回到法国，成为蒙彼利埃大学的解剖学教授。他极力反对轻视外科技术的做法，并根据自身经验撰写了一本外科著作。但遗憾的是，到他去世作品仍未完成，他的主张也没有得到广泛认可。14 世纪末，巴黎大学医学院还在要求毕业生立下绝不进行外科手术的誓言。最终，"法国外科之父"的头衔授予了蒙德维利的学生德·乔利阿克（Guy de Chauliac，约公元 1300—1367）。乔利阿克也在蒙彼利埃大学任教，并担任教皇的御医。他的代表作《乔利阿克外科实践》（*La Pratique en chirurgie du Maistre Guidon de Chaulias*）被奉为经典，其拉丁语译本《大外科学》（*Chirurgia magna*）也多次再版，流传于欧洲各国，直到 18 世纪仍在使用。这本书介绍了各种手术方法与器械，还总结了作为外科医生的 4 个必要条件：第一要博学，第二要掌握专业本领，第三要有智慧，第四要养成良好习惯。他还强调，外科医生必须熟悉解剖学，否则将无法承担任何手术。

中世纪欧洲著名大学简表见表 2-1。

表2-1　中世纪欧洲著名大学简表

校名	成立时间（年）	所在国家
博洛尼亚（Bologna）	1088	意大利
牛津（Oxford）	1096	英国
摩德纳（Modena）	1175	意大利
巴黎（Paris）	1200	法国
蒙彼利埃（Montpellier）	1220	法国
剑桥（Cambridge）	1231	英国
帕伦西亚（Palencia）	1212	西班牙
阿雷佐（Arezzo）	1215	意大利
萨拉曼卡（Salamanca）	1218	西班牙
帕多瓦（Padua）	1222	意大利
那不勒斯（Naples）	1224	意大利
图卢兹（Toulouse）	1229	法国
巴利亚多利德（Valladolid）	1241	西班牙
锡耶纳（Siena）	1246	意大利
里斯本（Lisbon）	1290	葡萄牙
马德里（Madrid）	1293	西班牙
列伊达（Lleida）	1300	西班牙
比萨（Pisa）	1343	意大利
布拉格（Prague）	1347	捷克
佛罗伦萨（Florence）	1349	意大利
帕维亚（Pavia）	1361	意大利
维也纳（Vienna）	1365	奥地利
海德堡（Heidelberg）	1386	德国
布达佩斯（Budapest）	1395	匈牙利
维尔茨堡（Würzburg）	1402	德国
都灵（Turin）	1404	意大利

续表

校名	成立时间（年）	所在国家
莱比锡（Leipzig）	1409	德国
帕尔马（Parma）	1412	意大利
波尔多（Bordeaux）	1441	法国
巴塞罗那（Barcelona）	1450	西班牙
格拉斯哥（Glasgow）	1451	英国
弗莱堡（Freiburg）	1457	德国
巴塞尔（Basel）	1459	瑞士
图宾根（Tübingen）	1476	德国
乌普萨拉（Uppsala）	1477	瑞典
哥本哈根（Copenhagen）	1479	丹麦

注：

1. "成立时间"是指大学被国家认可的时间，与学校实际建立时间可能不同。例如巴黎大学的雏形最早出现在约 1150 年，于 1200 年获得了来自菲利普二世的官方认可，1215 年获得教皇认可；剑桥大学创校于 1209 年，于 1231 年获得来自亨利三世的官方认可。

2. "所在国家"是指学校所在地目前所属的国家。

六、传染病的流行

中世纪时期，无论在街道环境，还是在公共卫生设施方面，远不如罗马时代。街道污秽，住宅狭小，缺少必要的日光和通风设备。这种污秽的环境是中世纪传染病蔓延的一大原因。最广为人知的中世纪的传染病莫过于"黑死病"。这场发生在 14 世纪的大瘟疫波及欧亚非三洲，造成了灾难性的后果。据统计，欧洲因黑死病而死亡的人数为 2000 万~2500 万，世界范围内约为 4200 万。一家死亡、全村覆灭的例子屡见不鲜，形成一派凄惨景象。从病原学上来看，黑死病应是一场鼠疫大流行。最早可能暴发于约 1333 年的亚洲内陆，从 1346 年末到 1347 年初，黑死病蔓延中亚、埃及和欧洲南部各地，在 1349 年波及欧洲全境，1351—1352 年间又传至俄国，周遭几乎没有国家可以幸免。

在这次猛烈暴发的黑死病之后，欧洲又经历过多次鼠疫流行。这一时期，记载鼠疫的医学著作、文学著作繁多，如薄伽丘（Giovanni Boccaccio，公元 1313—1375）著名的《十日谈》便是以黑死病为背景创作。德·乔利阿克在他的《大外科学》中也记载了 1348 年的阿维尼翁鼠疫。当时他正在此地担任教皇御医，自己也染病卧床，但幸运地熬过一劫。他认为要用放血法、排便法和香酒进行治疗，对于外部肿胀应用草药处理后割开诊治。其他医学家也记载了各种药方和防疫方法，并注意到鼠疫的多种传播途径，号召人们熏蒸消毒、保持通风，并实施隔离措施。当时的医生身穿覆盖全身的长袍，鼻前系上香料和醋浸湿的海绵，以进行自我防护，这成为后来 17 世纪"鸟嘴医生"装备的雏形（图 2-6）。

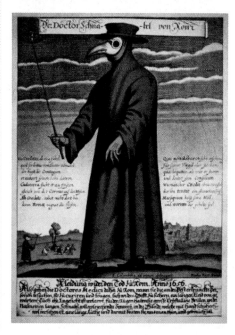

图 2-6 治疗瘟疫的医生

这张流行甚广的"鸟嘴医生"图描绘的是 17 世纪罗马的情景，出版于 1656 年左右

面对反复肆虐的鼠疫，多国施行了隔离检疫政策。当 14 世纪末鼠疫再度猖獗时，威尼斯于 1374 年施行封禁制度，禁止有传染嫌疑的人入城，其他城市也纷纷效仿。亚得里亚海东岸的拉古萨（Ragusa）共和国于 1377 年率先颁布了对海员的管理制度，在远离城市与海港的地方设立登陆点，所有疑似具有鼠疫危险的人必须在阳光充足的海港停留 30 天才能入境，与他们有接触的人也需同样对待。后来人们担心 30 天不够安全，又延长了 10 天，称作"Quarantina"（意为 40 天）。现代所用的"quarantine"（海港检疫）一词便由之而来。

除了鼠疫，中世纪流行最广的传染病还有麻风病。麻风病一直困扰着欧洲各国，11—12 世纪的十字军东征导致大规模人口迁徙，更加剧了麻风病的传播。据估计，12 世纪末每 200 名欧洲人中即有一位麻风病人。麻风病的肆虐在 13 世纪达到顶峰，这一时期英格兰和苏格兰设立了上百所麻风隔离病院，法国更是有 2000 所之多。人们认识到麻风有接触传染的危险，并认为麻风病人都是有罪的人，他们之所以生病，是上帝对他们的惩罚。所以对麻风病人的处理非常残酷，患了麻风无异于被判为死刑。公共场所不许麻风病人出入，即使是礼拜堂也拒他们于门外。麻风病人在外需穿着特殊的黑色长袍，并敲击响板或摇铃，提醒别人远离（图 2-7）。隔离病院实际上也成为了社会遗弃场所。但从客观上讲，海港检疫与隔离病院的出现仍具有一定的进步意义。隔离措施对防止传染病蔓延起到了显著作用，也使得人们注意到修建医疗场所的重要性。

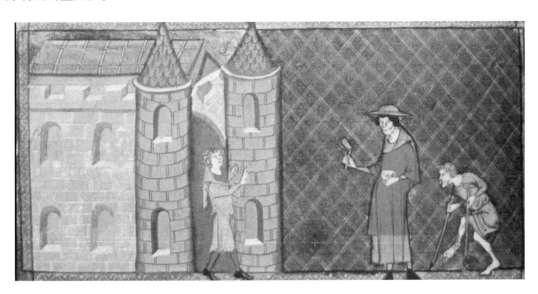

图 2-7　麻风病人

14 世纪的一张绘画，描述了两名麻风病人被拒绝入城的情景。图中可见其中一人敲着响板，以提醒他人保持距离

七、医院的建立

医院的兴起无疑是中世纪的一件大事。在古希腊，阿斯克雷庇亚斯神庙在一定程度上起到了疗养院的作用。罗马帝国扩张时期也修建过一些军医院，但这些设施均不同于现在的医院。"医院"（hospital）一词来自于拉丁语的"hospes"，意为陌生人、外来者，代指给客人暂住的场所。这也是为何"热情好客"（hospitality）一词会与"医院"同源。在中世纪的语境中，"治疗"与"收容"往往是一体的。中世纪的"医院"最初多是作为穷人的救济所，或是朝圣者的暂住处。再后来，医院发展出了多种用途，包括伤者的手术室，孤儿、残疾人、精神疾病病人的收容所，麻风病人的隔离室等。

中世纪的医院经历了从教会管辖走向世俗化的过程。在中世纪初期，罗马帝国衰落，基督教迅速兴起，教会拥有了越来越强大的号召力。出于对基督教博爱精神的尊崇，东欧的拜占庭帝国从 4 世纪起就建立起专门照看伤患的场所。这些机构由教会直属，但也延续了希波克拉底学派的医学传统。在政权分裂的西欧，教会的影响也逐渐扩大，兴建了许多相对安全、不涉战事的修道院。如前所述，本笃会的修道院尤以帮扶弱者为宗旨，修道院设立独立的诊室、病房和草药园，并有懂得治疗知识的修士负责照护工作。有证据表明，修道院还会延请民间医生前来协助救治伤患。在 8—9 世纪，修道院的医务室已具有医院的雏形，一些修道院也会对普通民众开放。其中有收容老年人的宿舍、照料生病者的病房；对于传染病病人，还会安排单独的房间，起到隔离的作用。这些针对伤患的宗教救济场所可以说是现代医院的前身。

12 世纪之后，欧洲的一些国家政权相对稳定，并出现了城市化现象。大城市的人口不断增加，也导致医疗需求攀升。修道院的医务室不能负担起社会救济的重任，一些专门的医疗机构应运而生。最早的医院通常由教会拨款设立，教皇拥有对医院主管人员的任免权。而在中世纪晚期，随着世俗机构的影响力提高，加上这一时间在市民阶层中兴起的宗教慈善运动，兴建医疗机构不再是教会的专属职权，同样也成为城市管理者的职责。一些城市会将税收的一部分投入到医院运营之中，并划拨给医院更多的建筑用地，建设在城市中心地区。医院的资金来源更加多样，数量飞速增长，管理权也越来越多地向世俗机构偏移。诸如市民医院、行会疗养院、犹太人专营医院、针对残疾人或某些特定病患的救济所等的大量非教会直属医疗救济机构落成，捐资人包括国王、贵族、市民、行业协会等。不过，这些医院仍然带有宗教性质，大多接受教会捐款。在当时，人们认为"罪恶"与"疾病"并非完全分离，因此所有医院都建有礼拜堂，承担着治愈精神与肉体的双重职责。早先多数医院规模不大，平均只有十几张病床。到了中世纪晚期，许多大城市的医院规模得到扩张。意大利的一些医院修建得尤其华丽，具有典雅的艺术设计，并装饰名家绘制的壁画。如弗洛罗萨的圣玛利亚·诺瓦（Santa Maria Nuova）医院在创立之初仅能容纳 17 位病人，而到了 14 世纪中叶，已拥有 220 张床位。

总的来说，中世纪的医学表面上"退化"，实际上形成了一套较成体系的教学、医疗组织模式，为后来文艺复兴和科学革命创造了重要的先决条件。

（李　瞳）

思考题

1. 为何说"黑暗的中世纪"是一种误解？你怎样看待中世纪的医学成就？
2. 希腊罗马的医学知识是如何在中世纪传承的？
3. 中世纪的传染病防治给予我们怎样的启示？

拓展资料

1. 纪录片《特里·琼斯的中世纪生活》（Terry Jones' Medieval Lives），2004.
2. 纪录片《肯·福莱特的黑暗时代之旅——黑死病》（Ken Follett's Journey Into The Dark Ages-Black Death），2012.
3. 电影《天国王朝》（Kingdom of Heaven），2005.
4. 加缪. 鼠疫 [M]. 沈志明，译. 上海：上海译文出版社，2021.
5. 普林西比. 炼金术的秘密 [M]. 张卜天，译. 北京：商务印书馆，2018.

参考文献

1．Tiffany A. Ziegler. Medieval Healthcare and the Rise of Charitable Institutions：The History of the Municipal Hospital ［M］. Basingstoke：Palgrave Macmillan，2018.

2．卡斯蒂廖尼. 医学史 ［M］. 程之范，甄橙，译. 南京：译林出版社，2013.

3．玛格纳. 医学史（第二版）［M］. 刘学礼，译. 上海：上海人民出版社，2017.

4．L.瓦格纳. 中世纪的自由七艺 ［M］. 张卜天，译. 长沙：湖南科学技术出版社，2016.

5．哈里森. 科学与宗教的领地 ［M］. 张卜天，译. 北京：商务印书馆，2016.

6．哈利利. 寻路者：阿拉伯科学的黄金时代 ［M］. 李果，译. 北京：中国画报出版社，2020.

7．马仁邦. 中世纪哲学：历史与哲学导论 ［M］. 吴天岳，译. 北京：北京大学出版社，2015.

8．格兰特. 近代科学在中世纪的基础 ［M］. 张卜天，译. 北京：商务印书馆，2020.

9．奥斯勒. 重构世界：从中世纪到近代早期欧洲的自然、上帝和人类认识 ［M］. 张卜天，译. 北京：商务印书馆，2019.

10．林德伯格. 西方科学的起源：公元 1450 年之前宗教、哲学、体制背景下的欧洲科学传统（第 2 版）［M］. 张卜天，译. 北京：商务印书馆，2019.

第三章　　　　　　　文艺复兴时期的医学

内容重点

★ 文艺复兴的社会和文化背景；资本主义手工工场的出现；中国四大发明的传播；东罗马帝国灭亡后文化西迁；人文主义的兴起；地理知识的扩大；天文学的进步

★ 医学思想的转变：帕拉塞尔萨斯

★ 人体解剖学的建立：16 世纪前的解剖情况（解剖动物、迷信权威）；达·芬奇（由艺术到解剖）；维萨里与《人体的构造》

★ 外科的发展与变化：巴累的贡献

★ 传染病的新见解：弗拉卡斯托罗的《论传染和传染病》

★ 课程思政元素：维萨里创建人体解剖学、敢于挑战权威的科学精神

一、社会和文化背景

文艺复兴是欧洲文化与思想发展中的重要时期。要为其开端精确地定出历史日期是不可能的，不过大约在 14 世纪初，这个新时代的特点就已逐渐明显了。文艺复兴（renaissance）一词本意是复兴、再生，一般指 14 世纪开始于意大利，15 世纪后逐步蔓延至欧洲各地的古希腊罗马文化的复兴运动，以及与之相伴的思想文化变革。文艺复兴在一定层面上反映了新兴资产阶级的要求。欧洲历史上，通常将其与"地理大发现""宗教改革"一并视为拉开欧洲近代历史序幕的三大重要事件。

14 世纪末，在欧洲一些地区，资本主义的手工工场已经形成，封建社会内部孕育的工商业已发展起来，比如意大利佛罗伦萨就有了高度发达的工商业，凭借商业实力崛起的美第奇家族于 15 世纪开始全面统治佛罗伦萨，他们资助了达·芬奇、米开朗琪罗等艺术家，修建教堂、图书馆等公共设施，推动了文化和艺术生活的复兴。1453 年土耳其人建立的奥斯曼帝国占领君士坦丁堡，东罗马帝国覆灭，大批学者携带希腊文化遗产向西方迁移。与此同时，欧洲各地的修道院也开始了对古代著作手抄本的调查，许多 12 世纪自阿拉伯语译本翻译而来的古希腊文献又重见天日。古希腊文化逐步复苏，后成为对抗教会思想和经院哲学的重要元素。中国的火药、指南针和造纸术等也对欧洲文艺复兴起到推动作用。10 世纪后，阿拉伯人自中国习得了造纸术，又将其传到欧洲，13 世纪，造纸技术已经在意大利北部广泛传播。印刷术方面，在中国，北宋年间毕昇（公元 970—1051）就已经发明了活字印刷术，在唐朝中后期就开始广泛使用雕版印刷术。不过在欧洲，直到 15 世纪中叶，古登堡（Johann Gutenberg，公元 1398—1468）才发明了金属铸造活字的活字印刷技术。印刷术掀起了一场"交流革命"，为知识和文化的传播铺平了道路。印刷工厂不仅大量地生产了典籍、图版，还保证了其内容的准确性。至

16 世纪，印刷机几乎遍布欧洲，已有大约 13000 部著作出版。15 世纪末 16 世纪初，哥伦布发现了美洲，麦哲伦完成环球一周的航行，扩大了人们的地理知识，开阔了眼界，也为资产阶级开拓了市场，促进了资本主义的发展，自然科学也相应地发展起来。

文艺复兴涉及文学、艺术、建筑、哲学等许多方面，很难完全概括其发生的历史背景，也无法赋予其某个单一的特征。可以说这时期的思潮彰显着两种特点：一是复古，即古代文化的复兴，人们希望从古希腊、罗马所留存下的宝藏中吸取养料；二是个性的复活，即肯定人生快乐，推崇个性，主张以人为中心。文艺复兴的中心思想是突出人文主义，而这一时期人文主义最重要的内容是肯定人的价值；不管是艺术创作还是社会生活，都关注突出人的地位、价值和尊严，尊重人的自由生活和理性思想，以追求幸福的现实生活为目标，鼓励对世俗世界美好事物的向往。虽然人文主义包括了不同的思想流派和文化流派，但总的口号可以概括为："我是人，人的一切我应该了解"。

文艺复兴这个概念是后人总结出的，但生活在当时的许多人文主义者都非常清楚地意识到自己正生活在一个革命性的时代。教皇庇护二世曾在 1455 年说道："有了彼特拉克（Francesco Petrarca，公元 1307—1374），文学得到了振兴；有了乔托（Giotto di Bondone，公元 1267—1337），画家们的手重露锋芒。我们看到，这两种艺术均达到了完美的境地。"人文主义学者伊拉斯谟（Desiderius Erasmus，公元 1469—1536）亦感叹："在我面前展开的是一个多么伟大的世纪呀！"科学史家亚历山大·科瓦雷（Alexandre Koyré，公元 1892—1964）曾将文艺复兴的时代精神描述为"一切都是可能的"。它对科学和医学的影响不言而喻。当知识分子不再仅仅将目光聚焦于宗教，而是在关注人本身，以理性去探索人所生存的世界，在许多领域都有了新的见解和发现。1543 年，哥白尼（Nicolaus Copernicus，公元 1473—1543）于临终前出版了《天体运行论》（De Revolutionibus Orbium Coelestium）一书，这通常被视为第一次科学革命的标志性事件。而在医学方面，文艺复兴也催生了对现代生物医学具有奠基意义的人体解剖学。

二、医学思想的转变

提起文艺复兴时期的医生，就不得不提起帕拉塞尔苏斯（Paracelsus，公元 1493—1541），作为这个时代极有代表性的人物之一，他的医学生涯展示了文艺复兴时期医学思想转变中的矛盾和冲突。

帕拉塞尔苏斯（图 3-1）原名菲利普斯·奥利奥卢斯·特奥弗拉斯图斯·冯·霍恩海姆（Philippus Aureolus Theophrastus Bombastus von Hohenheim），生于瑞士的一个医生之家，年轻时曾在多地游学，可能于维也纳取得学士学位，并曾在弗拉拉（Ferrara）大学学习。1526 年抵达巴塞尔，为著名出版商弗罗本（Johannes Froben，公元 1460—1527）治好了腿部感染，之后又帮助弗罗本的密友伊拉斯谟缓解了痛风。在后者的举荐下，帕拉塞尔苏斯成为当地的城市医生，并在巴塞尔大学任教。在此期间，他做出了许多挑战医学传统的事情。比如，当众焚烧盖仑和阿维森纳的著作，以展示他不是通过阅读这些古代医学理论获得知识，而是通过观察自然学到了至高无上的知识。他使用德语授课和写作，而不是像同时期的其他学者那样采用拉丁语作为学术语言。此外，他还批评

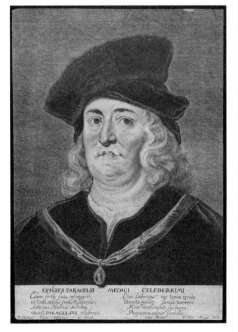

图 3-1　17 世纪版画上的帕拉塞尔苏斯

当时的医疗实践，嘲笑信奉经院哲学的医学家们。叛逆的性格和举动为他带来了麻烦，帕拉塞尔苏斯在巴塞尔只停留了不到一年就被迫离开了。

之后，帕拉塞尔苏斯继续在欧洲各地旅行。时而因声名和医术而受到追捧，但不久又会因冒犯医学教条而被迫离开。在旅行中，他完成了许多著作，包括阐述其医学理论的《麦粒之书》（*Paragranum*）和《奇迹之作》（*Opus Paramirum*），讲述治疗开放性伤口经验的《大手术书》（*Die Groϐe Wundarzney*）等。帕拉塞尔苏斯所著有关医学、哲学等话题的著作在其生前影响较小，且大多未被出版。1541 年，帕拉塞尔苏斯在奥地利萨尔茨堡逝世时，最被认可的是在占星术和外科手术方面的见解和贡献。医史学家苏特霍夫（Karl Sudhoff，公元 1853—1938）曾整理了帕拉塞尔苏斯的著作。虽然帕拉塞尔苏斯生前出版的医学著作极为有限，但到了 16 世纪后半叶和 17 世纪，其著作的出版数量却不断攀升，他的医学理念和自然哲学观念在欧洲引发了许多讨论。帕拉塞尔苏斯常被视为医学史上"最伟大、最难以捉摸的人物"之一，在后人的描述中，他既勇于开展实践，又笃信上帝、执迷于精神的力量；他是魔法师、炼金术士、神秘主义者，又是科学先驱、医学改革家。他反对盖仑的学说，也不认同亚里士多德的土气水火四元素理论，他认为化学的和生命的法则统治着人体，认为生命来自"活素"（archaeus），故而很多人把他视为医学化学学派和活力论（见第四章　17 世纪的医学）的代表。帕拉塞尔苏斯认为，人体由三大元素组成，即硫、汞 和盐，三者的平衡关系着人体健康。他认为大多数自然疗法效果太弱，主张以化学物质（即当时的无机化学物）治疗疾病。帕拉塞尔苏斯经常在治疗中使用砷、硫、银、金、铜等矿物，也提倡用鸦片酊剂和酒制浸膏。他对汞的兴趣更大，曾采用汞盐治疗梅毒和水肿。帕拉塞尔苏斯认为，疾病与特定的器官有关，不同的化学物质会在人体特定部位产生最大的影响。有人批评他用有毒物质为药，帕拉塞尔苏斯则回应：是否毒药，与剂量有关。他在一本著作中写道："万物皆毒，无一例外；剂量的大小，决定某物质是不是毒药。"因此，帕拉塞尔苏斯也被视为药物学和毒物学的先驱。

帕拉塞尔苏斯敢于质疑古代文献、反对既定的医学规则，又勇于使用新药物，被称为"医学界的马丁·路德"。他注重观察自然、重视民俗文化，利用在各地旅行的机会观察工人、农民和商人的疾病，可谓是一位名副其实的临床家，他对矿工疾病的论述也是第一部对职业病进行系统研究的医学文献。文艺复兴时期，人们开始把注意力集中于物质世界、了解自然，这种思想情况也影响了医学。在帕拉塞尔苏斯身上，展示了文艺复兴时期医学家们世界观的二元性和矛盾性。

三、人体解剖学的建立

在中世纪的欧洲，教会和许多国家政府都不支持开展人体解剖。13 世纪初，神圣罗马帝国皇帝腓特烈二世下令允许医学院解剖少量尸体。意大利博洛尼亚（Bologna）大学开展了该校历史上第一次尸体剖检。医学院虽设有解剖课，但解剖工作都严格按照盖仑、阿维森纳的教本进行，甚至可以说是为了用解剖的例证来说明这些教材，而并非为了研究。

文艺复兴时期，一些艺术家和医学家开始探索人体的奥秘，为解剖学的建立做出了贡献。在人文主义思潮影响下，艺术家不再仅执着于展示上帝的无限全能，绘画主题也不再局限于宗教，开始描绘人类的日常生活。艺术家力求准确地描绘一切，使用透视法体现建筑物的立体感；在描绘人体时，他们不仅希望描摹逼真的体态，还试图通过解剖了解人体的结构、肌肉和器官构造。米开朗基罗（Michelangelo di Lodovico Buonarroti Simoni，公元 1475—1564）、拉斐尔（Raffaello Sanzio da Urbino，公元 1483—1520）、丢勒（Albrecht Dürer，公元 1471—1528）等著名画家都对人体外形作了精细的研究，还进行过解剖工作。作品清晰体现了艺术家对人体解剖的了解，比如米开朗基罗的《垂死的奴隶》《被缚的奴隶》《利比亚女先知》就真实地塑造了人体放松、紧张情况下的肌肉形态（图 3-2）。

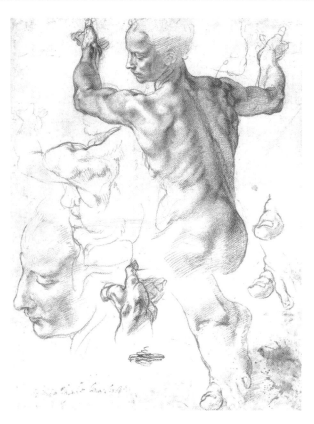

图 3-2　米开朗基罗创作的《利比亚女先知》手稿

在文艺复兴的艺术家中，有的人对人体构成及其功能的好奇甚至比对艺术的兴趣更浓厚，其中最著名的就是达·芬奇（Leonardo da Vinci，公元 1452—1519）。达·芬奇不仅是著名的画家、人文主义者，在某种意义上也可以被称为解剖学家、工程师和哲学家。达·芬奇推崇感觉经验和实践。他认为，感觉经验是认识事物的基础，"我们的全部认识都是从感觉开始的，凡是不通过感觉而来的思想都是空洞的，都不产生任何真理，只不过是一些虚构"，而科学的方法论和实践的关系密不可分，"醉心于没有科学的实践，就好像一个舵手踏上没有舵或者没有罗盘的船一样，他根本没有把握航行到什么地方去"。

达·芬奇不受权威的束缚，亲手开展了许多解剖实践。据说他曾在佛罗伦萨教堂的地下室中解剖过 30 个人体，其中有 10 个是专门为了研究静脉。他曾有个计划，要写 120 篇解剖论文，把一个人从生到死、从头到脚都详加描述，包括生理功能和比较解剖学。达·芬奇既具有艺术才能，又有敏锐的观察力，他在看到一副骨骼后，不仅要画下每一根骨头，还要追求它的功能；看到一条肌肉时也要研究它的功用。他还描绘了心脏、消化道、生殖器官和子宫内胎儿的情况，也绘出了上颌窦。他所描绘的神经系统的图画手稿至今仍存在（图 3-3）。他对于心脏和血管研究得更为仔细，曾将蜡注入心脏以观察房室的形状，否定了盖仑所谓肺静脉将空气输入心脏的说法，证明静脉的根源在心脏，并非盖仑所说的静脉起源于肝。他认识到流出瓣膜的血液不会再倒流回心脏，他对心脏瓣膜开合机制的论述在数百年后被医学家发现并引用。

虽然达·芬奇在解剖学方面做了许多超越前人的探索，但是他的研究成果当时并未发表于世。直到近代，他的手稿才被公开。从对医学的影响来看，无论是达·芬奇，还是其他开展解剖学探索的艺术家，都只能算是解剖实践的先驱，而非奠基人。达·芬奇打算根据观察写出的解剖学著作没有完成，而最终完成这种事业、开创了解剖学新局面的是在他去世时只有 4 岁的维萨里（Andreas Vesalius，公元 1514—1564）。

维萨里在医学史上占有极重要的地位。他不但是人体解剖学的奠基人，也可以说是现代

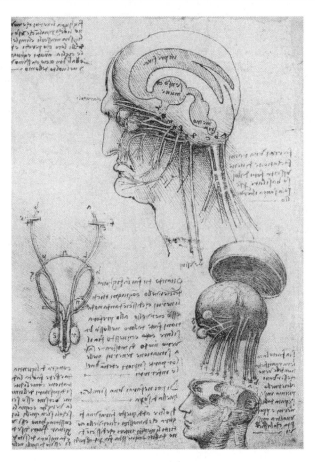

图 3-3　达·芬奇所绘人脑和头骨的手稿（1510 年）

医学科学的创始人之一。维萨里出身于布鲁塞尔的一个医药世家，父亲是位颇有成就的药剂师。维萨里年轻时求学于鲁汶，学习艺术、哲学、拉丁语、希腊语和希伯来语。这段生涯让他了解了很多古希腊、罗马的古典文化。1533 年，他进入历史悠久的巴黎大学继续学习医学。在巴黎，他阅读了古代希腊、罗马和阿拉伯名医们的著作，并跟随杜波伊斯（Jacques Dubois，又被称为 Jacobus Sylvius Ambianus，公元 1478—1555）和安德纳赫（Johann Guenther von Andernach，公元 1505—1574）学习解剖学课程。可惜的是，这门课让维萨里颇为失望。杜波伊斯只会照着书本讲解人体构造，比如认为人的肝有 5 叶，胃呈球形，股骨和肱骨都是弯曲的，等等。安德纳赫虽然也笃信盖仑医学，但允许学生尝试解剖。维萨里会趁着课余时间去墓地、绞刑架附近研究尸体，甚至偷偷解剖。他很快展露了超凡的天分，解剖技艺甚至超越了不少老师。维萨里曾协助安德纳赫准备他的解剖学著作，后者称赞他"很有前途，有广博的医学知识，精通拉丁语和希腊语，非常擅长解剖"。后来，因为法国与神圣罗马帝国开战，维萨里离开了巴黎，再次回到鲁汶完成学业。

1537 年，维萨里来到帕多瓦大学。因为他出色的解剖技艺，校方很快就授予他学位并聘任他为教授。帕多瓦大学当时正是全盛时期，欧洲各地的学者会集于此，维萨里拥有了更为自由的研究环境。长久的观察、实践和思考，让他发现了盖仑解剖学中存在的错误。维萨里意识到，盖仑当年很可能只解剖过动物，解剖描述都是通过对动物体内结构的观察得来，因此，才会存在这么多对人体的错误记述。他开始有意识地记录这些错误，希望有朝一日能够纠正它们。1538 年，维萨里出版了《解剖图谱六幅》（*The Six Anatomical Tables*），在这本书中，他似乎还没准备好彻底挑战传统，他依然将肝呈现为五叶，按照盖仑的描述展示了心脏和主动脉，不过在绘制下颌骨时，他绘制了一整块骨骼，而不是遵照盖仑传统将之描述成两块。1543

年，维萨里发表了划时代著作——《人体的构造》（*De humani corporis fabrica*）（图3-4）。碍于当时保守势力的存在，该书并未在就近的威尼斯出版，而是由巴塞尔的出版商、著名人文主义者奥波林（Johannes Oporinus，公元1507—1568）出版。

《人体的构造》共7卷，663页，采用凹版印刷，成品尺寸达42 cm×28 cm，书中的400多幅插图清晰地展示了人体的结构，还配有文字讲述了器官之间的位置关系等。维萨里驳正盖仑的错误200余处，包括指出心脏的隔膜上没有小孔、胸骨只有三部分而不是七部分、神经是实心而非空心、肝有两叶而非五叶等。书的最后一章讨论了活体动物解剖，虽然这并不符合如今的动物实验伦理，但体现了维萨里在关注解剖结构的同时，亦非常关注生理功能。他在猪、狗等动物身上开展实验，研究喉返神经、横膈膜的功能，并证明将动物的喉头切开后仍可用人工呼吸维持其生命。他还关注了人种学问题，提到不同种族头盖形状

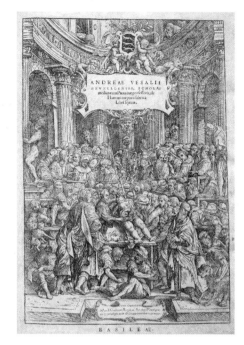

图3-4 《人体的构造》封面

的变化，如日耳曼人的短头、弗兰德斯人的长头。总之，《人体的构造》一书给予了人们全新的人体知识。

维萨里无疑是《人体的构造》一书最主要的创作者，但该书插图的作者们同样贡献良多，插图上的器官、肌肉、骨骼细节清晰，站立在意大利野外环境中的"肌肉人、骨骼人"姿态各异、栩栩如生（图3-5、图3-6）。书中的大部分插图为威尼斯地区的画家让·范·卡尔卡（Jan van Calcar，公元1499—1550）所作，而书籍的封面更堪称艺术精品，据传是卡尔卡的老师、

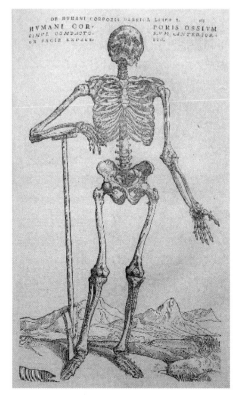

图3-5 《人体的构造》之骨骼解剖图

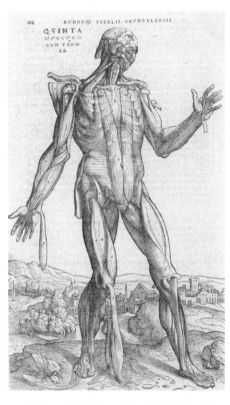

图3-6 《人体的构造》之肌肉解剖图

威尼斯画派的大画家提香（Tiziano Vecellio，公元 1490—1576）亲手所绘。

　　《人体的构造》一经出版，就在学术界引起了极大震动。许多医生和学者被它吸引，对书中充满新意的描述、精美绝伦的插图赞叹不已。不少人慕名而来，围观、参与维萨里的公开解剖示范，还有一些学者会对照这本书籍，一边在解剖台上解剖，一边在旧的解剖书籍上做出修正。但同时，维萨里也遭遇了猛烈攻击。许多盖伦主义者激烈地批评他的学术观点，甚至嘲弄、诋毁他本人。其中不仅包括维萨里的一些同事，还有他昔日的解剖老师杜波伊斯。这位老教授多年如一日地公开抵制、批判维萨里，后来干脆写了一本书向他宣战。杜波伊斯怒斥维萨里荼毒了欧洲，像瘟疫一样污染了法国、德国和意大利。他号召这些国家的人民和医生们同他站在一起，合力保卫医学的先贤。他辱骂维萨里是个"融合无知、忘恩负义、自大骄傲及邪恶的最糟的例子"，还说《人体的构造》完全不值得一读，应该被丢进火山口里。

　　维萨里则坚持认为亲自解剖的经验更为可信。他在《人体的构造》序言中提到医生必须要有解剖学知识，他强调必须亲自操作，如果委之于助手，是无法获得正确知识的。他尖锐地批评了盲目崇拜古人的风气，说道："盖伦过去进行尸体解剖，不是人的，是动物的，多半都是猴子的。这不是他的过失，因为他没有机会解剖人体。但是现在有了人体可供观察，却仍坚持错误的人们才是有罪的。难道为了纪念一位伟大的医学家，必须表现为重复他的错误！"

　　维萨里是个颇为机智的医生，他将《人体的构造》第一版精美装帧后献给了神圣罗马帝国的皇帝查理五世，而他的父亲就曾担任这位皇帝的药师。后来，维萨里辞去了帕多瓦大学的职位，应召成为查理五世的侍医。在宫廷中，他仍关心着新解剖学的进步，十分感兴趣地阅读他的继任者法洛皮奥（Gabriele Falloppio，公元 1523—1562）的著作，还趁工作之余修订了《人体的构造》第二版。该书删去了一部分动物解剖的内容，增加了大量女性解剖的知识，于1555 年出版。

　　1563 年，维萨里奔赴耶路撒冷朝圣。据说，他打算完成这次旅行之后就辞去御医职务，返回心心念念的帕多瓦大学，继续研究和教学生涯。可惜，返程途中，他在爱奥尼亚群岛附近遭遇海难，不幸病故，葬身之地至今未知。《人体的构造》是维萨里留世的宝贵财富，兼具知识和艺术价值，是医学史上最伟大的著作之一。虽然维萨里没能彻底推翻旧时的解剖理论，但他开创了一种亲自观察和研究的解剖学研究范式，他的同事、继任者埃乌斯塔基奥（Bartolomeo Eustachi，公元 1500—1574）、法洛皮奥等人继续深入解剖学研究并出版了解剖学著作。由维萨里等解剖学家开启的解剖学研究，使得人们重新认识自己的身体。在它的基础上，医学慢慢展露出全新的面貌。

四、外科的发展与变化

　　中世纪时，医生也存在等级。通常所谓的医生是指内科医生，他们说一口流利的拉丁语，地位较高，认为做手术会有损尊严。而外科医生地位则低得多，他们不能进学院的课堂，通过学徒制来习得技艺。外科医生内部也有等级，一般说来，做膀胱截石术的医生地位较高，而做放血术或替人去除胼胝一类小手术的外科医生地位较低。许多外科医生还兼顾理发、剃须等业务，故而有"理发师外科医生"（Barber surgeon）这一称谓。早期的外科医生与理发师同属一个行业协会，14 世纪巴黎理发师协会规章中就规定皇帝的首席理发师是"国内所有理发师和外科医生的首领"。外科医生有实际操作技能，他们的作用在战场上更为明显，他们可以取出箭头或子弹、治疗创伤或骨折。文艺复兴时期的外科进步也正是靠这些有实际经验的医生推向前进的。

　　法国的理发师医生、军医巴累（Ambroise Paré，公元 1510—1590）（图 3-7）就是这样的医生。他年少时曾在理发店中做学徒，后进入巴黎主宫医院（Hôtel-Dieu）接受外科学训练。

在主宫医院学习 3～4 年后，巴累加入法国军队成为了一名军医。他在战场上积累了大量外伤处理经验。当时处理枪弹伤的常见方法是将煮沸的接骨木油掺入乌糖浆，继而以之烫烙伤口，巴累在实践中发现这种处理除了引起剧烈疼痛外，对创伤无任何益处，遂摒弃了这种方法，转而使用绷带或搭配自己配制的以鸡蛋黄、玫瑰油、松节油调和而成的油膏来进行包扎。这些简单的创伤处理法取得了远优于前的治疗效果。1545 年，巴累将关于枪伤治疗的经验总结成书，这本《铳创治疗》（*La méthode de traicter les playes faictes par hacquebutes et aultres bastons à feu*）成为后世处理枪伤时参考的经典。巴累还对战场上经常施行的截肢手术进行了改进，提出结扎止血法要优于烧灼止血法，提醒同行们应关注它在截肢手术中的价值。

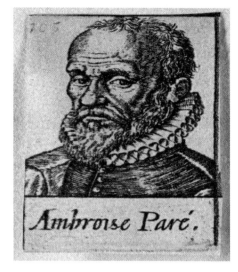

图 3-7　巴累

他在 1564 年的著作《外科学教程》（*Dix livres de la chirurgie：avec le magasin des instrumens necessaires à icelle*）中对结扎止血法进行了专门的论述。

巴累的医学研究涉及许多学科。在产科学方面，他重新发现并描述了胎儿外倒转术以纠正胎位不正。在牙科学方面，他介绍了许多牙粉、牙膏，提出了以铅或软木填塞牙齿空腔、以骨或象牙制造人工牙齿、以金银线固定牙齿等方法。此外，他还提出了人造假肢、人造关节、人造眼球等的设想。

巴累出身平民之家，从理发师外科医生这一社会地位较低的职业开始行医生涯，他在军队中通过出色的实践技艺确立了地位和名望。先后担任过亨利二世（Henry Ⅱ）、弗朗西斯二世（Francis Ⅱ）、查理九世（Charles Ⅸ）、亨利三世（Henry Ⅲ）多位法国君王的外科御医。虽然他受到保守派的攻击没有进入索尔本（Sorbonne）学院，但终于在 1554 年成为圣科斯马斯（St. Cosmas）学院的成员。他培养的多位学生都成为了出色的外科医生。巴累不精通拉丁文和希腊文，著作均以法文写就，这些作品后被译为多种文字流传于欧洲，对 16—17 世纪的外科学产生了很大影响。不过，受时代所限，他的作品中也描述了人兽、人鱼等奇异生物，还把畸形婴儿归因于"上帝之怒""腐坏的种子"或"妇女怀孕时的不雅姿态"。但总的来说，巴累是位富有同情心、医术精湛的外科医生，他的技艺和他的虔诚信仰非常自洽——就像他在座右铭中说的"治病在我、愈病在天"。

五、传染病的新见解

文艺复兴时期，内科学的医疗技术仍与中世纪非常类似，四体液学说依然是解释疾病现象的主要学说。这一时期最显著的进步应该是由于印刷术的传播，医学书籍增多。另一进步是对传染病的新见解开始出现。

1546 年，意大利维罗那（Verona）的医师弗拉卡斯托罗（Girolamo Fracastoro，公元 1478—1553）对传染病的本质提出了新学说。他也是帕多瓦大学的学生，后来又在该校执教，哥白尼是他的同期同学。1546 年，他在自己的成名作《论传染和传染病》（*De Contagione et Contagiosis Morbis et curatione*）一书中，把传染病的传播途径分为三类：第一类是单纯接触，如疥癣、麻风、肺结核；第二类为间接接触，即通过衣服、被褥等媒介物；第三类为远距离传染。他把传染源解释为一种小粒子，一种人们感觉不到的东西。人们对这种小粒子有不同的亲和力，小粒子从病人传给健康人，使健康人致病。他还认为这种粒子具有一定繁殖能力。弗拉卡斯托罗的想法与 19 世纪后期细菌学的主张非常类似。只可惜当时还没有显微镜，他的这种

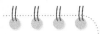

想法不能用实验观察来证实。

　　弗拉卡斯托罗不仅是位名医，还是位杰出的诗人，1521 年他写了一首名为《梅毒或法兰西病》（*Syphilis or the French disease*）的诗，诗中记述了牧羊青年希菲利斯（Syphilus）因为激怒了太阳神阿波罗而受到惩罚。他患上一种疾病，四肢肌肉消失，瘦骨嶙峋，牙齿脱落，呼吸有恶臭，说话声音微弱。正是因为这首诗，才有了梅毒（syphilis）这个病名。弗拉卡斯托罗在《论传染和传染病》中更加详细地论述了梅毒："这种接触传染是借着媒介物，或只有在某些特别适宜的环境时才传染，而不会蔓延到远离的物体上。它传染后并不立即显现出来，而是潜伏一个时期，有时 1 个月，有时 2 个月，甚至 4 个月"。大多数病例从生殖器开始出现小溃疡；后来，皮肤出现有硬痂的脓疱，侵犯皮肤、肌肉甚至骨骼，有些病例的嘴唇、鼻子、眼睛、生殖器被侵蚀掉。

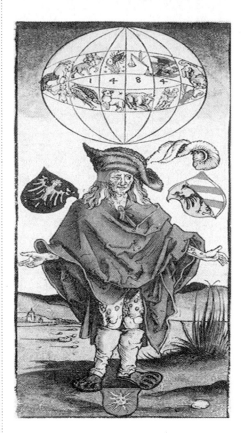

图 3-8　梅毒与星象的关系
据传为丢勒作品

　　当时，很多医生都关注了梅毒这种流行病，提出了治疗方法。比如帕拉塞尔苏斯曾提倡的水银疗法，当时常常将水银和猪油、硫黄、没药、香料等混合制成软膏，用于治疗皮肤病，有疱疹的梅毒病人使用后会看起来有所好转，但久而久之，使用水银过多的病人会出现中毒征象。不过，这不妨碍水银疗法的盛行，有许多江湖医生靠它大发横财。还有一种疗法是使用愈创木，这是来自美洲的疗法，由西班牙人引入，用法是在病人禁食后，服用愈创木浸剂。

　　关于梅毒的起源，有多种不同说法。除了弗拉卡斯托罗诗中所写的"神的惩罚"，还有许多人认为它和星相运动有关（图 3-8）。15 世纪末，法国国王查理八世率领从欧洲各地招募来的雇佣兵进攻那不勒斯。士兵们在战时和战败后沿途嫖娼、侮辱妇女，后来欧洲多地出现了梅毒流行。人们意识到梅毒是通过性生活传播之后，越发认为这是种名誉不佳的病，所以各国都声称梅毒与己无关，是别国传来。比如法国称其为那不勒斯病或西班牙病，而在意大利又称它是法兰西病。许多人还认为：这种病是哥伦布发现美洲以后，由美洲原住民传染给水手，又由水手带到了欧洲。这种"哥伦布假说"一度占据学界主流，并在之后的千百年间吸引了医学家们的关注，相关争论一直延续到 21 世纪。2008 年，美国科学家通过对梅毒家族树的基因分析，提出与其关系最近的亲属是南美洲的一种细菌，这似乎为"哥伦布假说"提供了支持；但 2020 年，瑞士苏黎世大学等多所机构的研究人员又利用从欧洲人遗骸中提取的病原体 DNA，分析出梅毒更可能是在欧洲本土产生，多种梅毒菌株在欧洲传播的时间也许比哥伦布的航行早几十年。关于梅毒起源的解析，或许还要等将来的科学家给出答案。但对于文艺复兴时代的学者们来说，他们运用自己的知识积极应对了这种流行病，根据个人观察和经验提出了有关疾病的起源理论和治疗方法。在印刷术的助推下，有关梅毒的各种新知能够在文艺复兴的欧洲较快流传开来。

　　总之，文艺复兴时期的医学主要是在人体解剖学方面建立了基础，这是一个划时代的突破。西医学就是在 16 世纪解剖学的基础上，经过了 17 世纪的生理学，18 世纪的病理解剖学，19 世纪的细胞学、细菌学等的发展，以及 19 世纪末和 20 世纪的临床医学的发展，才成为今日的医学科学的。

（谷晓阳）

思考题

1. 简述维萨里对解剖学的贡献。
2. 有人说，当下的 3D 打印技术已经非常先进，我们应该改革传统的解剖学课程，不再使用"大体老师"，而是用 3D 打印的人体标本进行代替。你赞同这种看法吗？为什么赞同 / 不赞同？
3. 以文艺复兴时期为例，谈谈社会、文化环境对医学发展的影响。

拓展资料

1. 《人体的构造》网络图书馆资源：https：//www.gla.ac.uk/myglasgow/library/files/special/exhibns/month/sep2002.htm　https：//www.ohsu.edu/historical-collections-archives/fabrica-andreas-vesalius
2. 解剖学史纪录片《解剖之美》：https://www.bilibili.com/bangumi/play/ep121273？from=search & seid = 1460025438564708020&spm_id_from=333.337.0.0

参考文献

1. 卡斯蒂廖尼. 医学史 [M]. 程之范，甄橙，译. 南京：译林出版社，2013.
2. 西格里斯特. 伟大的医生：一部传记式西方医学史 [M]. 柏成鹏，译. 北京：商务印书馆，2014.
3. 古川安. 科学的社会史：从文艺复兴到 20 世纪 [M]. 杨舰，梁波，译. 北京：科学出版社，2011.
4. 勒格朗. 西方视觉艺术史：文艺复兴时期的艺术 [M]. 董强，曹胜操，苗馨，译. 长春：吉林美术出版社，2002.
5. 中国医学百科全书编辑委员会. 中国医学百科全书·医学史卷 [M]. 上海：上海科学技术出版社，1986.
6. Charles B. Drucker. Ambroise Paré and the Birth of the Gentle Art of Surgery [J]. Yale Journal of Biology and Medicine，2008，81：199-202.
7. Hazad J. Jan Stephan van Calcar，précieux collaborateur méconnu de Vésale [Jan Stephan Van Calcar，a valuable and unrecognized collaborator of Vesalius] [J]. Hist Sci Med，1996，30（4）：471-480.
8. Lanska DJ. Vesalius on the anatomy and function of the recurrent laryngeal nerves：medical illustration and reintroduction of a physiological demonstration from Galen [J]. J Hist Neurosci，2014，23（3）：211-232.

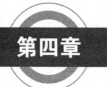

第四章　17 世纪的医学

内容重点

★ 近代自然科学的兴起：天文学、化学、物理学
★ 近代生理学的奠基和解剖学的发展
★ 血液循环的发现：哈维与《心血运动论》
★ 显微镜下的新发现：马尔比基、列文虎克等人的观察
★ 医学理论的不同学派：医学物理学派、医学化学学派、活力论派
★ 临床医学和西顿哈姆
★ 公共卫生学的萌芽
★ 课程思政元素：西顿哈姆以人为本的医学观

　　大航海时代使西欧一些国家的贸易活动迅速发展。16 世纪 60 年代开始，尼德兰发生革命，最终脱离西班牙的统治，成为独立的资本主义国家。1688 年，英国通过"光荣革命"彻底推翻了斯图亚特王朝的统治，确立了资产阶级议会制度。资产阶级的兴起，商业贸易的繁荣，社会财富的增长，民族国家的出现，为科学技术的进步创造了条件，而科学技术的进步又推动了社会变革。在哲学和科学中，人们坚信理性的力量，对自然事物怀有浓厚的兴趣，渴求知识的进步。与古希腊不同，这种对知识的重视是实用性的，要对人的生活有益，英国经验主义哲学家培根（Francis Bacon，公元 1561—1626）的名言"知识就是力量"就是在这样的背景下提出的。培根提倡归纳法，主张不带偏见地大量收集经验事实，经过分类和鉴别后，通过层层归纳得出公理和定律。与归纳法相对，长期生活在荷兰[1]的唯理主义哲学代表人物笛卡尔（René Descartes，公元 1596—1650）把数学看作哲学方法的典范，主张演绎法，认为应当从最简单可靠的观念出发，经由严密的逻辑推理，演绎出较为复杂的观念。笛卡尔提出身心二元论的观点，把"我思故我在"作为根本的哲学命题，同时对生物体的生理过程以及自然中的一切都采取机械论的解释，对后世生命科学的发展影响很大。

一、近代自然科学的兴起

1．天文学

　　17 世纪自然科学进步的先导依然出现在天文学领域。16 世纪晚期，意大利天文学家布鲁诺（Giordano Bruno，公元 1548—1600）在哥白尼"日心—地动说"的基础上进一步认为，太阳也不是宇宙的中心，宇宙是无限大的，而且是物质的。1600 年，英国物理学家吉尔伯特

---

[1] 即尼德兰（Nederland），为荷兰的正式国名，此处按中文习惯称为"荷兰"。

（William Gilbert，公元 1544—1603）出版了《论磁石》（*De Magnete*，*Magneticisque Corporibus*，*et de Magno Magnete Tellure*）一书。他研究了磁石的性质，并通过观察磁针在球形磁石上不同位置的指向，推测地球本身就是一块大磁石，这使人们对地球的性质有了进一步的认识。他还提出了质量、力等概念。意大利天文学家伽利略（Galileo Galilei，公元 1564—1642）（图 4-1）于 1609 年改进了一架望远镜，开始观察星空。在 1610 年出版的《星空信使》（*Sidereus Nuncius*）中，他指出月球并非完美的球体，它的表面崎岖不平，有山脉、环形山和峡谷；他提出银河是由许多星体所组成的；更为重要的是，他发现了围绕木星旋转的 4 颗卫星，这表明地球或太阳都不是宇宙的中心。此外，他对金星位相变化的观察进一步支持了金星的绕日运动；而通过对太阳黑子的描述，则进一步否定了恒星"完美无缺"的看法。他还通过相对

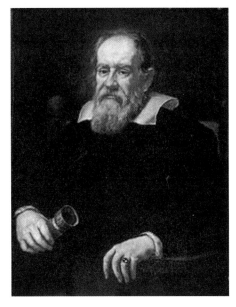

图 4-1　伽利略（1636 年绘）

运动解释了人们对地球自转的疑问，在晚年推导出自由落体定律，研究了抛体运动。另一位天文学家开普勒（Johannes Kepler，公元 1571—1630）根据他的老师第谷（Tycho Brahe，公元 1546—1601）留下的天文观察数据，特别是火星运动的大量资料，经过仔细推导，提出了行星运动三定律，并开始探讨天体运动的动力学问题。

从天文学的变革开始，对自然现象进行广泛、深入的观察，在此基础上展开数学演绎，并通过实验予以验证，逐渐成为近代自然科学的研究模式。天文学方面的发明和发现对于医学虽然没有直接的影响，但间接作用却是很大的。17 世纪以后，医学研究也开始注重观察和实验，基于数学的量度观念对医学也产生了深远的影响。

2. 化学

作为一种对世界本原的假说，古希腊时期的学者提出了原子论。但长期流行的是亚里士多德的四元素说，认为各种物质都是四种元素按不同比例混合而成的。至于蒸馏引起的物质变化也被认为是四元素的比例发生变化所致，这种思想一直影响到 17 世纪。文艺复兴之后，原子论观点重新被一些学者如伽利略等人用于解释自然现象，其中影响较大的是 17 世纪的法国哲学家伽桑狄（Pierre Gassendi，公元 1592—1655）。他认为世界万物都由原子和虚空构成，原子有体积、形状、质量，不可穿透，虚空是原子存在和活动的场所，原子运动是自然中一切运动的起源和原因。

17 世纪中期，一些英国学者开始定期聚会讨论科学问题，被称为"无形学院"，他们汇聚在一起，彼此交流经验，公开自己的试验，求得合理的结论。1662 年，"以促进自然知识为宗旨的皇家学会"正式获准成立，即日后的英国皇家学会。他们以培根的思想为指南，注重实验、发明和实效性研究。化学家波义耳（Robert Boyle，公元 1627—1691）是"无形学院"和皇家学会的资深成员。他主张，化学是一门探索自然规律的科学，不应看作一种谋利的技艺，从而把化学学科逐渐从炼金术和制备药物等实用目的中解放出来。波义耳重视实验观察，主张定量研究，并确立了科学实验的可重复性原则。他在研究中认识到，传统的四元素说或者由炼金术发展而来的硫、汞、盐三要素说，都远不足以解释各种化学现象。他重新提出了元素的定义，认为元素是单纯、均一的原初物质，化学研究应侧重于探讨元素组成化合物的方式。受原子论的影响，波义耳设想物质普遍是由一些细小、坚实的微粒构成的，这些微粒可以组合成更高级的微粒或微粒簇，形成各种物质。波义耳在自然科学上的成绩颇多，他最早用有刻度的仪

器测定气体和液体的体积；他借助抽气机，发现了空气在燃烧、呼吸、传声等方面的重要作用；在对空气的性质进行研究的基础上，总结出了著名的波义耳定律；等等。从波义耳开始，至17世纪后半期，化学有了显著进步。

波义耳用"火微粒"概念解释燃烧现象，成为18世纪燃素说的先声。同一时期，英国一位年轻的化学家梅猷（John Mayow，公元1641—1679）通过实验证明，空气不是一种元素，空气的一部分参与了燃烧和呼吸过程，他认识到这两个过程的本质是一样的。梅猷提出，空气中存在一种微粒"硝气精"，是生命活动不可或缺的一种成分。在呼吸时，肺把"硝气精"从空气中分离出来并送入血液中，胎儿则通过母体供应富含"硝气精"的动脉血维持生命。他也因此成为研究空气组分和氧气性质的先驱。

3. 物理学

伽利略的实验表明，力是改变物体运动状态的原因。据说，受到"苹果落地"的启发，英国物理学家牛顿（Isaac Newton，公元1643—1727）（图4-2）开始思考让苹果落地的力和维持月球绕地旋转的力之间的关系，1687年完成了《自然哲学的数学原理》（*Philosophiæ Naturalis Principia Mathematica*）一书。在书中，牛顿定义了质量、力等力学基本概念，叙述了运动三定律。该书第一版讨论了平方反比引力作用下两个质点的运动规律，在第三版中推导出了万有引力定律。牛顿证明，使地球表面物体下落的重力和维持月球在轨道上运动的向心力是同一种力。这样，牛顿把力学和天文学联系起来，确立了天上和地上都应用同一种力学规律，并用来解释诸多自然现象。此书是欧洲近代科学知识的第一次大综合，其影响力远远超出了天文学和物理学的范围。

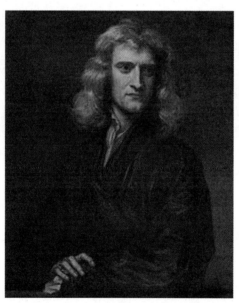
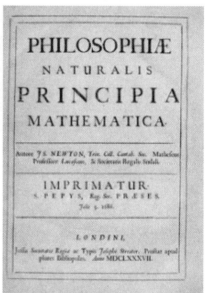

图4-2　牛顿（1689年绘）与《自然哲学的数学原理》（第一版封面）

二、近代生理学的奠基和人体解剖学的发展

意大利帕多瓦大学的教授桑克托留斯（Santorio Santorio，又称Sanctorius of Padua，公元1561—1636）是定量医学研究的奠基人，他设计了最早的体温计和一种比较脉搏快慢的脉搏计，用于测量人体的体温和脉搏。这两种医疗仪器都是根据伽利略的发明而加以改制的。体温计由温度计改进而成。脉搏计是根据摆的等时性原理设计制造的，因为当时还没有带分针和秒针的计时器，当脉搏与钟摆的摆动频率一致时，通过摆线的长度即可计算脉搏的速率。桑克托

留斯对不同时间、不同条件下的体重进行研究，他制造了一台可以坐下一个成人的平衡秤（图4-3），经常称量并详细记录了他在进食、饮水、睡眠、运动、排泄等活动前后，以及健康和患病状态下的体重变化，如此坚持了30年。他发现可见的排泄物的总重量总是小于摄入食物的总重量，他将这种现象的原因解释为"不易察觉的出汗"。这是近代研究新陈代谢的开端。

继维萨里之后，帕多瓦大学的学者在解剖方面又有许多新突破。例如，法罗比奥（Gabriele Falloppio，公元1523—1562）自1551年开始担任帕多瓦大学的解剖学和外科学教授，在药用植物学方面也做出了很大的贡献。他主要研究头部的解剖，对耳朵内部的结构与功能、泪管、筛骨都有仔细的描绘，在肌肉解剖方面纠正了一些维萨里的错误，在生殖系统解剖方面也成绩斐然，输卵管就是以他的名字命名的。法布里修斯（Hieronymus Fabricius，公元1537—1619）是法罗比奥的学生，自1565年开始，在帕多瓦大学执教近50年。1594年，他促成帕多瓦大学建起一个可容纳300人的解剖学演教厅，并保留至今。1603年，法布里修斯出版了《论静脉瓣》（*De Venarum*

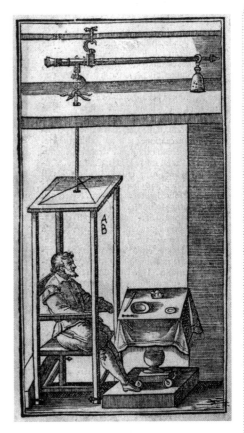

图4-3　桑克托留斯和平衡秤

Ostiolis）一书，详细描述了静脉瓣的结构、位置和分布，认识到静脉瓣具有防止血液反流的作用。但他遵循盖仑的理论，从而认为瓣膜的功能在于减缓血液的流动，也有利于组织更好地吸收养分。法布里修斯也是近代胚胎学的奠基人，长期从事比较解剖研究，比较过多种动物以及人的胚胎发育过程，首次详细描述了胎盘；他通过图解详细描绘了鸡胚发育各个时期的情形。他还最早完整记述了喉和眼的构造，此外还进行了肌肉运动的力学研究。

三、血液循环的发现

17世纪医学最重要的发现莫过于英国医学家哈维（William Harvey，公元1578—1657）发现血液循环。传统的盖仑学说认为，血液由肝产生，通过静脉营养周身器官，部分静脉血从右心室通过室间隔上的微孔渗入左心室，与动脉中由肺部输送而来的"精气"相混合，形成动脉血。在哈维之前，已有许多学者对此进行了质疑。13世纪的伊斯兰医学家纳菲斯（Ibn al-Nafis，公元1213—1288）推测了肺循环的存在，但不为欧洲的学者所知。维萨里通过解剖，表示并未发现左右心室之间的微孔。1553年，西班牙医学家塞尔维特（Michael Servetus，约公元1509—1553）描述了肺循环，但由于他的神学观点被教会认为是异端，他本人被烧死，他的著作也难逃厄运。意大利解剖学家科伦波（Matteo Realdo Columbo，公元1515—1559）仔细研究了心脏的结构，再次否定左心室和右心室之间存在微孔，他也描述了血液从右心室经肺动脉到肺部，与空气混合后经肺静脉回到左心室的过程。意大利医学家切萨尔皮诺（Andrea Cesalpino，公元1524—1603）发现，心脏瓣膜使血液只能单向流动，他提出血液在心脏和器官之间的流动是"循环"的。

哈维出生于英国的福克斯顿（Folkstone），16岁考入剑桥大学学习医学，以后到意大利帕多瓦大学攻读。他是法布里修斯的学生，由此了解静脉瓣的构造。回国后，先通过了伦敦皇家医师学会的资格审查，此后成为正式会员，不久又兼任圣·巴托罗缪医院（St. Bartholomew's

Hospital）的医生。哈维博学而谦恭，1615 年，他受聘担任伦姆雷讲席（Lumleian lectureship），讲授解剖学和外科学，任职长达 40 年。自 1619 年起，他又成为英王詹姆士一世和查理一世的御医，深得信任。在英国革命时期，他与查理一世一同隐退到牛津，战争结束后回到伦敦，在那里度过了晚年。

哈维是将实验方法引入医学的先驱。他在行医的同时，投入了大量时间用于实验研究。他很早就有了血液循环的想法，跟随法布里修斯学习使他认识到比较解剖学的价值。经过长期解剖和实验，哈维清晰地意识到血液在体内是循环流动的，心脏的收缩是血液循环的原动力，推动血液分别经过肺和周身再次回流到心脏，形成相接的两个回路，也就是肺循环和体循环。

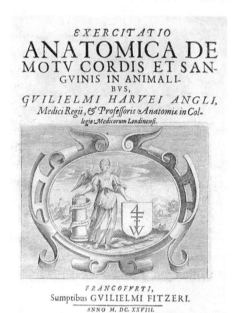

图 4-4 《心血运动论》封面

哈维的另一个突破源于对血液的定量研究。他根据心脏的容积，估算了心脏每次泵出的血量。受到当时钟表计时精度的限制，他以每半小时约 1000 次作为心搏频率计算心排血量。假设心脏每次泵出 4.7 ml 左右的血液，半小时内即可泵出约 4.7 L，那么一天之内，肝要生成将近 226 L 血液。即便哈维的估算取值非常保守，但如此大量的血液仍然远远超出饮食物所能提供的，同样也远远超出人体本身的重量，因而血液的运动必定是循环的。1628 年，哈维出版了他的名作《论动物心脏与血液运动的解剖学研究》（*Exercitatio Anatomica de Motv Cordis et Sangvinis in Animalibvs*），即《心血运动论》（图 4-4），详细阐述了血液循环学说。

哈维的学说受到不少学者的欢迎，笛卡尔对以机械论的观点解释血液运动十分赞赏。同时，由于新学说对旧有观念产生的强烈冲击，也引起了激烈的争论。当时有位医生普利姆罗斯（James Primrose，约 1580—1659）批评哈维说："以前的医生不知道血液循环，但也会治病。"巴黎大学的教授们长期拒绝承认哈维的发现，仍根据盖仑的学说来讲授。但和历史上许多新事物、新理论一样，哈维的学说终于被接受了。血液循环学说的提出标志着生理学成为一门独立的科学，在此基础上 18 世纪的病理学才得以建立，以后才有近代临床医学的开始。

哈维晚年同他的老师法布里修斯一样，也从事胚胎学研究，并于 1651 年出版了《论动物的生殖》（*On the Generation of Animals*）一书，提出了"一切生命来自卵"（Omne Vivum ex ovo）的论断。

四、显微镜下的新发现

人们很早就发现了凸透镜的放大作用。到 16 世纪晚期，人们已经在透镜和眼镜的制造上积累了不少经验。一般认为，最早制作复合透镜的是荷兰的眼镜制造商詹森父子（Hans Janssen 和 Zacharias Janssen）。他们在约 1590 年发现，把两块透镜重叠在一定距离时，其放大倍率优于单块透镜。由此，他们把一片凸透镜和一片凹透镜组装在一个直径约 1 英寸（2.54 cm）、长 1 英尺半（45.72 cm）的圆筒上，制成了最早的复式显微镜。1610 年左右，伽利略也曾制造显微镜，并以此观察过昆虫的运动器官、感觉器官和复眼。

在早期的探索性研究之后，英国人胡克（Robert Hooke，公元 1635—1703）和格鲁（Nehemiah Grew，公元 1641—1712）、意大利人马尔比基（Marcello Malpighi，公元 1628—1694）、荷兰人列文虎克（Antonie van Leeuwenhoek，公元 1632—1723）和施旺麦丹（Jan

Swammerdam，公元 1637—1680）共同把显微研究推向了一个新的高度。

对复式显微镜推广贡献最大的是胡克。他曾自制一台显微镜，物镜为半球形，目镜为平凸透镜，装配在一个可以伸缩的镜筒上。胡克仔细观察了从植物到跳蚤等各种标本，1665 年出版了《显微图谱》（*Micrographia*），展示了他对动物、植物、矿物的显微观察结果。他通过对软木薄片的研究，发现了中空的小室结构，并命名为"细胞"（cell）。格鲁于 1682 年出版《植物的解剖》（*The Anatomy of Plants*），奠定了他作为植物组织学先驱者的地位，促进了植物学的发展。他还著有《胃肠的比较解剖》（*Comparative Anatomy of Stomachs and Guts*），这是第一部用比较方法研究相同器官和系统的著作。马尔比基通过显微镜研究蛙肺，证实了毛细血管的存在，并于 1661 年发表了观察结果，从而填补了哈维血液循环学说的缺环。他也是一位植物组织学家，1671 年出版了《植物解剖》（*Anatomia Plantarum*）一书。马尔比基还致力于胚胎学研究，详细绘制了鸡胚各个阶段的发育图。此外，他还发现了肾小体（马尔比基小体）、表皮基底层和棘层（马尔比基层）；描述了大脑的结构，发现舌乳突中的神经末梢并推测其决定味觉；研究了生物体内的红细胞；阐明了肝、脾、肾等脏器的组织学构造；对蚕体结构进行了细致观察；等等。因而马尔比基也被视为组织学的创始人。

列文虎克（图 4-5）堪称 17 世纪最杰出的显微镜生物学家。他未接受过学校教育，完全靠自学成才。他 16 岁时给布匹商人做学徒，熟悉用放大镜观察纺织品经纬线密度的方法。据说他正是阅读了胡克的《显微图谱》后，才开始钻研显微镜的。他一生制作了大约 25 个显微镜和 400 多枚透镜。列文虎克有着高超的透镜研磨技巧，与同时期的显微镜通常只有 20 ~ 30 倍的放大效果相比，他能制造出放大倍数高达 275 倍的镜片，从而获得了比同时代的学者更多的发现。他观察的范围相当广泛，为了便于比较，他还用简单的物体作为显微度量单位。他严格证明了毛细血管的功能，补充了红细胞的形态学研究，对肌肉组织和精子活动进行了细致的观察，等等。1677 年荷兰学者哈姆（Johan Ham）在淋病病人的精液中发现了精子，但把它视为疾病的表现，而列文虎克则在狗、兔和人的精液中都发现了精子的存在，并通过对鱼和蛙的受精现象的观察，注意到了精子和卵的关系。1683 年，他还首次记载了牙垢中的微生物。

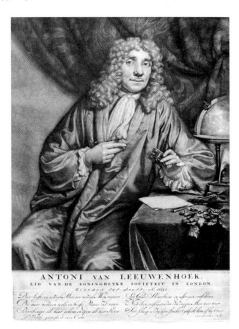

图 4-5　列文虎克，左手持自制的显微镜

施旺麦丹有着出色的解剖学技巧，他自己制造解剖镜和多台不同用途的显微镜，将玻璃管拉至细如发丝的程度，以便扩张微小的脉管。他通过实验证明，肌肉受到刺激收缩时，其体积并未增大，没有什么"动物灵魂"被输送到肌肉内，因而肌肉运动源于外部刺激，这是生理学上的重要发现。1658 年，施旺麦丹在显微镜下观察蛙血时看到一种圆形颗粒，这可能是首次发现红细胞。此外，他还发现了淋巴管瓣膜（施旺麦丹瓣），研究过哺乳动物的生殖发育。1737 年，布尔哈夫（Herman Boerhaave，公元 1668—1738）出版了施旺麦丹的手稿，命名为《自然的圣经》（*Bybel der Natuure*），成为 18 世纪最出色的生物学显微解剖著作之一。

总之，17 世纪显微镜的发明和利用大大扩展了人的视野，把人们由宏观引入微观，使人们对生物体的细微结构有了深一层次的了解。另一方面，显微镜生物学的成果也证明观察实验在生命科学研究中的重要性。18 世纪中期，人们开始制造消色差透镜。到 19 世纪 30 年代后，显微镜得到进一步改良，出现了浸没透镜、复消色差物镜等，显微镜逐渐成为生命科学研究的标准仪器。20世纪上半叶，相差显微镜、紫外显微镜和电子显微镜被陆续研制出来，使人们又获得了许多科学新发现。

五、医学理论的不同学派

17世纪时，在新科学思想的推动下，医学界出现了一些重要的理论流派。紧随物理学革命出现的就是医学物理学派（iatrophysics），主张用物理学原理解释生命现象。该学派的代表人物是法国思想家笛卡尔。他最具影响的理论之一是"身心二元论"，即身体与心灵是两

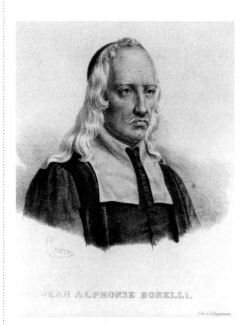

图4-6 博雷利

种本质不同的实体。在《谈谈方法》（*Discours de la méthode*）中，他提出了身体本质上是一种物质，与机器类似；但心灵或灵魂则是理性的存在，是人类所特有的。他在《论人》（*L'Homme*）中写道，正如自然界像是上帝创造的巨大钟表，人的身体也是一具精密的机器。身体可以还原为物质，生命活动等同于物理运动，这一观点意味着可以像研究机器一样用物理学和数学来描述人类身体。当然，身心并非毫无关联，而是随时相互影响。他认为灵魂的伦理学需要依赖身体的医学，平衡的膳食、锻炼、药物和饮水能够控制灵魂的冲动。例如在与他的学生伊丽莎白公主（Elisabeth of the Palatinate，公元1618—1680）的通信中，笛卡尔谈到悲伤是慢性发热的病因，温泉水和冥想能够驱逐心中的忧愁，帮助恢复健康。医学物理学派的另一位代表是博雷利（Giovanni Alfonso Borelli，公元1608—1679）（图4-6）。作为伽利略的学生，他发扬了伽利略的物理学思想，并依据力学及静力学定律研究人体，认为人体如机器一样遵循机械规律，血液循环、呼吸、运动、消化等都是机械现象。例如，呼吸时胸廓会通过肋间肌的收缩作用主动扩大，肺部被动地跟随这种扩张性运动；呼气则只是放松的过程。博雷利的观点启迪了"生物力学"领域的诞生，至今，美国生物力学学会的一个重要奖项仍以他的名字命名。

与医学物理学派相对，还有一个影响较大的学派，即医学化学学派（iatrochemestry）。该学派深受帕拉赛尔苏斯影响，主张将生命现象解释为化学变化。但需注意的是，此时的"化学"与当今有较大不同，带有许多神秘主义的特征。医学化学学派的代表人是范·赫尔蒙特（Jan Baptist van Helmont，公元1580—1644）。他首次提出"气体"（gas）概念，认为"气体"具有传播疾病的能力，且不受体液疗法的干预。他还借用了帕拉赛尔苏斯所提出的具有神秘学色彩的"活素"（archeus）概念来解释生命及宇宙万物。他认为，活素是主动、理性的力量，渗透在物质之中。在活素主导下，食物在消化器官中分解、液化，作为生命流体的血液转化为骨骼和肌肉。因此他激烈反对医学物理学派将消化解释为"内热"或"摩擦力"的理论，并指出消化是一种始于胃中的"发酵"过程；胃酸虽然是必需的，但其本身不足以完成消化，还需要"酵素"（ferment）的参与。酵素的概念启发了后世关于酶的理论。医学化学学派的另一位代表是希尔维厄斯（Franciscus Sylvius，公元1614—1672）。他用新理论改造了盖仑的体液学说，重新解释了血液、淋巴和腺体中的化学现象。他也是哈维血液循环理论的拥护者，并认为血液是生命活动的中枢，用血液的酸碱平衡-失衡来解释人体的生理-病理现象。

两个学派的纷争不仅仅是用物理还是用化学解释生理现象的问题，更体现了看待生命的不同态度。在这个问题上，17—18世纪最主要的两种思想倾向是机械论和活力论，前者是将

生命视作与机械无异的物质，因此物理学可以合理地应用到人体研究；后者则认为生命具有机械不具有的特殊"活力""生机"，甚至认为机械乃至宇宙万物中也存在着某种自主的"活力"。通常来说，医学物理学派更多采用机械论，医学化学学派则偏向活力论。例如范·赫尔蒙特的"活素""种子"等炼金术概念都具有明显的活力论色彩。应该说这种区分并不是绝对的，当时的医学家可能在一些问题上采用物理学解释，另一些问题则借助于神秘的"活力"。例如，哈维关于心血运行的理论更接近医学物理学派，但他对胚胎发育的看法则是活力论的。在 17—18 世纪，这些理论相互补充、相互促进，共同推动了医学科学化的进程。

六、临床医学和西顿哈姆

基础学科的发展对临床医学的推动是一个累积的过程。解剖学和生理学已经走在前面，但 17 世纪的内科学还没有明显的进展，四体液学说依然是医学的理论基础。当时医生多热衷于研究解剖学和生理学，所以 17 世纪的英国临床医学家西顿哈姆（Thomas Sydenham，公元 1624—1689）（图 4-7）指出："与医生最有直接关系的既非解剖学之实习，也非生理学之实验，乃是被疾病困扰的病人。故医生的任务首先是正确探明痛苦的本质，也就是应多观察病人的情况，然后再研究解剖、生理等知识，以导出疾病之解释和疗法。"他极力呼吁医生不要过度沉迷于解剖研究或书本教条，强调临床才是医学的基础。他认为医学教育应该在病人身边开展，而不是在教室或解剖室当中。因而西顿哈姆被誉为"近代临床医学之父"。

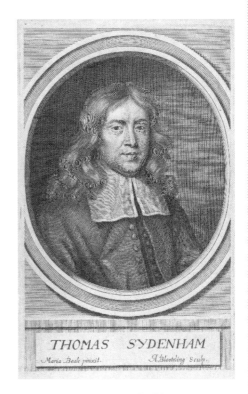

图 4-7　西顿哈姆

1642 年，西顿哈姆考入英国牛津大学学习医学，其间因故休学，加入军队参加了英国内战。1648 年，他在牛津大学获得医学学士学位，之后再次参军，后在伦敦开设私人诊所行医。1663 年成为皇家医师学会会员，1676 年在剑桥大学获得医学博士学位。西顿哈姆继承了希波克拉底的方法，把观察作为治疗的基础，通过丰富的经验做出判断，对每位病人的疾病进行了详细的记录。1666 年，他在《热性病治疗法》（*Methodus curandi febres, propriis observationibus superstructura*）一书给波义耳的一段献词中说："根据我的意见，无论致病因素对身体多么有害，人体内总有一种自然抵抗力，可以将这种致病因素驱逐体外，以恢复病人健康。"这段话不仅与古希腊医学之父希波克拉底提出的自然治愈力学说相合，也说明西顿哈姆重视人体本身的抗病能力。1676 年他出版了《医学观察》（*Observationes mediciae*）一书，记录了 15 年来流行病的发生情况和详细的治疗经过，把疾病分为依靠人体自身的抵抗力、在未加治疗时出现的症候，以及治疗后出现的症候，提倡根据不同的症候将疾病进行分类治疗。西顿哈姆在当时的英国医学界享有相当高的声誉，受到欧洲许多同行的尊重，人们将他誉为英国实用医学的杰出代表，尊称他为"英国的希波克拉底"。

在医学思想上，西顿哈姆相信疾病的实体性，疾病的本质决定了病人的感受。他认为应当研究特定的疾病，通过经验寻找适当的疗法。他指出，与动物和植物有不同的物种一样，疾病也有不同的种类（species），应进行明确的分类。他认为疾病的本质是相同的，因而在不同个体中表现出的症状就有很大的相似性，就像某种植物的一般特征可以扩展到这种植物的每个个体一样。依据这种分类原则，西顿哈姆记载了风湿病、舞蹈病、丹毒、肋膜炎、肺炎、歇斯底里这些疾病的症候，还专门写了一篇有关痛风的论文。他还描述了一些急、慢性疾病。他意识到一种急性疾病偶然能转化为内部的慢性疾病，但造成急性疾病和慢性疾病的根本原因是不同的，急性疾病产生于环境，而慢性疾病产生于身体内部。

有人提出流行病、战争、灾荒是17世纪人类面临的三大灾难。从16世纪开始，像中世纪那样大面积流行的麻风病停息了，法国路易十四曾把麻风病院改为慈善病院，可见麻风病已得到了有效控制，利用汞剂治疗后，梅毒也不如文艺复兴时期那样猖獗，但其他疾病仍频繁发生。17世纪除梅毒、麻风以外的传染病，如白喉、伤寒、天花、斑疹伤寒等还是很常见的。欧洲三十年战争（1618—1648）期间曾暴发了一场"战争热"（war fever），可能就是斑疹伤寒。此外，痢疾、坏血病、鼠疫的流行也很广。据史料记载，当时因流行病死亡的人数非常多，尤其是当时欧洲人还不知道种痘的方法，因天花而死的人数更多。天花由亚洲大陆开始，蔓延到非洲北部和整个欧洲，1660—1669年曾在英国大规模流行。西顿哈姆对此曾有详细的临床观察，以区别真正的天花与假天花。肆虐中世纪的鼠疫到了17世纪虽没有类似的大流行，但小范围流行仍较频繁，死亡率也比较高。如俄国在1601—1603年曾暴发一次鼠疫大流行，仅莫斯科一个城市就有12.7万人丧生。1603—1613年间，德国、法国、荷兰、英国都有不少人因感染鼠疫而死亡。据统计，荷兰在1625年因鼠疫就死亡7000人，类似的数字不再一一举出。

七、公共卫生学的萌芽

在17世纪，经历过多次传染病大流行的人们深刻意识到，健康不仅仅是个人的问题，更是社会管理的重要事务；因此有必要像研究自然一样，建立一套解释和应对公共卫生问题的科学方法。延续了数学化的道路，英国学者葛兰特（John Graunt，公元1620—1674）（图4-8）创造性地使用了定量方法来研究人群中的死亡规律，他也被视为人口统计学的奠基人。1662年，他出版了《关于死亡记录的自然与政治观察》（*Natural and Political Observations Made Upon the Bills of Mortality*）一书，成为卫生统计学和流行病学的奠基人之一。该书研究了从1604年开始的伦敦地区"死亡记录"（bills of mortality）。这些记录的初衷是追踪瘟疫造成的破坏，记录员会挨个走访死者的邻人或亲属，逐一记录死亡原因并进行汇总，每周整理为表格发布。葛兰特对数据进行了整理和分类，编写了"死因构成表"。还根据现有数据，推测了不同年龄组的存活人数和预期寿命。这些量表经过历代学者的改进，成为至今最常用的人口统计工具。通过对获得的数据进行分析，葛兰特指出：在个体层面看上去是偶然性的事件，

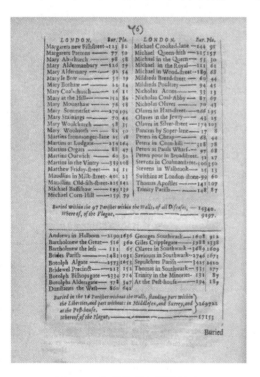

图4-8　葛兰特书中的统计表

在群体层面可能是有规律性的。他还发现了在自然状态下每年出生的男孩数量略高于女孩数量、人类在幼年时期有较高的死亡率等现象。

英国古典经济学家、医学家威廉·佩蒂（Sir William Petty，公元1623—1687）是葛兰特的好友兼同事。他出身贫寒，但凭借自己努力，很快在知识界崭露头角，在28岁时便获得了牛津大学解剖学教员职位。他博闻广识，对政治、社会、经济充满兴趣。在葛兰特发表著名的

死亡率分析同一年，他的《税收及其贡献》（*Treatise of Taxes and Contributions*）一书面世，为他赢得了"政治经济学奠基人"的名声。不久，他也应用与葛兰特类似的统计方法，先后创作了《对爱尔兰的政治解剖》（*The Political Anatomy of Ireland*，1672 年创作，1691 年正式出版）和《对都柏林死亡率的观察》（*Observations upon the Dublin Bills of Mortality*，1681 年出版）。佩蒂认为掌握管辖区域内人口的死亡率、自然增长率不仅是医学问题，更是政治问题，因此他将这种研究公共卫生的定量方法称作"政治算术"。他建议政府成立中央统计局，对国民的疾病、职业、教育、收入等信息进行登记，将政治、经济、社会和卫生的信息整合在一起，向社区民众提供帮助与引导，从而影响公众选择和集体行为。

八、17 世纪医学的其他特点

1. 科学学会成立和医学期刊出版

进入 17 世纪，自然科学研究之风兴起，一些学者为了彼此交流，自发创办了科学协会，并出版刊物，及时阐述新观点。17 世纪，意大利的罗马和佛罗伦萨、英国伦敦相继建立自然科学学会组织。1603 年，在罗马成立了山猫学会（Accademia dei Lincei），伽利略是其早期成员之一。该学会于 1625 年出版了斯特鲁迪（Francesco Stelluti，公元 1577—1652）用显微镜观察蜜蜂的报告《蜂箱》（*Apiarium*），这可能是最早的显微镜生物学研究著作。1679 年法国巴黎出版的《医学各科新发现》（*Nouvelles Découvertes sur Toutes les Parties de la Médecine*）是目前公认最早的医学期刊。1684 年，英国也开始出版期刊《医学奇闻》（*Medicina Curiosa*）。

2. 科学和医学的国际交流

不同国家的医学与科学交流成为 17 世纪医学的重要特征。这一时期，各国科学和医学界的联系日趋密切，新发明和新发现很快在各国之间传播。例如波义耳的工作几乎同时传到意大利；马尔比基在伦敦的声誉并不亚于在博洛尼亚；哈维提出的血液循环学说在英国和德国近乎同时被公众知晓，而且迅速在整个欧洲激起了大规模的讨论。新知识的传播和交流有力地促进了医学和科学的进一步发展。

3. 药用植物的输入

大航海时代开启了全球化的新篇章。从文艺复兴开始到 17 世纪，世界各地的交通尤其是海上运输日益发达。一些药用植物从海外传入欧洲，其中以阿拉伯和南美洲传入的药物为多。最有代表性的如金鸡纳（金鸡纳属 *Cinchona* 的树皮），据说 1638 年秘鲁（时为西班牙殖民地）总督夫人患上了间日疟，服金鸡纳树皮磨成的粉而治愈。由此，金鸡纳陆续传入西班牙和欧洲各地。1693 年，金鸡纳还由法国传教士带入中国，为康熙皇帝治愈了疟疾。其他传入欧洲的药物还有巴西吐根等。

纵观 17 世纪的医学，实验观察与数量分析方法的引入促进了基础医学的发展。哈维是这一时期的代表人物，他提出的血液循环学说是 17 世纪生命科学最突出的成就。显微镜的改进和应用、医学理论的争鸣，以及其他方面的进步，都为近代医学发展奠定了重要基础。

（徐丁丁　李　曈　谷晓阳）

思考题

1. 近代自然科学的兴起对17世纪医学的发展产生了哪些影响？

2. 血液循环理论是怎样被发现和确立的？

3. 西顿哈姆对临床医学的推崇给予我们什么启示？

拓展资料

1. 韦斯特福尔. 近代科学的建构 [M]. 张卜天, 译. 北京：商务印书馆, 2020.

2. 显微镜的历史 Early History of Microscopy：https：//www.ibiology.org/talks/history-of-early-microscopes/

3. 布斯塔尼. 血液循环：东西方之间的一段发现史 [M]. 吴文艺, 译. 北京：中国社会科学出版社, 2018.

4. 沃丁顿. 欧洲医疗五百年——1500年以来的欧洲医疗社会史 [M]. 李尚仁, 译. 上海：上海社会科学出版社, 2021.

5. 国家统计局网站：http：//www.stats.gov.cn/tjsj/ndsj/

参考文献

1. 麦克莱伦, 哈罗德·多恩. 世界科学技术通史（第三版）[M]. 王鸣阳, 陈多雨, 译. 上海：上海科技教育出版社, 2020.

2. 刘景华, 张功耀. 欧洲文艺复兴史·科学技术卷 [M]. 北京：人民出版社. 2008.

3. 沃尔夫. 十六、十七世纪科学、技术和哲学史 [M]. 周昌忠, 苗以顺, 毛荣运, 等译. 北京：商务印书馆, 2017.

4. E. 西格里斯特. 伟大的医生：一部传记式西方医学史 [M]. 柏成鹏, 译. 北京：商务印书馆, 2014.

5. 玛格纳. 生命科学史 [M]. 李难, 译. 天津：百花文艺出版社, 2002.

6. 布斯塔尼. 血液循环：东西方之间的一段发现史 [M]. 吴文艺, 译. 北京：中国社会科学出版社, 2018.

7. Meynell G. G. John Locke and the Preface to Thomas Sydenham's Observationes Medicae [J]. *Medical History*, 2006, 50：93-110.

8. Lindemann M. Medicine and Society in Early Modern Europe [M]. Cambridge：Cambridge University Press, 1999：83.

9. Pagel W. Joan Baptista Van Helmont：Reformer of Science and Medicine [M]. Cambridge：Cambridge University Press, 1982：2-5.

10. Holmyard E. J. Makers of Chemistry [M]. Oxford：Oxford University Press, 1931：121.

11. Millingen J. G. Curiosities of Medical Experience [M]. London：Whiting, Beaufort House, Strand, 1839：439-442.

12. 斯坦福哲学百科全书（线上版）：Hatfield，Gary，"René Descartes"，The Stanford Encyclopedia of Philosophy（Summer 2018 Edition）[EB/OL]．Zalta E. N.（ed.），https：//plato.stanford.edu/archives/sum2018/entries/descartes.

13. 笛卡尔．谈谈方法 [M]．王太庆，译．北京：商务印书馆，2001.

14. 奥斯勒．重构世界：从中世纪到近代早期欧洲的自然、上帝和人类认识 [M]．张卜天，译．北京：商务印书馆，2019：159-160.

15. 怀特．弥合裂痕：流行病学、医学和公共的卫生 [M]．张孔来，王若涛，李辉，等译．北京：科学出版社，1995.

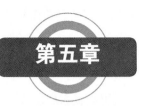

第五章　18 世纪的医学

内容重点

- ★ 工业革命：机械的发明
- ★ 自然科学的进步和机械主义自然观的形成：化学进步及对燃烧现象的解释，电生理学的开端，机械唯物主义自然观
- ★ 生理学的发展：哈勒与神经生理学，黑尔斯、瑞奥玛、斯巴兰让尼
- ★ 病理解剖学的建立：莫干尼、比沙
- ★ 临床教学的兴起：布尔哈夫
- ★ 叩诊法的发明：奥恩布鲁格
- ★ 产科学的发展：产钳的应用
- ★ 牛痘法的发明：詹纳
- ★ 课程思政元素：影响医疗技术发明和应用的社会因素

　　18 世纪大部分欧洲国家建立了资本主义制度，新兴的资产阶级大力扩张势力、发展对外贸易。在商品需求的刺激下，首先是英国的纺织业实现了技术革命，织布机和纺织机相继问世。1775 年起，英国人瓦特（James Watt，公元 1736—1819）对蒸汽机进行了一系列重要改进，改良后的蒸汽机很快应用于纺织业和矿业。此后，机器生产逐渐代替了手工生产，生产力得到极大的提高，人类由此进入了工业化时代。工业革命引起了社会面貌的巨大变化和社会关系的深刻变革。在欧洲，随着工业城市的兴起，人口由农村向城市集中，对医学产生了很大的影响。

　　此外，18 世纪欧洲的文化中心由意大利转向中欧，大学取代教会成为最重要的文化阵地。世俗知识分子们高扬科学精神，鼓励各种形式的教育，并通过专业出版物和面向大众的百科全书促进知识传播，掀起了声势浩大的文化及社会改革运动，史称"启蒙运动"。虽然这些知识分子在许多问题上存在分歧，但他们一致认为，每个人可以通过自身认知能力获得知识，而不必通过教会或上帝的启示。理性与经验是认识世界的最佳途径，因此文艺复兴与科学革命中确立的思辨与实验方法被广泛应用于各个领域，促进了科学的发展与社会的变革。

　　值得一提的是，17、18 世纪的自然科学从机械运动和力学开始，风气所及，许多自然科学理论都带有机械论的色彩。由此还产生了用力学观点解释一切现象的机械唯物主义，并于 18 世纪在法国达到鼎盛。该学派认为自然界各种现象都是机械运动，人的生命现象也遵循力学规律。如拉美特利（Julien Offray de La Mettrie，公元 1709—1751）的代表作《人是机器》（*L' homme Machine*）就将笛卡尔的医学物理学思想推到了极致。机械唯物主义更彻底地贯彻了无神论思想，在社会发展中具有进步意义，对西方医学影响深远。但它也有很多局限性，如完全用力学的尺度衡量有机过程，看不到事物在不断地发生变化，而用停滞的眼光看待事物的发展等。

一、自然科学的进步

18 世纪化学重要突破的典型例子就是对燃烧现象的正确解释和对空气成分的研究。18 世纪中叶，苏格兰医生布莱克（Joseph Black，公元 1728—1799）在此方面做出了重要贡献。他发现，碳酸镁或石灰石经过煅烧，或者用酸处理石灰石之后，都能产生一种"固定气体"，能使燃烧的蜡烛熄灭。这个现象挑战了人们此前认为气体不参与化学反应的认识。煅烧后物质的重量变化只与这种"固定气体"有关，与"燃素"无关，这一发现给燃素说造成了很大打击。1774 年，英国学者普利斯特里（Joseph Priestley，公元 1733—1804）在用聚光镜加热氧化汞时制得了一种气体，发现它有助燃和助呼吸的作用，他随后又观察到浸没在水中的植物枝条也能释放这种气体。由于受燃素说影响较深，普利斯特里将其命名为"脱燃素空气"。1776 年，英国物理学家和化学家卡文迪许（Henry Cavendish，公元 1731—1810）通过金属和酸反应制得氢气，并证明氢气可以燃烧生成水。1779 年，荷兰学者英根豪茨（Jan Ingenhousz，公元 1730—1799）继续了普利斯特里的研究，发现只有植物的绿色部分在日光下才能释放这种"脱燃素空气"，而在黑暗中释放"固定气体"。法国化学家拉瓦锡（Antoine-Laurent de Lavoisier，公元 1743—1794）通过定量实验，仔细研究了燃烧现象和空气之间的关系，并把普利斯特里发现的气体命名为氧气。他还受卡文迪许的启发，把水分解为氧气和氢气，从而证明水不是一种元素。这些研究也使人们意识到，呼吸产生的二氧化碳和水并非是身体内某一器官或血液分泌的。

在物理学方面，18 世纪最引人注目的是电学的发展，这对生理学也产生了深远影响。1780 年，意大利解剖学家伽伐尼（Luigi Galvani，公元 1737—1798）（图 5-1）偶然发现，离体的蛙腿神经受到静电刺激时会引起肌肉收缩。他用不同金属同时接触蛙腿，也观察到了同样的现象。他于 1791 年发表了研究结果，认为引起肌肉抽搐的原因是蛙腿中存在一种"动物电"。意大利物理学家伏打（Alessandro Giuseppe Antonio Anastasio Volta，公元 1745—1827）重复了伽伐尼的实验并进行了仔细研究，认为产生电流的原因是两种金属的接触，而蛙腿起到了导体的作用，肌肉受到电刺激而发生反复收缩的现象是普遍存在的。虽然伽伐尼对实验现象的解释有误，但他的研究成为了电生理学的开端。

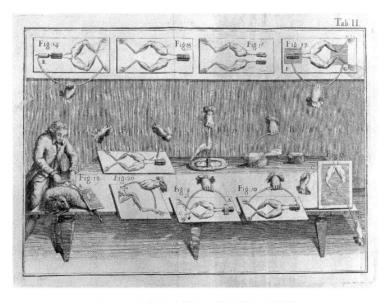

图 5-1　伽伐尼在著作中描绘的蛙腿实验

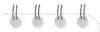

在生物学和医学领域，分类成为学者们关注的重点。1735 年瑞典著名生物学者林奈（Carl Linnaeus，公元 1707—1778）完成《自然系统》（*Systema Naturae*），他建立起界、门、纲、目、科、属、种分类体系，采用双名法，将动物、植物、矿物分别进行分类和命名。他的《疾病种类》（*Genera Morhborum*）一书将疾病分为 11 类，每一类都具有基本确定的特征。例如，他将发热分为发疹、危机热和炎症热三类，再往下分成属和种。观察和分类使人们有可能更精准地识别疾病。17 世纪兴起的解剖学、生理学及其后来的病理学，都采用分类的方法来研究。

二、生理学的发展

17 世纪血液循环发现后，生理学迅速发展起来。被称为近代生理学之父的哈勒（Albrecht von Haller，公元 1708—1777）（图 5-2）生于瑞士的伯尔尼（Bärn），他于 1757—1766 年出版的八卷本著作《人体生理学原理》（*Elementa Physiologiae Corporis Humani*）中研究了呼吸运动、骨骼运动、胎儿的生长发育等，还重点论述了神经系统的生理功能，尤以提出应激性学说而著名。

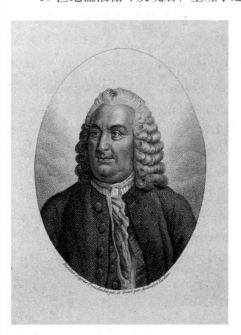

图 5-2　哈勒

长期以来，人们普遍相信神经系统依赖所谓"动物灵魂"的存在而发挥作用。17 世纪的施旺麦丹证明，肌肉运动源于外部刺激，否定了"动物灵魂"的作用。在前人的基础上，哈勒研究发现肌纤维在受到刺激时发生收缩，刺激消失后，肌纤维又可恢复正常。他将肌纤维这种特殊性能称为刺激感应力，他还发现心脏、肠道等器官也具备这种刺激感应力。哈勒指出，肌纤维只要受到轻微的刺激，就可产生明显的收缩；只要有肌纤维存在，肌肉就可以维持运动。除了这种固有的刺激感应力之外，肌肉运动也通常受到来自神经中枢某种力量的支配。这种力与刺激感应力相似，不受意识的支配，即便在动物死去之后，也可通过实验证明这两种力的存在。于是哈勒把肌肉固有的力与来自神经传导的力区别开，并进一步阐明这两种力引起的肌肉收缩与其他原因（比如湿度、压力、各种组织的膨胀）所致的肌肉收缩在本质上是不同的。哈勒通过对动物脑神经的大量实验观察还发现，皮肤和某些脏器组织本身没有感觉功能，只有借助于神经才能产生感觉。他认为一切神经集中于脑，大脑是神经的中枢。他还认为脑皮质是完成大脑功能的主要物质基础，而脑髓质则是灵魂的居所。

这一时期著名生理学者还有英国生理学家黑尔斯（Stephen Hales，公元 1677—1761）。他受到过良好的数学和物理学教育，侧重于用数学和物理学方法研究生理学。黑尔斯阐述了关于淋巴管、神经系统和血液循环的知识。他在《静力学论文集》（*Statical Essay*）里记载了用一根玻璃管插入马的股动脉、直接测量血液在管内的高度的过程，这也是对血压的首次定量测定。他也测定了动脉、静脉、毛细血管内血液的不同流速，指出毛细血管具有收缩和舒张的功能。法国学者瑞奥玛（René Antoine Ferchault de Réaumur，公元 1683—1757）对消化生理颇有研究。他于 1757 年出版了《鸟的消化作用》（*The Digestion of Birds*），仔细研究了鸟类的胃液，指出胃液可以消化食物（但不是所有食物），消化作用是一个化学过程。他还发现温度对消化作用有很大影响，试管内与鸟体温相同的胃液同样具备消化食物的功能。当时医学界多数人认为食物的消化主要是胃壁肌肉收缩摩擦食物的结果，而瑞奥玛的发现给予 17 世纪以来盛行的医学物理学学派很大打击。此后从事消化生理研究的人很多。比如意大利的斯巴兰让尼

（Lazzaro Spallanzani，公元 1729—1799），他是实验生理学的奠基人之一，与哈勒齐名。斯巴兰让尼曾勇敢地吞食装有不同食物的小管，借此研究消化的过程。他认识到咀嚼和胃内研磨是加速消化的初级步骤；他确定胃液呈酸性，是胃分泌的产物，并非由其他脏器输入胃内，并肯定胃液有凝固牛奶的作用。在循环生理学上，斯巴兰让尼首次指出心脏搏动给予血液的冲击力维持着循环，血液通过动脉网到达毛细血管，心脏收缩可以排空心脏内的血液。他研究了动物从胚胎直到成年期的心脏和血管的功能，并注意到血液流速、心脏收缩产生动脉扩张以及肺内的血液循环等问题。在呼吸生理学方面，他指出缺氧会导致神经系统障碍（而非前人认为的血液循环终止），从而致使动物死亡。他还通过大量实验，指出桑克托留斯描述的出汗现象类似于肺的呼吸，甚至在特殊情况下，皮肤呼吸能代替一定程度的肺呼吸。

三、病理解剖学的建立

对人体的解剖观察自维萨里开始取得较大进步，至 18 世纪，凡是肉眼看得到的正常器官几乎发现无遗。在大量尸体解剖的基础上，解剖学家和外科医生就有机会认识到器官的异常，由此诞生了病理解剖学。代表人物是意大利的莫干尼（Giovanni Battista Morgagni，公元 1682—1771）（图 5-3）。

18 世纪以前，人们依然根据传统的四体液学说解释疾病的原因，比如一个人咳嗽、咳痰、咯血，用四体液来解释就是黏液增多了。莫干尼曾在帕多瓦大学的解剖教研室任教 56 年之久，进行过大量尸体解剖，有着深厚的解剖学和生理学基础。他同时也是临床医生，很多病人死后都是由他解剖的。莫干尼经过大量的解剖发现，生前主诉咳嗽、咳痰、咯血的病人通常存在肺方面的变化，即后来所说的"病灶"。因此他认为疾病的原因不是体液的改变，而是器官的变化。经过多年的材料收集和分析，1761 年莫干尼出版了《由解剖观察诸病位置与原因》（*De Sedibus et Causis Morborum per Anatomem Indagatis*）一书。这本以书信的形式写成的著作，详细记述了病人的生活史、患病经过、预防死亡的主要事项，以及解剖尸体

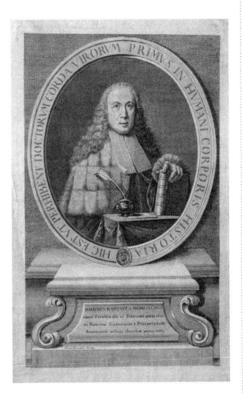

图 5-3　1761 年版《由解剖观察诸病位置与原因》作者莫干尼像

得到的各器官情况。莫干尼认为一切疾病的发生都有一定的位置。他注意到正常器官和病变器官在解剖上的区别，把器官的变化和病人的临床症状联系起来，并指出每种器官在解剖学上的改变都意味着相应器官功能的改变，由此提出了关于疾病原因的科学推测。莫干尼也成为病理解剖学的奠基人。

莫干尼提出的"找病灶"的思想具有进步意义，突破了沿用两千余年的四体液学说。这种思想影响至今。他从物质的实体寻找疾病的原因，与当时盛行的机械唯物论思想存在密切关联。但也正因如此，他认为身体的器官是独立的，在一定程度上否定了人体是一个整体、各器官之间是互相联系的。

莫干尼的著作奠定了病理解剖学的基础。18 世纪末—19 世纪初，年轻的法国医生比沙（Marie François Xavier Bichat，公元 1771—1802）（图 5-4）为病理解剖学的发展做出了重要贡献。20 多岁时他就已是巴黎小有名气的外科医生，1799 年成为主宫医院（Hôtel-Dieu）的内科医生。比沙勤奋好学，他认为书籍不过是事实的记录，人体才是第一位的研究对象。他不

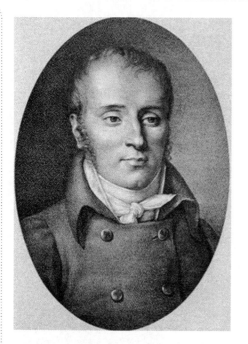

图 5-4　比沙

知疲倦地进行解剖学和生理学研究、为病人看病，以及写作和讲课。据说在主宫医院时，他在不到 6 个月的时间里进行过 600 余例解剖。与哈勒一样，比沙也是一位活力论学者，他认为生理过程完全不同于物理过程。他提出，生命的功能单位不是器官，而是组织（tissues）。他根据大致的特征，把人体分为神经组织、脉管组织、黏液组织、浆液组织、结缔组织和纤维组织等 21 种基本组织，其中许多名称至今还在使用。因此比沙也被认为是组织学的创始人。

比沙曾经尝试从组织层面划分功能正常和异常之间的界限。他认为组织是生命功能的基础，疾病发生的部位不是整个器官，而是具体的组织，这一思想源于皮内尔（Philippe Pinel，公元 1755—1826）所著的《疾病的哲学分类》（*Nosograhpie Philosophique*，1798）。比沙意识到，不同器官中的相同组织发生病变，也会产生相同的症状。他革新了人们关于生命功能单位的观念，通过病理分析可以突破器官的限制，把功能障碍和组织联系起来。举例来说，在比沙研究的基础上，心脏这个器官的炎症就不再是"心脏的发炎"，而应该是基于不同组织的"心包炎""心肌炎"或"心内膜炎"。

四、临床教学的兴起

在 17 世纪以前，欧洲尚未出现大规模、有组织的临床教育。16 世纪初期，医学教育仍然是以理论为基础，围绕着古代医学经典理论进行讲解和评论。16 世纪中期，帕多瓦大学的蒙特（Giovanna Battista Da Monte，公元 1489—1551）等人开始在病人床旁实践临床教学，这种培训方式逐渐在帕多瓦和其他地区越来越受欢迎。以医院为中心的医务人员培训体系可以追溯到 17 世纪的荷兰。当时，莱顿大学成为欧洲医学教育重地，声名已经超越了帕多瓦大学。那里推行临床教学，在医院中设立了教学床位，并取消入学的宗教派别限制，吸引了大量外国学生。

18 世纪，布尔哈夫（Herman Boerhaave，公元 1668—1738）成为莱顿大学的临床教授，他知识广博，对解剖学、化学、植物学等学科都知之甚深。像希波克拉底和西顿哈姆一样，布尔哈夫推崇临床医学的重要性，被称为"荷兰的希波克拉底"。他支持对死亡病例进行尸检，主张让学生了解临床症状与病理变化的关系。布尔哈夫虽然没有做出独特发明，但在著述中总结、融合了当时医学界的许多观点。他的《医学原理》（*Institutiones medicae*，1708）作为最早的生理学教科书之一被多次出版，还被翻译成了土耳其语、阿拉伯语等多种译本，是一部杰出的医学著作。布尔哈夫迷人的个性、清晰的演讲风格和出色的临床教学技能吸引了来自欧洲各地的学生（图 5-5），这些学生在学成之后，将布尔哈夫的著述、思想、教学模式带回本国，进一步扩大了临床医学教育的影响。后来，在维也纳、爱丁堡、费城等地涌现的一批著名医学教育机构都可以看到莱顿大学和布尔哈夫的影响。前文提到的瑞士生理学家哈勒就是布尔哈夫的学生，尊称布尔哈夫为"全欧洲的医学师表"。据说，曾有一封来自中国的信寄给布尔哈夫，信封上只写了"欧洲，布尔哈夫先生"，居然顺利地送到了他手中。

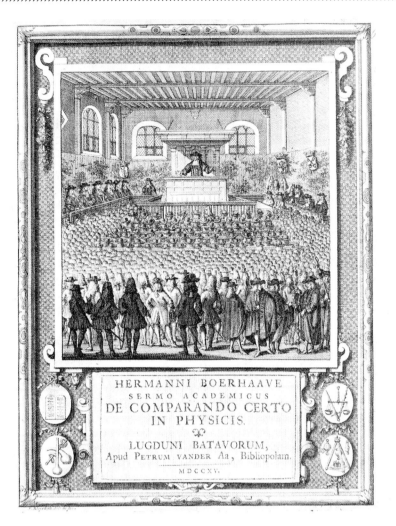

图 5-5　布尔哈夫的讲座

五、叩诊法的发明

18世纪，医学诊断领域出现了一项重要的诊断技术——叩诊法，由奥地利医生奥恩布鲁格（Leopold Auenbrugger，公元1722—1809）（图5-6）发明。奥恩布鲁格的父亲是位富有的酒馆老板，据说他在幼年时，常看到父亲用手指敲击盛酒的木桶，根据声音推测酒的余量。1752年，奥恩布鲁格从维也纳医学院毕业后，进入维也纳圣三一医院工作。当时，诊察病人的胸部疾病主要依靠检查脉搏和呼吸，奥恩布鲁格开始有意识地探索叩诊方法。他发现叩击胸部能得到不同的声音，说明体内有不同的病灶。他能够根据叩诊声音在体表描绘心脏的轮廓，能通过叩诊确定肺结核空洞的位置和大小。他将病人的临床情况与尸检结果进行比较，并向尸体的胸腔内注入液体，证实了叩诊

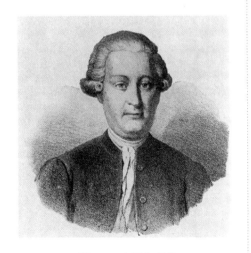

图 5-6　奥恩布鲁格

可以准确地判定体腔内液体的边界。经过多年实践，仔细比较叩诊胸部声音的变化，奥恩布鲁格于1761年出版了《由叩诊胸部而发现的不明疾病的新考察》（*A New Discovery that Enables the Physician from the Percussion of the Human Thorax to Detect the Diseases Hidden Within the Chest*）一书。所用的具体方法就是用四指末端轻轻叩击胸壁，仔细辨别声音的高低、轻重变化，以判断疾病的有无。书中写道："叩击时，健康人的胸廓发出声音。由健康的胸腔内发出来的回声，好像是盖了一层厚的毛织物或其他遮盖物的闷鼓声……假如在前述的回声部位中不能获得一个明显的、两侧相等的并与叩诊的程度相称的声音，这就表示胸腔内的某些部分有了病征……假如用同样强度叩打时，胸腔的回声产生一种比正常声音较浊的声音，疾病便在此部位……我曾经解剖过很多这种疾病（肺结核）死者的尸体，我经常发现肺牢固地与胸膜粘连，有浊音的那一侧肺叶存在硬结、硬变以及或多或少的化脓。"

奥恩布鲁格所描述的叩诊方法是直接叩诊法的开端。可惜当时这种方法并没有引起足够重视。直到 1808 年，法国名医、拿破仑的私人医生科维萨尔（Jean-Nicolas Corvisart des Marest，公元 1755—1821）将奥恩布鲁格的作品译为法语，并大力推广叩诊法，临床上才普遍接纳了直接叩诊法。后来，听诊法发明后，叩诊法与听诊法几乎同时用于临床。

叩诊法的发明与机械论思想有一定的关联，奥恩布鲁格发明的叩诊法与莫干尼的"找病灶"思想都突破了四体液学说，帮助医生从人体器官寻找疾病的根源，这是西医学发展史上很重要的一个转变。

六、外科学和产科学的进步

尽管 18 世纪外科没有划时代的进步，但还是出现了不少知名人物，其中最具代表性的有苏格兰外科医生约翰·亨特（John Hunter，公元 1728—1793）（图 5-7）。像 18 世纪的许多外科医生一样，约翰·亨特从未获得正式的医学学位。1748 年，他成为哥哥威廉·亨特（William Hunter，公元 1718—1783）的解剖助手。威廉·亨特当时已经是伦敦颇为著名的产科医生，约翰·亨特跟随他学习解剖学后，又先后担任当时外科名医切泽尔登（William Cheselden，公元 1688—1752）和坡特（Percivall Pott，公元 1714—1788）的学徒。后者对踝部骨折和脊柱结核等疾病有出色的研究，以其名字命名的 Pott 氏骨折、Pott 氏病等名词至今还在使用。坡特还是神经外科领域的先驱。1754 年，约翰·亨特学成后担任圣乔治医院的外科医生，后来加入皇家海军担任军医，1776 年成为了国王乔治三世的外科医生。

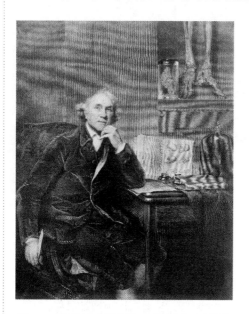

图 5-7　约翰·亨特画像，右上方可见他收集的垂体瘤病人骨骼标本

约翰·亨特的成就主要集中在解剖学、外科和牙科方面。他发明了结扎血管治疗动脉瘤的技术。他曾为一位 45 岁的马车夫实行腘动脉瘤的结扎，术前，该病人的动脉瘤肿大到填满整个腘窝，病人肌肉移位、静脉和淋巴回流受阻，腿部肿胀，皮肤变色。术后，病人远端肢体的血供改善，动脉瘤明显缩小。一年多后，这位病人因其他疾病死亡，约翰·亨特解剖尸体时，发现血管瘤已完全封闭，病人腿部没有发生肿胀，结扎后已经有侧支循环形成。约翰·亨特不仅手术技术出色，还将临床观察和病理发现、实验研究结合在一起，做出了许多贡献，帮助外科医生获得了更多的职业尊严和认可。约翰·亨特对于比较解剖学很有研究，收集了数以千计的动物、人体标本，有一部分如今仍保存在英国皇家外科医学院的亨特博物馆（Hunterian Museum at the Royal College of the Royal College of Surgeons）中。

近代以来，对战伤的处理，尤其是对火器伤的处理促进了外科技术的发展，解剖学的进步更是为外科医师提供了愈加扎实的理论基础。16—17 世纪已经有一些饱学的外科名医崭露头角，拥有了较高的社会地位。18 世纪，对临床观察的强调、病理解剖学的发展、医学训练的制度化使得医院成为了医学教育的中心。而法国大革命之后，医学教育和医院改革打破了内科学和外科技术原有的区隔，外科医生获得了更好的医学教育和专业培训。在英国、法国和欧洲许多国家，学徒制慢慢走向没落，越来越多的外科医师摆脱"工匠"身份，寻求职业独立。1745 年，英国的外科医生与理发师群体分离，不再同属一个行业协会。1800 年，英国外科医生成立了皇家外科医师学会。可以说，约翰·亨特的职业经历展示了学徒制外科医生逐步走向职业化的过程。正如后人评价的，他投身于外科时"那只不过是一种机械的技艺……他留传下来的东西却变成了一门美好的科学"。

16 世纪，巴累曾推进了产科的改革。17 世纪，英国伦敦的钱伯伦（Chamberlen）家族成员发明了产钳，此后的一百多年中，这个家族牢牢保守着产钳的秘密。他们外出为产妇接生时，会携带一个巨大的木箱，让人无法猜出接生器具的大小。产妇家人会被赶出产房，产妇也会被蒙住双眼，以免察觉秘密。18 世纪初，钱伯伦家族的一位继承人休·钱伯伦（Hugh Chamberlen，公元 1664—1728）在其晚年泄露了产钳的秘密，同时，藏于家族某成员旧居阁楼中的产钳也被人们发现。18 世纪中叶以后，改良的产钳得到普遍应用，这是产科的一大进步。此外，欧洲大陆的许多医生在生殖解剖学、正常分娩机制、异位妊娠（宫外孕）、前置胎盘、分娩过程中不同胎产式的研究等方面做出了探索，使 18 世纪成为产科学发展的重要时期。

七、公共卫生的发展

18 世纪，随着工业化的发展，大量人口集聚于城市，卫生状况恶劣，环境污染也日益严重。欧洲国家工业化的过程虽然不同，但基本上都关注到了影响大量人口的健康问题。在启蒙运动影响下，人的权利和生活条件受到社会有识之士的重视，特别是婴幼儿、产妇、穷人等群体也在一定程度上成为了关注的重点。这一时期的政治哲学和道德哲学都认为政府有责任推进社会福祉、促进国家繁荣。人口的健康被视为政治和经济力量的根本，国家开始采用公共卫生和医疗管控措施来应对民众的健康。

在德语国家，出现了卫生警察（Medizinalpolizei，这里的"警察"policey 一词源于希腊语"politeia"，指国家的宪法或行政管理）的概念。卫生警察指由政府制定卫生政策，并通过行政法规加以实施。奥地利学者弗兰克（Johann Peter Frank，公元 1745—1821）在其 1779 年开始出版的著作《完整的卫生警察体系》（*System einer vollständigen medicinischen Polizey*）中提出了一套涵盖怀孕生育、妇幼健康、日常生活到疾病预防等问题的详尽的公共和个人卫生制度。他认为，健康的人口是国力的保障，而这有赖于国家的有效管理。这部著作奠定了由政府督导的卫生改革的基础。

弗兰克的观点在德语系国家影响很大。在欧洲其他地区，虽然不一定存在"卫生警察"的说法和实践，但各国政府都采取了一定的公共卫生举措。在这一时期，医学家、社会改革家无论是支持接触传染的学说，还是相信瘴气论，都关注到了环境和疾病的关系。在实践上，公共卫生措施也呈现出多样性，比如通过清洁街道、烟熏房屋来净化空气，或通过管制公共场所、隔离病人等措施来控制流行病。

在英国，一些医生和改革者在军事医学领域开展了公共卫生治理。以陆军为例，苏格兰人普林格尔（John Pringle，公元 1707—1782）提出了军医院的改革措施。他指出，动物的腐烂和不卫生的营地环境导致坏血病、斑疹伤寒等疾病滋生，通风良好的环境是军医院的首要要求。18 世纪 50 年代，他发表了一系列论文和著作，包括《医院热、监狱热的性质及治疗观察》（*Observations on the Nature and Cure of Hospital and Jayl Fevers*）、《消毒防腐剂的实验研究》（*Experiments on Septic and Antiseptic Substance*）等。海军军医林德（James Lind，公元 1716 —

1794）针对当时影响海员健康的最主要疾病之一——坏血病展开了一系列研究，发现了食用蔬菜和柠檬汁有助于预防坏血病。海军部的一些官员采纳了这个建议，推荐舰队配备柠檬汁。英国海军探险家库克（James Cook，公元 1728—1779）远航时采纳了这个建议，极大地降低了船员的坏血病死亡率。林德还注意到了个人卫生和斑疹伤寒的关系。他在医院中观察到，住在较高楼层的病人会洗澡、换用干净衣服和床上用品，不会患上斑疹伤寒。而在卫生措施差的楼层，该病发病率非常高。林德建议海员们要刮胡子、勤洗澡，定期换用干净的衣服和床上用品。类似的研究和卫生改革提高了英国海军的战斗力，有学者认为这使得他们在和法国海军的竞争中获得了优势。而法国海军军医泊松尼 - 迪佩里耶（Antoine Poissonnier-Desperriéres，公元 1722—1793）也在法国宣传林德的成果。

除了医学界人士，其他人也参与了疾病相关的社会改革。英国人霍尔德（John Howard，公元 1726—1790）是一名警长，终生致力于改善监狱卫生。他曾参与下议院关于监狱条件的质询。1777 年，他在走访了英格兰、苏格兰、威尔士和欧洲其他一些地区的数百所监狱后，出版了《监狱状况》（*The State of the Prisons*），提出卫生和清洁方面的欠缺导致了许多人死亡。他的工作推进了英国监狱体系的一些改革，包括建立单人牢房。

八、牛痘接种法的发明

在历史上，天花一直是困扰世界各国的传染病。它的起源尚不可知，但早在公元前一千多年，就有文献记载了类似天花的疾病。古埃及法老拉美西斯五世的木乃伊身上也留有天花导致的痘痕。天花的死亡率一般在 30% 左右，并经常伴随着支气管肺炎、心血管衰竭等并发症。即使幸存，也常会造成面部毁损和严重的后遗症。据估计，在 18 世纪的欧洲，每年约有 40 万人死于天花；由疾病导致的失明病例中，也有三分之一归咎于它。

中世纪的学者雷泽斯是首位将天花、水痘、麻疹进行区分的医生。随着人们对天花的认识加深，越来越多的人致力于寻找治疗或预防天花的方法。在许多国家都出现了"人痘接种术"（variolation），即从天花病人身上采下少许痘痂并磨成粉末，将其吹入健康者的鼻孔中。据记载，中国早在公元 10 世纪（北宋时期）就应用了人痘接种术，该技术在 16 世纪（明代）广为流传。在欧洲，人痘接种术的传播主要得力于玛丽·蒙塔古（Lady Mary Wortley Montagu，公元 1689—1762）女士的贡献。玛丽·蒙塔古的丈夫是一位英国驻奥斯曼帝国的外交官，在随丈夫访问奥斯曼帝国期间，她观察到了当地人给孩子接种人痘的过程。由于她的兄弟曾经死于天花，她自己也是天花的幸存者，因此她对当地预防天花的方法十分在意。1718 年 3 月，在大使馆外科医生的帮助下，她给自己近 5 岁的儿子爱德华进行了人痘接种，效果良好。回到伦敦后，蒙塔古夫人热情地宣传这项技术，但遭到伦敦医生的强烈反对。在他们看来，这只是一种缺少科学支持的民间土方子，安全性和有效性都无法保障。但蒙塔古夫人并没有放弃，她游说乔治二世的妻子卡洛琳王后（Caroline of Ansbach，公元 1683—1737）接受了这项技术，并给两名公主进行了接种。她还用笔名发表文章回应质疑，劝说人们消除对人痘接种术的恐惧。她的努力得到了许多皇室成员的回应。1768 年，沙俄女皇叶卡捷琳娜二世（Catherine the Great of Russia，公元 1729—1796）和她的儿子都进行了人痘接种，并开始在沙俄推广这项技术。

不过，人痘接种术并不总是安全的。接种者有一定概率发展为真正的天花，并传染给其他人；接种还有可能产生并发症，甚至严重感染，因此许多医生致力于改善这项技术。取得突破进展的是英国医生詹纳（Edward Jenner，公元 1749—1823）（图 5-8）。詹纳是约翰·亨特的得意门生，他与亨特一家保持着终生的友谊，经常通过书信交流博物学和医学研究的心得。詹纳没有留在伦敦行医，而是选择成为一名乡村医生。正是在乡村的行医经历中，他注意到，挤奶女工总会幸免于天花。詹纳没有放过这个现象，在深入研究后，他发现牛时常会感染一种发疹性疾病，这种病能传播给人，并引起类似于天花但危害程度小得多的症状；这种病虽然会带来一些不适，但使人获得了抵抗天花的能力。1796 年，詹纳从一名叫作尼尔美斯（Sara Nelmes）的挤奶女工手上取得了痘液，接种到 8 岁男孩菲普斯（James Phipps）的手臂上。一周后，菲普斯出现了轻微不适，但很快就恢复了健康。随后，詹纳又让菲普斯接触了来自天花病人的痘液，菲普斯也没有染病。詹纳在收集了更多的案例后，确信这种方法比人痘接种术更加安全有效。为了区别，詹纳将这个新方法命名为"牛痘接种法"（vaccination，词根 vaccinus 是拉丁语的"牛"）。1798 年，詹纳发表了著名的论文《关于牛痘接种法的探究》（*Inquiry into the Variolae Vaccinae Known as the Cow Pox*），阐述牛痘接种对于天花的预防作用。虽然在一开始，牛痘法引起了许多医学权威的反对，但在詹纳和其支持者的不懈努力下，医学界终于承认了牛痘接种法的有效性。

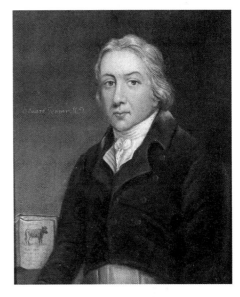

图 5-8 詹纳

1803 年，皇家詹纳学会（Royal Jennerian Society）成立，职责在于给伦敦的贫困家庭孩子接种牛痘。牛痘接种法在欧洲得到了广泛传播，丹麦（1810 年）、俄罗斯（1812 年）、瑞典（1816年）等国家先后立法，在全人群中强制推行牛痘接种。随着牛痘接种法逐渐推广到世界各地，天花也最终退出历史舞台。1980 年，世界卫生组织宣布，天花已在全世界范围内消灭。这是人类依靠自己的力量消灭的第一种传染病。

（徐丁丁 谷晓阳 李 瞳）

思考题

1. 病理解剖学对于 18 世纪的医学发展产生了哪些影响？
2. 布尔哈夫重视临床教学给我们怎样的启示？
3. 如果你在 18 世纪的社区为牛痘接种做宣传，你会用哪些方法鼓励大家参与接种？

拓展资料

1. 波特. 剑桥科学史（第四卷）[M]. 方在庆，译. 北京：商务印书馆，2020.
2. Jan G. van den Tweel，Gu J，Clive R. Tylor. 从巫术到分子：医学和病理学发展简史 [M]. 顾江，译. 北京：北京大学医学出版社，2020
3. 波特. 启蒙运动 [M]. 殷宏，译. 北京：北京大学出版社，2018.
4. 达恩顿. 催眠术与法国启蒙运动的终结 [M]. 周小进，译. 北京：社会科学文献出版社，2021.
5. 央视纪录片《战痘记》，2011.

参考文献

1．汤姆森．化学史［M］．刘辉，池亚芳，陈琳，译．北京：中国大地出版社，2016．

2．西格里斯特．伟大的医生：一部传记式西方医学史［M］．柏成鹏，译．北京：商务印书馆，2014．

3．卡斯蒂廖尼．医学史［M］．程之范，甄橙，译．南京：译林出版社，2013．

4．托多罗夫．启蒙的精神［M］．马利红，译．上海：华东师范大学出版社，2012．

5．拜纳姆．19世纪医学科学史［M］．曹珍芬，译．上海：复旦大学出版社，2000．

6．Michael Stolberg. Bedside teaching and the acquisition of practical skills in mid-sixteenth-century Padua［J］. J Hist Med Allied Sci，2014，69（4）：633-661.

7．H Beukers，J Moll ed. Clinical Teaching，Past and Present（Series，Vol21）［M］. Amsterdam：Brill/Rodopi，1989：139-152.

8．Peter Dunn. The Chamberlen family（1560-1728）and obstetric forceps［J］. Arch Dis Child Fetal Neonatal Ed，1999，81：F232-F235.

9．Paget S. John Hunter. Man of Science and Surgeon［M］. London：T. Fisher Unwin，1897.

10．J. N. Hays. The Burdens of Disease：Epidemics and Human Response in Western History（2nd）［M］. New Jersey：Rutgers University Press，2009.

第六章

19 世纪的医学

内容重点

★ 19 世纪的三大发现：生物进化论、细胞学说、能量守恒与转化定律
★ 细胞病理学：微尔啸及《细胞病理学》
★ 微生物学的确立：巴斯德和科赫的贡献
★ 免疫学的发展：体液免疫和细胞免疫理论
★ 诊断学的进步：叩诊法的推广与听诊器的发明
★ 麻醉法的发明：笑气、乙醚、氯仿、可卡因
★ 消毒法的发明：塞麦尔维斯、李斯特、伯格曼
★ 护理学的兴起与红十字会的建立：南丁格尔、杜南
★ 课程思政元素：达尔文、巴斯德、科赫、南丁格尔等人的科学精神和人文精神

一、社会背景和自然科学的发展

19 世纪，西方各主要资本主义国家继英法之后先后爆发了资产阶级革命。此外，英国完成了自 18 世纪中叶开始的工业革命后，法德俄美等国也相继完成工业革命，随着资本主义制度在欧洲的确立以及后来工业革命的不断深入，欧洲各国陆续实现了从手工业向机器大工业的转变，同时带来了生产力的巨大发展和社会经济的空前繁荣。生产力的提高、经济的发展无疑推动了各国科学技术的迅速发展。在资本主义的原始积累阶段对科学技术的依赖比较少，但经济的进一步发展却要依赖科学技术的进步，近代资产阶级通过工业革命认识到发展科学、扶助科学的重要性，许多国家充分认识到科学技术已成为生产发展的决定因素。从 17 世纪以来，国家对科学技术的参与越来越多，科学家的研究工作也从个体活动转变为更多的有组织的活动。国家对科学活动的参与首先表现在由政府创建或支持的科学机构的出现。17 世纪后，欧洲各国开始陆续出现由政府创办或支持的科学学会。其中较为著名的有：1657 年在意大利佛罗伦萨建立的西芒托学院；1662 年在英国伦敦建立的皇家学会；1666 年在法国巴黎建立的法兰西科学院；1700 年在德国柏林建立的柏林科学院等。这些组织的前身大都是由科学家自发组织的科学社团。有趣的是，欧洲科学中心的变迁与这些机构建立的先后顺序惊人地一致：17 世纪以前科学中心在意大利，17 世纪中叶到 18 世纪中叶英国取代了意大利成为科学中心，18 世纪中叶到 19 世纪初科学中心转移到了法国，19 世纪德国逐渐成为欧洲的科学中心。这种现象并非巧合，科学中心的转移证明国家对科学发展的支持是促进科学技术发展的一个重要影响因素。由于这些机构的建立及国家对科学活动的组织和资助，欧洲的科学家之间建立了较密切的学术交流和研究合作关系，这对科学技术的发展和科学知识的传播起到了巨大的推动作用。

与此同时，欧洲的高等教育也因得到国家的支持而迅速发展，这为科学后备力量的储备做出了贡献。19 世纪的自然科学就是在这样一个环境下得到充分发展，并取得了一系列重大成就。

19 世纪自然科学的成就对医学的发展起到了促进作用，其中被称为"19 世纪自然科学三大发现"的能量守恒与转化定律、生物进化论和细胞学说对医学发展的影响意义重大。自然科学的三大发现，充分地揭示了自然界的辩证关系，成为辩证唯物主义自然观的科学基础。能量守恒与转化定律是自然界最普遍的规律之一，人类很早就认识到运动的守恒性，但主要是从哲学的角度提出的。19 世纪时，一批科学家从不同角度证明了能量守恒定律，其中以迈尔、焦耳和赫尔姆霍兹的工作最为重要。德国医生迈尔（Julius Mayer，公元 1814—1878）是最早发现能量守恒与转化定律的科学家之一。1840 年迈尔在前往爪哇的海船上担任医生，他发现当船驶到赤道附近的时候，海员的静脉血要比在欧洲时鲜红。迈尔由此推论：在炎热条件下，人体维持体温所需要的热能比较少，所以食物的燃烧过程被减弱，即体内耗氧减少，血液含氧量上升，导致静脉血颜色鲜红。这种血液变色现象，使他认识到食物中的化学能可以转化为热能。1841 年迈尔撰写了一篇题为《论力的量和质的定义》的论文，提出运动、热和电都可以归纳为一种力的现象，并可以按一定规律相互转化。他将文章寄给著名的《物理学和化学年鉴》，遗憾的是，由于该刊主编认为文章思辨性太强，未予发表。1842 年迈尔又撰写了第二篇论能量守恒与转化的文章《论无机界的力》，发表于《化学与药学年鉴》。此后不久，英国物理学家焦耳（James Joule，公元 1818—1889）通过实验精确测定热功当量，从而使能量守恒定律得到确认。之后，德国物理学家、生理学家赫尔姆霍兹（Hermann Helmholtz，公元 1821—1894）明确提出并系统证明了全面的能量守恒原理。恩格斯在与马克思讨论能量守恒定律时认为，应当把这条定律理解为物理学中各种"力"（能量）的相互转化关系。因此，在 19 世纪 70 年代明确地将这条定律改称为"能量守恒与转化定律"，使这一自然界最基本的规律之一在表达上更加完善。

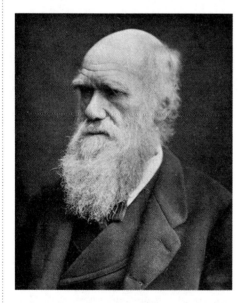

图 6-1 达尔文

19 世纪的另一大发现是生物进化论。1859 年英国生物学家达尔文（Charles Darwin，公元 1809—1882）（图 6-1）出版了《物种起源》一书，建立起生物进化的理论。达尔文经过多年的实际调查和比较研究（其中包括著名的贝格尔号军舰环球考察），证明了自然界的生物基本上是自然选择的结果，"物竞天择，适者生存"是生物界发展的基本规律。达尔文进化论的建立有力地打击了物种不变的形而上学观点和上帝造万物的宗教神学传统，因而遭到了许多支持传统学术观点的科学家和宗教界人士的反对。不过，随着更多的证据出现，进化论的思想最终被科学界较为广泛地接受。在此处，需要说明的是关于生物进化的思想在达尔文之前就有人提出过，达尔文所建立的生物进化论也并不是完美无缺，随着科学的发展，进化论还在不断地被丰富和完善。

19 世纪自然科学的第三个重要发现是细胞学说的建立，经历了从结构到功能、从简单到复杂的漫长的探索过程。这一过程与光学显微镜的进步有关。到 19 世纪光学显微镜技术得到稳步发展。光学显微镜技术的日臻完善，使人们有机会更细致地观察细胞。到 19 世纪 30 年代，人们对细胞的结构及在生物体中的作用有了比较充分的认识，细胞学说在这样的背景下被提出。1838 年德国植物学家施莱登（Matthias Schlieden，公元 1804—1881）出版《论植物发生》一书，提出植物的所有组织、器官都是由细胞组成，细胞是组成一切植物的基本单位，植物的发育是靠新细胞的不断形成实现的。1839年德国动物学家施旺（Theodor Schwann，公元1810—1882）发表《关于动植物结构和生长相似性的显微研究》，把施莱登的观点扩大到动物界。施莱登和施旺指出细胞是动物和植物结构和生命活动的基本单位。

19世纪自然科学的三大发现对近代医学特别是基础医学起到非常大的促进作用。能量守恒与转化定律的建立证明了能量守恒与转化不仅适用于物理学中的机械运动，同时也适用于包括人类在内的生物界的物质代谢，为研究人类功能的有关学科（如生理学、生物化学等）的发展指明了研究方向，19—20世纪的许多生理生化方面的成果都遵循着这条定律。生物进化论的建立第一次解决了人类的起源问题，使人类对自身有了更深刻的认识，这对以人为研究对象的医学意义极为重大。生物进化论的确立把生物变异作为一个应然的事实摆在了人们面前，提出了生物变异是如何产生又是如何遗传的问题，促使许多科学家进行研究，从而为遗传学的发展提供了动力。细胞学说的确立对促进基础医学发展的意义更为重大。从形态学的意义讲，它使许多旧领域的研究达到了新的水平，一些新的学科也随之建立，如细胞病理学。除此之外，细胞学说的建立对于胚胎发育学也起到极大的促进作用。19世纪以前在胚胎发育方面有着各种各样的观点，但关于人类发育的问题一直没有科学的解释，细胞学说的建立让这个问题得以解决。19世纪的医学在近代科学、哲学等一系列成就的催化下得到深入发展。

二、细胞病理学的建立

18世纪莫干尼创立的病理解剖学提出了病灶的概念。在细胞学建立的基础上，19世纪德国病理学家微尔啸（图6-2）提出细胞病理学说，将疾病的原因归结为细胞形式和构造的改变，这是形态病理学发展史上的重大进步。

微尔啸（Rudolf Virchow，公元1821—1902）1843年毕业于柏林大学，曾做过解剖学研究，1848年受当时普鲁士政府委托，负责调查西里西亚（Silesia）纺织工人伤寒病流行的情况。他在调查报告中指出伤寒病不仅与卫生状况有关，也与慈善机构工作失职有关。因与政府的矛盾公开化，1849年微尔啸被普鲁士政府解聘，之后来到符茨堡（Würzburg）大学任教，1856年又被聘到柏林大学作病理学教授。此后开始细致研究病理学，曾创刊著名的《细胞病理学杂志》。1858年微尔啸的代表作《细胞病理学》（*Die Cellular Pathologic*）出版，全书约14万字，附有144幅精美插图。在这本书中，微尔啸把人体比喻成一个国家，人体的细胞就是这个国家的公民，疾病是外界因素作用的结果，所以他提出从细胞到细胞的学说——这一学说概括起来就是：细

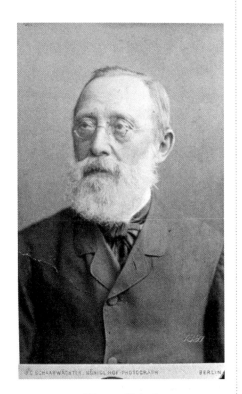

图6-2　微尔啸

胞来自细胞，细胞是人体生命活动的基本单位，机体是细胞的总和，机体的病理就是细胞的病理，疾病是由于机体细胞的变化引起的。细胞病理学确定了疾病的微细物质基础，充实和发展了形态病理学，开辟了形态病理学的新阶段。但是这个学说也有缺陷，比如其片面强调了局部变化，将注意力集中在局部现象上，忽视了病理改变实际上存在一个发展过程。微尔啸的成就不仅局限于细胞病理学，他对许多具体疾病都有独到见解，如发现了炎症可以使白细胞增多的现象、区别溶血病与败血症的不同、通过研究栓塞现象证实栓塞是静脉炎的一个原因等。同

时，微尔啸还是脑栓塞的第一个发现者。另外，微尔啸研究肿瘤，认为肿瘤就是细胞异常增生的结果。恶性肿瘤即癌症，就是细胞无限度增生造成的。微尔啸对寄生虫病，如旋毛虫病、呼吸道寄生虫病也做过探索。在组织学方面，他发现神经细胞是细胞的一种，而且发现了动脉周围淋巴鞘；在人类学方面，他研究了不同种族的特征；此外，他对医学史很有研究，写下穆勒、莫干尼等人的传记。总之，微尔啸不仅是一位细胞病理学家，而且还是一位社会活动家。他有丰富的知识和广泛的交际能力，曾参与德国议会的政治工作。普法战争时期，他曾组织救护队，监督战地病院的工作。晚年他还把自制的 23 000 个标本赠送给病理展示馆。他在 80 岁高龄时得到德国皇帝的奖励，并获得德国科学会颁发的 5 万马克奖金。他的学生孔海莫（Julius Cohnheim，公元 1839—1884）原是普鲁士军队中的一位军医，后来成为一位病理学家，对炎症化脓有研究，发现由炎症引起的白细胞增多是白细胞从毛细血管壁渗出所致，从而证明脓细胞来源于血液。总之，微尔啸提出的细胞学说是 19 世纪病理学发展中的一件大事，对医学产生了重大影响。

三、比较解剖学和胚胎学的发展

比较解剖学是 19 世纪刚刚起步的学科。先驱是法国的居维叶（George Cuvier，公元 1769—1832），居维叶是一位退伍军人的儿子，出生在法国乡村，后来到巴黎学习工作。自 1801 年起，他连续发表关于脊椎动物与无脊椎动物比较解剖的论述，1812 年写下化石骨骼的论述，奠定了脊椎动物化石研究的基础。他还是生物学史工作者，曾写过一本自然科学史，深得拿破仑推崇。居维叶在医学教育上也有建树。居维叶的研究不但影响了法国，而且传播到英、德、美各国，使这些国家先后出现了比较解剖学家。比如英国的欧文（Richard Owen，公元 1804—1892）虽然没有直接受到居维叶的教海，但受他的影响很大。欧文阐明异体同功是功能上的相似，如蝴蝶的翅膀与蝙蝠的翼；异体同源是构造上和发育上的相似，如蝙蝠的翼和狗的前肢，这种区别在比较各种动物时是非常重要的。赫胥黎（Thomas Huxley，公元 1825—1895）是英国著名的生物学家、比较解剖学者。他具有敏锐的观察力和深邃的判断力，代表作为《人类在自然界的位置》。格根包尔（Carl Gegenbaur，公元 1826—1903）曾是海得堡大学的教授，是比较解剖学家，曾教育出大批比较解剖学者。

胚胎学在 17 世纪由哈维和马尔比基建立，但是到 19 世纪才成为一门明确的科学。德国人贝尔（Karl Baer，公元 1792—1876）为胚胎学的发展做出很大贡献。贝尔生于爱沙尼亚，1819 年在哥尼斯堡大学的动物解剖学部门从事胚胎学科研工作，后到圣彼得堡攻读人类学。1828 年他出版了胚胎学著作《动物的发育》，这本书囊括了他在胚胎学方面的成果，书中详细地记述胚胎发育的程序和现象，并用比较的方法研究各种不同动物胚胎和不同器官的发生，使胚胎学成为一门独立的科学。他提出"胚层说"，认为除了极低等的动物以外，一切动物的发育初期都产生胚层，而后由胚层发育成动物的器官，胚叶共有四层，最先发育的是内叶和外叶，其次发育由两层合成的中叶。自贝尔以后，单胚层研究成为胚胎学研究的主要内容。贝尔经过比较研究，提出了著名的"贝尔法则"，指出各种动物在胚胎发育初期是彼此相似的，越是早期，相似性越大。达尔文很重视"贝尔法则"，并把它看作生物进化的胚胎学证据。由于他的努力，胚胎学才得以巩固和发展。除了胚胎学以外，贝尔还证明一切脊椎动物都有脊索。19 世纪 50 年代德国医生雷马克（Robert Remak，公元 1815—1865）和瑞士的科立克（Albert Kolliker，公元 1817—1905）等人将细胞学说和胚胎学的研究结合起来，证明卵和精子原来只是简单的细胞，在发育过程中细胞发生分裂，胚胎发育的过程就是细胞分裂分化的过程。1855 年雷马克根据前人的研究和自己的观察，提出三胚层学说。19 世纪末德国胚胎学家鲁（Wilhelm Roux，公元 1850—1924）将实验方法引入到胚胎学研究，成为实验胚胎学的先驱。

四、生理学的迅速发展

19 世纪以前，对人体功能的认识限于解剖学水平。虽然在 17、18 世纪以后，生理学有了进步，但是尚未能对人体的功能做深入研究，比如 19 世纪早期呼吸生理还停留在 18 世纪末拉瓦锡的研究水平上，直到 1860 年弗鲁格（Eduard Pflüger，公元 1829—1910）证明呼吸的主要化学变化并不在于血液和肺，而在人体各种组织内，这样对呼吸生理的认识才有了突破。19 世纪 30—40 年代，李比希（Justus Liebig，公元 1803—1873）将化学知识应用到生理学，丰富了生理学内容。他研究化学，曾在实验室门前写下如下一句话："上帝按照一定的重量和容积制造一切物质"。李比希是一位彻底的唯物主义者，他推进有机化学的分析方法，制造各种实验装置，其中以尿素的定量测定装置最为著名。因为尿素是蛋白质分解后的产物，所以它的定量测定在生理学上有重要意义。李比希曾指出有机的原子团可成为各种物质的不变成分。与元素的提出一样，这个发现对解释人体内的化学变化很有帮助。此外，李比希还阐明了许多生理学问题，例如动物的体温不是天赋的，而是体内燃烧作用的结果。他积极研究食品化学，把食品分类，研制出小儿专用的食品和肉汁。李比希还研究植物化学，阐明植物从大气中的二氧化碳和氨中获取生活中必需的碳和氮，植物腐败又将这些物质释放到大气中，因此自然界存在一种由构成到分解、再由分解到构成的循环过程。李比希认为植物的腐败和发酵仅是一种化学过程，这与其后的法国微生物学家巴斯德（Louis Pasteur，公元 1822—1895）在发酵问题上的观点很不一致，曾经引起一场激烈的争论，本章后文还会提及这一点。

在神经生理研究中，法国的笛卡尔曾经较早地研究过神经反射。苏格兰外科医生贝尔（Charles Bell，公元 1744—1842）是一位解剖学家和生理学家，同时也是一位著名的外科医师。贝尔阐明过运动神经与感觉神经的区别，并且在这一方面贡献卓著。1799 年贝尔进入皇家外科学院，后移居伦敦，1836 年回爱丁堡任外科学教授直到逝世。贝尔在神经生理方面最重要的著作是 1811 年出版的《脑的解剖新论》（*Idea of a New Anatomy of the Brain*）。书中首先提出了脊髓神经根法则，即脊髓前根是运动神经纤维，后根是感觉神经纤维，这两种纤维可以混合在一根神经内，它们只在和脊髓连接时才互相分离。后来，贝尔又指明某些神经为纯感觉的，某些为纯运动的，某些则为混合体，这一分类同样适用于脑神经。贝尔指出：第 5 对脑神经（即三叉神经）具有运动与感觉两种功能。面神经是运动性的，所以当面神经受损伤时，可导致颜面瘫痪，即贝尔麻痹（Bell palsy）。贝尔通过观察认为两种纤维在结构和功能上存在这种差异，指出在脑和脊髓的不同区域有着相应的联系，而这些不同的区域掌握着感觉和运动的不同功能。贝尔提出的运动神经和感觉神经的差异法则是现代反射及反射弧概念的基础。贝尔一直认为每种神经都有其特殊的性质或能量。他在进一步说明肌肉运动的控制离不开肌肉的感觉时，又发现了交叉兴奋现象。由于贝尔提出了许多神经生理学的基本概念，故被视为近代神经生理学的先驱。

在神经生理学方面，霍尔（Marshall Hall，公元 1790—1857）也研究过神经反射与随意运动的不同。霍尔更深入地阐明了贝尔等人的观点：大脑是随意运动的发源地；延髓是呼吸运动的根源；脊髓是反射运动的中心；交感神经司营养和分泌的功能。1833 年霍尔发表了他的研究结果，对神经反射的知识产生深刻的影响，指出除了简单的神经弧以外，还有复杂的反射通路存在；关于大脑各部位与各种功能的关系的研究，布罗卡（Paul Broca，公元 1824—1880）发现了语言、读书、写字的中枢。这些研究证明：一向被视为复杂神秘的大脑是可以被研究的。

在 19 世纪的神经生理学领域，德国生理学家穆勒也是十分重要的人物。穆勒（Johannes Muller，公元 1801—1858）在生理学、胎生学、病理学、心理学、生物化学方面都有贡献，他培养了众多学生，其中包括施旺、赫尔姆霍兹和微尔啸等。1824 年穆勒毕业于波恩大学并成为该校的教师，1830 年晋升为生理学教授。1833 年，穆勒任柏林大学的解剖学和生理学教授。他对人和动物的感觉器官的功能和结构有着出色的研究。穆勒的著作《生理学》出版于 1834—1840 年期间，最重要的发现是刺激与感觉的关系，阐明某一感觉神经接受任何方法的刺激，必有同一的特殊感觉，反之若在不同的感觉器官上给予同样的刺激，则感觉器官各自发生特异的感觉，比如电刺激、温热刺激、机械刺激分别施加给视神经，就会发生光的感觉。反之，若以一种刺激分别施加给味觉、视觉、听觉、嗅觉器官，则这四个感觉器官会分别感受到味觉、视觉、听觉、嗅觉。穆勒不仅用实验的方法研究了人体外周感官的结构与功能，而且还研究了动物神经系统的发育，也研究过淋巴、血液、乳糜的化学成分，这些研究成为生理化学的早期研究内容。与许多伟大人物一样，穆勒在研究中也存在错误。如 1840 年他说根据对神经的刺激测定神经传导速度是不可能的，10 年以后他的学生赫尔姆霍兹推翻了这一结论。

19 世纪生理学另一位代表人物是伯尔纳（Claude Bernard，公元 1813—1878）（图 6-3），他出生在法国一个贫苦的农民家庭，1834 年进入巴黎医学院学习，1839 年毕业。在参加毕业考试的 29 人中，他名列第 26 名，显然不是一位成绩优秀的学生。然而，在逝世时，他已成为享誉世界的著名科学家。法国政府为他举行了国葬，以表彰他卓越的科学贡献。伯尔纳一生中最辉煌的成就是有关消化生理的研究。他通过实验阐明了唾液、胃液、肠液和胰液等一系列消化液在食物消化过程中的作用。他研究了糖原生成、输送、储存及代谢的全过程。1853 年他通过实验证明了血液将糖输送到肝，并以糖原的形式储存于肝细胞内。在实验中，伯尔纳发现实验动物在连续数日不进食含糖食物的情况下，肝静脉中仍有高浓度的糖原存在，说明其他物质在肝也可转化成糖，从而发现了葡萄糖的异生作用。他还对神经系统对肝糖原形成的作用以及糖原与糖类代谢的关系进行了研究，完成了著名的"伯尔纳糖刺激试验"，证明了延髓存在血糖调节中枢。伯尔纳对糖原的一系列研究开辟了消化生理学的新纪元。阐明新陈代谢中各个复杂的途径以及调节它们的酶、激素和神经因素等，至今仍然是生理学一项庞大的未竟任务。伯尔纳的研究兴趣十分广泛，在关于血管运动神经功能方面，用实验证明了毛细血管的收缩和扩张是受神经支配的，1858 年他完成了关于血管收缩神经和血管扩张神经的研究，还提出了"内环境"及"内环境恒定"的概念。这些概念对现代生理学的发展具有重要意义。1860 年，伯尔纳因病回故乡休养，在此期间写成了《实验医学研究导论》一书，这本书是生理学史上里程碑式的著作。

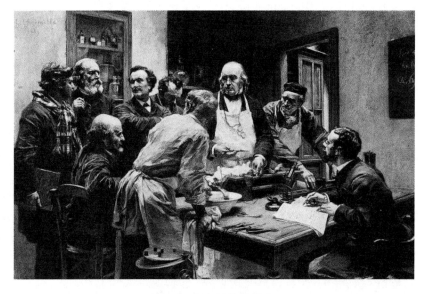

图 6-3　伯尔纳在实验中

五、生物化学的研究

与其他基础医学学科相比，生物化学是一门较年轻的学科，直到1903年"生物化学"这一名词才被确立。尽管如此，生物化学在19世纪已取得了许多基础性成果。1824年，吉森大学（University of Giessen）的著名化学家李比希建立了化学研究所，倡导以定量分析的方法研究生命体的化学组成。他通过检测摄入的食物、水、氧气与排出的尿素、水、二氧化碳等物质，推测出动物（或人）体内化学过程的大致情况。在他的鼓励下，研究人员对肌肉、肝等器官组织和血液、汗、尿液以及胆汁等体液进行了化学分析，测量有机体内食物、氧气消耗与能量产生之间的关系。李比希的工作奠定了生物化学的基础。

李比希的好友德国化学家维勒（Friedrich Wohler，公元1800—1882）打破有机化合物只能在有生命的动、植物体内合成的定论，于1828年人工合成了尿素。19世纪人们逐渐认识到酶的作用。1835年，瑞典化学家贝齐里乌斯（Jons Berzelius，公元1779—1848）提出了催化学说，并建立了催化作用与催化剂的概念。此后，伯特兰（Bertrand B.，公元1815—1886）等在研究生物氧化时发现，其实质也是酶促反应过程。1878年，伯特兰注意到酶促反应中还需要低分子物质（辅酶）参与，为后来研究酶的化学本质提供了线索。19世纪对核酸的研究也取得了进展。1868年，瑞士生物化学家米歇尔（Friedrich Miescher，公元1844—1895）在从脓细胞中分离细胞核时，从细胞核中提取出一种含磷量高且不同于蛋白质的酸性物质，次年米歇尔将它命名为"核素"。1889年，德国学者阿特曼（Richard Altman，公元1852—1900）从核素中将蛋白质分离出去，保留了一种不含蛋白质的酸性物质，称为"核酸"。1894年，科赛尔（Albrecht Kossel，公元1853—1927）（图6-4）证明，核酸普遍存在于细胞中，而且在不同的细胞中含量不同，其后又研究清楚了核酸的主要成分是四种不同的碱基、磷酸和糖。科赛尔因上述工作获得1910年诺贝尔生理学或医学

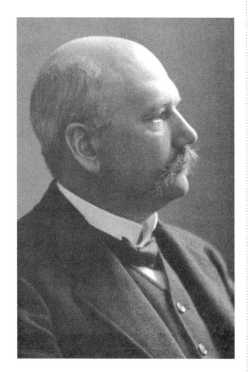

图6-4 科赛尔

奖。19世纪在蛋白质的研究方面也取得了不少成果。1836年瑞典化学家贝齐里乌斯首次提出"蛋白质"一词。1842年，德国化学家李比希在《动物化学》一书中将蛋白质列为生命系统中最重要的物质。到19世纪末，组成蛋白质的22种氨基酸中有13种已被发现。以上这些成就为20世纪生物化学的确立和飞速发展奠定了基础。

六、药理学的独立

19世纪以前药物治疗主要采用生药和矿物药。在19世纪由于受到生理学、化学进展的影响，药理学从药物学中分离出来，成为一门独立的学科。人们开始用动物实验和化学分析方法研究药物的化学成分、性质、药理作用及其毒性，一些植物药的有效成分相继被提取出来，1806年首先从鸦片中提取出吗啡（Morphinum）；1817年从吐根中提取出吐根碱（Emetinum）；1818年从马钱子中提取出士的宁（Strychinum）；1819年从金鸡纳树皮中提取出奎宁（Quininum）；1821年从咖啡中提取出咖啡因（Caffeinum）。有效成分的提取为阐明药理作用打下了科学基础，此后由于有机化学的进展，药物的精制与人工合成也迅速发展起来。

19 世纪，尿素、氯仿、苯胺等已合成，其中氯仿是 1831 年由李比希首次合成成功。1859 年柳酸盐类解热镇痛剂合成成功，成为当时杀菌、解热、抗风湿的有效药物。1860 年尼曼（Alert Niemann）提纯可卡因（Cocainum），1883 年诺尔（Ludwig Knorr）发现安替比林（Antipyrinum），1887 年欣斯博格（Kar Hinsbirg）合成非那西汀（Phenacetinum），斯托兹（Fridrich Stolz）制成匹拉米洞（Pyramidonum），1899 年霍夫曼（Felix Hofmann）精制阿司匹林（Aspirinum）。一系列生物碱有效成分的提取和药物合成之后，人类开始研究药物的性质和功能，以临床医学和生理学为基础，以动物实验为手段，配合实验生理学的知识，药物的作用机理开始得到研究，这样便产生了实验药理学。19 世纪初，实验生理学的建立为现代药理学的兴起开辟了新途径。许多生理学家利用实验生理方法研究药物对器官的影响。当时有些学者成功地运用分析方法确定了一些药物的作用部位，如 1819 年法国生理学家马让迪（Francois Magendie，公元 1783—1855）确定了盐酸士的宁引起肌肉僵直的作用部位在脊髓。

此后，生物化学研究的进展使药理学的研究又推进了一步，尤其是酶学的发展推动了酶抑制剂的研究，四乙基焦磷酸酶是最早被研究的胆碱脂酶抑制剂（1854）。10 年后科学家提纯了毒扁豆碱，开始从生化角度阐释药物的作用原理，为生化药理学奠定了基础。由于生物化学的进展，为研究药物在体内的代谢提供了实验方法，使药动学成为药理学的重要组成部分。1907 年德国科学家埃利希（Paul Ehrlich，公元 1854—1915）发现了有机砷化合物胂凡纳明对螺旋体具有杀伤作用，从而开创了化学疗法的新途径。在这一成就的启示下，相继找到了一些有效的抗寄生虫药和抗感染药。埃利希提出的"受体说"为 20 世纪以后分子药理学的建立提供了可靠的基础。

纵观 19 世纪药理学的兴起，随着化学的进步，药理学逐渐发展成为基础医学与临床医学、医学与药学之间的桥梁学科，并为现代药理学的发展奠定了基础。

七、微生物学的确立

19 世纪以前，人们对于有机物的腐败、人和动物的某些传染病的发病原因了解不多。由于致病的微生物都是肉眼所不能看到的，因此，人们对于传染病的原因或归之于上帝的降灾，或归之于瘴气，几乎没有摆脱迷信与臆测的樊篱。17 世纪 70 年代，荷兰的列文虎克在显微镜

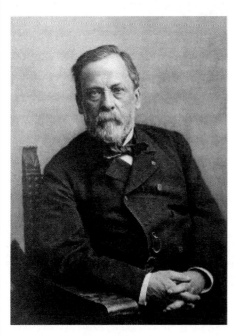

下观察到细菌、螺旋体、滴虫等，但是，他也没有想到这些微生物是导致某些疾病的原因。直到 19 世纪，由于物理学、化学、生物学的不断进步和显微镜技术的逐步改进，使人们对病原微生物的研究日益深入。法国著名的微生物学家和化学家巴斯德是近代微生物学的奠基者。巴斯德（Louis Pasteur，公元 1822—1895）（图 6-5）出生在法国一个小乡村，1847 年毕业于巴黎师范学院，1848—1849 年任第戎公学物理学教授，1849—1854 年任斯特拉斯堡（Satrassburg）大学化学教授，1854—1857 年任里尔大学教授，1857—1867 年任巴黎师范大学教授，1867—1889 年任索邦（Sordonne）大学化学教授，1889—1895 年任巴斯德研究所第一任所长，1862 年被选为法国科学院院士，1869 年被选为英国皇家学会会员。巴斯德凭借丰富的想象力和坚持不懈的努力，取得了科学上不朽的功绩。他同时又是一位善良、富有同情心的爱国者。在普法战争中，他对德国人的入侵行为感到愤慨，并

图 6-5　巴斯德

毅然把德国波恩（Bonn）大学给他的名誉学位证书退了回去，可见他的爱国热情。巴斯德曾有一句名言："科学是没有国界的，但科学家却是有祖国的"，这句话激励了千百万人的爱国热情，直至今天，也是许多爱国者的座右铭。

巴斯德在科学上的贡献很多。他最初研究化学，1856 年，巴斯德成功地解决了酒石酸的同分异构问题，他发现消旋酒石酸是由两种不同旋光性的酒石酸等量混合而成，他利用发酵的方法，通过细菌的选择作用破坏其中的右旋体而制取了纯洁的左旋体，为化学史上研究物质的光学活性开创了一门新的分支学科——立体化学。

此时期法国的造酒业，包括葡萄酒和啤酒，在销往国外的过程中，常常出现酒变酸变苦的现象，严重影响了法国的出口业。为了解决这个问题，法国政府请求巴斯德帮助。1856 年，巴斯德经过研究发现，酒发生变质是一种微生物在作怪，而不是纯化学问题。他尝试采取加热的办法，但是酒在 100℃时都挥发了。经过思考，巴斯德采取把酒加热到 60℃左右，时间延长 20 ~ 30 分钟。这样既杀死了致发酵的微生物，而又不至于使酒挥发，这种方法很见效，被后人称作巴氏消毒法。对发酵的原因当时是有争议的，德国的化学家李比希认为发酵是化学作用，而巴斯德则认为是微生物作用，后来事实证明巴斯德是正确的，巴斯德为微生物学写下了开端。

当时法国的支柱产业除了酿酒业以外，还有从中国传去的蚕丝业。法国的蚕丝业也遇到了问题——病蚕一批批地死去，于是法国政府又请巴斯德帮忙。巴斯德认为蚕病也是由一种微生物所致，1865 年，巴斯德在研究中发现蚕病病原体原来是寄生在蚕蛾卵内的微小的寄生物，他把健康的和有病的蚕蛾隔离开来，烧毁了病蚕蚕卵，从而制止了蚕病的流行，把法国的养蚕业从毁灭的危机中挽救出来。据说，仅巴斯德为法国做出的这两个贡献所挽回的财富就有 50 万法郎，这个数目正好是普法战争中法国作为战败国向德国的赔款。因此，法国政府愈加重视巴斯德，巴斯德的名气也越来越大。他去世时，葬礼非常隆重，巴斯德墓也修建得非常富丽堂皇。

巴斯德的另一贡献是关于生物学上自然发生学的研究，当时对于生物的发生曾有不少争论。1862 年，巴斯德以实验研究否定了生物的自然发生说。他证明空气中存在微生物，这是造成有机溶液腐败变质的原因。他巧妙地设计了"S"形曲颈瓶，当外界空气进入"S"形瓶时，空气中的尘埃和微生物黏附在"S"形管上而不能到达内部液体中，因此在瓶内的液体不发生腐败。这项实验证明有机溶液不能自己产生微生物，一切微生物都是由已有微生物产生的，从而彻底打破了"自然发生说"。

巴斯德对免疫学也做出了卓越的贡献。他对鸡霍乱进行了研究，从病鸡体内提取霍乱弧菌，发现病原菌在放置一定时间之后，毒性将大大减少，将减毒的鸡霍乱病原菌注射到健康的鸡体内，健康的鸡在霍乱流行时就不会再感染，这是经典免疫学的开始。1881 年，巴斯德用同样的方法对炭疽芽孢杆菌进行研究，他把炭疽芽孢杆菌放在培养箱内，将温度从 37℃提高到 43℃，20 天后，炭疽芽孢杆菌的毒力减弱了，将这些减毒的炭疽芽孢杆菌注射给豚鼠和家兔，再注射强毒炭疽芽孢杆菌，豚鼠和家兔也不发病。巴斯德将毒力减弱的炭疽芽孢杆菌注射到健康的牛羊体内，这样在炭疽病流行的时候，健康的牛羊就可免遭侵害。炭疽疫苗的发明，大大地降低了炭疽病的发病率与死亡率，有效地控制了炭疽病的流行。此外，巴斯德晚年研究狂犬病，用同样的方法研制出狂犬病疫苗，有效地预防了狂犬病的发生。他将狂犬病病毒接种到家兔脑内，在家兔脑内连续传 60 代获得了固定毒株（fixed strain），再将固定毒株制成狂犬病疫苗。被巴斯德救活的第一个狂犬病病人是个儿童，名叫梅斯特（Joseph Meister）。1885 年 7 月，梅斯特被一只疯狗咬伤，因及时注射了巴斯德研制的狂犬病疫苗而没有发病。据说，1940 年法西斯德国闪电般袭击了巴黎，当巴黎快要陷落的时候，梅斯特一头碰死在巴斯德的墓前。梅斯特留下遗言说："我不忍看到我们祖国伟大的科学家巴斯德的墓被敌人占领"。由这件事可以看出，巴斯德在法国人民心中占有多么重要的地位。巴斯德的工作为免疫学奠定了基础，也为生物制品开辟了广阔的前景。今天由巴斯德创建的研究所在研究细菌、病毒等方面仍然处于世界领先地位。

在微生物学发展史上，巴斯德是一个里程碑式的人物。从他开始，微生物学由观察和描述阶段进入到细菌培养和实验研究的阶段。巴斯德的功绩主要有：科学地阐明了发酵和有机物腐败的原理，这项成果对医学科学意义重大，它为近代消毒、防腐法提供了科学根据；巴斯德用实验证实了人和动物的传染病来源于病原微生物，将细菌与传染病联系起来，他对于细菌与传染病之间联系的研究为现代传染病理论做出了巨大贡献，为战胜各种传染病提出了研究方向，奠定了医学微生物学的基础。

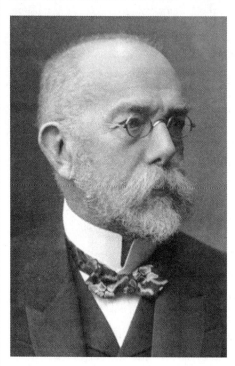

图 6-6　科赫

在 19 世纪，对微生物学做出奠基性贡献的另一位学者是德国细菌学家科赫（Robert Koch，公元 1843—1910）（图 6-6）。科赫出生在德国的克劳斯特（Clausthal）镇，1862 年考入哥廷根（Gottingen）大学，先学习植物学、物理学和数学，后转学医学。普法战争时，在部队任军医。战争结束后，他做了一名普通医生。当时的科赫还很穷困。后来他的夫人送给他一架显微镜，此后他就开始从事细菌学研究。1876 年他开始研究炭疽芽孢杆菌，以及该细菌与牛羊和人类的关系。揭示出在动物体外培养几代的炭疽芽孢杆菌，仍然可以在动物体内引起炭疽病。这一观点虽然遭到反对，但因得到巴斯德的支持，最后为人们所接受。1877 年和 1878 年，科赫对细菌学技术进行了研究，解决了很多问题，比如把细菌干燥在玻璃片上的方法、将细菌鞭毛染色的方法、给细菌拍照的方法等。由于这些研究，科赫取得了学界地位，1880 年成为德国政府卫生研究所的研究员。1881 年他完成了用明胶（gelatin）平碟培养的方法，当科赫把这种培养基在英国伦敦国际会议上拿出展览的时候，受到巴斯德的赞赏，因为以前巴斯德是用肉汤培养细菌的。1882 年是科赫受人瞩目的一年，因为那一年他发现了困扰人类已久的结核分枝杆菌，同时他又公布了科赫法则（Koch postulates），为判断微生物是否导致疾病提供了依据。1883 年科赫被推选为德国霍乱委员会的会长，访问了埃及和印度，调查了霍乱流行情况，并发现了人的霍乱弧菌，同时发现了人的结膜炎杆菌（Koch-Weeks bacillus）。这种细菌主要在埃及流行，临床表现为结膜炎。1885 年科赫被任命为柏林大学细菌学和卫生学的教授。1891 年德国皇家普鲁士传染病研究所成立，科赫担任所长直到 1904 年。1897 年他被选为英国皇家学会会员，1902 年被选为法国科学院国外院士。当时很多外国人，包括日本的细菌学家北里柴三郎（Kitasato Shibasaburo，公元 1852—1931）都曾到科赫这里学习，科赫的威望可见一斑。1890 年在柏林举行的国际医学科学大会上，科赫宣布他发现了治疗结核病的药物，称为结核菌素（tuberculin）。因为科赫已经是很著名的科学家，所以他的这一发现未引起别人的怀疑。但是几年以后，人们发现结核菌素仅能作为诊断结核病用，不能作为治疗药物使用，这件事情使科赫的名气一落千丈。但是一直到他去世为止，科赫都在从事细菌的研究工作。由于他的成就，科赫获得了 1905 年的诺贝尔生理学或医学奖。后来他又到非洲研究睡眠病，1910 年去世。

科赫在微生物学方面的主要功绩：第一，在细菌学研究的手段和方法上做出了突破性的贡献。他改进了微生物培养和染色方法，发明了细菌照相法。科赫发明的用干细菌膜和亚甲蓝染色制备标本的方法，使细菌标本资料能够长期保存，这为研究工作提供了方便，这项技术直到今天仍然在使用。科赫发明的固体培养基及其划线接种法，使获得单一纯种细菌变得简单易行，由于这种技术使细菌的培养发生革命性变化，19 世纪最后 30 年中几乎所有的常见致病菌都被分离出来。第二，对大量细菌的发现、分离和鉴定。由于科赫掌握了当时细菌学研究的最先进技术，因此他在细菌的分离鉴定方面是当时最有成就的科学家。1876 年科赫分离并证明炭疽病的病原菌，这是人类第一次证明了一种特定的微生物是引起一种特定疾病的原因。1880 年又分离出伤寒沙门菌。1882 年在柏林生理学年会上宣布分离到了结核分枝杆菌。以后他和学生又陆续地发现了许多种传染病的致病菌。第三，提出了"科赫法则"。系统地提出了明确鉴定某种特有微生物是引起某种特定疾病的三条原则：首先，这种微生物必须恒定地同某种疾病的病理症状有关；其次，必须在病原体中将致病因子完全分离、纯化；最后，必须将在实验室获得的纯培养物在健康的动物身上进行接种实验。只有在实验动物身上出现的疾病症状和病理特点与自然患病体完全相同，才能确定该病的致病因子为何种微生物。

自 19 世纪以来，各种致病细菌先后被发现。早在 1825 年法国的布雷托诺（Pierre Bretonneau，公元 1778—1862）就区别了猩红热和白喉的不同，但是 1883 年人类才在显微镜下观察到白喉病原体，发现者是微尔啸（Virchow）的学生克雷伯（Edwin Klebs，公元 1834—1913）。1884 年科赫的学生勒夫勒（Friedrich Loeffler，公元 1852—1915）又把克雷伯发现的白喉棒状杆菌进行体外培养。因此，白喉棒状杆菌又被称为克 - 吕二氏杆菌。1894 年鼠疫在香港大流行，科赫的学生北里柴三郎和巴斯德的学生耶尔森（Alexandre Yersin，公元 1863—1943）先后投入鼠疫研究，并完成了纯粹培养的细菌使动物患病的试验。因耶尔森最先发现了鼠疫杆菌，所以鼠疫杆菌（*Yersinia pestis*）也被称为鼠疫耶尔森菌。另外，1880 年埃伯斯（Karl Eberth，公元 1835—1926）在伤寒病人尸体的脾和肠管内发现了伤寒沙门菌。4 年以后，埃伯斯又成功地完成体外培养伤寒沙门菌，并且阐明了伤寒沙门菌的生活特性。1900 年，肖特穆勒（Hugo Schottmuller，公元 1867—1936）将伤寒与副伤寒加以区别，日本人志贺（Kiyoshi Shiga，公元 1871—1957）1897 年发现了痢疾杆菌。在发现各种细菌以后，人们首先知道了疾病发生的原因，可以采取一些措施，相应地减少这些疾病的发生。其次，在化脓性疾病中也发现了球形细菌。巴斯德曾经观察过球菌，但是球菌与化脓性疾病的关系是在 1884 年以后确立的。1879 年汉森（Gerhard Hansen，公元 1841—1912）和奈瑟（Albert Neisser，公元 1855—1916）从麻风病病人的结节中分离出麻风分枝杆菌。1889 年北里柴三郎在体外培养了破伤风梭菌，接种到动物体内制造出动物破伤风模型，后来人们又知道破伤风梭菌是一种厌氧菌。1880 年巴斯德和斯坦伯格（George Sternberg，公元 1838—1915）同时在混有人唾液的兔子的血液中发现肺炎球菌是格鲁布性肺炎（croupous pneumonia）的病原体。流行性脑脊髓膜炎的病原菌在 1879 年从肺炎球菌中分离出来，1895 年又有深入研究。总之，微生物学在 19 世纪迅速发展，各种传染病的病原体纷纷被发现，人类从此走上了探索传染病的道路。

八、免疫学的发展

随着微生物学的进步，免疫学逐步发展起来。免疫的概念在历史上可以追溯到很久之前，比如 16 世纪中国人发明了人痘接种术，这无疑是免疫学史上的一项创举。近代以实验为基础的免疫学的建立开始于 18 世纪。英国乡村医生詹纳发明了牛痘接种法，提出一种有效预防天花的手段，是免疫学的先驱，但是他对于其中涉及的科学机制却所知不多。关于人体免疫机制的研究开始于 19 世纪，伴随着微生物学的进步，人们真正开始了免疫学这一全新领域的研究。19 世纪免疫学发展的核心进步可以概括为如下三个方面。

第一，人工减毒疫苗的研究。人工减毒疫苗的研究开始于巴斯德。1880 年，巴斯德为了获得人工自动免疫，做了第一次尝试。当时巴斯德正在研究鸡霍乱的病理学。那一年的夏季，他培养得到纯鸡霍乱的病原菌，他将这种纯培养物注射入健康的鸡体内，成功地诱发了鸡霍乱。由于暑假来临，巴斯德将没有来得及继续使用的菌肉汤培养物锁入实验室就去度假了。当他假期结束回到实验室时，又将保存了一个暑假的肉汤培养物继续注入鸡体进行实验，然而结果却与前面的实验相反，所有被注射的鸡都安然无恙，面临这样明显的失败，巴斯德重新设计了两组实验。第一组，他把从天然感染该病的鸡中重新分离的新菌株分别给从市场买的新鸡和感染而未发病的两种鸡做了接种注射。第二组，他把实验室保存的老的培养物也分别给上述两种鸡做了接种注射。实验结果是，第一组中的新鸡生病死亡，而注射过老培养物的鸡却没被感染。第二组中的两种鸡均未发病。经过对上述实验的认真分析，巴斯德证明：旧菌株不能使任何鸡生病是由于培养细菌的毒力减弱了。新菌株不能使注射过旧菌株的鸡生病，是因为这种鸡产生了抵抗力的结果。在这一分析结果的基础上，巴斯德继续研究了造成毒力减低的原因，发现了毒力减低与两次传代培养之间的时间间隔有关，时间越长，减毒程度越大。巴斯德指出这一现象与90多年前詹纳的牛痘接种法的原理相似，牛痘疫苗的原理被巴斯德解开了。巴斯德把鸡霍乱的这种减毒菌株称为"疫苗"，这一名称一直沿用至今。巴斯德用毒力减弱的细菌预防鸡霍乱的传染；把毒力减弱的炭疽芽孢杆菌注射给羊，可以预防羊发生炭疽病。这种方法是自动免疫的开始。1885年，巴斯德又发明狂犬病疫苗，尽管当时还无法观察和分离病毒，但巴斯德还是用他出色的工作成功地预防了这种危险的疾病。到1885年为止，所有疫苗都是活的减毒制品，制造这种疫苗价格昂贵，花费时间又长。1886年，美国细菌学家沙门（Daniel Salmon，公元1850—1914）和史密斯（Theobald Smith，公元1859—1934）首次制成了死疫苗，这种死疫苗经实验证明和活疫苗一样有效，同时生产成本低，可进行标准化批量生产，而且能较长期保存，由于沙门和史密斯的工作，人工减毒疫苗可以大批量用于人和动物以预防各种传染病的传播。

第二，血清学研究与体液免疫理论的建立。减毒疫苗的成功使细菌学家开始对免疫机制的问题发生兴趣，最早的研究工作是1888年由英国细菌学家纳托尔（George Nutall，公元1862—1937）进行的。他把已知数量的炭疽芽孢杆菌加入到无细菌的血清中，观察到只要细菌数量不太大，就会被血清杀死。这一早期研究有两个特点，一是血清取自未经免疫的动物，因此血清的作用是非特异性的；二是使用方法与现代相反，即血清量保持恒定，加入的细菌则是变量。现代的方法是：确定恒定的细菌，然后用能杀死固定数量细菌的血清极限稀释度来表示结果。1889年，法国学者查林（Charrin，A.，公元1856—1907）等提供了特异性免疫血清的第一组试验。他们用铜绿假单胞菌人工感染动物，当动物复原后取其血清，他们发现将铜绿假单胞菌放在被感染和未感染的两种动物血清中，则产生不同结果，在被感染动物的血清中细菌培养后形成凝块并沉淀；在未感染的动物血清中，细菌培养后形成弥散性生长。这是血清中存在特殊抗菌物质的第一个证据。在上述初期研究工作基础上，19世纪的最后10年，血清学和免疫理论得到了飞速发展。

19世纪，贝林、埃利希、北里柴三郎都曾在科赫实验室从事细菌和免疫学研究。1890年德国细菌学家贝林（Emil Behring，公元1854—1917）（图6-7）第一次报告获得了特异性免疫抗体，这是用梅氏弧菌对豚鼠进行实验性感染研究的结果。此后，贝林和日本微生物学家北里柴三郎合作，完成白喉抗毒素的研究。贝林本是普鲁士的医生，后来成为科赫的学生，曾经在哈勒（Haller）和马尔堡（Marburg）做卫生学教授。贝林和北里柴三郎在科赫的研究所里将成倍注射白喉毒素实验动物的血清注射在其他动物体中，被注射的动物因毒素中和而可以被治愈，或者预防白喉的发生。他们做实验进一步证明，通过注射取自免疫动物的血清，可以把这种免疫力被动转移给其他动物，这样就为血清疗法奠定了基础。他们还为能中和毒素的特殊物质创造了"抗毒素"这个术语。在取得这项成果的第二年，即1891年，柏林的一家医院就用抗白喉血清治疗了第一个患儿。之后，这种抗毒素得到世界公认，成为治疗白喉的一种重要药品，使白喉死亡率大大降低，被动免疫取得成果。1901 年为表彰贝林在抗毒素血清疗法方面的贡献，瑞典卡罗琳斯卡医学院向他颁发了首届诺贝尔生理学或医学奖。自此以后，科学家还研制出包括破伤风、肺炎、鼠疫和霍乱在内一些疾病的抗毒素。

19 世纪对于免疫学理论的贡献还有在前面药理学部分提到过的德国科学家埃利希（图 6-8），他提出侧链学说。埃利希生于西里西亚，是科赫的助手之一，主要研究化学。1891—1900 年，埃利希主要从事免疫机制的研究和免疫理论的建立。他应用侧链学说对抗原抗体的作用机制进行了解释。他认为抗原具有一种结合基或"侧链"，或称为"结合簇"，抗体是机体细胞受抗原刺激后所产生的物质，抗体也具有侧链或结合簇，并能与抗原的结合簇做特殊的结合，埃利希将抗体称为"受体"，并进一步推论机体细胞受抗原刺激产生受体后，不断地进入血液，在血中与抗原结合以保护机体。埃利希是最早应用化学反应解释免疫过程的人，他也因此荣获 1908 年诺贝尔生理学或医学奖。1896 年埃利希创设血清研究所，后被聘请为法兰克福实验疗法研究所的所长。1897 年埃利希发表了他的论文《白喉抗血清的标准化及其理论基础》。此外他还创建了化学疗法，这是 20 世纪以后的事情。在免疫血清研究方面，还有肥达（Fernand Widal，公元 1862—1929）1896 年在伤寒病人的血清中发现了凝集现象。后把这种现象应用在伤寒病人的诊断中，即肥达反应。1900 年赖特（Almroth Wright，公元 1861—1947）用杀死后的细菌做伤寒接种获得成功，这是继巴斯德之后，将预防接种方法成功地用于人体治疗伤寒。1911 年希克（Bela Schick，公元 1877—1967）用血清测定白喉血清抵抗力的反应，即希克反应。作为梅毒诊断法而广泛应用的瓦瑟反应是瓦瑟曼（August Wasserman，公元 1866—1925）发明的，在绍丁（Fritz Schaudinn，公元 1871—1906）发现梅毒螺旋体的第二年开始应用。现代免疫学的真正进展发生在 20 世纪。

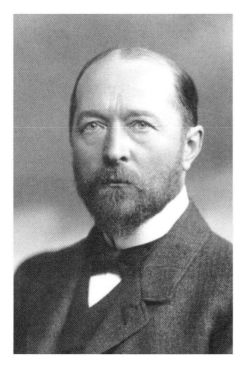

图 6-7 贝林

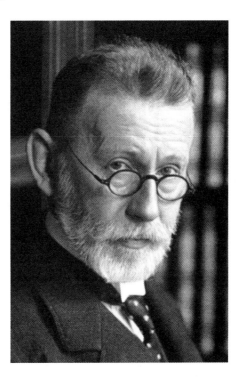

图 6-8 埃利希

第三，吞噬现象的研究与细胞免疫理论的建立。吞噬现象在 19 世纪曾被许多研究人员注意到。1870 年朗格汉斯（Theodor Langhans，公元 1839—1915）观察到白细胞具有清除伤口内红细胞的能力。1872 年，德国病理学家勃契 - 赫斯费尔（Felix Birch-Hirschfeld，公元

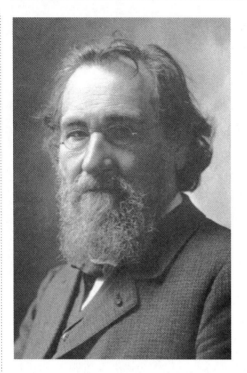

图 6-9　梅契尼柯夫

1842—1899）发现注射到血内的球菌被白细胞吞噬。1874 年，丹麦病理生理学家帕纳（Peter Panum，公元 1820—1885）提出吞噬现象可能是摧毁细菌的一种方式，遗憾的是这些研究当时没有引起人们的重视。1876 年科赫也描述了从感染炭疽病动物的脾内提取炭疽芽孢杆菌，然后接种到蛙背上的淋巴囊内，可以看到注入的炭疽芽孢杆菌可以被囊内细胞吞噬的现象。后来发现同一现象在马的体内也可以被观察到。

对吞噬现象进行深入研究，并由此建立免疫学理论的两大支柱之一的细胞免疫理论的是俄国生物学家梅契尼柯夫（Ilya Mechnikov，公元 1845—1916）（图 6-9）。梅契尼柯夫出生在俄国，早年留学德国，并在那里完成博士论文。1868 年回彼得堡获动物学博士学位。1882 年由于遭受沙皇的迫害而被迫逃亡意大利。在意大利，他继续研究腔肠动物和棘皮动物的消化系统，发现最原始的消化器官不是腔囊状或管状的，而是肠内细胞对食物的直接吞噬。梅契尼柯夫在实验中将玫瑰刺刺入透明的海星幼体内，观察到玫瑰刺周围聚集着变形细胞，他为这些吞食外来物质的细胞取名"吞噬细胞"。由此他推测高等动物体内可能具有这种细胞，他在兔子身上的实验也证明了这一点。1883 年，梅契尼柯夫建立了吞噬细胞理论；1884 年发表了名著《机体对细菌的斗争》，震动了医学界。1888 年，梅契尼柯夫应邀到法国巴黎巴斯德研究所工作。在此后的 28 年，法国成了他的第二故乡，在法国，梅契尼柯夫完善了细胞免疫理论。梅契尼柯夫曾证明在人的结缔组织和血液组织内有一种特殊的细胞，他称之为"噬菌细胞"，这种细胞具有捕捉和吞噬细菌的功能。他认为红、肿、热、痛的现象就是噬菌细胞堆积的结果。1908 年梅契尼柯夫因发现白细胞的吞噬现象而获得诺贝尔生理学或医学奖。此外，梅契尼柯夫还发现了乳酸杆菌，阐明这种细菌有防止肠道内有害细菌产生的作用，并认为常食乳酸菌可以延长人类的寿命，因此写了一本书，书名就是《长寿的研究》，这本书曾被译成多种文字。20 世纪初，梅契尼柯夫与人合作，把梅毒抗血清接种到人体。

在 19 世纪建立的体液免疫和细胞免疫这两大学派相互论战了 20 多年，直到 1903 年，赖特和道格拉斯（Stewart Douglas，公元 1871—1936）在研究吞噬作用时发现了调理素，证明在抗体参与下可使白细胞的吞噬作用大为增强，从而使人们认识到这两种理论的互补作用，至此两大学派才统一起来。

九、寄生虫病学的研究

大型人体寄生虫，如蛔虫、绦虫等在中国、希腊和罗马的古代医书中均有记载。古代印度和阿拉伯的医生也对黑热病等寄生虫引起的疾病有过描述。但是，真正对寄生虫进行专门的观察和描述则始于 17 世纪。首先在显微镜下对寄生虫进行观察和客观描述的人是列文虎克，在 1681 年，他因患腹泻而对自己的粪便进行了检查，发现了大量的肠梨形虫。1684 年，意大利医生雷迪（Francesco Redi，公元 1626—1697）发表关于家畜和野生动物体内若干蠕虫的调查报告。1773 年，丹麦生物学家穆勒（Otto Muller，公元 1730—1784）第一次描述了在人类唾液和齿垢中观察到毛滴虫。当然，这些观察和研究都是初步的。

寄生虫病研究的长足进步是在 19 世纪。由于显微镜的改进和细菌学的发展，传染病的各种病原体相继被发现。这些发现中的许多内容都与寄生虫病有关。1835 年，法国医生欧文

（Richard Owen，公元1804—1892）发现人体肌肉中有旋毛虫幼虫寄生。1836年，法国医生多恩（Alfred Donne，公元1801—1878）首次报道寄生于妇女阴道的阴道毛滴虫。1846年，美国医生利迪（Joseph Leidy，公元1823—1891）发现猪肉中寄生旋毛虫幼虫。1851年，德国学者比尔哈茨（Theodor Bilharz，公元1825—1862）于埃及进行尸体解剖时发现埃及血吸虫，澄清了长期以来人体不明血尿的病因。1852年，德国学者库奇梅斯特（Friedrich Kuchenmeister，公元1821—1890）用兔体内的豆状囊尾蚴喂狗，获得了豆状带绦虫成虫，再用其虫卵喂兔获得了囊尾蚴。1855年他用同样的方法在人猪之间进行了猪带绦虫的实验并获得成功。这种应用动物模型进行实验的方法极大地推动了寄生虫病的研究。1857—1859年，德国学者鲁卡尔特（Rudolf Leuckart，公元1822—1898）和微尔啸同时各自完成了旋毛虫生活史的研究。1870年，英国学者刘易斯（Timothy Lewis，公元1841—1886）在人的粪便中发现了结肠阿米巴虫。

19世纪寄生虫病研究中最精彩的一幕应该是对疟疾的研究，可能是因为这项研究难度很大，所以历经近20年的时间，地域上横跨欧、亚、非三大洲，参加研究的学者包括法国、意大利、英国等多国专家，最终在19世纪末才完全阐明疟疾的机制。当时在非洲的阿尔及利亚工作的法国军医拉费朗（Charles Louis Alphonse Laveran，公元1845—1922）首次从疟疾病人的血液里观察到体内的寄生物。1880年拉费朗发表了他的发现，并预见按蚊可能是疟疾的传播媒介，但拉费朗的发现只限于疟原虫的裂殖体。在此后的9年中，意大利组织学兼病理学家戈尔基（Camillo Golgi，公元1843—1926）完成了人类血液系统中该寄生虫发育周期的研究工作，并阐明了感染发热高峰期与原虫裂殖生殖的相关性，认识到危害人类健康的疟原虫至少有三种，同时证实了奎宁对疟原虫具有破坏作用。1890年戈尔基拍摄了第一张疟原虫照片。1891年，俄国学者罗曼诺夫斯基（Dmitri Romanowsky，公元1861—1921）在研究技术上获得重要进展，他发明了一种新的染色法（罗氏染色法），在此之前因为没有这种染色技术因而对疟原虫的观察十分困难。罗氏染色法使任何一位拥有一台显微镜的内科医生都可以发现疟原虫。这种诊断方法为疟疾病人带来了迅速准确诊断的福音。1892年英国医生罗斯（Ronald Ross，公元1857—1932）（图6-10）在印度开始致力于疟疾流行病学调查研究。经过几年的努力，1897年他首先证明了鸟类疟疾是由蚊传播的。不久罗斯深入到非

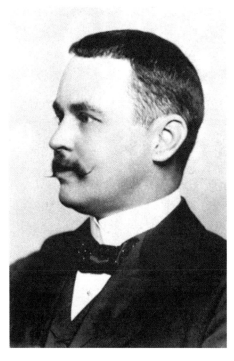

图6-10 罗斯

洲西部，在那里终于在按蚊的胃肠道找到了人类疟原虫的卵囊，证实人类的疟疾是由按蚊传播的。此后罗斯将自己的研究成果写成专著《疟疾研究》，书中提出灭蚊预防疟疾的措施，罗斯也因此荣获1902年诺贝尔生理学或医学奖。

在众多学者的努力下，19世纪寄生虫病学成为一门独立学科。1894年，英国利物浦热带医学学校开设寄生虫学课程，并由著名学者罗斯任教，同时还创办了《热带医学及寄生虫学》年刊，此后欧洲各国也先后创办了研究热带医学与寄生虫病学的院所，为20世纪寄生虫病学的继续发展奠定了基础。

十、诊断学的进步

由于病理解剖学和细胞病理学的影响，19世纪时的临床医生特别注意对内脏器官病理变

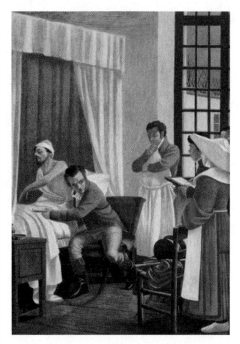

图6-11 雷内克最初使用直接听诊法，
后来发明听诊器

化的研究和诊断，想尽各种方法寻找"病灶"，在这种诊断思维的驱使下，诊断方法不断发展起来，诊断手段和辅助诊断工具不断增多。19世纪末，医学史上又把直接检查病人的方法转向实验室检查。

自18世纪中叶奥地利医生奥恩布鲁格发明叩诊法以来，直到19世纪初期，临床医学在诊断方面的主要成果是叩诊法的推广应用及听诊法的发明。发明听诊器的人是雷内克（Rene Laënnec，公元1781—1826）（图6-11），他是法国病理学家、临床医学家和巴黎医学院的教授。雷内克从希波克拉底的著作中得到对于心肺可以听诊的启示，最初他用直接听诊法听诊，后来发明了听诊器，先是纸制的，后是木制的。雷内克利用听诊器检查了许多病人，记录了由听诊器发现的各种最微小的现象。他又进行了许多尸体解剖，把解剖结果与临床现象相对照，积累了大量听诊知识，并逐渐改进了听诊法。1819年出版了著作《论间接听诊法》，并根据这种新的检查方法诊断肺和心脏疾病。雷内克不仅是一位杰出的医学家，同时是一位诗人、语言学家。他通晓希波克拉底、盖仑等古代医生的著作，他曾说过一句名言："医学上的发现唯有熟悉医学历史者方能成功"。

许多临床辅助诊断方法的应用也是在19世纪出现的，如血压测量、体温测定及体温曲线的应用等，更重要的是体腔镜的发明和运用。人们开始利用物理学原理来制造照明装置和光学器具，由此发明了一系列光学器械，并很快应用到临床。较早应用到医学中的光学器械有德国人赫尔姆霍兹发明的检眼镜。继之喉镜、膀胱镜、食管镜、胃镜、支气管镜先后发明并被应用，丰富了临床内科的诊断手段，并使体腔内治疗成为可能。又由于化学的发展，人们利用化学分析方法检查人体血液成分的变化。化学诊断方法补充了物理诊断方法的不足，除了定性和定量分析外，在临床化验中，物理诊断法如尿和血液冰点的测定、化学诊断法如氢离子浓度的测定等均被采用。

显微镜学的不断进步，促进形态诊断学在临床逐步取得重要地位，不仅研究机体体液和固体部分的组织结构的有形成分，还研究正常和异常排泄物的组成成分。至19世纪末和20世纪初，由于微生物学和免疫学的发展，临床诊断方法扩充了许多。

十一、麻醉法的发明

自古以来疼痛是医学的一大难题，早些时候的止痛方法是很有限的。中国历史上的三国时代，华佗创用麻沸散止痛，这是世界历史上使用麻醉药的早期记录之一。据可靠的文献记载，世界上很多民族都曾经实施过原始的麻醉术。比如用冰块或雪水使身体麻木，或者紧扎肢体使之麻木，直到18世纪末和19世纪初，也还是用某些器械来压迫神经使人失去知觉。真正的麻醉法是随着一氧化二氮（即笑气）、乙醚和氯仿这三种全身麻醉药在临床的使用而在19世纪中叶兴起的。

最早发现一氧化二氮有麻醉作用的是英国的化学家戴维（Humphry Davy，公元1778—1829），他在1800年就知道在出血量较少的外科手术中，一氧化二氮具有止痛作用。戴维在给朋友的一封信中，叙述了他吸入一氧化二氮以后的欢乐、快慰的感觉。因此一氧化二氮也称作"笑气"。可惜戴维的体验没有得到英国人的重视，所以这一发现也未能及时在临床推广。

1844 年美国人威尔斯（Horace Wells，公元 1815—1848）将一氧化二氮用于牙科手术上，获得了成功，但是在一次公开表演中他却失败了，为此威尔斯很是气悔。笑气可以引发人难以控制的狂笑，所以美国人就把这种气体用于杂技等娱乐中。在美国的乡村和小镇里，经常出现一些卖艺人。他们手推着装有笑气袋的小车，沿着各个村镇巡回表演，并从这种表演中得到了不少酬金，一项英国科学家的发现意外给美国民间的卖艺人找到一条生财之道。在美国的年轻人中，更有利用笑气组织笑气晚会，成了不折不扣的狂欢会。

外科手术中第二种麻醉方法是使用乙醚。美国人朗（Crawford Long，公元 1815—1878）在一次实验中不小心使乙醚逸出，有幸发现乙醚具有麻醉作用。1842 年他将乙醚用于外科手术，摘除了一病人头部的囊肿，这是最初使用乙醚的尝试。但是，由于朗居处僻地，其开创性工作并不为世人所知。另一位使用乙醚做手术的医生是莫顿（William Morton，公元 1819—1868）。莫顿从他的老师杰克逊（Charles Thomas Jackson，公元 1805—1880）那里获悉乙醚有麻醉作用，1844 年莫顿把乙醚应用在拔牙的手术中，后来他到马萨诸塞州的医院里推荐麻醉药乙醚。1846 年乙醚得到许多医生的承认，1846 年 10 月 16 日莫顿来到麻省总医院，在著名外科医生沃伦（John Warren，公元 1778—1856）进行的一次割除颈部肿瘤的手术中实施了乙醚麻醉。这次公开表演轰动了世界，从此揭开了现代麻醉史的序幕。1846 年底，莫顿在美国《波士顿医学杂志》上，正式发表了乙醚麻醉法的报告。第二年英国的爱丁堡大学产科学教授辛普森（James Simpson，公元 1811—1870）看到莫顿的报告，把乙醚用在产科手术中。但是又过了几个月，辛普森发现用氯仿比乙醚的麻醉效果更好，所以氯仿成了第三种重要的麻醉药。自从这些全身麻醉药发现不久，人们又在寻找不使全身失去感觉，而只是使病变局部的感觉消失的药物。1884 年维也纳医生科勒（Carl Koller，公元 1857—1944）先把可卡因（cocaine）应用到人眼，然后又应用到鼻和其他部位，这样逐渐产生了局部麻醉。不久有人用可卡因做皮下注射，1885 年美国的霍尔斯特德（William Halsted，公元 1852—1922）曾设想把可卡因注射到神经内，以后库欣（Harvey Cushing，公元 1869—1939）实现了这一设想。再以后美国人科宁（James Corning，公元 1855—1923）把可卡因注射到脊椎管内，可使下半身的感觉消失。1908 年，另一位美国人克里勒（George Crile，公元 1864—1943）想出结合全身麻醉和局部麻醉的方法。麻醉法发明以后，外科的发展相当迅速。在麻醉法发明以前，评价外科手术的好坏是以速度做标准的。有了麻醉法以后，外科手术就可以比较细致、妥善地进行了，而且可以防止没有麻醉药时病人的挣扎，使得以前无法进行的大手术可以在无痛的基础上实施。麻醉法不仅给外科、牙科带来了福音，而且也为产科病人减轻了痛苦，所以麻醉法的应用是 19 世纪的一件大事。

十二、消毒法的发明

19 世纪以前，外科医生习惯于用烧灼法或沸油冲洗法处理伤口，病人极为痛苦。19 世纪以后以绷带包扎法逐渐代替上述方法，但往往导致感染率和死亡率升高。直到巴斯德和科赫建立起微生物学之后，人们才真正认识到化脓性感染是细菌侵入的结果，消毒防腐是预防感染的关键。

19 世纪，较早观察到感染途径和感染原因的是匈牙利医生塞麦尔维斯（Ignaz Semmelweis，公元 1818—1865），他生于匈牙利首都布达佩斯附近，父亲是一位十分有钱的杂货商。塞麦尔维斯在布达佩斯和维也纳学习法律，后来学习医学，并于 1844 年获得医学博士学位，1846 年成为维也纳产科医院的助理产科医生。就是这位年轻的产科医生，发现了当时严重威胁产妇生命的产褥热是因为医生不洁净的双手造成的。塞麦尔维斯做产科医生的时候，普通产科病房的死亡率达到 30% 以上，医学生接生的病房死亡率更高，而护士接生的病房死亡率稍微低一些。经观察发现，学生们常常是在上完解剖课以后就来到产科病房，在没有洗手的情况下就去给产妇接生。根据塞麦尔维斯的提议，自 1847 年 5 月中旬起，第一病房的医生在检查孕妇或产妇以前，都要用漂白粉溶液清洗双手，并用刷子仔细刷洗指甲缝。这项简单的措施实行 2 个月，就使第一病房的产褥热死亡率骤降。1848 年又如此实行一年，全年 3557 名产妇中死于产褥热者 45 人，死亡率仅 1.3%；而且这一年中还出现了连续 2 个月没有发生产妇死亡，这是历史上从未有过的奇迹。但是塞麦尔维斯的做法还是遭到上级医生的反对，迫使他不得不离开维也纳，担任了布达佩斯产科学的教授。1861 年塞麦尔维斯出版了《产褥热的原因、概念及其预防》一书，公布了对产褥热预防的办法。塞麦尔维斯是凭经验预防了产褥热，他并不知道什么是微生物，但是他的做法实际上是消灭微生物的有效措施。塞麦尔维斯的结局非常不幸，他因强烈的精神刺激而致精神失常，并被收入精神病院。后来在一次偶然的事件中，竟因伤口感染死于败血症。

外科消毒法的真正创始人是英国人李斯特（Joseph Lister，公元 1827—1912）。李斯特的父亲是伦敦的一位酒商，他在闲暇的时候很喜欢研究透镜，所以在透镜的改良上做过贡献。李斯特继承了父亲喜欢研究的性格。1852 年李斯特毕业于英国的伦敦大学，以后又到爱丁堡专攻外科，在老师赛姆（James Syme，公元 1799—1870）的指导下工作。1860 年被聘为格拉斯哥（Glasgow）大学的外科教授，1869 年被选为爱丁堡的外科教授，1877 年被聘为伦敦皇家学院的教授。当时外科的重大问题是多数病人在手术后发生败血症，或者是类似丹毒的情形。据李斯特的记载，在断肢术的病人中约有一半死于败血症。当李斯特获悉巴斯德发现发酵是由于微生物引起后，由此得到启发，李斯特猜想败血症等疾病也是微生物造成的。于是借鉴巴斯德的消毒方法，他试用过氯化锌等物质，最后试用苯酚（石炭酸）并获得了成功。1865 年 8 月 12 日，李斯特第一次把苯酚应用在复杂的骨折手术中，得到了满意的效果。之后，根据实验结论总结出多篇论文发表在《柳叶刀》（Lancet）期刊上，其中包括《治疗复合骨折、脓肿等的新方法：结合化脓情况的观察》（On a new method of treating compound fracture，abscess，etc.：with observations on the conditions of suppuration，1867）、《论外科临床中的防腐原则》（On the antiseptic principle in the practice of surgery，1867）和《关于石炭酸的使用》（On the use of carbolic acid，1867）等。李斯特的研究奠定了外科消毒、防腐的基础。虽然遭到了很多人的攻击，但是李斯特仍然坚信他的消毒方法是正确的，并且继续坚持他的做法，并逐渐改进这一方法。在普法战争后期，苯酚消毒法被普遍采用。自从发明了麻醉法，特别是有了苯酚消毒法以后，许多复杂的手术都得以实施。李斯特不仅用苯酚清洗伤口，而且还用苯酚消毒手术台、手术室，并用复杂的包扎法将伤口包裹好。这些措施大大降低了因手术感染、化脓引发的死亡率。但是伤口的感染问题并没有得到彻底解决。1886 年德国人伯格曼（Ernst Bergmann，公元 1836—1907）采用蒸汽灭菌法进行外科消毒，人类才真正进入无菌外科手术时代。

不久，止血的方法也有改进，比如发明了止血钳、止血带以及血管结扎法在临床中重新受到重视。由于这几方面的进步，使外科领域日渐扩大，外科地位大大提高，手术方法不断丰富，越来越多的复杂器械和仪器在外科手术中得到应用。

十三、公共卫生学的建立

18 世纪时预防医学已有某些改进，但实施范围很有限。到 19 世纪，预防医学和保障健康的医学对策已逐渐成为立法和行政的问题。先进的社会改革家积极开展社会调查，促成卫生设施的改良与使用。他们搜集并公布了关于工人阶级生活和工作状况的真实材料。在这些人中，有英国人查德维克（Edwin Chadwick，公元 1800—1890）和西蒙（John Simon，公元 1824—1876）。1834 年，查德维克被选为新济贫法委员会的秘书长。他在几位医生的协助下，对伦敦、曼彻斯特和格拉斯哥等城市的贫民窟进行了系统调查，研究贫困、不良生活环境与疾病之间的关系。1842 年发表《关于英国劳动人口卫生状况的报告》。这篇报告不仅分析了疾病的社会和经济代价，而且提出改进贫民的卫生状况及限制工厂童工等多方面的建议。1854年，西蒙公布了《论伦敦市的卫生状况》的报告，建议改善城市下水道，成立卫生检查机构，开业医生应负有卫生责任，并将防治疾病列为国家的主要任务之一。同时环境卫生学以及流行病方面的工作也在开展。欧洲的资产阶级为保护自己免于遭受在工人中猖獗的流行病和其他疾病的侵袭，也采取了许多卫生措施。如英国于1818年设立卫生总务部，规定一些预防疾病的法令。1854年，伦敦霍乱流行，约6万人死亡。在霍乱流行时，约翰·斯诺（John Snow，公元1813—1858）通过研究霍乱死者的日常生活情况，寻找到他们的共同行为模式，创造性地使用空间统计学查找到传染源，发现了霍乱与饮用不洁水的关系。于是采取措施清洁水源，有效制止了霍乱的流行。他还推荐了几种实用的预防措施，如清洗肮脏的衣被、勤洗手和饮用开水等，取得了良好的效果。1856年英国在大学第一次开设了公共卫生课程，使预防医学从医学中独立出来，建立起一套比较完整的理论和方法，预防医学成为一门新兴的学科。

使预防医学成为一门精确学科的人是德国公共卫生学家皮腾科费尔（Max Pettenkofer，公元1818—1901）。他将物理和化学方法应用到卫生学方面。他用实验方法研究卫生学，研究空气、水、土壤对人体的影响；测定了大气中二氧化碳对呼吸的意义，并发明了测定空气中二氧化碳含量的方法；研究了住宅的通气和暖气设备，于1882年出版了《卫生学指南》一书，该书堪称实验卫生学的里程碑。皮腾科费尔认为卫生非常重要，他不同意科赫的"只要感染霍乱弧菌就会得霍乱"的观点。他不顾74岁高龄，做出了一个骇人听闻的举动。他把科赫给他的一管混有霍乱弧菌的水一口气喝了下去，结果出人意料，皮腾科费尔并没有感染霍乱，只是稍有稀便，这是医学史上有名的自体实验。其实皮腾科费尔的实验并没有完全驳倒科赫的观点，只是对科赫看法的补充，即传染疾病的发生除了要有传染源以外，还取决于人体自身的抵抗力，也就是说疾病的发生与内因和外因都有关。

继皮腾科费尔之后，研究职业病的劳动卫生学、研究食品工业的食品卫生学、食品营养学相继产生。自19世纪下半叶开始，有些较发达的资本主义国家也开始注意学校卫生。到19世纪末20世纪初，卫生学中又划分出社会卫生学，它的任务是研究公民的健康情况、患病率和死亡率的原因以及人类与之对抗的方法。

十四、法医学的建立

公元13世纪，中国宋代出现世界上最早的法医学专著，即宋慈的《洗冤集录》，在世界范围内影响广泛，此时欧洲的法医学是比较落后的。1600年，意大利的费德尔（Fortunato Fedele，公元1550—1630）曾写过一本有关法医学的书。1667年，荷兰人斯旺麦丹（Jan Swammerdam，公元1637—1680）发现婴儿能够呼吸以后，尸检时他的肺就能浮在水面上，不会下沉。1681年施雷尔（Johannes Schreyer）就是根据斯旺麦丹的发现判断一名妇女无罪，因为当时有人怀疑这位妇女杀死了自己的孩子，但实验发现婴儿的肺能在水中下沉，证明孩子尚未出生就已死亡。18世纪病理解剖学建立以后，法医学才稍有进步。1723年德国人泰希梅尔（Hermann Teichmeyer，公元1685—1746）出版法医学著作，被欧洲人视为法医学的权威著作。1763年法国的路易斯（Antoine Louis，公元1723—1791）应用医学知识判断法律案件，开始记述自杀与他杀的鉴别点。1783年英国的亨特（William Hunter）也论述过私生儿被杀的特点。

19世纪欧洲法医学研究所的建立是法医学发展的一个标志。19世纪之初，爱沙尼亚的多尔帕特大学首先建立法医学研究所（Dorpat，1801），其后，维也纳大学（1818）、柏林大学（1832）、波兰克拉科夫大学（Krakow，1834）、罗马尼亚布加勒斯特大学（1892）、意大利都灵大学（Turin，1897）和奥地利格拉茨大学（Graz，1899）等也相继建立。其中，维也纳和柏林建立的是包含法医学和医学管理在内的国家医学研究所（Institute of State Medicine）。1899

年，葡萄牙改革法医学服务，在里斯本（Lisbon）、波尔图（Porto）和科英布拉（Coimbra）建立了新的验尸所，同年在里斯本建立了法医学研究所和法医学委员会（Medicolegal Council）。19 世纪法国在巴黎建立验尸所（Morgues），在这里不仅进行法医鉴定，也进行法医学教育和研究，1903 年更名为法医学研究所。

19 世纪法医学发展的另一个特点就是法医学教育的迅速发展，欧洲绝大多数国家在 19 世纪 20—30 年代都已开设法医学讲座，2/3 是独立开设，并且设置了教授职位，有些国家还对法医学教育有明确的法令规定。如荷兰在 1815 年规定，全国各大学都要开设法医学讲座。1845 年，西班牙有法令规定，马德里、加的斯（Cadiz）、瓦伦西亚（Valencia）、巴塞罗那（Barcelona）各大学要给六年级医学生教授法医学课程。应当指出的是，法医学讲座设立的意义不仅限于培养具有法医学知识的医生，更重要的是从事教学、科研和进行法医鉴定等服务活动。在欧洲以外其他一些国家的大学也相继建立了法医学讲座和教授职位，如加拿大（1826）、阿根廷（1826）、巴西（1832）、委内瑞拉（1841）、古巴（1842）、智利（1851）、秘鲁（1855）、危地马拉（1869）和日本（1888）等。

这一时期，一些重要的法医学教科书也相继出版，其中比较著名的有 1801 年意大利维琴察（Vicenza）的内科医师托尔托萨（Tortosa G.，公元 1743—1811）教授编著的《法医学基本原理》（*Instituzioni de Medicina Forense*）、德国的《法医学教科书》（1812）、法国的《法医学教程》（1821）、瑞典的《法医学手册》（1838）、英国的《法医学教程纲要》（1840）、奥地利的《法医学教程》（1878）等。

19 世纪后半叶，随着法医学专业人员的逐渐增加，欧洲开始出现法医学术团体。1868 年法国创建了世界上第一个法医学会——巴黎法医学会，1873 年更名为法国法医学会，1874 年得到官方承认，1955 年更名为法国法医学与犯罪学会。1889 年在布鲁塞尔也建立了比利时法医学会。

19 世纪在欧洲的德国、法国、意大利、奥地利、匈牙利、比利时等国，各种与法医学有关的刊物如雨后春笋般出现，有创刊仅数年便停刊的刊物，也不乏发行数十年影响仍很大的刊物。

除了法医学期刊，19 世纪欧洲各国都有法医学著作出版，如法国的《论法医学与公共卫生学》（1813）、《理论与实际的法医学》（1836）和《法医学论集》。《论法医学与公共卫生学》是 19 世纪初最有影响的书籍之一，1813 年在巴黎出版，6 卷，共 3111 页，该书的许多内容被其后的学者所引用。《法医学论集》自 1854 年起陆续出版，为巴黎大学医学系法医学教授编著，最早的一部是《与奸淫罪有关的法医学论集》，也有法医学上其他重要问题的论述，如勒死（1859）、堕胎（1864）、中毒（1867）、杀婴（1868）、事故及他杀和非故意打击所致的损伤（1871）、精神病（1872）、创伤（1879）、意外或非故意发生的疾病（1879）等。奥地利的法医学著作有《系统医学管理大全》，其中法医学内容在第 4 卷。1898 年维也纳大学出版的《法医学图谱》是法医学史上的第一部图谱，共收录黑白图片 193 幅，彩色图片 56 幅，并附详细说明，是法医学与近代摄影技术共同发展的产物。英国 19 世纪法医学相关书籍有 1816 年的《医师、验尸官和律师用法医学概要》、1821 年的《法医学原理》、1823 年的《法医学》、1836 年的《法医学基础》、1865 年的《法医学的原理与实际》等。德国柏林大学教授、柏林市法院法医师的卡斯帕尔（Johann Casper，公元 1796—1864）于 1857—1858 年间著有《实用法医学手册》（*Handbuch der gerichtlichen Medicin*）。全书分为死亡学和生物学两部分。死亡学部分主要介绍死亡与尸体现象，暴力死种类，尸体检验的目的、时机和方法，凶器性质与创伤，成伤方法，衣物检查，血痕、精液、粪便和腐蚀斑的检验，机械性损伤死，枪弹创，烧死，失血与衰竭死，饥饿死，中毒死，窒息死，冻死，麻醉死，医疗事故等。生物学部分除以较大篇幅叙述新生儿生死问题外，主要介绍活体检查，包括有争议的生殖能力、处女性丧失、性欲异常、妊娠分娩、活体损伤、精神病等。

此外，19世纪还诞生了法医毒物学，成为现代法医学发展的重要标志之一。毒物学著作相继出版，有《论毒物》《论矿物、植物和动物性毒物》《毒物对活体作用的实验》《论毒物及其与法医学、生理学及人体实践的关联》《与法医学及医学有关的毒物》《依医化学分析的毒物检测手册》《饮食、空气混合物、食物残渣和尸体组织中的毒物法化学检测》《中毒谋杀案的审判报告》等。

十五、现代护理学的兴起

19世纪下半叶，伴随细菌学、药理学以及临床医学等学科的重大发展和医疗技术的进步，护理学作为一门科学也迅速发展起来。在医学中，护理是不可缺少的，但是经过专业训练的护士是在19世纪中叶以后才出现的。早在中世纪的欧洲，在天主教的统治之下，护士由信教的教徒充当。马丁·路德改革以后，虽然有普通的妇女充当护士，但是这些妇女既无经验又无知识，她们的待遇与普通勤杂人员一样。据说，18世纪中叶英国的医院中，护士从早晨6点一直工作到晚上6点，看护病人、打扫卫生，异常忙碌。1833年德国莱茵河畔的弗利德纳（Theodor Fliedner，公元1800—1864）与其夫人创办了一个收容机构，专门收留那些刚刚从监狱释放的女因犯，以后这个收容所也收留一些贫苦的病人。1836年夫妻二人开办了一所小医院，在这所小医院里，挑选品德好的妇女，让她们在医生的指导下完成护理工作。这样在德国出现了专门从事护理的妇女。也正是在这一时期，英国人南丁格尔的工作掀开了护理史上的新篇章。

南丁格尔（Florence Nightingale，公元1820—1910）（图6-12）出生在意大利的佛罗伦萨，是英国一个贵族家庭的女孩，家境富有，自幼受到良好的教育。长大后对护理工作非常感兴趣，20岁时便要求到医院中去做护理工作，但遭父母拒绝。她亦曾想组建一个基督教妇女团体，为减轻病人痛苦而工作。1850年她曾经到德国莱茵河附近的小医院访问，学习有关的护理知识。回到英国以后，她调查了英国医院里的护理工作，并写了一本书。1853年，她被委任为伦敦一家私人医院的护理工作负责人。1854年克里米亚战争爆发，英国的伤员无人救护，于是南丁格尔率领38名护士开赴前线救护。临行前，南丁格尔等人还遭到某些人士的嘲讽，但是她们的出色工作赢得了士兵的信任。初到战场的10天内，她们负责管理的士兵为1000人；100天以后，她们负责护理并供给食品的士兵达10 000人。由于医疗条件很差，伤兵死亡率高达42%，南丁格尔大胆地进行了改革，使战地救护工作取得极大成功，伤员死亡率下降到2%。南丁格尔和她的护理队员认真完成前线的护理工作，战后她回到了英国，成为人们心中的英雄，受到英国政府的重视。1860年南丁格尔募集了10万英磅，在圣·托马斯医院（St. Thomas Hospital）设立南丁格尔基金，

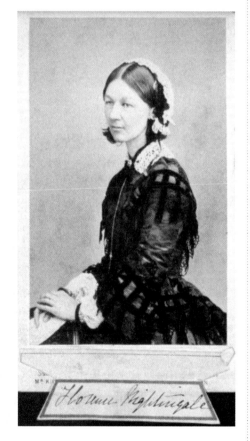

图6-12　南丁格尔

成立护士学校正式培养护士。南丁格尔是一位杰出的女性，她不仅善良，而且坚强、有毅力。她认为只有那些有教养、讲道德的妇女才能胜任护理工作。她曾经说过一句名言："人生要像

蜡烛一样，燃烧自己，照亮了别人"。这句话不仅适合护理工作，也适合一切有利于人类的工作。南丁格尔后半生继续献身护理事业，为护理科学的发展做出了巨大贡献。她的行动不但震动了欧洲大陆，而且其影响还波及美洲，1873 年，美国设立了第一个护士学校。

十六、国际红十字会成立

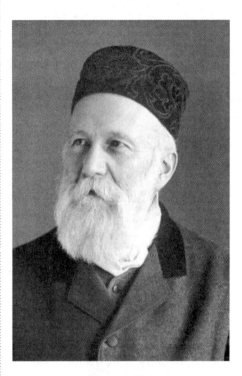

图 6-13 杜南

1859 年夏，以法国和意大利为一方、奥地利为另一方，在意大利北部展开激烈战争，31 岁的瑞士银行家兼慈善家杜南（Jean Henri Dunant，公元 1828—1910）（图 6-13），从阿尔及利亚到法国办事，途经此地，看到双方伤亡的战士都很多，横尸遍野，无人救护，于是他考虑成立一个组织，救济这些伤员，而不考虑伤员属于哪一方。1862 年他撰写了对这场战争的回忆录。1863 年 2 月，杜南和瑞士陆军总司令、1 名律师、2 位医生组成了"五人委员会"，即国际红十字委员会的前身。1863 年 10 月，第一次国际会议在日内瓦召开，14 个国家的 36 位代表参加了会议。第二年召开了第二次会议，这次会议确定成立国际红十字会。1864 年国际红十字会在瑞士成立。因为瑞士的国旗是红底白十字，于是杜南选择白底红十字作为标志，以后这个标志就成为国际红十字会的统一标志。1901 年首次设立诺贝尔和平奖，杜南当之无愧地获此殊荣。

19 世纪科学技术获得了迅猛的发展，基础理论与应用技术之间的关系更加密切。社会生产力的发展与科学技术的进步推动了医学的发展。由于物理学、化学与技术科学的进步，使得基础医学，如生理学、生物化学、病理学、微生物学、免疫学、药理学相继发展和完善起来。叩诊法的推广、听诊器的发明以及新型诊疗器械的发明，大大地提高了诊疗水平，临床医学也相应地发展起来。特别是外科学取得了前所未有的进步，麻醉术、消毒防腐法的发明及广泛应用使外科学取得了突破性的进展，护理学也发展起来。总之，19 世纪医疗的发展为现代医学奠定了基础，使医学进入到一个新的历史阶段。

（金东英 甄 橙）

 思考题

1. 影响 19 世纪医学发展的主要因素有哪些？
2. 19 世纪微生物学的主要成就和意义有哪些？
3. 临床医学在 19 世纪取得了哪些突破性进展？

拓展资料

1. 纪录片：信念之微生物之父
2. 纪录片：Discovery 环球医学系列之生死攸关
3. 纪录片：Discovery 世界百大发现：医学
4. 纪录片：《手术两百年》第二集手术基石
5. 纪录片：《手术两百年》第三集长驱直入

参考文献

1. 卡斯蒂廖尼. 医学史 [M]. 程之范，甄橙，译. 南京：译林出版社，2013.
2. 李志平，张福利，刘武顺，等. 中西医学史 [M]. 北京：人民卫生出版社，1999.
3. 姒元翼，龚纯. 医史学 [M]. 武汉：湖北科学技术出版社，1988.
4. 贾静涛. 世界法医学和法科学史 [M]. 北京：科学出版社，2000.

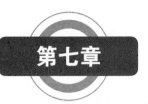

第七章　20 世纪的医学

内容重点

★ 微生物学新发现（螺旋体、病毒、立克次体）与新发传染病
★ 维生素的发现与营养学
★ 激素的发现与内分泌学
★ 治疗学的划时代进步：化学疗法、"606"、磺胺、抗生素、安全输血
★ 现代基础医学的发展：分子生物学、医学遗传学、免疫学
★ 现代临床医学的进步：器官移植与人造器官、科学技术与医学的融合
★ 医学新技术与生命伦理学：医学技术带来的问题
★ 医学模式的转变：生物医学模式、生物 - 心理 - 社会医学模式
★ 课程思政元素：青霉素的发现、胰岛素的发现及下丘脑激素发现的科学意义

一、社会发展与科技进步

20 世纪初，一些资本主义国家向外扩张，占领了很多殖民地，对外扩张给殖民地国家的人民带来了深重的灾难。同时，由于殖民地国家多处于热带地区，殖民者为了自身的安全，也研究了一些热带病和寄生虫病，在医学史上反映出 20 世纪初热带病学和寄生虫病学取得了显著进步。

历史的车轮不断向前迈进。从 18 世纪的蒸汽机、19 世纪的发电机，到 20 世纪原子能的发明和利用，形成了科学技术史上的重大变革，作为生产力的科学技术在 20 世纪得到空前的发展，科学技术的发展也相应地促进了医学进步。

20 世纪医学的发展主要依赖于物理学、化学、生物学和其他自然科学的进步。正如英国哲学家罗素所说："使我们的时代与过去时代所不同的就是科学"。科学技术的应用使 20 世纪的医学在各方面都有了较大的改观，医学与科学技术的结合越来越密切。20 世纪人类经历了两次世界大战。第一次是从 1914 年 6 月到 1918 年 11 月，死亡约 1000 万人，受伤约 2000 万人；第二次世界大战从 1939 年 9 月到 1945 年 9 月，死亡约 4000 万人，受伤约 5000 万人。这两次世界大战无疑给人类造成极大的灾难，但另一方面战争又使得外科，尤其是战伤外科有较大的发展。20 世纪的医学在科学、技术与社会的多重因素作用下快速发展起来。

20 世纪初，在医学领域已经形成了一些有广泛影响的学术派别，如微尔啸学派（细胞病理学说）、巴甫洛夫学派（高级神经活动学说）、塞里学派（应激学说）、心身医学学派（精神分析学说）对疾病的发生、发展和防治形成了比较完整的理论体系。但各个学派也都存在片面性，如巴甫洛夫学说虽然重视机体的整体统一，但过分强调了大脑皮质在疾病中的主导作用；

塞里学说强调了垂体 - 肾上腺皮质系统的作用，而对神经系统的作用估计不足等。20 世纪医学的特点之一是医学分科专门化显著。虽然在 19 世纪末医学已有多个分科，但那时分科的标准既不明确，也不统一。20 世纪以来医学分科越来越细，这种现象是医学高度发展的必然结果，但分科过细带来的利弊共存。

二、微生物学新发现与新发传染病

自 19 世纪 70 年代细菌学建立以来，现代微生物学的发展序幕被人类拉开。至 20 世纪初，在微生物领域，人们除了了解细菌之外，陆续又发现了其他病原体。微生物与传染病的关系更加明晰。到 20 世纪中叶，病毒学和病原微生物学等相继发展起来。人类在与传染病的斗争中取得了前所未有的胜利，但新的问题也不断出现，细菌耐药性的产生、超级细菌、不断变异的病毒和新型病毒的出现严重威胁人类健康，影响着人类历史的发展进程。

1. 螺旋体和病毒的发现

19 世纪最后 30 年是细菌学的年代，绝大多数致病细菌都被发现。进入 20 世纪，由于显微镜的改进，比细菌还小的微生物也暴露在人们眼前。1905 年，肖丁（Fritz Schaudinn，公元 1871—1906）和霍夫曼（Erich Hoffmann，公元 1868—1959）在梅毒性下疳的分泌物中发现了梅毒螺旋体。1911 年，日本科学家野口英世（Noguchi Hideyo，公元 1876—1928）完成了梅毒螺旋体的人工培养，以后他又在四期梅毒（麻痹狂）病人尸体的脑脊髓组织液中发现螺旋状微生物，从而揭示出麻痹狂的致病因素是螺旋体。野口英世 25 岁赴美学习，以后又到丹麦血清研究所学习。美国洛克菲勒研究所成立时，他又返回美国从事研究。野口英世最初在美国研究蛇毒，后又研究梅毒，并完成梅毒螺旋体的体外培养，阐明麻痹狂与梅毒的关系。1913 年，他分离了急性脊髓前角炎的病原体并培养成功。1918 年，他在南美黄热病病人血液中发现一种特殊微生物，认为这种微生物就是黄热病的病原体，将其命名为类黄疸性钩端螺旋体（*Leptospira icteroides*），对这种病原体进行人工培养和动物实验，获得了治疗血清。野口英世晚年着手研究眼的颗粒性结膜炎，分离出一种特殊细菌。为了深入研究在非洲猖獗一时的黄热病，野口英世来到非洲，不幸被蚊子叮咬，染上了黄热病，在非洲逝世。野口英世的一生与细菌学休戚相关，在他的身上反映出日本在明治维新以后一大批科学家积极学习西方的先进知识，在细菌学领域取得了令人瞩目的成绩。除了野口英世外，还有 1914—1915 年稻田龙吉和井户泰等发现外耳氏病（Weils' disease）为出血性黄疸钩端螺旋体（*Leptospira icterohaemorrhagiae*）导致，并完成血清疗法的研究；1915 年，二木谦三、石原喜久太郎等发现鼠咬症的鼠咬热螺旋体（*Spirochaetosis morsusmuris*）。日本科学家在微生物学上的成就提高了日本在世界医学界的地位。

比细菌更微小的微生物——病毒在 20 世纪被发现。1876 年，在荷兰工作的德国农业化学家麦尔（Adolf Eduard Mayer，公元 1843—1942）发现把患有花叶病的烟草植株的叶片加水研碎，取其汁液注射到健康烟草的叶脉中，能引起健康花叶发病，这种现象表明烟草花叶病是可以传染的。自 1879 年开始，麦尔对烟草的种植展开了长时间的观察与实验研究。通过对叶子和土壤的分析，麦尔认为烟草花叶病由细菌引起。1882 年，他将这种烟草疾病命名为"烟草花叶病"（mozaik ziekte van de tabak，即 tobacco mosaic disease）。

最早发现病毒的人是俄国的伊凡诺夫斯基（Dmitry Ivanovski，公元 1864—1920）。1892 年，伊凡诺夫斯基重复了麦尔的实验，证实了麦尔所看到的现象。伊凡诺夫斯基还进一步发现，将感染花叶病的烟草叶提取液用滤菌器过滤后依然能感染其他烟草，这种现象说明致病原不是细菌，认为是细菌产生的毒素引起。伊凡诺夫斯基生活在细菌致病说的极盛时代，他虽然率先发现通过细菌过滤器的滤液仍然具有传染性的现象，但却未能明确提出滤过性病原体这一概念，也未能继续深入研究下去，从而错失了一次获得重大发现的机会。不过，因为 1892 年伊凡诺夫斯基曾经向圣彼得堡科学院提交了一篇关于烟草花叶病的论文，介绍了他的研究发现，后来学者据此认为伊凡诺夫斯基是滤过性病原体即病毒的发现者。1898 年，荷兰生物学家贝杰林克（Martinus Beijerinck，公元 1851—1931）重复伊凡诺夫斯基实验，发现该病原在培养基中不繁殖，只在分裂细胞中复制，在显微镜下也无法观察到，将其称为"传染性的活的液体"（contagium vivum fluidum），命名为"virus"。

1898 年，德国学者勒夫勒（Friedrich Loeffler，公元 1852—1915）和弗勒施（Paul Frosch，公元 1860—1925）在研究动物口蹄疫时发现口蹄疫病毒。由于这种病原必须寄生在其他生物体上，因此研究起来非常困难，直到 1931 年才有人将这种病毒在鸡卵内培养成功。1935 年，人们成功地用鸡卵培养了牛痘疫苗，不久在澳大利亚用鸡卵培养了流行性感冒病毒，并制成了流感疫苗。20 世纪，全球范围内有多次流感大流行，最著名的 1918 年大流感造成全世界因流感而死亡的人数达 2000 万，直到今天人类仍然在努力寻找有效制止流感发生的办法。

2. 立克次体和立克次体病

在中国晋代著名医学家葛洪所著的《肘后备急方》中，对恙虫病（沙虱毒）的传染媒介、临床症状和预防、治疗已有描述。西方对斑疹伤寒的最早记载是在 16 世纪。第一次世界大战期间，斑疹伤寒和战壕热曾肆虐一时。1915 年，塞尔维亚近 31 万人死于斑疹伤寒；1917—1921 年间，前苏联发生 2500 万例斑疹伤寒；在法国北部的军队中，战壕热发病数约占各类疾病总数的 1/3。第二次世界大战期间，侵苏德军中再次发生战壕热；东南亚、西太平洋战场发现数万恙虫病病人；欧洲及近东战场多次暴发 Q 热流行。上面提到的恙虫病、斑疹伤寒及 Q 热都属于立克次体病，可见立克次体病与战争关系密切。人类在 20 世纪初期才逐步认识到立克次体和立克次体病。

第一个被证明的立克次体病是美国落基山斑点热。1906 年，美国人立克次（Howard Taylor Ricketts，公元 1871—1910）将落基山斑点热病人的血液接种到豚鼠及猴体内，使动物获得感染，同年证实蜱很可能是这种病的传播媒介；1907 年，立克次发现安氏革蜱存在自然感染，蜱卵可传递病原体；1909 年，在人、猴、豚鼠血液及蜱组织的涂片中发现一种微生物；1910 年，与其他学者一起通过交叉免疫试验将落基山斑点热与斑疹伤寒区别开来。

立克次体最先是由巴西学者罗沙利马（Rocha Lima Da，公元 1879—1956）命名，为了纪念为研究斑疹伤寒而献身的立克次和捷克人普劳沃泽克（Stanislaus von Prowaze，公元 1875—1915）两位医生，1916 年，罗沙利马提出用"普氏立克次体"（*Rickettsia prowazekii*）命名流行性斑疹伤寒的病原体。前文提到 1906—1909 年间，立克次从事落基山斑点热研究。1910 年，他与同事在墨西哥合作研究虱传斑疹伤寒，不幸在这一年，立克次因受感染而死于斑疹伤寒，普劳沃泽克继续研究。1913 年，普劳沃泽克在塞尔维亚从咬过斑疹伤寒病人血的虱体内发现了立克次研究落基山斑点热时发现的类似微生物。1914 年底，普劳沃泽克与罗沙利马合作研究证实这种微生物就是斑疹伤寒的病原体。在研究斑疹伤寒的过程中，普劳沃泽克与罗沙利马都感染了此病，普劳沃泽克于 1915 年不幸病逝，罗沙利马获得了康复。1915—1916 年间，罗沙利马继续研究证实引起虱传斑疹伤寒的微生物可在虱胃肠上皮细胞内寄生繁殖，最终彻底解决了斑疹伤寒的病原体问题。1921 年，沃尔巴克（Simon Burt Wolbach，公元 1880—1954）等人研究证实欧洲流行性斑疹伤寒的病原体也是普氏立克次体。同时，鼠型斑疹伤寒也开始引起人们的注意。1931 年，此病原体被命名为立克次体（*Rickettsia mooseri*），以明确鼠型斑疹伤寒的病原体与欧洲流行性斑疹伤寒的病原体是不同的。

自立克次体被作为一类新的微生物确定以后，人们很快发现立克次体样小体广泛存在于各种节肢动物之间，有些立克次体对人和动物有致病性，有些立克次体仅对动物有致病性。除斑疹伤寒和落基山斑点热外，人类立克次体病病原体大多在 20 世纪 20—30 年代被陆续发现，以后人工培养成功。

3．热带病研究与热带医学

黄热病原本是一种古老的疾病，17—19世纪在美洲大陆，尤其是西海岸很流行，曾波及纽约、波士顿、巴尔的摩、南美沿海等地。非洲大陆及欧洲一度也曾流行，20世纪之前的最后一次大流行发生在1878年的马德里。除前述的野口英世以外，1900年在北美军队占领古巴时，也有人详细研究过黄热病，美国人芬利（Carlos Finlay，公元1833—1915）证实蚊是黄热病传播的中间媒介，并用携带黄热病病原体的蚊叮咬人诱发出黄热病。美国军医里德（Walter Reed，公元1851—1902）等人做了如下试验：使14人被携带黄热病病原体的蚊叮咬；6人输入了黄热病病人的血液；2人体内输入了黄热病病人的血清滤液。结果这3种人均出现了黄热病的症状。试验者中有的侥幸活下来，有的则不幸殒命。这次试验发现传播黄热病的蚊称作埃及伊蚊（*Stegomyia aegypti*）。1901年，美国人修建巴拿马运河时，又逢黄热病流行，于是他们采用金属网捕蚊的办法控制了黄热病传播。

除黄热病以外，疟疾也是很常见的热带传染病。疟疾（malaria）一词原出于意大利语，是瘴气的意思，希波克拉底的著作中提到了这种病，以后也有记载。17—18世纪，疟疾在欧洲流行。17世纪，人们知道用金鸡纳治疗疟疾，但直到19世纪末以前，并不知道疟疾的病原体。1880年，法国医生拉费朗在阿尔及利亚用一位刚刚死亡的疟疾病人血样制成涂片，发现血细胞里的"小虫子"是疟疾的元凶，并首先将它命名为疟原虫（*Plasmodium*）。1899年，英国医生罗斯在对西非地区3个月的实地考察后，在蚊胃肠道中发现人类疟原虫的卵囊，证实疟疾是由疟蚊传播。

此外，常见的热带病还有睡眠病，非洲流行广泛，后发现这种病的病原体为非洲锥虫。1901年，科学家发现睡眠病病人的血液中含有的病原体为冈比亚锥虫。1903年，又发现彩蝇（tsetse fly）是睡眠病的传播媒介。1903年，英国利什曼（William Boog Leishman，公元1865—1926）揭示出黑热病是一种带鞭毛的微生物传染所致，黑热病遂被命名为利什曼病。

这些热带病是19世纪末20世纪初欧洲在非洲等热带地区掠夺殖民地而发现的。同热带病相关的一些寄生虫病也在19世纪末和20世纪初陆续被发现，如阿米巴痢疾、日本血吸虫病（1904年由日本桂田富士郎等人发现，并发现了中间宿主）。

4．传染病的新动向

19世纪末大部分致病细菌已被人类发现，20世纪初又发现了几种病毒性疾病，人们误以为已发现了全部的传染性疾病。自20世纪70年代中期以来，美国陆续发现了军团病、艾滋病、莱姆病等新的传染病，艾滋病今已波及全世界200多个国家和地区。对于艾滋病这样的传染病，目前虽然无法治愈，但可以预防发生，大大降低发病率、传染率和死亡率。今天对传染病的认识，已不局限于研究特异性病原体的传染病，还包括条件致病菌造成的传染病，可以说完成了对传染病认识的一次革命。20世纪90年代后，美国的科学家已经注意到这个问题，美国疾病控制中心（CDC）更名为疾病控制和预防中心并成为政府的正式机构，标志着对疾病预防认识的深化和提高。

随着抗生素的发明和应用，20世纪80年代以前的人们认为人类已经征服了几乎所有的传染病，但是医学界宣布胜利的时间还是太早。如今每一种致病的细菌都有几种变异体，能够对许多种抗生素产生抗药性，有些细菌对多种药物都有抗药性，造成的经济损失也急剧增加。由于一种抗生素不起作用，只好多种抗生素联合使用，使各国的医疗保健费用近十年几乎都增加了数倍。细菌在耐药方面的进化符合达尔文的进化论，正如"羚羊为逃避狮子的追捕而一代更比一代跑得快"，耐药细菌越来越多。突变体不仅可将细菌的抗病基因传给后代（一个细菌可在24小时留下约1677万个后代），而且还可影响到其他细菌。总之，抗生素的使用引起了有记载以来生物学历史上的巨大改变。

20世纪80年代前后，新发传染病暴发为人类敲响了警钟。1985年英国暴发疯牛病（mad

cow disease），又称牛海绵状脑病（bovine spongiform encephalopathy，BSE）。疯牛病是由称为"朊蛋白"的病原所引起的一种亚急性进行性神经系统疾病。脑内解剖发现淀粉样蛋白质纤维，并伴随全身症状，以潜伏期长、死亡率高、传染性强为特征。随着疯牛病的流行，人类食用了患疯牛病的牛肉及其他制品而感染患病，被称为克-雅病（俗称人类疯牛病）。该病自1985年在英国首次发现以来，逐渐在世界范围内蔓延开来，对养牛业、饮食业以及人的生命安全造成巨大威胁。20世纪80年代中期至90年代中期是其暴发流行期。疯牛病已扩散到了欧洲、美洲和亚洲的31个国家，受到疯牛病牵连的国家超过100个，给动物和人类健康及国际政治经济等领域带来全球性影响，造成了巨大的经济损失和社会恐慌。

　　埃博拉原本是指非洲大陆民主刚果（原扎伊尔）境内的一条小河，名为埃博拉河（Ebola River）。1976年11月，沿埃博拉河两岸的一些村庄暴发了致命性出血热。6个月后研究人员在电镜下发现长丝状体病毒颗粒。因首先在埃博拉河边分离，故命名为埃博拉病毒（EBOV）。该病以发热、出血为显著临床表现，故命名埃博拉出血热（EHF）。2014年，西非暴发历史上最严重的埃博拉疫情，席卷几内亚、利比里亚、塞拉利昂，病人超过2.8万人，死亡1.1万人。由于西非三国基础医疗保健服务有限，疫情迅速扩散。西非三国出现大量感染者，恐惧情绪蔓延，谣言四起，疾病、政治、经济等多重因素使西非三国陷入混乱状态。更严重的情况是，感染者借助交通工具走出丛林，使埃博拉疫情超越了国界。

　　"寨卡"是乌干达语"Zika"的谐音，意为"杂草"。在寨卡的丛林中生活着60多种蚊子。1947年，科学家在准备用于黄热病研究的猴子体内分离出一种病毒，命名为寨卡病毒，其导致的疾病称寨卡热（Zika fever）。2007年，寨卡热袭击西太平洋地区密克罗尼西亚联邦雅浦岛，这是首次发现寨卡热在亚非大陆以外传播。2013年，法属波利尼西亚发生寨卡热暴发，3万余人被感染，表现为罕见的格林-巴利综合征。2015年，拉丁美洲暴发超大规模的寨卡热疫情，其中巴西受害程度最严重，同时巴西东北部的新生儿小脑症异常增加，二者存在关联关系。2016年2月，WHO宣布寨卡热流行为全球公共卫生紧急突发事件。

　　目前，人类面临病毒性疾病的重大威胁还有病毒的变异和新型病毒的出现。变异的流感病毒在人与动物之间造成数次大流行，1918年大流感病毒只是流感病毒的一个亚型。1980年，欧洲暴发猪流感，病毒抗原性和遗传学特性与传统的猪流感病毒（H1N1）有明显区别，类似于鸭体内的H1N1 II型病毒，禽流感病毒传染给猪。同年，从患病海豹体内分离出禽源H10N4亚型流感病毒，提示禽流感病毒可感染哺乳动物。1996年报道一名英国养鸭妇女感染H7N7亚型禽流感，1997年香港报道人感染H5N1亚型禽流感，均证明禽流感病毒可感染人。1999年，5个禽源H9N2病毒感染人病例说明禽流感病毒不止1个血清型可感染人。2003年，香港再次发生H5N1禽流感病毒感染人引起发病和死亡病例，提示禽流感可跨越种间屏障直接感染人。2003年，荷兰暴发H7N7亚型高致病性禽流感。严酷的现实说明，人类除了要抵御人流感外，还面临禽流感威胁。WHO报告显示，2003—2010年禽流感感染人数总计498人，死亡294人。整个20世纪乃至21世纪初，流感暴发流行构成了对人类健康的极大威胁，流感的脚步似乎从未停止。

　　2003年的SARS流行和2019年末的新型冠状病毒感染流行，则是由于出现了人类历史上从未见过的新型病毒。新发传染病使人类不得不面对病毒变异和新型病毒的出现，传统的微生物学观点和传染病防控面临着挑战。传统医药和现代医学新技术的联合应用势在必行。

　　在与微生物引起的传染病的斗争中，以微生物学为指导的病原学思想已有100多年的历史。但长期以来，人们对微生物的关注不足，只看到微生物的致病作用，没看到微生物的生理作用。生物学的发展、现代各种高科技的应用，以及药物对宿主微生态平衡的影响，使人们逐渐认识到微生物存在的普遍性、必需性和重要性。从本质上看，在正常情况下，微生物对人体是有益的、必需的，致病性是偶然的。生理学的观点是从生态学出发研究其生态平衡生理的作用、生态失调、生态防治，防病治病的目的应是扶正祛邪，纠正生态失调，保持生态平衡，间接排除病原体，明确微生物的致病性取决于宿主、环境和微生物自身三个方面。抗菌的观点除了出现抗药性的问题以外，还扰乱了正常微生物菌群的生态平衡。抗菌直接消灭病原菌，同时也消灭了正常的微生物菌群，现代医学已经认识到这个问题，一方面设法培养自身的抗体，另一方面借助正常生物菌群之间的拮抗作用，间接消灭病原菌，与中国传统医学所说的扶正祛邪观点不谋而合。传染病的新动态和对致病细菌的新认识也说明单纯重视外因的观点是片面的，外因通过内因起作用，在对传染病认识的过程中证明了单纯的外因论不能解决疾病的所有的问题。21世纪以来，新病原体的出现和新型传染病的出现，给人类在对待微生物、防病治病方面的研究和实践提出了新的思考和努力的方向。

三、维生素的发现与营养学

19世纪末到20世纪初，由于有机化学的进步，生物化学研究取得了显著进步。19世纪研究了蛋白质的化学组成，以后分离出各种氨基酸。

在生物化学史上，费歇尔（Emil Hermann Fischer，公元1852—1919）是一位重要人物。他曾任德国柏林大学化学教授，研究过蛋白质、氨基酸，分离出许多新物质，阐明了这些物质的结构，对肼类物质进行了大量的实验。他首先研究了葡萄糖的性质，如葡萄糖被氧化为葡萄糖酸，葡萄糖被还原为醇，糖类与苯肼反应形成苯腙和脎，后者成为确定糖类的鉴别反应。他还确定了葡萄糖的链状结构，合成了异葡萄糖、甘露醇和伊杜糖。费歇尔还对酵素进行了研究，证明某种酵素只能对特定的物质起作用，酵素的特性好比是一把钥匙只能开一把锁。酵素的研究开启了后来人们对酶（enzyme）的研究。在实验方面，费歇尔改进了测试氨基酸的办法，还尝试使用光反应通过氨基酸合成蛋白质，为后人对蛋白质结构的进一步研究奠定了方法学基础。费歇尔分析出嘌呤的结构，阐明嘌呤是由一个嘧啶环和一个咪唑环杂合的杂环化合物。他因为对糖、酶、嘌呤、氨基酸和蛋白质进行的深入研究而获得1902年诺贝尔化学奖。

1910年以前，人们普遍认为组织是由蛋白质构成，糖类和脂肪提供人体生命活动所需的能量，矿物质是人体骨骼的主要成分，并且认为糖、脂肪、蛋白质和矿物质是构成人和动物的基本物质。1906年，霍普金斯（Frederick Gowland Hopkins，公元1861—1947）发现仅靠糖、脂肪和蛋白质远不能维持动物的生活。1912年，他用纯粹的蛋白质、淀粉、蔗糖、猪油和盐喂养鼠，不久这些鼠有的死亡，有的停止生长发育。若在每天的食物中添加牛奶，则鼠生长良好。霍普金斯解释说这是因为牛奶中含有一种动物生长的辅助食物因子，这种因子就是以后发现的维生素。

维生素（vitamin）一词的命名是1912年芬克（Casimir Funk，公元1884—1967）提出的。"vita"在拉丁语中是"生活"的意思，"amine"是含有"胺"的意思。维生素被发现以后，人们才知道除了糖、脂肪、蛋白质、矿物质以外，维生素也是人体生命活动的基本物质之一。虽然人类发现维生素的时间比较晚，但各种维生素缺乏症却早已存在，公元7世纪我国《巢氏病源》一书记载"雀目"一症，《千金方》中记述用猪肝治疗夜盲。1913年，麦克科拉姆（Elmer Verner McCollum，公元1879—1967）发现牛油和鱼肝油内存在一种刺激发育的物质，这就是以后命名的维生素A。脚气病是以大米为主要食物的国家的常见病。孙思邈所著《千金方》记载用谷白皮（米糠水）治脚气病。19世纪末，有人研究发现米的外皮含有一种能够预防和治疗脚气病的特殊物质，这就是维生素B。维生素C也是20世纪被发现的，而维生素C缺乏引起的坏血病却自古有之。1752年，林德（James Lind，公元1716—1794）发现常喝柠檬汁可以预防缺少蔬菜、水果的水手发生坏血病。1931年，匈牙利人圣乔治（Albert Szent Gyorgyi，公元1893—1986）发现了一种物质——抗坏血酸，即维生素C。圣乔治注意到抗坏血酸与坏血病之间的关系，发现抗坏血酸具有抗氧化作用。

公元 7 世纪中国古代医书《巢氏病源》描写了佝偻病现象。公元 2 世纪，罗马医学家盖仑也曾提到这种疾病，但对这种病的病因却一直没有弄清。直到 20 世纪 20 年代，德国化学家温道斯（Adolf Otto Reinhold Windaus，公元 1876—1959）和英国科学家共同研究发现了维生素 D。1923 年，维生素 E 被发现。20 世纪 40 年代，科学家又发现维生素 K 具有抗出血功能。总之，随着各种维生素的发现，人类研究清楚了各种营养素缺乏的病因，便有可能采取强化食物的措施来预防营养缺乏症，营养学相关知识逐渐丰富起来，学科理论也日渐形成和完善。

四、激素的发现与内分泌学

由于内分泌紊乱而引起的疾病，中外历史都有记载，如甲状腺肿（缺碘）、19 世纪发现的艾迪生病（肾上腺皮质激素分泌不足）、糖尿病（胰岛素缺乏）、黏液性水肿（甲状腺功能减退）、侏儒症（垂体分泌生长激素不足）等，但当时还不知道这些疾病的真正原因。

人类对激素的科学认识首先是从肠促胰液肽开始的。1902 年，英国生理学家贝利斯（William Bayliss，公元 1860—1924）和斯塔林（Ernest Starling，公元 1866—1927）从小肠黏膜提取液中发现促使胰腺分泌的肠促胰液肽。根据这种物质的生物活性，他们将其命名为激素（hormone），拉丁文原意是"我激发起活性"。1905 年，贝利斯和斯塔林提出激素在血液中起到化学信使的作用。

甲状腺功能亢进或减退症是一种引人注意的疾病。早在 1835 年，爱尔兰人格拉夫（Robert James Graves，公元 1796—1853）曾记载了眼球突出同时伴甲状腺肿大的疾病，后称作格雷夫斯病。人类对甲状腺激素的研究起步比较早。1895 年，德国化学家鲍曼（Eugen Baumann，公元 1846—1896）第一个发现甲状腺内存在含碘的有机化合物。1915—1919 年，美国生物化学家肯达尔（Edward Calvin Kendall，公元 1886—1972）从 3 吨新鲜甲状腺中提取出 0.23 克结晶物质，含碘量 65%，结晶物质被称为甲状腺激素。1926 年，英国生物化学家哈灵顿（Charles Robert Harington，公元 1897—1972）在肯达尔工作的基础上获得 0.027 微克的甲状腺素，并阐明其化学结构式是酪氨酸衍生物。1927 年，英国化学家巴格尔（Barger George，公元 1878—1939）合成了甲状腺素。

胰岛素是一种与糖尿病关系密切的激素。1899 年，德国医学家冯梅林（Josef von Mering，公元 1849—1908）和俄国医生、病理学家明可夫斯基（Oskar Minkowski，公元 1858—1931）给狗做胰腺切除术时发现狗出现类似人类糖尿病的症状，这是把胰腺同糖尿病相联系的开端。1909 年，法国生理学家梅耶（Jean De Meyer，公元 1878—1934）将胰腺分泌的激素命名为胰岛素。1920 年底，加拿大医生班廷（Frederick Grant Banting，公元 1891—1941）（图 7-1）来到在多伦多大学任教的英国生理学家麦克劳德（John James Rickard Macleod，公元 1876—1935）（图 7-2）的实验室，进行胰岛素的提取工作。1921 年，班廷和贝斯特（Charles Herbert Best，公元 1899—1979）制备出胰岛素提取液，能使糖尿病病人血糖降低，尿糖消失，糖代谢恢复正常，从此建立起胰岛素分泌不足是糖尿病的直接原因的概念。1925 年，美国生物化学家阿贝尔（John Jacob Abel，公元 1857—1938）获得了胰岛素结晶。

1923—1935 年间，艾伦（Edward Dudley Allen，公元 1892—1971）、多伊西（Edward Adelbert Doisy，公元 1893—1986）、艾伦（Willard Myron Allen，公元 1904—1993）、布特南特（Adolf Friedrich Johann Butenandt，公元 1903—1995）等分别在雌激素、雄激素、孕激素的提取、结晶、功能、结构、人工合成等方面做出了重要贡献，奠定了生殖内分泌学基础，也为药物避孕开辟了道路。

1894 年，英国生理学家沙佩沙尔（Edward Albert Sharpey-Schafer，公元 1850—1935）与奥利弗（George Oliver，公元 1841—1915）合作发表文章，阐释从肾上腺中提取出一种物质，将这种物质注射到动物体内有明显的收缩血管、升高血压、加快心搏等作用，他们同时指出肾

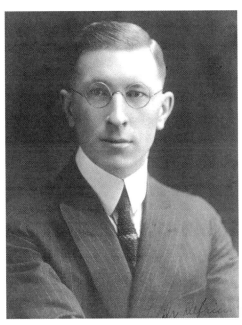

图 7-1　班廷

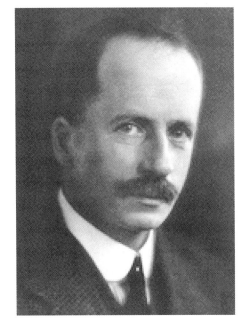

图 7-2　麦克劳德

上腺囊虽无管道，但仍可视为内分泌腺，并将这种功能命名为内分泌功能（endocrine）。1897 年，德国科学家弗伦克尔（Sigmund Fränkel）在此基础上提取出了肾上腺的物质，并将其命名为肾上腺素（spygmogenin）。

20 世纪 30—50 年代，肯德尔实验室的亨奇（Philip Hench，公元 1896—1965）等人从 3 万千克牛肾上腺组织中提取纯化出 8 种肾上腺皮质激素。波兰籍瑞士学者莱希斯坦（Tadeus Reichstein，公元 1897—1996）从 10 000 头牛的 500 千克肾上腺组织中提取出 28 种肾上腺皮质激素（5 种具有生物活性）。1943 年美国的李卓皓（公元 1913—1987）和埃文斯（Herbert McLean Evans，公元 1881—1971）从上万吨垂体中提取促肾上腺皮质激素（ACTH）。1955—1966 年间，吉尔曼（Roger Guillemin，公元 1924—）和沙利（Andrew Victor Schally，公元 1926—）提取出下丘脑分泌的促甲状腺素释放激素，开创了神经内分泌学的新篇章。

五、化学疗法与抗生素的发现

19 世纪前半叶，人类已可从生药中提取生物碱。19 世纪中叶，人类发现了麻醉药。除此以外，一些疗效显著的药物陆续被发现，如阿司匹林在 19 世纪被提取和利用。1819 年，有人研究过水杨皮配糖体，1873 年开始使用水杨酸，1899 年水杨酸的诱导体阿司匹林开始用于临床治疗，20 世纪阿司匹林的疗效逐渐被认识。在药物的使用方法方面，古代已有口服、吸入、涂擦等方法。至 19 世纪中叶，法国的外科医师查尔斯（Charles Gabriel Pravaz，公元 1791—1853）发明了皮下注射器，从此药物的使用又多了一种方法，即注射方法。

20 世纪上半叶，出现了化学疗法并发明了抗生素，这是 20 世纪药物学和治疗学的重大突破。对于许多药物疗效的评价，20 世纪以后也发生了很大改变。在 20 世纪的前 10 年中，认为较有临床价值的药物包括 10 种：①乙醚和其他麻醉剂；②鸦片及其衍化物；③洋地黄；④白喉抗毒素；⑤天花疫苗；⑥铁剂；⑦金鸡纳霜；⑧碘剂；⑨乙醇类；⑩汞剂。到 20 世纪中叶，1945 年有人提出新的 10 种重要药物，包括：①青霉素、氨苯磺胺及其他抗生素；②血浆及其衍生物和替代品；③金鸡纳及类属物；④乙醚和其他麻醉药，鸦片及其衍化物；⑤洋地黄；⑥"606"；⑦免疫抑制剂，包括各种抗毒素和疫苗；⑧各种肝精；⑨激素；⑩维生素（当时只有 4 种）。从 20 世纪人们对药物疗效的判断变化可以看出，一些临床疗效不明显的药物已经逐渐被人类抛弃。

1．化学疗法

19 世纪 70 年代细菌学建立之后，免疫学也随之发展起来，细胞免疫理论和体液免疫理论陆续被提出，对于微生物感染所引起的疾病，人们不断探索新的应对办法。除了接种疫苗之外，人们还在寻找能够直接杀死细菌的有效物质，在这方面首先做出贡献的是法国科学家埃里希（Paul Ehrlich，公元 1854—1915）。1908 年，他发现了一种化合物"418 号"，该化合物能杀死引起非洲流行的"昏睡病"病原体——锥虫，但因少数人使用后产生过敏反应死亡而终止研究。1909 年，埃里希根据积累的经验，研制出代号"606"的化合物，仅注射一针即可消灭病鼠体内的锥虫，且不会对实验动物造成神经损伤。随后，他用"606"对梅毒病人进行实验治疗获得成功，以"肿凡纳明"正式命名在市场上销售，用于昏睡病和梅毒的治疗。埃里希使用化学合成物质进行治疗的方法便是化学疗法的开端。继昏睡病和梅毒可以被有效治疗之后，医学界掀起了研制新的有机化学药物的浪潮。

1923—1926 年间，德国医生多马克（Gerhard Domagk，公元 1895—1964）发现"百浪多息"可以治疗链球菌感染引起的败血症，"百浪多息"是最早被发现的磺胺类药物。磺胺类药物后被证明是广谱抑菌药。

此外，19 世纪末—20 世纪 20 年代期间，一些热带病相继被发现，主要是寄生虫病，如疟疾、斑疹伤寒、黄热病等，这些疾病都是由蚊、虱、蚤作为中间媒介而传播的。1939 年，瑞士化学家穆勒（Paul Hermann Müller，公元 1899—1965）发明了 DDT，具有极强的杀虫能力，1944 年 DDT 被作为商品出售。在第二次世界大战中，DDT 广泛用于军队中，有效地控制了上述寄生虫病的发生。第二次世界大战以后，科学家又发现了"666"这种杀虫药物。

2．抗生素

抗生素是指两种微生物之间存在对抗的关系，早在巴斯德时代已有抗生素概念的萌芽，那时已知道空气中的某些细菌能够抑制炭疽芽孢杆菌的生长，但是没有引起人们的注意。直到

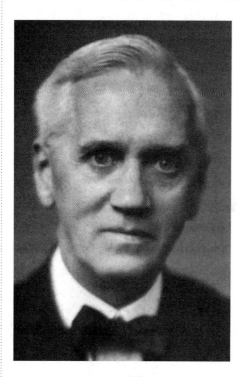

图 7-3　弗莱明

1922 年，英国细菌学家弗莱明（Alexander Fleming，公元 1881—1955）（图 7-3）发现一种酶，这种酶可以存在于蛋白质、盐类或某些细菌体内，可以溶解某些球菌，遂将其称为溶菌酶。1928 年 2 月，弗莱明在实验室的培养基上发现金黄色葡萄球菌被青霉菌污染了，青霉菌周围葡萄球菌的菌丝变得透明，甚至溶解消失。弗莱明将青霉菌除掉，却惊奇地发现上述现象仍可发生，于是断定这种起杀菌作用的物质是青霉菌在生长过程中产生的代谢物，弗莱明将其称之为青霉素，并认为这是一种比溶菌酶更有效的酶。后来，弗莱明研究证实青霉素具有杀死链球菌等细菌的功能，对人和动物的毒性很小，而且不会影响人体内的白细胞。弗莱明从事青霉素的研究达 4 年之久，后因青霉素性质很不稳定且大批量生产青霉素遇到困难，遂中止了研究。1935 年英国牛津大学病理学家弗洛里（Howard Walter Florey，公元 1898—1968）与德国生物化学家钱恩（Chain Ernst Boris，公元 1906—1979）两人合作，重新研究青霉素的性质，分析出青霉素不稳定性的原因及其化学结构，解决了青霉素的浓缩问题，使大批量生产青霉素成为可能。1943 年，青霉素第一次成功地用于治疗病人，临床证实

青霉素对猩红热、梅毒、白喉、脑膜炎、淋病等传染病都有明显的治疗效果。第二次世界大战中，青霉素在美国实现了批量化生产并用于战场，使感染死亡率由原来的 50% 下降到 1%，显示了青霉素的威力。

青霉素诞生后，科学家们研制成功其他各种抗生素。瓦克斯曼（Selman Waksman，公元 1888—1974）是一位乌克兰科学家。1910 年，22 岁的瓦克斯曼来到美国。他原本想要申请罗格斯大学（Rutgers College）的医学院，但后来听说罗格斯大学的农学课程更好，于是改读农学专业。瓦克斯曼研究的课题是土壤中的细菌，其中他最感兴趣的是一种特殊的丝状细菌，后来被瓦克斯曼命名为"放线菌"。1928 年，弗莱明发现青霉素以后，瓦克斯曼按照弗莱明发现青霉素的原理，认为可以从土壤中找到能够抑制其他细菌生长的微生物，从而提取出抗菌药物。从 1937 年开始，瓦克斯曼率领团队分离了几千种放线菌，然后逐一进行抗菌活性试验。1940 年，瓦克斯曼发现了放线菌素，1942 年瓦克斯曼发现了棒曲霉素。1943 年，23 岁的年轻人沙茨（Albert Schatz）大学毕业后来到瓦克斯曼实验室，加入到瓦克斯曼的研究团队，并从灰链丝霉菌的培养基中分离出可以杀死结核分枝杆菌的链霉素，使长期困扰人类的结核病终于得以控制。1952 年，瓦克斯曼团队共找到约 20 种天然抗菌药物，其中大部分来自于放线菌。瓦克斯曼因此还发明了一个专业术语"抗生素"（antibiotics）来形容这些抗菌药物。

在此期间，1947 年，科学家发现对胃肠道细菌有特效的氯霉素，1948 年发现金霉素。随着四环素、土霉素等抗生素陆续被发现并用于临床，改变了疾病治疗的面貌。抗生素的发明和应用，使千百年来肆虐人类社会的感染性疾病得到有效控制，开辟了化学疗法的新时代。

抗生素最初的生产方法是用生物培养法，后来科学家发明了化学合成方法。随着现代药学和制药化学的发展，化学合成药物的种类越来越多，应用的范围越来越广泛，但是还有新的细菌不断出现。1946 年，就在青霉素随着第二次世界大战的爆发而获得广泛使用以后的第 5 年，不易被青霉素打败的葡萄球菌被发现，科学家们又研发了新的抗生素，新抗生素再次打败细菌，细菌再次集结产生突变体，导致新药物与新突变体陷入循环对抗和斗争中，如肺炎球菌、败血症、淋病和其他细菌性传染病逐渐减少，但细菌的耐药性有所增加了。

六、血型的发现和安全输血

输血的方法在 18 世纪已有人考虑过，当时是把动物的血输入人体，当然不可能成功。后来有人大胆地进行人体之间的血液输入，有时能获得成功，有时则造成受血者突然死亡。直到 20 世纪初，人类才解决了输血的问题。

1901 年，美籍奥地利人兰德茨坦纳（Karl Landsteiner，公元 1868—1943）（图 7-4）发现了血型，认识到人体存在 3 种不同的血型，即 A 型、O 型和 B 型，1902 年他又发现了 AB 型血型，指出不同血型的人相互输血会造成凝血现象而导致死亡；O 型血的人给别人输血很少发生凝集现象；AB 型血的人，无论接受 A 型、B 型，还是 O 型人输的血，都不会发生凝集现象；AB 型血的人把血输给 A 型、B 型或 O 型血的人，则都会出现血液凝集现象。这一发现使输血成为一件安全的事情。

最早把兰德茨坦纳的血型理论用于指导临床输血的人是卡雷尔（Alexis Carrel，公元 1873—1944）。1906 年，他把输血者的动脉连接在受血者的静脉上，

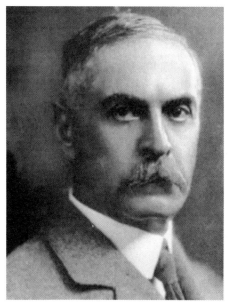

图 7-4　兰德茨坦纳

获得了成功。1914年，有学者发现在血液凝集时，如果加入柠檬酸钠就可防止血液凝固。由此人们发明出一种新的输血方法——间接输血法，也就是把血液抽出注入到容器里，然后加入抗凝剂柠檬酸钠，再把血液输入到受血者体内。柠檬酸钠的抗凝作用解决了血液储藏问题，苏联、美国等国家根据这一原理先后建立了血库。1937年，列宁格勒输血研究所和美国芝加哥的医院中都有自己的血库。20世纪40年代以后，血库在许多国家普遍建立起来，通常采用分型的血液加入柠檬酸葡萄糖的混合物，在冷藏的条件下保存血液的方法，储备血液以供急用。第二次世界大战中，由于救治伤病员的需要，输血技术被广泛采用。输血技术的应用无疑促进了外科学的发展。

19世纪中叶麻醉法和消毒法的发明，以及20世纪安全输血法的应用，为20世纪以后的外科学扫清了障碍，铺平了前进的道路。但是随之而来也出现了一些新问题，比如输血过敏反应、因错误输入ABO血型不合血液而导致的急性溶血性输血反应、迟发性溶血性输血反应、发热性非溶血性输血反应、输血相关急性肺损伤和输血相关移植物与宿主排斥等。在治疗血液疾病、非出血性疾病以及各种创伤中，凸显了对血液的大量需求。20世纪30年代，由于肾毒性，使用溶解红细胞血红蛋白的输血尝试失败了。20世纪80年代，对丙型肝炎和人类免疫缺陷病毒（HIV）在捐献血液中传播的担忧，促进了人们对同种异体血液成分（主要是红细胞和血小板）替代品的兴趣骤增，"血液制药"是红细胞替代的最新合成生物学方法。虽然早期基于血红蛋白氧载体的使用可能局限于无法输血的情况，但基于血红蛋白化学修饰技术的研究进展有可能会克服这些问题。另外，纳米技术也是可能的途径，可以将血红蛋白分子包裹在生物相容的合成纳米颗粒中。还有一种方法是在生物反应器中体外生产红细胞，这些都有可能成为一种通用的供体产品。此外，制造合成血小板的各种策略也在试验中。虽然合成血液尚处于试验阶段，探索这些概念的临床试验将面临挑战，但纳米粒子方法的进展，以及细胞扩增和基因操作可能会使血细胞临时替代或辅助技术成为现实，或者可以与血浆产品结合用于全血替代。

七、分子生物学与生物化学

由于新技术的发展，生理、病理及其他医学研究都已进入分子水平，分子生物学就是从分子水平研究生命现象的一门科学。从20世纪20—30年代起，人类已开始分子生物学研究。1953年DNA（脱氧核糖核酸）分子结构的发现，被誉为20世纪以来生物科学中最伟大的研究成果，极大促进了生物科学在分子水平上的研究，是整个生物科学中的重大革命。

美国的沃森（James Dewey Watson，公元1928—）（图7-5）和英国的克里克（Francis Harry Compton Crick，公元1916—2004）（图7-6）在解释英国物理学家威尔金斯（Wilkins，公元1916—2004）X线衍射结果时，发现了DNA分子双螺旋结构的三维模型，1953年4月发表了题为《核酸的分子结构——脱氧核糖核酸的一个模型》的论文，他们的科学研究成果被以后的科学实验所证实。1962年，沃森、克里克和威尔金斯三人分享了诺贝尔生理学或医学奖。在这个伟大的发现中，英国物理化学家与晶体学家富兰克林（Rosalind Elsie Franklin，公元1920—1958）也做出了重要的贡献，她拍摄的DNA晶体衍射图片及其相关DNA的研究数据，为沃森和克里克发现DNA结构提供了关键的线索。

1955年，伽莫夫（George Gamow，公元1904—1968）提出了遗传密码假说；1956年，科恩伯格（Arthur Kornberg，公元1918—2007）等首次在试管内合成DNA；1962年，霍利（Robert William Holley，公元1922—1993）等人破译了遗传密码，阐明了蛋白质的合成机制；20世纪70年代发表了反转录酶和限制性内切酶的作用，20世纪80年代后发明了PCR技术和基因重组技术。

分子生物学发展迅速，目前已经拥有测定蛋白质与核酸的化学结构及空间结构的方法，并

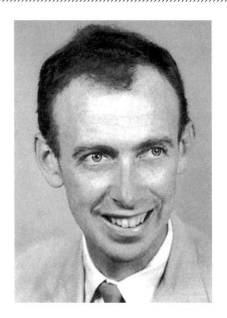

图 7-5　沃森

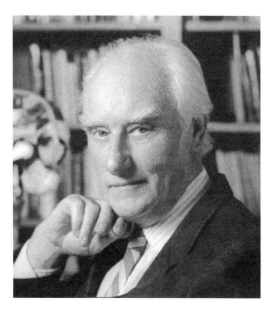

图 7-6　克里克

在此基础上说明其功能，蛋白质及核酸的人工合成也已成为现实；二者的代谢过程及调控机制、各种酶的作用原理也陆续阐明。同时对生物膜的研究，包括生物膜与能量转换的关系、细胞膜与膜内外物质的转换关系、细胞膜与细胞膜之间的关系方面都取得了成果。总之，分子生物学的建立与发展及其影响已经渗透到生物学和医学的各个领域，促使医学领域产生了一系列新兴学科。

人类基因组计划（human genome project，HGP）是一项规模宏大、跨国跨学科的科学探索工程。其宗旨在于测定组成人类染色体中所包含的 30 亿个碱基对组成的核苷酸序列，从而绘制人类基因组图谱，辨识其载有的基因及其序列，达到破译人类遗传信息的最终目的。人类基因组计划由美国科学家于 1985 年率先提出，1990 年 7 月正式启动，美国、英国、法国、德国、日本和中国等 18 个国家的科学家共同参与了这一预算达 30 亿美元的重大的国际合作计划。2001 年人类基因组工作草图完成被认为是人类基因组计划成功的里程碑，2003 年 4 月，人类基因组计划的测序工作已经完成。2022 年在来自不同国家 33 个科研机构的 114 位科学家共同努力下，正式宣布测序工作全部完成。虽然人类基因组计划取得了巨大成功，但实际上离最终的胜利还差一步。因为超过 8% 的基因组并没有被解读，要完成全部基因的定位、确定影响基因转录和翻译的具体因素和机制，还有很长的道路要探索。

人类基因组计划第一阶段的主要任务是结构基因组学研究，第二阶段的主要任务是功能基因组学研究。功能基因组学研究是 21 世纪分子生物学最重要的历史使命，功能基因组学的研究成果可以为解释和阐明疾病，特别是为重大疾病的发生机制、发展变化、防治和诊断方法提供科学依据；也可以为解释和阐明重要的生命过程发挥作用，如大脑的工作原理、人体的发育机制、生殖健康的原理、衰老的机制等。功能基因组学通过揭示蛋白质之间的复杂作用关系，将为了解生命现象及疾病发生机制提供理论依据，将有助于保障人类的健康，提高生命的质量，增强防病治病的能力，由此派生出的药物基因组学、环境基因组学、个体基因组学等也将成为具有广阔研究前景的领域。

八、医学遗传学的发展

早在 1865 年，奥地利牧师孟德尔（Gregor Mendel，公元 1822—1884）就进行了豌豆杂交试验，发现了遗传分离规律和自由组合规律，但当时未被重视。直到 1900 年欧洲三位生物学

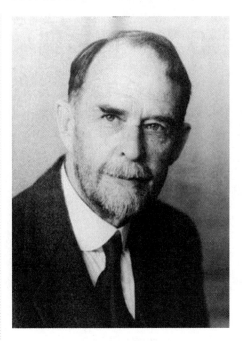

图 7-7 摩尔根

家各自独立重新发现了孟德尔定律，才引起科学界重视。1906 年，"遗传学"这个名词被提出。在遗传学产生和发展的同时，医学遗传学也开始萌芽。

20 世纪初，摩尔根（Thomas Hunt Morgan，公元 1866—1945）（图 7-7）利用果蝇研究了遗传性状，提出了染色体遗传理论；20 世纪 40 年代中期，确定了人体染色体数目，20 世纪 50 年代中期至 70 年代初逐条完成染色体的鉴别。1953 年 DNA 双螺旋结构确立后，DNA 与遗传的研究更加深入。

20 世纪 50 年代末，莱琼（Jérôme Lejeune，公元 1926—1994）发现唐氏综合征（Down syndrome）是由于人体的第 21 对染色体变异造成。唐氏综合征是人类最早发现的因染色体缺陷造成的疾病，以后又报道了先天性睾丸发育不全（Klinefeher syndrome）、先天性卵巢发育不全（Turner syndrome）等性染色体异常疾病，标志着临床遗传学的建立。

20 世纪 60 年代，科学家阐明了整个生物世界遗传信息的统一密码，提出了原核细胞基因活动的操纵子学说，70 年代在分子遗传学基础上发展了体细胞遗传学。体细胞遗传学和重组 DNA 技术相结合，对基因组结构和功能、基因定位、肿瘤发生、产前诊断、基因治疗等提供了重要的理论根据，同时在分子遗传学基础上又发展了一门新兴的学科——遗传工程学。

20 世纪 80 年代以来，科学家对高血压、哮喘、2 型糖尿病、肥胖、精神病、癌症、神经与肌肉退行性变疾病、心血管疾病、脑血管疾病等人类常见病的广泛研究证实，这些疾病无一不与遗传因素密切关联。由此发现，人类常见病多属于数量性状遗传的疾病。

分子遗传学是借助现代生物学的研究方法，在遗传学理论基础上，采用分子生物学实验方法发展起来的。20 世纪 80 年代，应用重组 DNA 技术对单基因病的基因进行分析和检测，科学家们开展了基因诊断学研究，为遗传病的防治和优生工作开辟了新途径。遗传学家与医学家的合作使很多疾病得以从分子水平阐明发病机制，并迅速在基因定位、基因诊断、产前诊断、基因治疗等方面取得丰硕成果；特别是人类常见疾病的遗传学研究，使人类能够从基因和环境的相互作用角度重新认识疾病的发生发展机制。分子遗传学的这些重大突破，不但推动整个分子生物学的发展，而且使分子生物学成为发展现代医学的基础。人体的生理和病理过程通过分子遗传学的理论和方法得到比较深入的阐明，如激素作用、药物作用、代谢异常、肿瘤发生、免疫原理、放射损伤、器官移植、病毒感染等问题都同基因活动和改变有关。医学上的难题，如肿瘤、慢性病、老年病，有待于医学遗传学的新进展来解决，或许可以从调控基因活动或运用基因工程的手段来防治恶性肿瘤、治疗或预防先天性代谢异常、延长人类寿命等。目前全世界共发现 2 000 余个与人类疾病有关的基因，其中有 1 500 余个已用于临床诊断和常见疾病的遗传风险预测。表观遗传学（epigenetics）研究表明，除了隐藏在 DNA 序列之中的遗传信息外，在 DNA 序列之外还隐藏着高层次的遗传信息。表观遗传学是研究在不改变 DNA 序列的情况下基因表达发生改变的机制，以及这种改变在有丝分裂和减数分裂过程中如何遗传给子代。因此，从基因序列变异与表观遗传因素的结合来探索疾病发生的机制，对正确理解疾病具有更为重要的意义。

分子遗传学与医学的交叉诞生了医学分子遗传学，人类基因组计划以及后续的功能基因组学的进步为医学分子遗传学奠定了基础。分子生物学的新技术、新知识进一步加深了对疾病的致病机制及疾病的诊断、预防及治疗的认识，医学分子遗传学已经成为遗传学和医学领域里最为活跃的学科之一。

九、免疫学的建立与发展

1796 年，英国医生詹纳（Edward Jenner，公元 1749—1822）发明了牛痘接种法。19 世纪 80 年代，巴斯德减毒疫苗的发明为实验免疫学建立了基础。这些方法属于主动免疫。19 世纪 90 年代贝林（Emil Adolf von Behring，公元 1854—1917）和北里柴三郎（公元 1852—1917）将被动免疫法用于临床。在免疫学发展的过程中，由于 19 世纪抗感染免疫概念的影响，使人们对机体免疫性的认识存在很大的片面性。1907 年，兰德茨坦纳与同事共同研究，在阵发性血红蛋白尿病人身上发现了抗自身红细胞的抗体。1938 年，自身溶血性贫血被发现，进而人们开始认识到自身免疫可能是极为平常的现象。1942 年库恩斯（Albert H. Coons，公元 1912—1978）发明免疫荧光技术之后，可以证明病人血清内自身抗体的存在。自 1945 年免疫耐受现象发现之后，免疫学逐渐从抗感染免疫的经典概念中解脱出来。

1945 年，欧文（Ray David Owen，公元 1915—2014）发现来自异卵双生的 2 只小牛个体内存在着抗原性不同的两种血型红细胞，称之为血型细胞镶嵌现象。这种不同型血细胞在彼此体内互不引起免疫反应的现象称为天然耐受。同时提出一个重要问题，为什么在胚胎期接受异型抗原刺激，不引起免疫反应而产生免疫耐受现象呢？1949 年，伯纳特（Frank Macfarlane Burnet，公元 1899—1985）从生物学角度提出一种假说，认为宿主淋巴细胞有识别自己和非己的能力。1953 年，梅达沃（Peter Brian Medawar，公元 1915—1987）（图 7-8）用遗传系不同的纯系小鼠的淋巴细胞注入另一纯系胚胎鼠内，出生后可接受供体的皮肤移植，不产生移植排斥现象，成功地进行了人工诱导耐受实验。自此，经典免疫学的观点受到严重挑战。1958 年，伯纳特在人工诱导耐受成功的启发下，提出关于抗体形成的细胞系选择学说，基本观点是把免疫耐受现象建立在生物学基础上，但是免疫耐受现象由更复杂的机制所引起，不只是免疫细胞系被排除，后来学者的研究对此学说进行了修正。

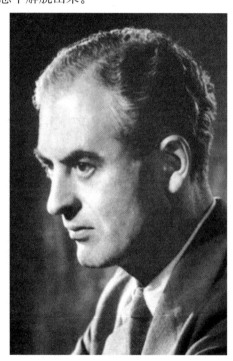

图 7-8　梅达沃

1956 年，维特布斯基（Ernst Witebsky，公元 1901—1969）建立了多种自身免疫病的动物模型。20 世纪 50 年代以后，人们发现胸腺与免疫有关，免疫球蛋白的结构也得到阐明；1965 年，T 淋巴细胞和 B 淋巴细胞被发现；1966 年，人们发现只有这两种细胞合作才能产生抗体，细胞免疫和体液免疫（产生 IgG、IgA、IgM、IgD、IgE 五类抗体）共同构成抗体的免疫系统。1975 年，英国剑桥大学的科勒尔（Georges Kohler，公元 1946—）和米尔斯特（César Milstein，公元 1927—2002）发明了制备单克隆抗体的方法，制出的单克隆抗体被称为"生物导弹"，可以理想化地导向攻击目标，为免疫学开辟了广阔的前景。这些成果以及从天然耐受现象到细胞选择学说的提出，使免疫学从抗感染的经典免疫概念发展为生物机体对自己与非己的识别。科学家逐步深入地阐明了免疫抗体的多样性，揭示出免疫抗体的多样性源于免疫细胞基因的多样性和可变性。免疫系统与神经、内分泌系统内的递质、激素、免疫因子、受体等大分子密切相关，通过对免疫系统的深入研究，人类对免疫系统的整体功能达到了更深刻的认识水平，免疫学已经成为影响生物学与医学的重要基础学科之一。1971 年，世界免疫学会一致认为免疫学应从生物学中分离出来，成为独立的学科，并衍生出免疫化学、免疫生物学、免疫遗传学、免疫病理学、临床免疫学、肿瘤免疫学和移植免疫学等相关学科或亚学科。

十、生命伦理学建立

无论在中国还是世界，医学伦理都是一个古老的问题。《希波克拉底誓言》可以说是西方最早的医学伦理学方面的论述。医学伦理学的主要内容是讨论医生对病人的责任和病人对医生的义务、医务界同行之间或者是医学界对公众的责任。第二次世界大战以后，随着各种社会问题的出现，医学伦理学受到重视。1946 年，德国纽伦堡审判战犯的法庭鉴于德国法西斯借医生以医学的名义杀人的问题，制定了著名的《纽伦堡法典》。1948 年，世界医学大会以《希波克拉底誓言》为基础，制定并发表了第一个《日内瓦宣言》，作为医务工作者的共同守则。1949 年，世界医学会在伦敦通过了《世界医学会国际医德守则》。1964 年，第十八届世界医学大会通过了《赫尔辛基宣言》，提出以人作为实验对象的伦理守则。1965 年，国际护士学会通过了《国际护士守则》。1968 年，世界医学大会通过了《悉尼宣言》，规定了器官移植引起的死亡标准。1975 年，世界医学大会通过了《东京宣言》，规定了给予拘留犯非人道对待时医师的行为准则。以上这些伦理学准则，从不同方面提出了医生所要遵守的国际性伦理准则。从传统的医学伦理原则到当代的条约、准则，尽管内容不同，但宗旨相同，都强调掌握医疗技术的医师应具备良好的医学伦理。

现代生命伦理学诞生于 20 世纪 60—70 年代。第二次世界大战结束后，科学技术发展及其应用引起了一系列伦理问题，探讨这些问题以及探求解决这些问题的办法，成为规范和引导科学技术创新、研发和应用的基础，尤其是生命科学、生物医学和生物技术的发展和应用以及严重疾病在全世界大流行引起的伦理问题，关系到人的生老病死和生命健康。因此，生命伦理学备受关注。

早在 1976 年美国学者就曾经预测，到 20 世纪 80 年代以后，医学伦理学将成为医学院校的一门标准课程，这个预测现在已经成为现实。医学伦理学主要包括生命伦理学和临床伦理学（clinical ethics）。经典的医学伦理学主要是临床伦理学，探讨临床实践中的伦理问题。近些年来，生命科学发展迅速，生物工程技术越来越多应用到医学领域，医学伦理学大大突破了传统的狭义范围，当代医学中许多问题的解决以及许多优秀成果是否能造福于人类，不仅取决于医学技术本身，而且很大程度上取决于人们伦理道德的转变和新价值观的建立，例如器官移植、人体实验、遗传病的诊断、重组 DNA 的研究，都成为医学伦理学上的新问题。目前医学伦理学主要研究的问题除了临床伦理学以外，还有科研伦理（research ethics）、公共卫生伦理（public health ethics）、遗传伦理（genethics）、神经伦理（neuroethics）、纳米伦理（nanoethics），以及合成生物伦理（synbioethics）等。

医学和科学解决"能做什么"的问题，而伦理学解决的是"该做什么"的问题。生命伦理的问题需要对所涉及的各个方面的不同价值进行权衡，在伦理学理论和原则的指引下，找到可能的解决办法。例如，1996 年，苏格兰爱丁堡的一个生物工程研究所宣布成功地培育了克隆羊多莉，即利用克隆技术培育出一只与亲代一样的绵羊。克隆羊多莉的诞生，引发了世界范围内关于动物克隆技术的争论。2005 年 3 月联合国通过了一项关于人的克隆声明，要求成员国采取一切必要手段禁止所有形式的人的克隆，因为克隆人违反人类尊严，挑战人类基本伦理。

此外，人类基因组计划提出后，生物信息库的伦理问题开始受到关注。自 20 世纪 90 年代以来，在脑的可塑性、药理学、影像学、影响脑功能的技术新应用方面取得的重要发现，已经使人类对脑、心和自我的概念发生革命性的变化。科学技术的进步使脑机界面的连接以及电子化潜能得到应用，药物改变认知和情态，如认知的药物增强、情感的药物增强、体力增强、基因增强，这些行为将影响到对什么是"人"的理解，以及个人、科学、医学与社会在未来的相互作用的关系，生命伦理学面临科学技术的新挑战。

十一、精神病学的建立

精神病的历史很久远，精神病学的建立可追溯到20世纪。人类历史上，对于精神病及有关精神病病人的描述往往伴随着巫术和宗教，以及非人道、不科学的解读。直到20世纪之后，随着实验生理学、实验心理学等的发展，精神病学才成为一门科学。

早在希波克拉底的著作、《荷马史诗》和《圣经》里，都可以看到精神病的记载。至于集中精神病病人的"精神病院"也在很早就有，如14世纪伦敦就有类似的精神病院，1784年维也纳有癫狂病院。当时对待精神病病人是十分残酷的，如维也纳的癫狂病院跟动物园一样，医院开放供人参观，医院收取参观费，社会把精神病病人当作娱乐的材料。当时解释精神病的原因也是一些迷信的说法，或神或鬼，对待病人就像对待牲畜一样，19世纪初受人道主义思想影响，这种局面才有改变。法国的皮内尔（Philippe Pinel，公元1745—1826）（图7-9）对解放精神病病人做过努

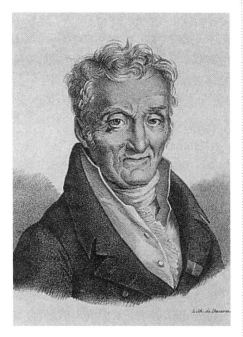

图7-9　皮内尔

力，并曾以自身的生命和自由做赌注，在他的监督之下解放精神病病人，他的著作《精神病治疗哲学》阐明了他的观点。

1838年，埃斯基罗尔（Jeanétienne Dominique Esquirol，公元1772—1840）开始对精神病进行更进一步的考察，写出《根据卫生、医学、法律的观点考察精神病》，这本书是早期关于精神病的重要文献。此后，法国一些学者在人道主义精神的影响下，继续从事精神病学的研究。另外一些人在大脑解剖、生理、病理等方面研究过精神病。法国医生克雷佩林（Emil Kraepelin，公元1856—1926）曾用著作和讲演等方式介绍精神病的分类法，并阐述了早发性痴呆的意义，使精神病学建立在科学的基础上。总之，精神病到19世纪才引起人们的重视，并成为医学体系内重要的学科门类。20世纪初期又出现了弗洛伊德（Sigmund Freud，公元1856—1939）主张的精神分析和潜意识理论。弗洛伊德以其精神解剖学说（无意识、前意识和意识）、本能学说（"性力"和"情综"）、精神结构学说（本我、自我和超我）形成了精神分析学派，认为精神作用影响潜在意识，性的本能与这种作用有重要关系。他的学说不仅对精神病学、心身医学，而且对心理学以至整个西方文化产生了很大影响，但也不断遭到批判和修正。后来弗洛伊德的学生荣格（Carl Jung，公元1875—1961）根据精神分析学说治疗精神病病人。这些都对后来精神医学的发展产生了重要影响。美国精神病学家梅耶（Adolf Meyer，公元1866—1950）创立的精神生物学派，把精神病病人作为一个完整的人来理解和认识，认为精神病是适应习惯遭到破坏所引起的人格不平衡造成的，治疗的目的在于重建健康的适应习惯。巴甫洛夫学派以条件反射为中心的高级神经活动学说，对精神病提出生理学解释，成为当时盛行的"行为疗法"的理论基础之一。

20世纪30年代以前，有效的精神病疗法很少。1918年，奥地利人瓦格纳 - 贾雷格（Julius Wagner-Jauregg，公元1857—1940）曾用接种疟原虫的方法治疗麻痹性痴呆。1933年，萨凯尔（Manfred Sakel，公元1900—1957）报道用胰岛素治疗精神病病人。1935年，有人发现卡地阿唑痉挛疗法可治疗精神分裂症。1938年，在痉挛疗法的基础上发展出电休克疗法。胰岛

素休克疗法和电休克疗法成为在化学治疗应用之前精神病的两大治疗方法。

20世纪以来，精神疾病研究取得的重要进展之一就是区分了精神病和神经症，普遍认为这是区别器质性病变和变态心理的基础。在对精神病病人的分类中，重要的是将双相情感障碍（躁郁症）与精神分裂症区分开来。20世纪精神病学的发展主要表现在精神病学家们开始从大脑解剖学、生理学和心理学等不同角度对精神病的病因、发病机制和临床表现等进行大量的研究和探讨，以期阐明精神现象的实质，形成了精神病学中的各种学派。对精神病的病因认识包括生物学因素和心理 - 社会因素，认为精神疾病的发生是二者共同作用的结果。20世纪50年代，氯丙嗪的发明使精神疾病的药物治疗进入新时代，现在已经有越来越多的抗精神病药物可以用于临床治疗。

20世纪60年代，英国人莱恩（Ronald Laing，公元1927—1989）和美国人萨斯（Thomas Szasz，公元1920—2012）发起反精神病运动的浪潮，他们不承认精神病的存在，不承认精神病是疾病。萨斯甚至断言，精神疾病是为了实行社会控制而强加给异端分子或替罪羊的政治迫害的标签。随着精神药理学的革命、病人权利运动，很多精神病院被关闭。20世纪70年代以来，欧洲国家和美国许多精神病病人纷纷被迫离开长期居住的医院。

20世纪以后，经过几代精神病学家的努力，现代生物精神病学确实取得了长足的进步。生物精神病学已成为精神病学最令人瞩目的分支学科之一，但现代生物精神病学在精神障碍的病因学方面并没有新的突破，因为人类的认知、情绪、意志、个性相互影响，相互制约，互为一体，很难割裂开来。人类的心理活动受到生物因素、社会文化、政治经济的综合影响。生物因素本身也极为复杂，迄今为止发现与精神症状有关的神经递质及受体近百种，这些递质与受体之间相互作用，厘清精神症状及其生物机制还有很长的道路要走。

十二、诊疗新技术

20世纪以后，现代科学技术进步为医学发展提供了巨大的发展空间，现代科学技术成果在医学上的应用给医学带来了深刻的变化，出现了很多诊疗新技术。

1. 物理诊断技术

1895年，物理学家伦琴（Wilhelm Conrad Röntgen，公元1845—1923）发现了X线，并指出这种射线的穿透能力强于其他光线。X线在医学上的应用首先是对骨骼系统的观察。美国医学家坎农（Water Bradford Cannon，公元1871—1945）在1898年发现用铋或钡配合X线检查可以清楚地观察到动物的食管。以后X线普遍应用到全身各器官的检查中，并成为诊断学不可缺少的内容。X线不仅是一种诊断手段，而且还可用于肿瘤等疾病的治疗，但最初应用时，人们并不知道其具有危害，直到人们对辐射问题深入研究，X线的安全问题才被考虑进来。

辐射问题的研究开始于放射性同位素的发现，同位素的发现和应用也对医学产生了重大影响。1898年，居里夫妇成功地提取出镭元素，不久镭也应用到医学中。第二次世界大战以后，意大利物理学家费米（Enrico Fermi，公元1901—1954）发现人工放射同位素对诊断和治疗肿瘤有效，将放射性同位素注入到人体内，通过扫描器观察，根据同位素在各器官蓄积的多少，就可判断出肺、脑、肝、骨骼、甲状腺等部位的肿块。

1903—1906年，荷兰生理学家爱因托汶（William Einthoven，公元1860—1927）研究出心电描记仪（electrocardiogram，ECG），因此获得了1924年诺贝尔生理学或医学奖。虽然18世纪英国生理学家黑尔斯（Stephen Hales，公元1677—1761）已测量出马的血压，19世纪末有人设计出原始的血压计，但直到20世纪初，经过数位医学家的改进，血压计方可广泛应用。

20世纪70年代，计算机断层扫描术（X-ray computed tomography，CT）的发明使临床诊断更上一个新的台阶。1971年，理论物理学家柯马克（Allan MacLeod Cormack，公元1924—1998）和英国电气工程师豪斯菲尔德（Godfrey Newbold Hounsfield，公元1919—2004）分别

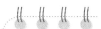

独立研究解决了理论和技术问题，世界上第一台 CT 机问世，5 分钟可以完成脑部扫描，被用于对一位疑有脑瘤的女性病人进行检查，荧光屏上不仅显示出脑瘤的位置，还清楚地显示出肿瘤的形态与大小。1972 年，英国放射学会公布了这一成果。1979 年，该研究成果荣获了诺贝尔生理学或医学奖。

磁共振成像术（magnetic resonance imaging，MRI）是继 CT 之后的又一项重大发明。1973 年，纽约州立大学的劳特布尔（Paul Lauterbur，公元 1929—2007）提出了利用磁场和射频相结合的方法获得磁共振图像的技术研发设想，并用此法获得了最初的二维磁共振图像。1974 年，英国诺丁汉大学的曼斯菲尔德（Peter Mansfield，公元 1933—）提出了脉冲梯度法选择成像技术和选择激发序列成像法。此后，二维傅立叶变换成像法的发现使磁共振成像技术真正走上应用之路。1982 年，磁共振成像技术开始应用于临床，此后各国学者不断积累经验，从而丰富了医学影像诊断手段。劳特布尔和曼斯菲尔德也因在这一技术发展中做出突出贡献而荣获 2003 年诺贝尔生理学或医学奖。

1895 年 X 线发现后，放射性现象进一步被发现，人们提出"同位素"的概念。1933 年，德裔生化学家舍恩海默（Rudolf Schoenheimer，公元 1894—1941）首先用氘来标记脂肪酸，研究脂肪酸的代谢，又用 ^{15}N 来标记氨基酸中的氮，进行蛋白质代谢的研究。这些工作对生物化学特别是对新陈代谢的研究影响巨大，开辟了广泛应用示踪剂的研究道路。1946 年，在曼哈顿计划后可以生产大量廉价的 ^{131}I，^{131}I 随后被称为"万能核素"。1951 年，第一台同位素扫描仪问世，1956 年，同位素 γ 照相机问世。这些发明为放射性同位素在医学上的应用开阔了领域。到 20 世纪 50 年代末和 60 年代初，^{99m}Tc 开始代替 ^{131}I 成为"万能核素"。20 世纪 70 年代后，由于 γ 照相机和 ^{99m}Tc 的普及，以及电子计算机的匹配使用，这些技术成为外伤治疗和定量诊断方面不可缺少的手段。

激光的发明和应用也深刻影响了医学研究和临床诊疗。1960 年，美国物理学家梅曼（Theodore Harold Maiman，公元 1927—2007）研制出世界上第一台红宝石激光器。激光器诞生后，很快应用在包括医学的诸多领域中。1961 年，在眼科手术中开始应用激光器作为手术刀。此后，激光在外科手术中的应用范围不断扩大，如植皮术、清创术、胸外科手术、矫形外科手术、肿瘤切除术等。1962 年，第一张实用的激光离轴全息图诞生，利用这种激光装置可以处理电子显微镜拍摄的丝状噬菌体的双螺旋结构照片，可使图像分辨率从 0.5 nm 提高到 0.25 nm。此外，利用激光还可以进行同位素分离、激光筛选细胞、激光微束照射技术切割分子、激光脉冲技术，用于如血红蛋白、视紫红质以及与生物遗传密码关系最密切的 DNA 的研究等。

超声技术更是成为一项常规医疗技术。1842 年，奥地利物理学家多普勒（Christian Johnna Doppler，公元 1803—1853）首次描述了光波多普勒效应。后来有人发现多普勒效应同样适用于声波。超声的应用主要表现在临床诊断和治疗方面。1928 年，首次用超声波治疗耳聋；1939 年，首次用超声波治疗神经痛；1953 年，用超声波照射法治疗梅尼埃病。超声诊断仪的应用开始于 20 世纪 50 年代，主要包括超声示波诊断法（A 型）、超声显像诊断法（B 型）、超声光点扫描诊断法（M 型）和超声频移诊断法（超声多普勒）。20 世纪 50 年代后，超声治疗疾病的范围日益扩大。20 世纪 70 年代后，在治疗应用剂量上进行了各种实验研究，并在损伤性剂量的治疗方面取得了突破性进展。超声加热治疗癌症，可达深层特定部位，被认为是一种最佳的癌症治疗方法。此外，超声波经过聚焦，还可以作为一种无感染无血手术刀进行手术。20 世纪 80 年代后，超声波作为一种体外碎石器在治疗肾结石、胆结石等结石症方面疗效显著。20 世纪 90 年代后，彩色多普勒超声心动图技术以及各种超声诊断仪进一步数字化，其功能更加强大，特别是第五代数字化诊断仪的推出，为各类疾病的诊断提供了更加丰富的诊断指标和强大的技术支持，超声技术也从诊断技术兼向治疗技术转移。

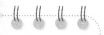

2. 器官移植和人造器官

早在 1913 年，法国的卡雷尔（Alexis Carrel，公元 1873—1944）就曾提出把器官取下移植的观点。1933 年，异体角膜移植成功。1954 年，美国医生首次成功将一卵双生兄弟之间的肾进行移植。20 世纪 60 年代以后，由于血管吻合技术的进步，特别是显微外科技术的突破、离体器官保存方法的改进、运用免疫移植法控制排斥反应成功，以及人体组织移植规律的发现，使器官移植术取得了显著的进展，肝移植、肺移植、胰腺移植先后成功。1967 年，南非外科医师巴纳德（Christiaan Neethling Barnard，公元 1922—2001）完成了首例心脏移植。20 世纪 80 年代后，骨髓移植也取得了很大成就。

随着现代科学技术不断在医学领域的应用，医学与生物学、化学、力学、电子学、高分子化学、工程学等的融合，出现了生物医学工程学，因而使人造器官成为可能。1945 年，荷兰人柯尔夫（William J. Kolff，公元 1911—2009）经过两年的研究，将人工肾用于治疗急性肾衰竭获得成功，以后他又开始在美国研究人工心脏。1962 年，人造球形瓣膜更换二间瓣成功。自 20 世纪 50 年代以来，人工心肺机、人工低温术在临床应用，使体外循环心内直视手术得以进行。1982 年，美国犹他大学医学中心外科医生德夫里斯（William C. DeVries，公元 1943—）给心脏病病人克拉克（Barney Clark）植入一颗名叫贾维克 -7（Jarvik-7）的人造心脏，虽然 112 天后克拉克死于人工心脏造成的机械并发症，但这个手术开创了人造心脏移植的先河。器官移植无疑是挽救器官严重受损病人生命的主要手段，但因捐献的器官极为有限，而且费用昂贵，不能满足病人的需要。20 世纪 90 年代中期，许多国家和公司投巨资发展器官移植用转基因猪项目，这些转基因猪的生产基地被称作器官农场。这种器官农场将提供移植器官肾、心脏、脾、胰腺、肝等。1996 年，我国政府批准了湖北省农科院畜牧兽医研究所的"转基因作为器官移植供体的研究项目"，标志着我国在器官移植研究方面的进步。

3. 人工肺技术

自从 1953 年吉本（John Gibbon，公元 1903—1973）发明人工肺，并首次应用于临床以来，经历了半个世纪的发展，人工肺技术日趋成熟，使用范围也越来越广。最初仅限于心脏外科的体外循环（extracorporeal circulation，CPB），1970 年人工肺从传统的体外心肺旁路技术衍生出来并用于严重的急性呼吸窘迫综合征（acute respiratory distress syndrome，ARDS）的治疗。目前，人工肺技术已经应用到内科、儿科、重症监护及器官移植等多个领域。

人工肺主要有体外膜式氧合（extracorporeal membrane oxygenation，ECMO）、血管内人工肺（intravascular artificial lung，IVAL）、植入型人工肺（implantable artificial lung，IAL）、无泵体外肺辅助技术（pumpless extracorporeal lung assist，PECLA）这四种类型。无论是哪种类型的人工肺，其主体部分均是由中空纤维膜制成的。因此，人工肺又被称为膜式氧合器（membrane oxygenator）。

比较被人们熟知的是体外膜式氧合技术，常被称作叶克膜。ECMO 装置的基本组成包括氧合器、血泵、管路这三大部分。根据插管方式，ECMO 技术可分为静脉 - 动脉 ECMO 和静脉 - 静脉 ECMO。目前一般认为，如果存在急性血流动力学受损（如心脏停搏）等需要心脏支持的情况、伴有或不伴有呼吸衰竭，或需要 ECMO 支持转院，首选静脉 - 动脉 ECMO。还有研究表明，静脉 - 静脉 ECMO 主要用于改善静脉血氧合，但同时改善心肌氧合并降低肺血管阻力，可适当减轻心脏功能受损。

人工肺是一项高新技术，是推动急救医学发展的一种新方法，也是治疗急、慢性呼吸衰竭及 ARDS 的有效手段。在救治新冠病毒肺炎重症病人时 ECMO 发挥了作用。但其操作复杂、并发症较多，相信随着高新材料的开发和基础研究的深入，以及临床经验的丰富，人工肺技术将继续开创治疗重症呼吸系统疾患的新局面。

4．人工智能和手术机器人

第二次世界大战期间，美国科学家于 1943 年 6 月开始试制第一台电子计算机，1945 年 12 月研制成功。从此，电子计算机开始走入人类生产和社会生活乃至医学领域的应用。21 世纪初，随着互联网技术、移动通讯和人工智能的发展，远程医疗、手术机器人、电子病历、医疗大数据、智能医疗产品和移动终端等逐渐改变着传统医疗服务模式。2001 年 9 月 7 日，法国医生马雷斯科（Jacques Marescaux，公元 1948—）带领一个医疗小组在纽约完成了世界上的首例远程手术。68 岁的女病人躺在法国斯特拉斯堡一家医院的病床上，马雷斯科医生在 6275 千米以外、大洋彼岸的美国纽约通过电视屏幕操纵法国手术室中的"宙斯"机器人，首先把一根微型光纤摄像头的腹部显微管导入病人的腹部，然后使用解剖刀和镊子摘除了可疑的胆囊组织，整个手术耗时 54 分钟，病人在术后 48 小时恢复排液，未发生并发症。这一手术是医学史上第一次跨洋的远距离手术，因为林德伯格（Charles Augustus Lindbergh，公元 1902—1974）在 1927 年首次完成人类的跨洋飞行，鉴于这次手术里程碑式的意义，又被称作"林德伯格手术"。

能够帮助马雷斯科医生实现远程手术的重要工具是手术机器人，这位手术机器人是由美国 Computer Motion 公司生产的"宙斯"手术机器人，它是在美国国家航空航天局（NASA）支持下于 1995 年研制成功的一款机器人产品，1996 年进行了动物试验，1998 年用于第一例人心脏搭桥手术，2001 年被美国 FDA 批准正式使用。该公司在 2003 年被并入另外一家机器人公司 Intuitive Surgical，后者在 2000 年生产出达芬奇外科手术系统（Da Vinci Surgical System）。达芬奇手术机器人由美国食品药品管理局发起，Intuitive Surgical 公司、IBM、麻省理工学院和 Heartport 公司联手制造，其目标是通过微创方法实施复杂外科手术。整个系统由三部分组成：外科医生控制台、床旁机械臂系统和成像系统。该系统最早被应用于泌尿外科，后应用于瓣膜修复和妇科手术。目前，达芬奇手术机器人已被批准广泛应用于成人和儿童的普通外科、胸外科、泌尿外科、妇产科、头颈外科以及心脏手术中，在世界各国都有推广。

十三、现代医学发展特点

20 世纪以后，现代医学以前所未有的速度不断进步，取得了举世瞩目的成就。20 世纪 40 年代以原子能、电子、航天技术为代表的一系列高科技出现导致第三次科技革命，对社会生产力和世界经济产生了极大的推动作用，改变了世界的面貌。第三次科技革命同前两次工业革命相比有所不同：首先，科学技术在推动生产力发展的过程中发挥出越来越重要的作用。其次，科学和技术相得益彰，互相促进。随着科学实验手段的进步，科研探索领域不断开阔。最后，科学技术各个领域之间相互渗透。在现代科技发展的情况下，出现了两种趋势：一方面学科愈来愈多、分工愈来愈细、研究愈来愈深入；另一方面，学科之间的联系愈来愈密切，科学研究朝着综合性方向发展，这在医学方面也不例外。除了现代科学技术的应用导致医学发生巨大变化之外，现代医学发展也表现出自身的特点。

1．医学期刊与学术交流

回顾 18 世纪时，世界的医学期刊出版数量和种类非常有限，发展到 20 世纪情况大大改变，各国都有很多医学期刊发行。据 1913 年调查，医学期刊发行情况，德国有 461 种、美国 630 种、英国 152 种、法国 268 种、意大利 75 种、西班牙 29 种。至 21 世纪，SCI、PubMed、EI 等数据库收录的世界各国医学期刊已达数千种之多。从一定意义上说，由于医学期刊的飞跃发展，使医学信息交流变得非常便捷。得益于期刊等出版物的丰富，现代医学已经超越了国界、人种，变成世界共有的一种财富。同时，现代医学的国际化成为不可避免的趋势，医学期刊进一步推动了医学的国际化发展方向。当前，借助信息网络技术，身处不同地区的学者通过阅读医学期刊上发表的文章，能够同步跟进其他国家医学研究的最新成果。

随着医学期刊数目的不断增多，追踪医学期刊的数量和种类成为一道难题，一些学术组织开始通过编撰索引的方式来帮助本国学者检索医学期刊，跟进医学发展。1879 年，美国陆军军医局图书馆（Library of the Surgeon General's Office）编撰发行了《医学索引》（Index Medicus），列举当时出版的所有医学文章、书籍、报告等。由于经费问题，该刊于 1899 年停刊。1903 年在美国医学会的支持下改为季刊出版，一直持续到 1927 年。1956 年美国国家医学图书馆（National Library of Medicine，NLM）接手此刊，并由美国医学会负责收集数据，每年出版一次。

20 世纪 60 年代，随着计算机的引入，NLM 建立了医学文献分析和检索系统（medical literature analysis and retrieval system，MEDLARS），1971 年推出了在线版本 Medline。1996 年，NLM 又推出了访问 Medline 的数据库 PubMed。20 世纪下半叶，还有许多在线医学数据库被陆续推出，包括 1946 年起源于荷兰、后被多媒体出版集团爱思唯尔（Elsevier）收购的荷兰医学文摘（EMBASE），1967 年美国心理协会（American Psychological Association）推出的电子版《心理学摘要》（Psychological Abstracts）等。如今 Medline 每年要更新一百多万条文献信息，因此学习使用数据库，学习在医学期刊的汪洋大海中寻找关注的研究文献，已经成为每位医学生必须熟练掌握的技能。

除医学期刊外，各种国际会议也是医学国际化的原因之一。最早的国际会议是 1863 年在日内瓦召开的国际红十字大会，决议确认伤病员、医师和护士在战争中都处于中立地位。1867 年在法国巴黎举行第一次国际医学会议。以后每隔数年在世界各主要城市轮流举行国际医学会议。20 世纪 30 年代以后，国际性的结核病学会、生理学会、热带病学会及其他专门分科的学会日渐增多。第一次世界大战后成立的国际联盟对流行病学研究也有贡献。

此外，20 世纪设立了诺贝尔生理学或医学奖，这一奖项是因发明炸药而获巨额财富的瑞士化学家诺贝尔（Alfred Bernhard Nobel，公元 1833—1896）设立的。根据诺贝尔的遗嘱，每年各设 5 种奖金，授予在物理学、化学、生理学或医学奖、文学以及和平事业上做出卓越贡献的学者。自 1901 年以来，诺贝尔生理学或医学奖几乎每年都有科学家获得，这从一个侧面反映了现代医学的前沿进展。

2．医学模式的转变

西方医学自文艺复兴以后开始了以人体解剖学为基础的研究，17 世纪的生理学、18 世纪的病理学、19 世纪的细菌学、20 世纪的药物治疗都受机械论思想影响。这虽然使西方医学有了很大的进步，但是到 20 世纪中叶以后逐渐显现出生物医学模式的局限性。

第二次世界大战中，伦敦每遭一次空袭就出现大批消化性溃疡和急性消化道出血的病人；列宁格勒的居民出现了大批"围城性高血压"病人，这些心身相关的问题引起了医学界高度重视。1977 年，美国医师恩格尔（George L. Engel，公元 1913—1999）首先提出生物医学模式的缺陷，指出生物医学模式应向生物 - 心理 - 社会医学模式转变，客观地反映了医学发展规律，受到世界各国医学家的重视。当前心身疾病已日益严重地威胁着人类生命健康，由生活方式和生活行为所致的疾病和环境因素、社会制度造成的疾病已日渐成为现代医学中的重要问题，因而医学家们从生物 - 心理 - 社会三个方面提出综合防治的新概念。

医学模式的转变打破了各种传统医学封闭的格局，架起了现代医学与传统医学的桥梁。例如，中国传统医学没有受到生物医学模式的影响，它不仅一直重视心理和社会与人体的关系，而且把人看作与大宇宙相关的小宇宙。学习中国传统医学，对于理解医学模式的演进开拓了一条捷径。

由于医学模式的转变，促进了社会医学、医学社会学和整体医学的建立和发展。1990 年世界卫生组织将健康重新定义为"健康是人身体上、精神上和社会适应上的完好状态，而不仅仅是没有疾病和虚弱"。一个人的健康首先要身体没有出现疾病或虚弱现象；其次是生理上健康，具有较强的身体活动能力和劳动能力；第三是心理上健康，依靠健康的心理状态抵抗疾病和不适；第四是保持社会上的完好状态，能够适应各种社会环境的变化。现代的健康概念已经包括了躯体健康、心理健康、心灵健康、社会健康、智力健康、道德健康、环境健康等多方面要素。

目前医学模式转变已经受到普遍重视，但在医学实践中有时仍然表现出观念滞后于理论的局面。例如医学教育的主导模式仍延续着生物医学模式指导下的人才培养体系，人文历史、心理、社会的相关课程虽然列入教学计划中，但是依然未受到充分重视。医学类课程的教学依然是重中之重，医学模式的转变在医学教育和医疗实践中仍然需要进一步宣传和加强。医学模式的转变反映了现代医学发展的规律和趋势，更适应医学社会功能的要求，随着人类社会的进步，人们对医学科学在保护人类健康、防止疾病发生、提高生存质量方面的要求越来越高，因此需要大量的人文社会科学知识及时融入医学教育中。但是现有的医学人文教育很不均衡，例如在我国，医学伦理学、医学心理学、医学社会学、卫生法学这些侧重应用的医学人文课程虽然在大部分医学院校都已开设，而且有专职教师授课，但是像医学史这样的课程尚未能在多数医学院校中开设，在一些医学院校中尚未配备专职的医学史教师，常常是其他专业的教师兼职讲授医学史。实际上，从医学史的讲授中更可以看清医学模式发生转变的来龙去脉，理解医学模式转变的深刻意义。此外，可以开展医学模式转变的中外医学模式比较研究，以促进医学模式在实践中的转变。

3. 现代医学特点与展望

20 世纪以来发展的物理学、化学和计算机科学为现代医学的发展提供了强大的研究手段，21 世纪生命科学因研究客体的重要性和复杂性，以及人类生存发展的紧迫性，将出现革命性的变化，可能发展成为科学革命的中心。

在基础医学方面，近代以来建立的医学学科体系进一步分化，在传统基础医学学科，如解剖学、生理学、病理学、细菌学、免疫学发展基础上，进一步形成病原生物学、遗传学、分子生物学、细胞生物学、生物化学等学科。第二次世界大战结束后，随着科学技术的迅猛发展，20 世纪 80 年代后形成了各学科之间的交叉和融合发展趋势。

在临床医学方面，在充分利用高科技成果和基础医学进步基础上，不断涌现出新的诊断和治疗方法。在诊断方面，超声技术在很大程度上代替了 X 线，并不断出现新的、更先进的方法。生物技术将提供多样化的检验产品。各种内镜和导管技术可深入到多个脏器和部位，获得精确的诊断。电子计算机和人工智能技术发挥了重要作用。诊断学的最大突破是通过个体基因的分析检查出与遗传因素有关的疾病，提供可靠的预测。

在治疗方法方面，各种药物和生物技术产品将极大丰富，包括对大量天然药物的开发、改造和仿制，中草药的丰富宝藏将被进一步挖掘；在外科方面，通过内镜将手术创伤降低到最低程度，显微外科将继续深入到外科各分支领域；器官移植中最大的难题免疫排斥将被克服，甚至可以实现异种移植；基因治疗可能通过基因重组和修补改造人体的生理甚至是心理。

在预防医学方面，由于分子生物学和生物技术的应用，生产出多种高效安全的疫苗。新的预防药物、基因技术在预防方面将大显身手。结合环境保护和人群自我保健意识的提高，将开辟预防疾病的新纪元。21 世纪人类的疾病谱发生巨大的变化，新生儿死亡率降低，全世界平均寿命提高，人口老龄化会带来一系列社会问题，老年医学将成为 21 世纪研究的重要课题之一。

在护理学方面，人们已经认识到护理工作是整个医疗卫生工作的重要组成部分。护理工作又有其自身的相对独立性和特殊性，护理工作的质量直接关系到病人的医疗安全、治疗效果和身体康复；护士的职业素质、服务态度、言谈举止直接影响着病人的心理感受；护理人员的道德水平直接影响医生、护士、病人三者的关系。慢病时代和老龄化社会的来临，对护理工作提出了更高的要求，安宁疗护成为时代之需。

总之，现代医学随着生命科学的发展出现了巨大的进步，现代科学的高度发展和"大科学"时代的到来，使医学发展与其他自然科学一样，需要国家的支持，因此，国家战略在医学发展中的作用日益凸显。21世纪以来，现代科学技术给医学带来了巨大变化，但并未达到无所不能的程度，"人"是物质世界中最复杂的生命体，人类对人体本身的真正了解还有很漫长的道路，仍需要几代人、几十代人，甚至几百代人的不懈努力。现代医学中仍有很多未知的领域，如很多遗传性疾病、阿尔茨海默病、帕金森综合征、抑郁症等发病率高、对人类生命健康危害严重的疾病均未能有效解决，现代医学还存在许多未解难题。在数千年中外医学历史的发展中，前人给我们留下了很多成功的经验和失败的教训，深入研究这些历史将有助于加快医学前进的步伐，这也是学习研究医学史的最终目的之一。

（张艳荣　甄　橙）

思考题

1. 简述20世纪医学取得了哪些方面的进展。
2. 简述微生物学在20世纪的发展及影响。
3. 简述分子生物学建立的意义。

拓展资料

医学相关的5部电影：《美丽心灵》《困在时间里的父亲》《疯狂的心》《心灵病房》《危险方法》

参考文献

1. 卡斯蒂廖尼. 医学史［M］. 程之范，甄橙，译. 南京：译林出版社，2013.
2. 李志平，张福利，刘武顺，等. 中西医学史［M］. 北京：人民卫生出版社，1999.
3. 波特. 剑桥插图医学史［M］. 张大庆，译. 济南：山东书画出版社，2007.
4. https：//www.science.org/doi/10.1126/science.abj

第二篇
中国古代医学史

中国医学萌芽时期

第八章

（远古至公元前 3 世纪）

内容重点

★ 医学的萌芽：酒与汤液的应用；甲骨文中的疾病记载；《诗经》《山海经》中的药物
★ 朴素唯物主义解释医学：六气；阴阳；五行
★ 砭石从东方来……毒药从西方来……灸焫从北方来……九针从南方来……导引按跷从中央来
★ 扁鹊
★ 课程思政元素：扁鹊"六不治"原则的伦理意义

　　中华民族是世界上最古老的民族之一，在东方大地上创造了自己的文化。中国医药学就是中国人民在与疾病的长期斗争中逐渐积累经验而产生的，无论是医疗技术、认识水平，还是诊断方法和选方用药，都曾处于人类医药学发展史上的前列，并有它的特点，为人类健康做出了突出贡献，至今仍在发挥它的作用。

一、火的应用与藏冰防疫

　　大约 50 万年前，北京西南郊的周口店已有"北京猿人"居住，并知道如何用火、如何保存火种。约 20 万年前，同地区的山顶洞人已知人工取火。火的使用，可以使人类吃熟食、取暖、改善潮湿的居住条件。进食熟食缩短了食物消化过程，减少了许多消化道疾病，同时扩大了食物范围，使大脑更完善地发展起来。人工取火是人类征服自然的开始，由此也产生了熨法和灸法等治疗疾病的方法。

　　灸的起源从文献记载和考古发掘中均未找到确凿的证据，只是一种推论。古时温热不容易得到，尤其在北方，腰背痛、关节痛、风湿病很多，都需要温热治疗，所以发明灸法。因为温灸疗法需要较长的时间，就把艾叶晒干，蒜姜切片，放于灸处，上置艾叶，艾叶又名冰台，使用冰燧将之引燃，可保持长久温热。冰燧是利用太阳能取火的一种工具，后发展为阳燧，即用铜质制成的凹面镜，用以聚集日光，点燃艾炷施灸。

　　旧石器时代，以粗夯的石头做工具，砭石就是最早的医疗工具之一。砭石是一种锐利的石块，被用来切割痈肿、排脓放血，以及用它刺激人体的穴位而达到治病的目的。《说文解字》中，"砭，以石刺病也"。《素问·异法方宜论》中，"东方之与域……其病皆为痈疡，其治宜砭石"。后来由砭石发展为石镰（图 8-1）。除了石器之外，出土文物中发现了一些与砭石相似的器物，主要有骨锥、骨钉形器、木钉形器，即骨制或木制的具有"砭石"功能的器具。

　　至新石器时代，中国已发展到一定文明阶段。相传伏羲制九针，是针法作为医疗工具的开端；神农尝百草标志人类开始用草药对抗疾病。后世所谓"精于岐黄"就是精于医药的意思。

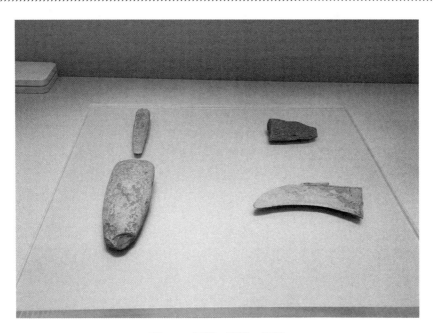

图 8-1　石凿、石锛、石镰

旧石器时代，磁山遗址出土有石凿、石锛、石镰，这些工具既是日常生活中的生产工具，锋利之处也可用于切割痈肿、排脓放血。现藏于河北博物院

岐黄是指岐伯和黄帝，传说岐伯是黄帝通晓医药的大臣。

古人的卫生习惯还包括在冬天藏冰以在夏天用来避暑防疫。冬季储藏冰块供夏季使用的习俗，在中国由来已久。古人信天神，每逢藏冰或者出冰，都有一套祭礼仪式，以求司寒保佑。司寒是北方之神，也即水神。每年，最早取出的冰用来祭祀祖先。《礼记·月令》记："仲春之月……天子乃献羔开冰，先荐寝庙。"炎夏来到，凌人要奉天子之命，按制度规定，分冰给王族、臣僚，称为"颁冰"。当时的王室或朝廷都将藏冰作为一件大事安排，设有专门机构和官吏主持管理。据《夏小正》记载，夏代已设有专司用冰事宜的"颁冰人"之职。周代置"凌人"掌管藏冰、用冰之事，现代考古勘探已发掘出战国时期的藏冰建筑"凌阴"遗址，"凌阴"相当于后来的冰窖，建筑构造已经比较科学，可以把冰保存到夏天；夏日专门存冰的器具则称为"冰鉴"，用铜制成，存放食品可以保鲜，作用如同今日之冰箱。

古代藏冰之处都修筑在地面之下，分为两类：一类是专门用来藏冰，如同冰窖，通称凌阴；另一类用来保存食物，如同冷藏库，其冰则从冰窖运来，这类冷藏库的名称很多，如凌室、冰室、冰井等。另有冰厨，则是备有冷藏设备的庖厨。古人防腐保鲜所用之冰是天然冰。《周礼》记载："凌人掌冰正，岁十有二月，令斩冰，三其凌。春始治鉴。凡外内饔之膳羞，鉴焉。凡酒浆之酒醴，亦如之。祭祀，共冰鉴。宾客，共冰。"凌人在冬天把冰块储藏到地窖里，到第二年可取出来，在进行祭祀和宴请宾客时使用冰鉴供酒。

由于生产力水平的局限性，西周的藏冰业还没有市场化，所藏之冰专供皇家御用、供王公贵族享用，一般的平民百姓无法享受。周代人用冰，主要有三个方面的用途。第一是给祭品保鲜。由于周代崇尚祭祀，每次祭祀都要杀大量的动物，为了防止这些动物腐坏，人们就将这些肉和冰放在一起，保证可以用最新鲜的祭品来祭祀祖先。第二是给食物、饮料降温。到了夏天，由于天气炎热，人们会食用一些冰凉的食物和饮料以达到消夏的目的，就会把食物和饮料放在一种叫缶的容器里，再将缶放在"冰鉴"里，以达到降温的目的，因此冰鉴也可以被看作古代的冰箱。第三，周人还会在人死后，将尸体和冰放在一起下葬，保护尸体在葬礼过程中不腐烂。

《左传》中记载当时藏冰情况为"其藏冰也，深山穷谷，涸阴沍寒，于是乎取之"。藏冰之举在后世多有延续。《左传》所载的颁冰对象为"自命夫命妇，至于老疾，无不受冰……其藏之也周，其用之也遍"，以达到"冬无衍阳，夏无伏阴，春无凄风，秋无苦雨……疠疾不降，民不夭札"的目的。

二、酒与汤液的应用

到了奴隶社会，大约是夏商周时代，农业得到发展。人们已使用木制的耒和青铜的耜、青铜铲进行耕种，生产大为进步，文明程度与日俱增。牛耕井田，余粮造酒，是这一时期的突出特点。人们用缶储粮，雨后缶中积水，粮食发酵而成酒。夏代用谷物做酒，到了商代更有用小麦酿制陈年甜酒习俗（图8-2、图8-3）。

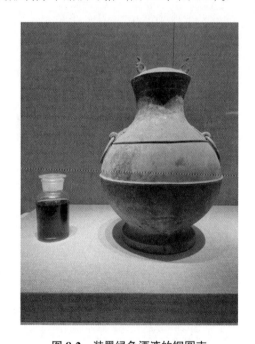

图8-2　装墨绿色酒液的铜圆壶
（孙灵芝拍摄于河北博物院）

1977年，河北省平山县战国中山王墓出土中山古酒，出土时铜圆壶盛有墨绿色酒液，只剩半壶，重3千克

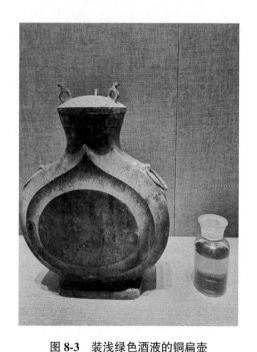

图8-3　装浅绿色酒液的铜扁壶
（孙灵芝拍摄于河北博物院）

铜扁壶装浅绿色酒液，重6.7千克，呈浅翡翠绿色，清澈透明。是当时发现的世界上最早的实物酒

东周时期，在诸侯的宴席上出现了冰镇米酒。《楚辞·招魂》云："挫糟冻饮，酎清凉些。"王逸注曰："言盛夏则为覆蠽干酿，提去其糟，但取清醇，居之冰上，然后饮之。酒寒凉，又长味，好饮也。"据《酒经》记载，上古造酒用桑叶包饭的发酵方法制作，可见当时的酒相当于米酒。米酒在高温下最易发酸变质，古人便制作出鉴缶，利用方鉴与方缶之间的空间放置冰块，使酒变得清凉可口且不易变质。汉代许慎《说文解字》说："醫治病工也……从酉""醫，病声，酒所以治病也"。又说："酉，八月黍成，可以酎酒"。在商代至周初的文字，凡是"飨酒"之酒都从"酉"，甲骨文酉表示以罐储粮，发酵成酒，形似酒坛，形象地反映了当时真实的历史文化。从"醫"字的结构可以看出"醫"字用病声和酒二者会意组成，说明古代医疗与酒关系甚密，体现了酒在医药发展史上的重要作用。

远古时候，人们只能用咀嚼生药的方法治病。以后火的应用、陶器的出现，使制作汤液成为可能。商代已生产汤液。变"哎咀"（咀嚼整块生药）为加水煎服。而煎液比生食草药多了许多好处，如扩大了应用药物范围，有些刺激性药物通过煎煮可减轻刺激性，使得矿物药的应用成为可能，同时为单味药向复方用药的方剂过渡创造了条件，促进了复方制剂的发展。

三、甲骨文与医药

甲骨文是商周时期刻在龟甲和骨片上的文字。在出土的甲骨文中，共发现记载疾病者 323 片，涉及 20 余种疾病，有不少象形文字体现了当时的医药情况。如沐、浴、疾、龋等。

殷墟甲文涉及问孕育的卜辞很多，主要卜问是否怀孕、何时分娩、是否顺利，以及预测分娩时间等卜辞（图 8-4）。

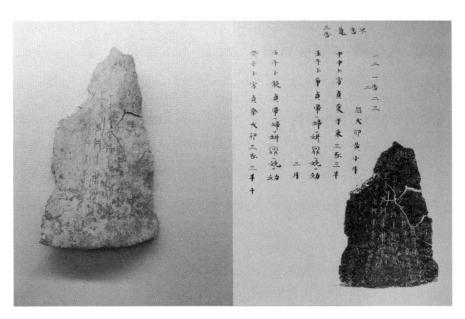

图 8-4　卜骨及卜骨拓片（孙灵芝拍摄于天津博物馆）

商代，此卜骨所刻卜辞记录了二月壬午日贞人贞问商王的妻子妇姘是否会生育男孩等事。王襄旧藏。现藏于天津博物馆

安阳发掘的甲骨文可以使人们了解到公元前 15 世纪中国医学的情况。当时把"病"称作"疾"，从甲骨上看，疾就是一个人中了箭躺在床上，"疒"即床的象形字。那时用能不能行走来断定是否有病，如果不能走，躺在床上就是有病。如"疒目""疒首""疒耳""疒自""疒口""疒齿""疒舌""疒手""疒肘""疒胫""疒止""疒足""疒身""疒腹""疒项""疒臀""疒膝""疒骨""疒心"等 40 多种病名，可以看出对于疾病的分类已有初步的认识。

按人体的不同部位来分疾病，如耳有病即耳疾，眼有病即眼疾。按疾病好发季节分为疥、疟、痛首、风。再按发病人群分为妇人病、小儿病等。

四、对药物的认识

人们在采集和食用植物、动物的过程中，逐渐形成了对药物的认识。由于人类吃了某些植物后会产生副作用，不敢再吃，因而逐渐认识到有些植物可能对某种病有疗效，这就是原始的药物知识积累。植物是治病的草，是在生活中被发现的。

《淮南子·修务训》记载"神农氏……尝百草之滋味，水泉之甘苦，令民知所避就，当此之时，一日而遇七十毒"。《周礼》有"五药"记载，将药物分为五类，即草、木、虫、石、谷。中国最早的诗歌集《诗经》中描述了很多药物，其中植物药就有 50 余种，有些至今还是常用药，如杞（枸杞子）、蓷（益母草）、女萝（菟丝子）等。《山海经》是春秋战国时代的一部地理著作，内容丰富，保存了不少远古关于山川、物产、药物、祭礼、巫医等神话传说。其中记载药物 123 种，包括植物药 52 种、动物药 67 种、矿物药 3 种、水类 1 种。

由于原始社会人类对大自然的认识水平有限，对致病原因的认识尚不清楚，于是出现了巫医，古代医字写作"毉"，就是巫医治病的意思。早期人类社会，"巫"的身份并不像现代理解的"巫"。"巫"能代鬼神发言、能歌能舞，还能医治疾病，参与朝政，指导国家政事、策划国家的行动。早期，"巫"是最先掌握文字记事的人，也是执掌仪式的人，是当时各种文化活动的核心人物。从某种意义上讲，"巫"是原始文化的保存和传播者，也可以视为最早掌握医术的人。巫医通常采用一些祭祀占卜的迷信方法治疗疾病。夏朝以后，发明了酒，并用作医药，"毉"字逐渐演化到"醫"，这是医学史上的一大进步。中国人不但发明了酿酒技术，而且还学会制酱、制糖、制醋，虽然不知道这是微生物在起作用，却已能利用微生物。

五、朴素唯物主义思想疾病观

一般认为，春秋战国时代是中国封建社会的开始。在这段历史时期，铁制工具的应用刺激了农业进步。井田制度被废除，产生了地主阶级。伴随农业进步，工商业也发展了。交通工具的改良为经验交流提供了更多机会，人类与疾病抗争的经验得到总结，推进了医学的发展。《素问·异法方宜论》指出："砭石从东方来，九针从南方来，灸焫从北方来，毒药从西方来，导引按跷从中央来。"证实了各地对医治疾病的经验处在相互交流中，也说明中医学知识来自四面八方。

农业进步，使统治者有更多的粮食，他们豢养了很多的"士"，其中的方士与医有关。以前认为宇宙由鬼神主宰，随着知识进步，鬼神论渐渐地被人们抛弃。随着人们对宇宙进一步的认识，产生了哲学。哲学的产生对医学产生了巨大的影响。阴阳五行学说就是在这个时期确立的。阴阳原本为占卜所用，起初治病也用占卜，自然很容易用阴阳解释医学。古人认为宇宙有五种原质，这就是五行，即金、木、水、火、土。在古代西方，将宇宙归纳为四种原质，即地、水、火、风。可以看出中国传统医学的五行理论比西方多一个金，说明中国的祖先已知金属，也是利用金属治病最早的国家之一。将五行学说应用到医学，是中国医学发展史上的一次飞跃。五行之间生克关系是指：木生火，火从木焚而得；火生土，所有物质燃烧后均成土；土生金，因为金属矿物都在土中；金生水，所有金属加热后都能熔化成液体；水生木，植物生长离不开水。木克土，植物生长在土上；土克水，用土可以堵水；水克火，水能灭火；火克金，火能熔化金属；金克木，植物可用金属砍伐。总之，当时的哲学思想认为宇宙是相互联系、相互制约的，而不是孤立存在的，这种思想指导医学，用相互联系，相互制约的观点研究疾病，因此从整体观出发构成中医学的一大特色。

由于哲学兴起，疾病观也发生了改变。《左传》上讲疾病是六气所致。六气即阴、阳、风、雨、晦、明，实则是六种气候的变化。春秋时期，农业进步，农民因大宇宙的变化直接对生产有影响，所以对大宇宙变化特别关心，阴即冷，阳即热，冷热变化不仅影响农作物，也可影响人体；风雨即气象的变化，对农业很有影响，对人体也可致病；晦明指白天或黑夜，工作过度，不遵守作息规律，自然也容易生病。春秋时期，秦国著名医生医和最早提出"六气致病说"，他认为六气失调是造成疾病的原因，所谓"天有六气，降生五味，发生五色，征为五声，淫生六疾"。后来《素问》把这种六气概括为抽象的风、寒、暑、湿、燥、火，用以解释疾病的原因。

总之，当时认为人体是小宇宙，大宇宙发生变化，势必影响到小宇宙，也就是说外在环境的变化影响到身体内部变化，这是一种正确的认识。受此影响产生的伤风、上火、受湿等语汇，几千年流传下来，直到现在仍被采用。

六、名医扁鹊

扁鹊是中国历史上第一个有正式传记的医学家，汉代司马迁作《史记·扁鹊仓公列传》中谓："扁鹊为医，为方者宗，后世弗能易也。"他医德高尚，提出病有"六不治"，即"骄恣不论于理，一不治也；轻生重财，二不治也；衣食不能治，三不治也；阴阳并，脏气不定，四不治也；形羸不能服药，五不治也；信巫不信医，六不治也"。

《史记》中记载：扁鹊姓秦，名越人，勃海郡人（今河北任丘，约公元前5世纪—前4世纪）。秦越人年轻时曾做过舍长，跟随长桑君学习医术，学成之后，又长期在民间行医，积累了丰富的医疗经验，是战国时期著名的医家。秦越人被称为"扁鹊"有许多不同的说法，元代李敬斋说："轩辕时已有此号。今为越人之艺独冠当代，故亦以此号之。"清代陆以恬说："战国时，秦越人慕上古扁鹊学，因称扁鹊。"现在许多地方都有扁鹊墓、扁鹊村、扁鹊隐居遗址等，一方面体现了后世对扁鹊的崇敬，另一方面因为扁鹊的高超医术而成为人们心中神医的偶像，希望得到庇护，免除疾患。

由于扁鹊医术高明，又行医于民间群众之中，所以百姓十分爱戴他，用扁鹊来赞誉他。扁鹊精通内、外、妇、儿各科，擅长望、闻、问、切，尤以切脉著称。在扁鹊以前，人们以是否有呼吸来判断生与死，呼吸停止就是死亡，所以有"瞩纩以俟气绝"的说法。纩是一种类似柳絮的东西，将纩放在病人鼻孔处，若纩不被吹动，即表示人已死亡。扁鹊还首先指出，病人一时晕厥可能停止呼吸，但脉搏仍可跳动。自扁鹊以后，医生开始用切脉来判定生死，这是世界医学史上的一大发现，用心脏是否停止搏动作为判定死亡的标准延续了近2500年，直到20世纪80年代，才有国家提出以脑死亡来判定生死。

《汉书·艺文志》载扁鹊著有《扁鹊内经》九卷、《扁鹊外经》十二卷，可惜均失传。传说《难经》是他所著，其实《难经》是东汉时期的作品，成书时间在《黄帝内经》之后，非扁鹊所作，只是伪托其名而已。

（孙灵芝）

思考题

1. 火的应用在人类医学史上有何意义？
2. 酒的发明在人类医学史上有何意义？
3. "六气致病学说"的主要内容及其意义是什么？

拓展资料

1. 纪录片《端午寻艾》
2. 古老的冰箱：曾侯乙铜鉴缶 http://art.people.com.cn/n/2013/0827/c206244-22710148.html
3. 殷墟甲骨文数据库 http://obid.ancientbooks.cn/
4. 中国文字博物馆：一片甲骨惊天下 http://v.ccdi.gov.cn/2017/12/31/VIDEbzCQcoYI4C21nqmyveaF171231.shtml
5. 电影《神医扁鹊》

参考文献

1．李经纬．中医史 [M]．海口：海南出版社，2015.

2．程之范．中外医学史 [M]．北京：北京大学医学出版社，2000.

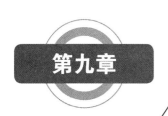

中国医学奠定基础时期

（秦汉时期的医学　公元前 3 世纪—公元 3 世纪）

内容重点

★ 现存的第一部医书：《黄帝内经》

★ 现存的第一部药书：《神农本草经》

★ 建安三神医：张仲景、华佗、董奉

★ 医学理论：经络学说

★ 课程思政元素："杏林春暖"与医德佳话

公元前 221 年，秦始皇结束了战国诸侯割据的局面，建立了历史上第一个统一的封建王国，同时进行了一系列改革，如车同轨、书同文、立郡县、统一全国度量衡（图 9-1），有力地推动了生产力和科学文化的发展。医学的发展与政治、经济休戚相关，在这个时期，医学取得了很大进步。如度量衡制度的统一，使用药剂量得到统一；书同文，车同轨，为文化和医学交流创造了条件。

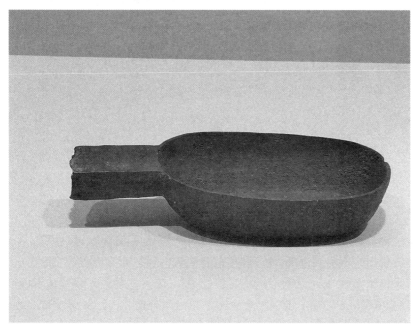

图 9-1　秦始皇诏量

秦代，容积为 502 ml。器壁外有铭文 40 字，为秦始皇二十六年颁布度量衡制度下发的诏书。秦始皇统一度量衡颁发的标准量器，用于测量容积，在秦代生活中发挥着重要作用。现藏于天津博物馆

在汉代以后很长一段时间内，社会安定，经济繁荣，生活水平提高。汉武帝统治时期，疆域广阔，全国各地对医药的认识都有机会进行经验交流。汉代农业和手工业发达，诸如煮盐、冶铁、造纸等技术推动了医药的进步。

根据出土文物证明，秦汉时期已有了较进步的卫生设施，如下水道，可与古罗马时期的下水道媲美，还有都厕（城市公厕）、洒水车等，都说明当时中国的公共卫生水平处于世界领先地位。汉代张骞奉使西域，将医药知识带回中国。针灸用针不仅仅有石针，还有了最早的金属医针——满城汉墓金银针（图9-2）。由于开采矿物，而知丹砂、雄黄可作药物。汉武帝时许多方士争献长生不老药，可见已知哪些植物对人有利、哪些植物对人有害。方士还研究炼丹，从而炼出水银，因此中国是最早使用水银作为药物的国家。

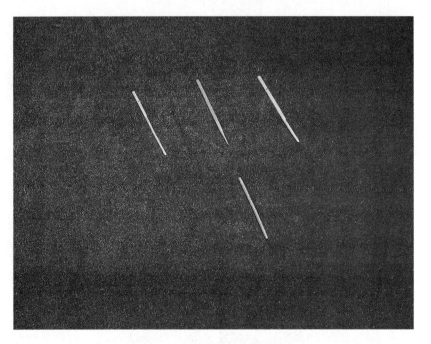

图 9-2 满城汉墓金银针

医针是针刺经络穴位的医疗用具，常与熏灼经络穴位的灸法合用，称针灸。河北满城汉墓出土的医针为目前见到的最早的金属医针。毫针2枚，员针、鍉针、锋针各1枚，其余4枚因残损不能辨识。现藏于河北博物院

一、《黄帝内经》

《黄帝内经》简称《内经》，是中国现存第一部比较完整的医学理论论著，托名黄帝所作。现在通行观点认为其包括《素问》与《灵枢》两部分，其中《灵枢》又称为《针经》。《黄帝内经》所阐发的人与天地相应的思想、脏腑经络学说、治疗法则、整体观念，为中医学理论奠定了基础。

古本《黄帝内经》的书名首先见于西汉《七略》，后又收录在《汉书·艺文志》中，说明历史上确实有《黄帝内经》这本书。但并未表明《内经》有《素问》《灵枢》两部分。晋代史学家、医学家皇甫谧在《针灸甲乙经》序言中说："按《艺文志》有《黄帝内经》18卷，今有《针经》九卷，《素问》九卷，即《内经》也。"后人持此说法，认为《黄帝内经》包括《素问》《灵枢》两部分。

在《素问》《灵枢》传抄过程中掺入了一些后人补充撰写的内容，并且出现了不同的传本。唐代王冰在注释《素问》时，第7卷9篇已经遗失，王冰加入从老师那里得来的《天元纪大论》7篇，现存的《素问》仍然缺2篇。《灵枢》到北宋时期只剩残本，高丽进献《黄帝针经》，

南宋时期，史崧将家藏旧本《灵枢》9卷出版，即现在的《灵枢》。

关于《内经》的成书年代，长期存在不同观点和争鸣。有认为成书于春秋战国者，有认为成书于战国或先秦者，有认为成书于秦汉或汉代，甚至更因为隋唐时有补佚而认为成书于唐，意见纷纭。比较一致的观点认为《内经》并非出自一时一人之手，而是经历许多年代、许多医学家的经验和理论概括而成，汇集了秦汉以前中国人民同疾病做斗争的经验。如《素问》"藏气法时论"及"金匮真言论"记有"夜半、平旦、日出、日映、下脯"等词，而不说子时、寅时等，说明它们是先秦遗文，因为汉以前是不以地支名时的。"宝命全形论"中记有"黔首"，"五脏别论"记有"方士"，黔首、方士都是战国末才有的名称。再如"脉解篇"说"正月太阳寅，寅，太阳也"。秦及汉代均使用"颛顼历"，它是以亥月为正月，至汉武帝太初元年（公元前104年）改用了"太初历"，以后定以寅月为正月，故可知《内经》中的一部分内容又系汉武帝以后的作品。总之，对于《内经》成书时间，尽管存在争议，但其成书时间早期上限不超过战国时期的扁鹊时代，下限不晚于西汉仓公时代。

关于《内经》的基本内容，《内经》是一部论中医理论的著作，分为《素问》和《灵枢》两部分。《素问》以问答的方式写成，内容偏重中医人体生理和病理、药物治疗等基本理论，《灵枢》则主要论述针灸理论、经络学说和人体解剖等。《素问》九卷论述人体发育规律、人与自然的相应关系、养生原则和方法、不治已病治未病的预防思想、阴阳五行学说、脏腑学说、各种疾病的治疗原则和方法等；《灵枢》9卷论述九针形质、用法、禁忌，人体经络循行、穴位，情志与疾病，人体体表与内脏解剖，针灸方法与原则等。

《内经》的基本思想继承了春秋战国以来朴素的唯物主义思想，不仅包括阴阳五行学说，而且又有发展。春秋战国时代，阴阳五行学说与医学全面结合起来，已形成一种系统而完整的医学思想体系。例如《内经》说"阴阳者，数之可十，推之可百。数之可千，推之可万，万之大不可胜数"。可见阴阳不仅涉及自然现象，而且涵盖医学范畴。《内经》谓"万物之纲纪，变化之父母"，意思是在某种特定的场合下，才能说阴阳具体是指什么事物。《内经》不只简单地用阴阳五行理论解释人体的生理病理现象，而是找出了其中相互制约、相互关联的关系，总结出"天人合一""阴阳离合""五行生克""经络循环"等思想。

《内经》将阴阳理论用来指导医疗实践，解决了临床上的一些实际问题。以发热为例，根据《内经》理论，不可对发热一概处治，要区别表里阴阳。如伤寒发热，寒邪由表及里，按《内经》原理，肤表属阳，"阳者，卫外而为固也""外为阳"；皮肤发热，是由于阳胜，阳胜则热。据此，伤寒发热是阳热表实证，治疗需用泻阳解表的办法。反之，贫血发热就不能用此法。《内经》讲"血为阴，里为阴，阴虚生内热"，所以贫血所致发热是由内达外，治疗需用补阴退热之法。

总之，《内经》为中医学奠定了理论基础，在中国医学发展史上占有很高地位，对其后的医学产生了深远影响。

二、《神农本草经》

《神农本草经》（图9-3）简称《本草经》，是中国现存的第一部药物学专著，托名神农所著，成书时间说法不一。从马王堆出土医书及《山海经》记载的药物情况来看，有可能写于秦汉之际。因为秦汉方士盛行，而《神农本草经》一书则有多处提到"养命延年""久服轻身""神仙不死"的话语，都类似方士语言，而在其他时期本草著作中很少见。该书记载的药物不像《山海经》那样近于原始和怪诞，也较马王堆出土医书《五十二病方》中的药物系统成熟。由此看来，《神农本草经》很可能成书于《内经》之后、《伤寒杂病论》之前，通常认为成书于东汉时代。

《神农本草经》是秦汉以前数百年用药经验的朴素总结。全书三卷，收载药物365种，根

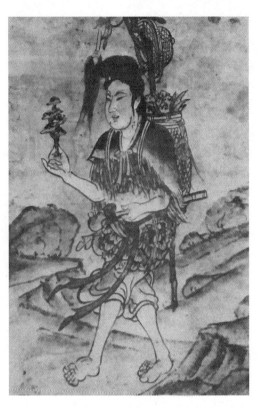

图 9-3　神农采药图（孙灵芝拍摄于北京中医药大学）

1974 年山西省应县木塔第四层释迦主像内发现一幅辽代绘画——《神农采药图》，此画别具一格，与传统神农绘画和雕像不同，更接近生活，是医学史研究的珍贵文物。辽画《神农采药图》无题款、题识，为白麻纸本，外观平滑，纸质匀净，纤维束少，未见帘纹。画面呈旧米黄色，画心纵 54 cm，横 34.6 cm，周围勾以墨栏，四边着色，左右墨栏宽 2 cm，里缘不齐，局部有宽有窄。原画边际已破损，但画面基本完好，只在左部上端、右部下端有明显的残缺，现以同性纸素补缀。原画是一件挂幅，天杆为细薄的竹片，无地轴，现以老米色绘卷绢镶裱成为立幅。画面描绘的是神农采药归来时的形象，图中神农头束高髻，面丰圆润，长鼻凤目，跣足袒腹；右手擎灵芝，左手携药锄，身背药篓；肩披兽皮，腰围叶裳，着过膝短裤，负木杖，杖首挂着竹笠、葫芦、拂尘。

据毒性和药效，分为上、中、下三品，以补养无毒药 120 种为上品，遏病补虚、有毒或无毒者 120 种为中品，除邪多毒药 125 种为下品，形成中国药物学史上最早、最原始的药物分类法。书中还概括了君臣佐使、七情和合、四气五味、阴阳配合等中药学基本理论，明确"疗寒以热药，疗热以寒药"的原则，使药物性能与病机更紧密地结合起来，完善了中医学治疗理论。对药物的功效、主治、用法、服法都有一定论述，还注意到药物的产地、采集时间、炮制、质量及真伪鉴别等，为本草学发展奠定了基础。

《神农本草经》所载的很多内容，如麻黄治喘、常山截疟、黄连止痢，茵陈蒿利胆等均得到现代科学证明，但由于历史条件的限制，《神农本草经》中也掺杂一些如服石、炼丹、成仙等内容，"雄黄……炼食之，轻身神仙""水银……久服，神仙不死"等荒谬的结论，给后世药物学带来消极影响。

《神农本草经》成书后，至隋代尚存，唐初原书失传，书中内容保留于后世本草著作中，明清以后许多学者进行了辑录整复工作。

三、建安三神医

在东汉末年建安时期，中国诞生了三位杰出的医学家，史称"建安三神医"，分别是张仲景、华佗、董奉。

1．张仲景与《伤寒杂病论》

（1）张仲景的生平简介：张仲景，名机，号仲景，东汉时南阳郡人（今河南南阳），生活于公元150—219年，为医术高明、医德高尚的名医。东汉末年，政治黑暗，社会动荡，战乱频繁，加之灾从天降，导致连年疾疫。据记载，张仲景宗族二百余人，自建安元年（公元169年）起，不到十年，死于疫病者达三分之二，其中伤寒占十分之七，这种情况激发他勤于古训，学医救人，《伤寒杂病论》是其代表作品。

（2）张仲景的代表作《伤寒杂病论》：《伤寒杂病论》原书16卷，成书后不久散失于战乱中。魏、晋著名医家王叔和加以搜集编次，编成《伤寒论》10卷，即流传后世的版本，而杂病部分又复失传。北宋初年，翰林学士王洙在翰林书院残旧古籍中得到《金匮玉函要略方》3卷（《伤寒杂病论》节略本），上卷论伤寒，中卷论杂病，下卷为方剂及妇科，林亿等抄订时删去上卷，将中下卷整理编为《金匮要略方论》，简称《金匮要略》（图9-4）。同时在仲景医方之外，附有后世一些良方（附于每篇之末），为后世通行本。《金匮要略》主要论内科、妇科杂病，学术界有人对此书是否为仲景之作尚持怀疑态度。

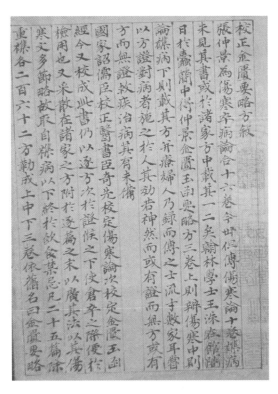

图9-4　张仲景《金匮要略方》（三卷）书影

明洪武二十八年（1395年）吴迁抄本，现藏于上海图书馆。图片来源于上海图书馆网页版 http://eresource.library.sh.cn：8080/objserver/jsp/browsergj.jsp

（3）《伤寒杂病论》的主要内容：《伤寒杂病论》确立了辨证施治的诊疗原则。其中《伤寒论》中对外感热病的发生、证候群、疾病演变过程等进行总结，按照六经，即三阴三阳经辨证进行治疗，确立了"审因辨证、因证立法、以法系方、遣方用药"的中医辨证施治原则，奠定了中医临床治疗学的基础。《金匮要略》论述内、外、妇等科杂病，以内科为主。张仲景提出"千般疢难，不越三条：一者，经络受邪入脏腑，为内所因也；二者，四肢九窍，血脉相传，壅塞不通，为外皮肤所中也；三者，房室、金刃、虫兽所伤"。将复杂的病因概括为三类，阐述了不同病因与杂病的关系，这可谓中医学中最早的比较明确的病因学说。

（4）《伤寒杂病论》对诊断学和方剂学的贡献：《伤寒论》和《金匮要略》共论述脉象20

多种，与现在常用脉象基本无异，并注意把脉诊与临床实践结合起来。两书使方剂学空前发展与提高。《伤寒论》载方113首，用药170余种；《金匮要略》载方262首，用药214种。基本概括了临床各科常用方剂。所用剂型多种，内服有丸、散、膏、丹、汤；外用有洗浴、熏剂、滴耳、吹鼻、灌肠、栓剂等。张仲景所用方剂一般用药不多，配伍精当，后世称张仲景为"医方之祖"。他创立的很多名方成为现代药理学研究的重要来源。

（5）《伤寒杂病论》对后世医学的影响：《伤寒杂病论》成书后，一直指导着后世医家的临床实践，遵循六经辨证治伤寒，以脏腑辨证治杂病，处方多采用该书原方。唐宋以来，该书影响远及海内外，日本、朝鲜、东南亚等地许多国家均有许多人研究仲景学说。张仲景影响之大，使之赢得"医圣"的称号。

2．华佗与麻沸散、五禽戏

（1）华佗的生平简介：华佗，名旉，字元化，沛国谯人（今安徽亳州），生年不详，只知公元208年被曹操所杀。为东汉末年著名医学家。医学造诣颇深，精通内、外、妇、儿、五官、针灸各科，以外科和针灸最为著名。

（2）华佗的外科成就：华佗外科手术水平很高，创造性地使用麻沸散作为麻醉剂，是中国医学史上的创举。《后汉书·华佗传》记载，"若疾发结于内，针药所不能及者，乃令先以酒服麻沸散，既醉无所觉，因刳破腹背，抽割积聚。若在肠胃，则断截湔洗，除去疾秽，既而缝合"。当华佗施用麻沸散做外科手术时，西方外科医生还在用木棍击昏病人进行手术，可见麻沸散意义非常重大，只可惜麻沸散配方没能流传下来。后人推测可能有洋金花一类药物，是应用中药口服进行麻醉，这种麻醉方法可能与服用方法有密切关系。在《华佗传》中记载，华佗用麻沸散是"轻试分剂，不效增量"，说明华佗已意识到不同人体的耐受程度，是非常科学的。

（3）华佗对针灸的贡献：华佗很擅长针灸，施灸时取穴不过一二处，每处不过七八壮，而病可除。沿用至今有华佗夹脊穴。曹操患头风（头痛病），似三叉神经痛，要依赖华佗针灸才可缓解。

（4）华佗提倡体育锻炼：华佗强调体育运动是强身之本，模仿虎、鹿、熊、猿、鸟的动作，创作了"五禽戏"（图9-5），这是我国较早期的医疗保健体操。据载，华佗的弟子吴普坚

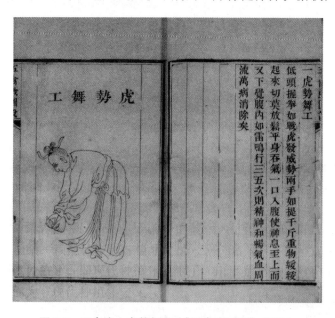

图9-5　五禽戏之虎势舞图（《五禽戏图说》书影）

五禽戏一般为模仿五种动物而做的导引之功，清代寿崐校录的《五禽戏图说》为五禽戏的单本，每一功法附以图详细说明，五禽戏顺序列之如下：虎、鹿、熊、猿、鸟

持练习五禽戏，"年且百岁，而犹有壮容，时人以为仙"。由吴普继承下来的"五禽戏"被保留在《太上老君养生诀》一书中，题为"华佗授于陵吴普"，此书中文在《道藏·洞神部·方法类》。明万历年间南京出版的一种寺方刻书《赤凤髓》，其中也有《五禽戏》的资料。清道光壬辰年（1832年）刻本《万寿仙书》中也载有"五禽戏"资料，书中所介绍的导引姿势与马王堆三号墓的《导引图》有类似之处。

华佗不为名利威武所屈，曹操令他做侍医，他托故拒绝，终被曹操所害。他的著作没能流传下来，现存《中藏经》是宋代假托。他的弟子有三人，樊阿善针灸，吴普著《吴普本草》，李当之著《李当之药录》，三人均为名医。

3. 董奉与杏林

董奉，字君异，三国时期著名医学家，寿百余岁。不但医术高超，而且医德高尚，为人治病不取分文。他隐居庐山行医时，对求治病人，无论病情轻重，从不拒绝，而且不索取诊金，只要求看好一个病人，病人种杏树一棵；重病治愈者，病人种杏树五棵。数年之后，董奉的房前屋后杏树成林，有十万株之多。每当春天来临，杏花盛开，春色满园。杏子成熟时，景色更佳。百禽游戏树旁，董奉自居杏林之中，一派世外桃源的景象。每年杏熟季节，他在林中张榜宣示，一器谷一器杏，自行取去，不必通报。每年换取的粮食除自己食用，还可赈济贫民。

因此，在中国医学史上，常用"杏林春暖"比喻医家高超的医术和高尚的医德。杏林佳话不断传颂，"誉满杏林""杏林春满""杏林望重"都是病家对医家的赞誉。

四、医学理论与疾病认知

经络学说是中医学的一大特征，约创建于汉代，以后历代不断发展。《内经》认为人体有十二条大经脉，支脉为络，交织成网遍布全身。十二经即手太阳经、手阳明经、手少阳经，合称手三阳经；足太阳经、足阳明经、足少阳经，合称足三阳经；手太阴经、手少阴经、手厥阴经，合称手三阴经；足太阴经、足少阴经、足厥阴经，合称足三阴经。此外又有奇经八脉，即阳维、阴维、阳跷、阴跷、任脉、督脉、带脉、冲脉。经络的发现与针刺术分不开，由于针刺时发生了"感应"，从而发现经络并建立经络学说。同时经络学说又为针灸学奠定了理论基础，也被用来解释病理现象，指导临床实践。人们可以根据经络的异常，诊断相应脏腑的疾病，也可以根据脏腑与经络穴位的对应关系进行针刺治疗。

十二经脉和奇经八脉不能简单地用近代西医血管和神经的概念来解释，因为中医和西医是两个不同的医学体系。近年来，随着科学的发展和人们对中医的重视，证明十二经脉和奇经八脉客观存在，相信随着时间的推移，对人体的认识会更深刻，经络学说将会得到科学的证明。

殷商时代，从甲骨文中可看出人们已知道耳疾、目疾等疾病，汉代对疾病的认识比以前深刻，主要是诊断方法（望、闻、问、切）增多了。传染病方面，过去统称疫或病，到汉代能分出疟疾、霍乱等疾病。《淮南子》记载"越南多霍乱"，越南指广东、安南一带。曹子建所作《说疫气》一文，记有一种病，一家一族死亡，好发于吃得差、穿得坏、居住面积小的穷苦人家。传染病最厉害的是霍乱和鼠疫，而鼠疫发病不择贫富，因此所载疾病很可能是霍乱。

此外，中国古代对糖尿病（消渴病）很重视，《淮南子》有嫁女不嫁消渴病人的说法。在神经系统疾病方面，认识到中风（当时称沓风）、三叉神经痛（又称风眩）。汉光武帝、曹操都患过风眩；在外科方面，主要是创伤感染，分为痈、疽，认为疽好发于背，是致死的病，史书上常常有"疽发于背而死"的记载。

五、其他医书

1. 马王堆汉墓医书

1973年在湖南长沙马王堆三号汉墓（西汉轪侯之子墓，公元前168年葬）出土了大批古代帛书，其中包括医书十余种，即《足臂十一脉灸经》《阴阳十一脉灸经》《脉法》《阴阳脉死候》《却谷食气》《产书》《导引图》《五十二病方》《养生方》《杂疗方》等，共计 3 万余字，用秦小篆体分别写在两块长帛上。除《五十二病方》是原有书名外，其余均是根据内容补增的。这批医书大部分是先秦著作，成书时间早于《内经》，某些文字与《内经》有关，是了解《内经》以前的医学的宝贵资料。其中《五十二病方》是出土医书中内容最丰富的一种。虽然目录只列 52 种疾病，但实际包括病名一百余个，涉及疾病包括内、外、妇、儿、五官各科，所用治疗方法和方剂总数达 283 个，所用药物 247 种，可见当时医疗已达一定水平。

由马王堆汉墓出土的医书也可证明，我国现存最早、最完整的医书《黄帝内经》正是以这些医书和其他汉以前遗失的医书为基础，经过许多人、许多年的努力完成的。

2．湖北江陵张家山汉墓医书

湖北江陵张家山汉墓出土的《脉书》：2028 字，63 简，是我国现存最早的疾病证候学专论。其内容与马王堆出土的脉书相似，可彼此校勘。该书论述了 67 种疾病的名称和简要症状。

张家山汉墓出土的《引书》：3235 字，113 简，是迄今发现最早的导引术专著。对研究气功源流及其发展历史有重要参考价值。与马王堆《导引图》比较，《引书》无图，以文字说明导引动作，《导引图》有图而仅有少量文字说明。

3．甘肃武威汉墓医书

1972 年甘肃武威旱滩坡汉墓出土的木质医药简牍 92 枚，有一枚题为"治百病方"。这是东汉时的文物，墓主是一个有身份、有社会地位、从事医业多年的老人，可以证明当时医药已经作为一门独立的职业存在于社会。其中简 78 枚，牍 14 枚，保存了比较完整的医方 30 多个，涉及药物 100 余种。这是一部医方性质的书，每一条条文均列病名、药物、分量、治疗方法、服药方法、禁止、反应。体例是一病一方。医学理论很少，未涉及脉学、脉理。是一部医方类的札记。出土简牍没有医学理论内容这一点，正说明我国封建社会早期的医药著作多数是将理论与临床经验分别记录和著述的。这些方剂与《内经》《五十二病方》相比，较明确而具体，又有很大进步。但比《伤寒杂病论》朴素得多，还不能反映出辨证论治的精神，可看作由《五十二病方》到《伤寒杂病论》的过渡。这批医简是东汉医家手抄的医疗实践的经验总结，似为当时医家的一部读书和医疗实践的记录，记载作者个人医疗心得和当时较有实用价值的方剂。

4．四川成都老官山汉墓医书

老官山汉墓出土了《五色脉诊》等 9 部竹简医书。三号墓出土医简 920 枚，除《五色脉诊》外，其余 8 部医书均没有书名，经初步整理暂定为《敝昔医论》《脉死候》《六十病方》《尺简》《病源》《经脉书》《诸病症候》《脉数》《医马书》。从 9 部医简的内容分析，部分医书极有可能是失传了的中医扁鹊学派的经典著作。

墓中还出土了一尊人体经穴髹漆人像，是我国发现最早、最完整的人体经穴模型。高约 14 cm，五官、肢体刻画准确，人像身体上用白色或红色描绘的经络线条和穴点清晰可见，不同部位还阴刻"心""肺""肾""盆"等线刻小字。

5．《难经》

《难经》原名《黄帝八十一难经》，共 3 卷（也有分 5 卷者），作者及成书年代不详。有人说是扁鹊所作，但《史记·扁鹊列传》和《汉书·艺文志》均未载此书。从《难经》内容来看，是在《内经》理论基础上释难解疑，其成书肯定在《内经》之后，一般认为此书成于东汉。

《难经》是一部以问难形式解释疾病的理论著作，全书讨论 81 个问题，所以称"八十一难"。对《内经》某些理论做了较浅显的解释，对某些学说则又在《内经》基础上有所发展。在脉诊部分，它把《内经》的三部九候解释为气口部分的寸关尺三部，每部又有浮中沉三候，认为寸口是"脉之大会"，又是"五脏六腑之所终始"，提出"诊脉独取寸口"；在经络部分，提出"奇经八脉"的说法，弥补了《内经》之不足；在脏腑部分，提出左肾为肾，右肾为命门，创命门说之先河。

六、其他医学家

1. 医和

医和是秦国的医官。公元前 514 年，晋平公有疾，向秦国求医，秦景公使医和视之，医和曰："疾不可为也，是谓近女室，疾如蛊。非鬼非食，惑以丧志，良臣将死，天命不佑。"晋平公问："女不可近乎？"医和答："节之……天生六气，降生五味，发为五色，征为五声，淫生六疾。六气曰：'阴阳风雨晦明'也。分为四时，序为五节，过则为灾，阳淫寒疾，阴淫热疾，风淫末疾，晦淫惑疾，明淫心疾。女阳而晦时，淫则生内热，惑蛊之疾。今君不节不时，能无及此乎！"这段话于《左传》中昭公元年有记载。这里所说的阴阳风雨晦明六气是大自然的现象；大自然变化过剧，使人发生疾病，这很容易观察到。医和创立了六气的病源论思想，认为人体发生疾病是宇宙间六气造成的；人体须有调节，否则就要发生疾病；另外认为多近女色是疾病之源，这种思想一直贯穿在历代医学家中。

2. 淳于意

淳于意（公元前 2 世纪）曾任齐国太仓长，故又称"太仓公""仓公"，临淄（今山东临淄市）人，自幼喜爱医方术，曾拜公孙光为师，因对医方见解深刻而颇受老师青睐，授之秘方，后拜公乘阳庆为师，接受《脉书》《五色论》《奇咳术》《揆度》《药论石神》等藏书。三年后，医术精良，闻名于世。因淳于意为人耿直，不肯显名，拒绝为某些王公贵族治病，于文帝四年，被人告发，解送长安问罪。由此引出缇萦救父的故事。淳于意诊治病人，为观诊治得失，皆备"诊籍"，司马迁将其收录在《史记·扁鹊仓公列传》中，所载病案 25 例，全面记载病人姓名、职业、里居、疾病症状、脉象、诊断、治疗、预后等，是我国现存最早有文字记载的医案。淳于意提出龋齿的病因是"食而不漱"，"沓风"系嗜酒所致，莨菪药物可以催产，反对滥用"五石"，这些观点在医药学史上具有进步意义。宋邑、高期、王禹、冯信、杜信、唐安等人都师从于太仓公。

3. 涪翁

涪翁（公元 1 世纪），涪水（今四川境内）人，因常垂钓于涪水，故称涪翁。他精通脉诊，尤擅针灸，西汉末东汉初，涪翁流落乡间，遇有疾病者，即下针石，常常是手到病除。他治病不问贵贱，不图钱财，皆全力救治，深受群众爱戴。为表怀念，后人为他建碑立像。涪翁的医术医德远近传扬，常有慕名前来拜师者，程高便是其中一位。涪翁将自己精湛的医术传给程高，程高不负众望，不仅成为一代名医，而且又培养出郭玉。涪翁著有《针经》和《脉诊法》，可惜都已失传。

4. 郭玉

郭玉（公元 1—2 世纪），字通直，广汉新都（四川）人。少年时师从于程高，成为涪翁的再传弟子，通晓针灸。和帝时（公元 89—105）任太医丞。《后汉书·郭玉传》记载，郭玉曾与和帝论医。和帝问："其为贫贱者治病，常一针即瘥，而疗达官贵人，时或不愈。"帝问其缘故。郭玉明确地指出"贵人疗疾有四难：自用意而不任臣，一难也；将身不谨，二难也；骨节不强，不能使药，三难也；好逸恶劳，四难也。"在这种情况下，医生很难发挥其主观作用，自然疗效也会差。郭玉的这段话颇富哲理性，对病人和医生均有深刻的教益和启迪。

5. 吴普

吴普（约公元 149—250），广陵（今江苏扬州）人。是华佗的弟子，按华佗所教方法给人治病，多能治愈。华佗对吴普说过，"人体欲得劳动，但不当使极耳。动摇谷气得消，血脉流通，病不得生，譬犹户枢不朽是也"，并将五禽戏传给吴普。吴普按照这套导引动作锻炼，达到了强身壮体、延年益寿的目的。据载，"普施行之，年90余，耳目聪明，齿牙完坚"。梁·阮孝绪的《七录》记载有《吴普本草》六卷，已佚，内容散见于《证类本草》《太平御览》等书中。据现存佚文，可知《吴普本草》除介绍药性外，对于药物的别名、产地、性味、主治、功用、采集、加工等均做介绍，是我国早期比较重要的本草著作之一。

6．苏耽

苏耽，桂阳（今湖南）人，早年丧父，随母长大，喜好学仙，古人认为医道通仙道。传说一次苏耽离家时对母亲说："明年天下疾疫，庭中井水橘树，患疫者，与井水一升，橘叶一片，饮之立愈。"后来果然发生瘟疫，苏母便按照儿子的嘱咐，凡来求医者，每人赐给院内井水一升，橘叶一片。井水与橘叶治好了很多人。消息传开，前来向苏母求医讨橘叶、井水的人众多，可橘树上的橘子和井中泉水并不见少。由于有足够的橘叶井水，瘟疫终于得以平息。自此，"橘井泉香"这一典故就流传下来，并传至日本与东南亚等国。

（孙灵芝）

思考题

1．如何理解《黄帝内经》为中医学的发展提供了理论指导？

2．简述马王堆汉墓医书的价值。

3．张仲景为什么被称为"医圣"？

拓展资料

1．国家体育总局健身气功管理中心《五禽戏》

2．纪录片《黄帝内经》

3．纪录片《千秋史话》第24集：华佗

4．马继兴．马王堆古医书考释 [M]．长沙：湖南科学技术出版社，1992．

5．成都中医药大学中国出土医学文献与文物研究院．天回医简书迹留真 [M]．成都：巴蜀书社，2021．

参考文献

1．李经纬．中医史 [M]．海口：海南出版社，2015．

2．黄帝内经 [M]．北京：中华书局出版社，2010．

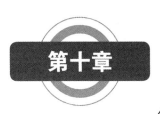

中国医学辉煌发展时期

（两晋、隋唐、五代时期的医学 公元265—960）

第十章

内容重点

★ 方剂学：葛洪《肘后方》；孙思邈《千金要方》《千金翼方》；王焘《外台秘要》

★ 本草学：陶弘景《神农本草经集注》；药典《新修本草》；雷敩《雷公炮炙论》

★ 医学各科成就：王叔和《脉经》；皇甫谧《针灸甲乙经》；巢元方《诸病源候论》

★ 中外医学交流：中医药学传至国外（朝鲜、日本、越南、印度等国）；印度医药传入中国

★ 课程思政元素：葛洪《肘后方》中关于青蒿的记载对研究青蒿素的启发；孙思邈《大医精诚》首次系统论述医生职业道德规范的意义

公元265年，司马炎建立晋朝，定都洛阳，史称西晋。公元317年，晋室南迁，司马睿在建康称帝，史称东晋。西北少数民族占据中原并陆续建立了一系列国家，北方陷入历时百余年的混乱时期，史称"五胡十六国"。公元420年，刘裕废晋建宋，东晋灭亡。此后南方先后出现了宋、齐、梁、陈四个朝代，史称"南朝"。中国形成南北朝对峙局面。公元581年隋结束南北朝对峙，再建统一的封建帝国，后被唐朝取代。唐朝经历三百余年的历史，安史之乱后逐渐衰落并走向灭亡。此后中国陷入五代十国的混乱局面，于公元960年才重新得到统一。

晋唐时期是民族大融合和对外交往繁盛的时期。晋室南迁将中原的先进生产技术带到江南地区，促进了江南地区经济的发展。北方少数民族逐渐被汉文化融合，同时也为汉文化注入了新的活力。由于交通发展，西域诸国特别是印度的医学和药物大量传入中国；而中国的医学也对世界医学产生深远影响，特别是朝鲜、日本等国把中医移植到他们的国土上。尤其唐中期以前，中国的经济文化空前繁荣，医药学也迅速发展。经隋至唐，不但出现了宫廷医学校，还设立药园，培养药学人才。

意识形态方面，儒、道、佛三家盛行。佛教自东汉时传入中国，南北朝时极盛，到了唐代仍不衰，建佛寺、塑佛像、译佛经、传佛道，以说佛谈禅为能事。道教始于民间，东汉末作为一种宗教流行，两晋至隋唐时期有很大发展。公元7世纪，得到唐高宗支持，迅速发展壮大。道家重养生，讲修身之术，除服石炼丹外，还有服气（吐纳气功）、存思（静坐）、房中术（性行为养生）、行蹻（导引按摩）等，与医学关系密切，炼丹术丰富了中国医学的药物知识，导引气功丰富了养生祛病法。

魏晋以来，玄学流行，名士之间出现了一种崇尚"清谈"的风气，认为嗜酒放荡是一种崇高的表现，在这种风气下流行"服石"的怪癖，因服石中毒而病残者众多，因此产生了解石散一类的新药。

一、方剂学成就

1. 葛洪与《肘后救卒方》

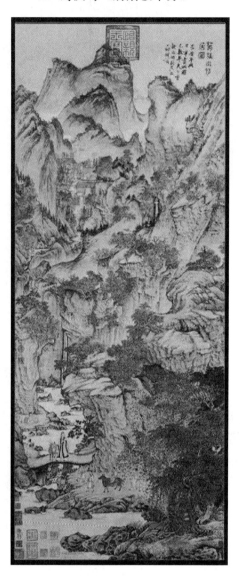

图 10-1 元代画家王蒙绘制葛洪移居图（北京中医药大学博物馆藏，复制品）

葛洪（公元 283—343）（图 10-1）字稚川，丹阳句容（今江苏省句容县）人，东晋著名医药家、养生家和炼丹家，也是著名的道教理论家。他提倡以道教为主、儒道合一的思想。葛洪出身于名门望族，13 岁时因父亲去世，家道渐衰。之后葛洪发奋图强，因屡立战功被任命为伏波将军，赐关内侯。但是，他生性寡欲，不好荣利，一心致力于炼丹术研究。后来葛洪一直隐居在广东罗浮山中，一边炼丹采药，一边从事著述。他曾编撰大型医书《金匮药方》一百卷，考虑到原书卷帙浩繁，不便携带，葛洪便将其中常见病、急病的简便疗法、急救疗法编成《肘后救卒方》，该书是中国医学史上第一部临床急救手册。

《肘后救卒方》也称《肘后备急方》，共三卷，书中许多内容都是世界医学史上的首次记载。如最早提出"厉气"的概念，认为各种急性传染病并非鬼神作祟，而是由自然界中一种不同于"风寒暑湿燥火"等六淫之气的"厉气"所造成。最早记载了恙虫病，直到 20 世纪 20 年代，国外才发现了恙虫病的病原是一种比细菌小得多的"立克次体"。最早记载了天花的流行，将其命名为"虏疮"，认为是由俘虏传入中原，并第一次提出了治疗方药。最早记载了狂犬病，提出应用狂犬的脑子敷贴在被咬伤的创口上治疗狂犬病。后世学者认为，这种"以毒攻毒"的思想是人工免疫法的先驱。葛洪还记载了用青蒿汁治疗疟疾，中国中医科学院屠呦呦教授等在《肘后救卒方》启发下成功提取青蒿素，于 2015 年获得诺贝尔生理学或医学奖。

2. 孙思邈与《千金要方》和《千金翼方》

孙思邈（公元 581—682）（图 10-2），京兆华原（今陕西耀县孙家原）人。他天资聪颖，治学精勤，通经史，知百家，集儒、道、佛三教于一身，精医学。自幼体弱多病，行医后经过自我调治，身体日益强壮，最后活了百余岁，成为中国历史上最长寿的医学家之一。隋唐两代统治者屡次请他做官，都遭拒绝，潜心医药，长年在民间行医。虚心向人请教，广泛收集民间验方，医术日渐提高，被人们尊为"药王"。

鉴于古代诸家医方散乱浩繁，求检甚难，于是他删繁载复，力图简易，于公元 652 年撰成《备急千金要方》，简称《千金要方》。该书内容丰富，虽名为方书，实际上包括诊断、针灸、食治、预防、卫生等多方面内容。全书 30 卷，232 门，收集医方 5300 多首，上至汉晋诸家，下至民间验方，集唐以前医方之大成，对中国方剂学贡献颇大。书中记载了许多特效方药，如海藻、昆布、羊大靥治瘿瘤，米糠水煮粥治脚气，动物肝治夜盲，瓜蒌治糖尿病等，书中特别记载了印度医药学知识。

孙思邈著《千金要方》后，仍感此书不足，于是又总结 30 年行医之经验，晚年作《千金

翼方》一书。除对《千金要方》进行补充外，另收载
药物 800 余种，对药材学方面记述详尽，如对采药时
节、道地药材、干燥方法、保存方法都做了相应描
述。此书至今仍有进一步研究的价值。

《千金要方》和《千金翼方》，是中国唐代最杰出
的医药学著作，也是中国历史上一部医学百科全书，
不仅反映了当代医药水平，而且对朝鲜和日本的医学
影响深刻。

孙思邈认为"人命至重，有贵千金"，将自己两
部著作《备急千金要方》与《千金翼方》均冠以"千
金"二字。书中《大医精诚》与《大医习业》两篇传
世之作，更是为后世树立了医德规范。他在《大医精
诚》中写道："若有疾厄来求救者，不得问其贵贱贫
富，长幼妍媸，怨亲善友，华夷愚智，普同一等，皆
如至亲之想。亦不得瞻前顾后，自虑吉凶，护惜身
命。见彼苦恼，若己有之，深心凄怆，勿避崄巇，昼
夜寒暑，饥渴疲劳，一心赴救。"告诫医生要注意言

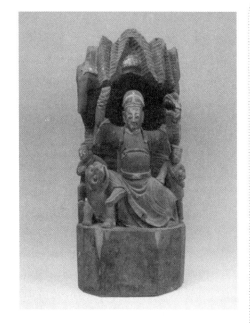

图 10-2　孙思邈坐虎针龙木雕（北京中医
药大学博物馆藏，中华民国）

行，在病家面前要举止检点，仪态端庄。孙思邈所强调的医德不仅在当时，而且对现在都有积
极的意义。

3．王焘与《外台秘要》

王焘（约公元 670—755）（图 10-3），陕西郿县（今陕西眉县）人。出身于官僚世家，祖
父王圭曾与房玄龄、李靖、魏征等人同辅朝政，王焘曾任徐州司马、房陵太守等职，也曾主管
国家藏书之所——弘文馆。因母亲生病，他借掌管弘文馆之机，广泛阅读大量医学书籍，亲自
为母亲诊治疾病。每读一书，王焘均作摘录并详细注明出自某书某卷。后来，王焘因故被贬，
赴任途中，家人不幸染上瘴气，他运用所学医方成功救治。自此，王焘决意汇编医书，以济黎
民。经二十年废寝辍食，锐意穷搜，编成《外台秘要》，这是继孙思邈《千金要方》之后又一
部大规模综合性医学著作。

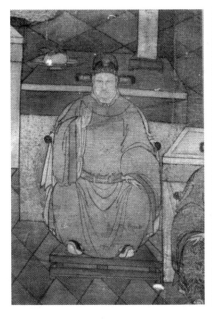

图 10-3　唐代医学家王焘著作《外台秘要》

《外台秘要》主要是整理东汉至唐方书而成。全书共 40 卷，1104 门，载方 6000 余首，内容丰富，包括内、外、妇、儿、精神病，皮肤病、五官科、兽医以及人工急救护理等。其中医论部分以《诸病源候论》为主，医方部分主要摘自《千金要方》，其余所选书籍均详细注明书名卷第，所以即使是一些已经佚失的书，也可在本书中觅见踪影。书中共引文献 69 种，引文达 2802 条，所引文献均注明书名、卷次，许多亡佚古籍赖以保存，总结了中国医学公元 8 世纪以前的成就。仅就保留史料而言，本书具有很高的文献学价值，因此王焘也被誉为整理医学文献的大家。

二、本草学成就

1. 陶弘景与《本草经集注》

陶弘景（公元 456—536）字通明，晚号华阳隐居，丹阳秣陵（今江苏南京）人。南朝著名医药家、炼丹家、文学家。陶弘景自幼好学，求知心切，具有"一事不知，深以为耻"的精神。他通晓天文、历算、地理，精于医学、药物学，长于炼丹铸剑，琴、诗、书、画无所不工，博学多才。陶弘景深受道教思想的影响，近 40 岁隐居句容茅山，致力于医药与养生研究。由于学识渊博，常为当朝统治者出谋划策，又有山中宰相之称。

陶弘景生活在南北朝政治动乱的历史时期，其前代本草学著作纷散杂乱，于是决定对本草学著作进行彻底整理。他根据魏晋以来流行的本草著作，仿照《神农本草经》整理成一部《名医别录》，记载药物 365 种。又将《名医别录》与《神农本草经》合二为一，增录注释成《本草经集注》，对南北朝之前的药物学进行了全面总结，是中国药物学史上一部具有承上启下作用的著作。

《本草经集注》全书三卷，收载药物 730 种，是继《神农本草经》之后第二次对药物知识的综合整理。除对有关药物炮制、度量衡、剂型等进行考证、修订、总结外，主要贡献是确定了药物新的分类原则。打破药物三品分类法，按药物的自然属性，以玉石、草木、虫兽、果菜、米食、有名未用等七部分类，这是药物分类的一个进步。他还创用了"诸病通用药"的分类方法。按药物作用分为 70 类，如治风药有防风、防己、川芎等，治水药有大戟、泽泻等，这种分类方法便于临床应用时参考，为明代以后著作所采用。

陶弘景一生著作较多，还著有《效验方》《集药诀》《养性延命录》《养生经》等。

2. 第一部国家药典《新修本草》

公元 657 年，唐政府组织苏敬等 20 多人集体编修本草，并下令全国郡县征集道地药材，按照实物绘成图，送至京城以备用。公元 659 年撰成《新修本草》，又称《唐本草》，是中国由国家颁行的第一部药典，也是世界上最早的国家药典。

《新修本草》正文 20 卷，目录 1 卷；《新修本草图》25 卷，《本草图经》7 卷，目录 1 卷，总计 54 卷，收载药物 850 种（有说 844 种）。《新修本草》将药物分为 9 类，即玉石、草、木、禽兽、虫鱼、果、菜、米谷、有名未用等。正文部分详细论述药物的性味、产地、主治和用法，对古书未载者予以补充，错误者重加修订，还增加了一些进口药物，如安息香、龙脑香、胡椒、底野迦（阿片）等；图解部分根据药材实物绘制；图经部分除了对图谱进行说明，还收录药物采集、炮制等内容。

《新修本草》图文并茂，是对唐以前药物学成就的一次总结，具有较高的学术水平和科学价值，刊行后规定为唐太医署医学必读书目。713 年日本也有此书的传抄本，并成为日本医学生的教科书。

3. 雷敩与《雷公炮炙论》

雷敩，约为公元 5 世纪南朝刘宋时人，习称雷公，生平不详。中药的炮炙（宋以后也叫炮制）是中医特点之一，《内经》中记载了有关药物的炮制内容，《伤寒论》和《金匮要略》中所用方药也有不少注明需用炮制品。雷敩总结前人炮制经验，整理编著成《雷公炮炙论》三卷，是中国最早一部制药学专著。该书收录药物 300 种，论述各种药物炮制方法，如蒸、煮、炒、灸、煨、煅等。其中一些处理生药的方法很合道理，如巴豆用麻油煮，大黄酒蒸，莨菪醋炙，茵陈勿犯火，知母、没食子勿犯铁器等。

《雷公炮炙论》对后世中药修制炮制的研究影响很大，可惜原书已散失，只有一篇自序流传下来，但书中的主要内容散见于后世的本草著作中。后世本草书中记载炮制十七法，包括炮、爁、煿、炙、煨、炒、煅、炼、制、度、飞、伏、镑、摋、曬、曝、露，就是在该书的基础上发展起来的。

4．服石、炼丹与制药化学

服石、炼丹与养生求仙一样，是中医学发展史上一股逆流。所谓服石，是指长期服用一种石性药方，据说服后可以使人心境开朗，体力增强。经常服用的药物有五种，即石钟乳、硫黄、白石英、紫石英、赤石脂，所以又称"五石散"，又因服后身体烦热，故也叫做"寒食散"。服石起源很早，春秋战国时代就有，不过那时只是作为治疗疾病的一种手段。到了两晋南北朝时期，情况大大不同，服石成为一种陋习，尤其是士大夫阶层以服石为能事，借此显示他们的高贵地位。由于服石风气盛行，由此引起的疾病大量出现，《诸病源候论》就讨论了 25 种这类病候。

炼丹术和制药化学有密切关系，是在采矿和冶金技术的基础上发展起来的。先秦方士为迎合统治者长生不死的欲望，吸取了冶金技术，用于专门炼制"仙丹灵药"，从此出现了炼丹术（图10-4）。道家则把炼丹夸张渲染成神奇的"方术"。西汉时期已有从铅提炼成丹的记载，东汉时期炼丹之风更盛，魏伯阳所著的《周易参同契》介绍了许多炼丹方法，是世界炼丹史上现存最早的文献。晋代葛洪著《抱朴子》，其中内篇 20 卷，有关"金丹""仙药""黄白"部分，专门讨论炼丹。书中记载了当时的炼丹原料，有雄黄、胆矾、矾石、硝石、云母、磁石、铁、食盐、锡、砷等，记载的化学实验，如丹砂烧之成水银，积变又还成丹砂。唐代炼丹术又有发展，已能炼制轻粉、红升丹、白降丹，为皮科、疮科用药，至今仍是中医外科常用药物。

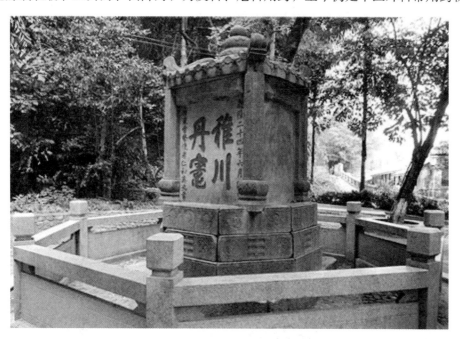

图10-4　稚川丹灶石刻

炼丹的目的通常有两种，一是炼丹成仙，二是炼成黄金或白银发财。虽然目的荒诞，却在炼丹过程中产生了两种不可忽视的积极成果：一是炼丹术传入欧洲，对近代化学起到重要的启发和促进作用；二是提供了外用中药的炼制方法。

三、医学各科成就

1．脉学

秦汉以来脉学不断发展，《内经》中已有丰富的脉学内容散在各篇，《伤寒论》中有"辨脉法"和"平脉法"两篇，但都不够系统，王叔和集前人脉学之大成，编著中国现存最早的脉学专著《脉经》。

王叔和，名熙，山阳高平郡（一说今山东微山，一说今山西高平）人，生活于约公元3世纪，曾任太医令。他性格沉静，博好经方，在临证实践中认识到诊脉的重要性和复杂性，他在《脉经》序言中说："脉理精微，其体难辨，弦紧浮芤，展转相类，在心易了，指下难明。"王叔和博览群书，参考张仲景论脉要点及《内经》《难经》等经论要旨，结合自己的经验，著成《脉经》一书，共10卷，97篇，10万余字。该书正式确立了寸口诊脉法，并简化了脉诊过程，把寸口分为寸、关、尺三个部位，将左右手的寸、关、尺与相应脏腑建立了对应关系。首次归纳了24种常见脉象的名称，即浮、芤、洪、滑、数、促、弦、紧、沉、伏、革、实、微、涩、细、软、弱、虚、散、缓、迟、结、代、动，基本概括了临床常见脉象，后世脉象种数虽有增加，但基本不出其左右。书中形象地描述了每种脉象的指感形象，使脉诊有了明确的命名标准，对某些危难证候经常出现的所谓"怪脉"和"败脉"也做了整理。该书首次对中医脉学从理论到临床进行比较全面的总结，使脉学理论与方法统一化、系统化、规范化，从而成为传统医学中独特的诊断方法。

《脉经》不仅对中国医学影响很大，如唐代太医署的医学生要求必修这本书，而且广泛流传到国外，6世纪传到朝鲜、日本，10世纪后传到阿拉伯，如阿拉伯著名医学家阿维森纳在他的名著《医典》中所记载的脉学内容，很多都与王叔和的《脉经》一致，以后中国脉学通过阿拉伯传入欧洲。当然由于历史的局限性，《脉经》中也存在所谓"王脉""相脉""囚脉"等迷信说法。

王叔和的另一个重要贡献是整理了已失散的张仲景的《伤寒论》，使之得以流传后世。

2．针灸学

针灸是中医学一种独特的治疗方法。晋代医家皇甫谧对针灸学进行全面总结，撰成中国现存最早的针灸学专著《黄帝三部针灸甲乙经》，简称《针灸甲乙经》。该书按照"使事类相从，删其浮辞，除其重复，论其精要"的原则，将《素问》《针经》（即《灵枢》）和《明堂孔穴针灸治要》三部书的内容进行分类整理，纂集而成。

皇甫谧（公元215—282），字士安，号玄晏先生，晋朝安定郡朝那（今甘肃省平凉县，一作灵台）人。他出身于东汉名门世族，至其父辈时家道中落。皇甫谧年幼时并不好学，20岁后才发愤读书，耕种之余，手不释卷，终成一代名家。公元256—259年间，他患风疾，兼有耳聋，遂立志学习针灸。他发现当时流行的医书中关于针灸的内容文多重复，错互非一，不成体系，便决定系统整理针灸文献。另外，他认识到"夫受先人之体，有八尺之躯，而不知医事，此所谓游魂耳。若不精于医道，虽有忠孝之心，仁慈之性，君父危困，赤子涂地，无以济之，此固圣人所以精思极论，尽其理也，由此言之，焉可忽乎？"于是对针灸理论认真进行了全面的整理，最终著成《针灸甲乙经》。

《针灸甲乙经》全书12卷，128篇，内容主要分为两类：一类是基本理论，包括生理功能、病理特征、腧穴主治、诊法、针道等；另一类是临床治疗，包括内外妇儿诸科，以内科为重点。该收总结了公元3世纪以前的针灸学知识，统一针灸穴位，讨论针灸治疗的适应证和禁忌证，成为后世针灸学著作的蓝本，被奉为中医针灸学之祖。中国唐代医学生以此书作为针灸课本，《针灸甲乙经》相继传到朝鲜、日本等国家，受到了各国的重视，8世纪日本医界也以此书作为教科书。

3．病因学

巢元方（约公元 535—620），隋代医学家，籍贯不详。曾在隋大业年间担任太医博士。巢元方所著的《诸病源候论》（简称《巢氏病源》）是中国现存最早的中医病因病机证候学专著。全书 50 卷，67 门，收载证候 1720 条，分别论述内、外、妇、儿、五官等各种疾病的病因和证候。

在病因学方面，《诸病源候论》突破了前人笼统的"三因"说法，提出了病因学新见解。对于传染病，最早提出"乖戾之气"的观点。隋以前，医学界认为传染病属伤寒、时病范畴，多为气候变异，人体感触而发病。《诸病源候论》却提出，传染性热病是由于感受了外界的一种"乖戾之气"而造成的，"人感乖戾之气而生病，多相染易……乃至灭门"即能引起大流行，导致全家及所接触之人感染此病。在一千多年前，能提出这样的见解是很不容易的。对于寄生虫病，首次提出与饮食相关。认为绦虫病（寸白虫病）是因吃了不熟的肉类或生鱼所致，指出疥虫是疥疮的病原体。对于某些过敏性皮肤病，如漆疮，认为与人体素质有关。此外，对许多疾病症状的描述比较细致正确，如南方常见的血吸虫病、山区常见的甲状腺肿，还有腺鼠疫（恶核）、肺结核（骨蒸）、麻风，并能区别天花和麻疹。该书的另一特点是一病一论的叙述增加，一证多病的论述减少。

《诸病源候论》虽然未载治疗方药，但每论之后却将补养宣导之法附于后面。全书共记载了 213 种不同功法，其所记载数量多、方法全、实用性强，成为医学气功研究的经典著作。

总之，《诸病源候论》是中国 7 世纪初一部很有价值的医学著作，是隋代医学发展史上一部承前启后的重要医籍，到了宋代更被指定为医学生的必修书籍。

4．外伤科

晋唐时期，外伤科开始独立发展，形成独立的医学分科。

晋代《刘涓子鬼遗方》（又称《痈疽方》）是中国现存最早的外科专著，为晋代刘涓子遗著，后由南齐龚庆宣整理而成。该书首论痈疽病的病因、鉴别，其余各卷分述金疮、痈疽、发背、疥、癣等各类外科杂病治方。在治疗上，除运用止血、收敛、镇痛、解毒药物外，还配合软膏治疗，如水银软膏、雄黄软膏等，详细记述了针烙引流法。在治疗痈疽方面，逐步形成消、托、补三大法则，全面总结了中国 5 世纪以前的外科学成就。

唐代《仙授理伤续断秘方》是中国现存最早的骨伤科专著。蔺道人（约公元 790—850），长安（今陕西西安）的一位僧人。会昌（公元 841—846）年间，唐室日趋衰败，为摆脱经济困境，统治者决心改变"不务农桑，空谈彼岸"的状况。公元 845 年，唐政府下令佛僧道尼 26 万人还俗生产。蔺道人还俗后流落到宜春（今江西）钟村，本以耕种为生，却因治愈契友彭叟之子的严重骨折伤痛而医名显扬，慕名前来求治者甚多。蔺道人将自己的理论知识和医疗技术无保留地传授给彭叟，并将自己所著的《理伤续断方》赠给彭叟后离去。因蔺道人行踪隐秘，人们便将书名改为《仙授理伤续断秘方》。该书详细叙述各种骨折的复位、牵引、固定手法。书中将骨折的复位方法叙述为麻醉、拔伸（即牵引）、捺正（即复位）、夹缚（即固定）、服药等 13 个步骤，并重视骨折固定后的功能锻炼，这些与现代骨科的治疗原则非常相似。此外，该书首次记载了肩、髋、肘、腕关节脱位后复位术及开放性骨折的手术治疗，改进了骨折固定的方法和原则，对中国骨关节损伤的治疗发展产生深远影响，也是中国现存最早的骨伤科专著。

5．妇儿科

晋唐时期，妇儿科发展迅速，取得了显著成就。这一时期，出现了许多妇产科著作。据《新唐书》和《旧唐书》记载，有 6 种，凡 26 卷，可惜均已散佚。唐代昝殷所著《经效产宝》是中国现存最早的妇产科专著。该书上卷论述养胎、保胎、安胎、食忌、恶阻、胎动不安、漏胞下血、身肿腹胀以及难产诸疾。中下卷论述产科各种疾病的治疗与治方。书末续编录颐的"传授济急方论"和李师中、郭稽中的"论二十一证"，另有"产后十八论方"。书中论述了妊娠、难产、产后等 20 余种产科常见病证，收载方剂 260 余首。

隋唐时期，太医署中首设"少小"一科，儿科学发展进入新的阶段。两晋南北朝时期已出现多部儿科专著，但均已散失，中国现存最早的儿科专著为《颅囟经》。该书约成书于唐末宋初，无名氏撰写，托名师巫所作。全书分上、下两卷，首次提出小儿"纯阳之体"的说法，为小儿体质的"纯阳学说"奠定了基础。记载并明确了小儿脉法及其特殊性。书中收载儿科疾病 30 余种，对疳、痢、癫、痫、惊、火丹等病证的病源、病机、诊断、分型、论治各个方面都有专门论述。收载方剂 42 首，均为切实可行的儿科专用方。

此外，在《诸病源候论》《千金方》《外台秘要》中也都记载了大量妇儿科内容。尤其以孙思邈重视妇儿科而闻名，所载妇产科内容，从求子到调经，包括了许多妇人的特殊疾病。在儿科方面，重视小儿护理，强调小儿的生理、病理特点，论述颇为详尽。

四、对疾病的认识

由于长期实践经验的积累，两晋、南北朝、隋唐时期的临床医学家取得的成就很多。

对疾病的描述：葛洪在《肘后备急方》中记载了沙虱热（恙虫病），对天花（虏疮）的描写非常准确，"比岁有病时行，仍发疮，头面及身，须臾周匝，状如火疮，皆戴白浆，随决随生。不即治，剧者多死……"再者，如巢元方在《诸病源候论》中，对消渴、虚劳、脚气、丹毒、破伤风的描写都十分细致。

在病因认识方面：既往关于风病（脑血管病）的原因，均认为是外感风邪所致，王焘在《外台秘要》中则认为，"此等诸风，形候虽别，寻其源也，俱失于养生，本气即羸，偏有所损，或以男女，或以饮食，或以思虑，或以劳役，既极于事，能无败乎？"强调内外因共同起作用。

在疾病分型与鉴别方面：《经心录》把热病分为伤寒、热病、风温、湿病、阴毒、阳毒、热毒、温疫、天行节气 9 种；《诸病源候论》将热性病分为伤寒、时气、热病、温病、劳疫 5 种；已能将天花（虏疮，或豌豆疮）、猩红热（阳毒）、痢疾（天行热利）、疟疾、霍乱等病与一般热性病区分开。

在疾病治疗方面：关于痢疾的治疗，孙思邈发明药物灌肠法及药粉直肠吹入法，孙思邈还提出米糠水治脚气病、动物肝治夜盲；《刘涓子鬼遗方》一书中记载了关于疮疡的穿刺、排脓、引流等手术，治疗上除运用止血、收敛、镇痛、解毒药物外，配合软膏治疗，如水银软膏、雄黄软膏；眼科方面，唐代已有拔毛根治倒睫；口齿科方面，晋代可对兔唇行修补手术，隋代出现拔牙术，唐代已有了用银汞合金填充牙齿的记载。

五、中外医学交流

唐代经济繁荣，交通发达，都城长安是世界上最大的城市，也是世界经济文化中心之一。唐代中国医学水平处于世界领先地位，医药交流十分频繁，朝鲜、越南、日本、阿拉伯等国都派遣留学生到中国学习，由于佛教僧侣往来，印度医学传入中国。

1．中朝医学交流

早在公元前 2 世纪，中朝间已有文化往来。公元 514 年，中国派医师赴朝，针灸术传播至朝鲜。隋唐时期，中朝交往更为频繁，朝鲜派遣留学生来中国学习，中国医药学和医事制度均被朝鲜人接受，朝鲜仿效中国开展医学教育，设有医学博士，并以中国医书为教科书。中国医学传入朝鲜的同时，朝鲜医药知识也传入中国，朝鲜药材如人参、牛黄、昆布等陆续输入中国，在《新修本草》中记载了朝鲜品种的白附子、玄胡索等。隋唐时期是中朝医药往来最为繁盛的时期。

2．中日医学交流

秦汉以来，中国与日本的文化交流从未中断。公元562年，吴人知聪携《明堂图》及各种医学书籍164卷到日本，这是中国医学传入日本之始。公元608年，日本推古天皇派遣药师惠日、倭汉直福因等来中国学医，经16年学成回国。以后又有很多留学生来中国学习，将中国医学大量传入日本，使日本医学产生深刻变化。日本的医药制度大多仿效中国，公元701年，日本文武天皇颁布"大宝令"，其中的医事制度、医学教育等设置完全仿照唐制，规定《素问》《灵枢》《明堂脉诀》《甲乙经》《新修本草》等书为医学生必读的教科书。

日本政府还邀请中国学者去日讲学。唐代扬州名僧鉴真自公元743—753年，历经10年6次东渡，终于到达日本，在奈良"唐招提寺"不仅传授佛学，还传授中国的医药技术，享有盛名。

日本医学自公元7—9世纪，大量吸收中国医学的经验和管理制度，逐渐形成汉方医学体系，在明治维新引入西方医学之前，汉方医学一直居于日本医学的主导地位。

3．中印医学交流

自汉代张骞通使西域至隋唐时期，中印两国交往不断增加，许多佛教僧侣往来于中印两国之间。随着佛教的传入，印度医药知识夹杂在佛教中一同传入中国。公元629—654年间，唐朝僧人玄奘去印度取经，在他所著的《大唐西域记》中收录了有关印度人饮食、卫生习惯和医疗用药的记载，许多僧侣都懂医术，在翻译佛经的同时，也把印度医药知识介绍到中国。

除了通过翻译佛经接受印度佛学外，中国对印度的专门医书也组织专人进行翻译，《隋书》和《唐书》中都有相关医学著作的记载。印度的眼科比较发达，"金针拨障术"随同佛教传入中国，并被载入中医典籍中。隋唐时期有很多印度药物传入中国，如郁金香、菩提树、龙脑香等。另外，天竺国（印度）按摩法、印度医学"四大说"在中国唐代著作《外台秘要》《千金方》中都有记载。

隋唐时期，中印医学交流虽然以印度医学影响中国医学为主，但中国医学也被印度所接受，唐代义净所著的《南海寄旧内法传》中就指出，中国药物和诊病方法远胜天竺，中国医学如"针灸之术，诊脉之术，瞻部洲中，无以加也"。到了宋代，由于皇帝多信道教，印度医学随着佛教的衰落影响渐小。

六、其他医学家

1．范汪

范汪（公元4世纪），字玄平，颍阳（今河南许昌）人，曾任东阳太守，故又称范东阳，晚年屏居吴郡。范汪精于医术，常以拯恤为事，凡有求医者，不问贵贱，皆为之治疗。他曾广泛收集民间验方并结合自己为人治病的体验，著成《范汪方》（又称《范东阳方》《范东阳杂药方》），共70余卷，原书已佚。其佚文内容可见于《外台秘要》《医心方》等书中。《范汪方》是唐以前研治伤寒较有成就的医学方书。其中关于口服汞剂的治疗方法，已具有临床药理实验的雏形；关于外科病的治疗也有一定水平，故陶弘景评价其书勘酌详用、多获其效。

2．甄权

甄权（公元541—643），许州扶沟（今河南扶沟）人。因母病，与其弟甄立言立志从医，攻读医方，研习古籍，终成为当代名医。甄权以精于针灸著称。隋鲁州刺史库狄钦苦于风患，手不得引伸，诸医莫能治。甄权针刺其"肩髃"穴，应手而愈。深州刺史成君绰患颈肿，喉中闭塞，水粒不下三日，甄权针其右手次指之端，如食顷，气息即通，次日饮啖如故。贞观（公元627—649）年间甄权入为少府，奉令修著明堂，与承务郎司马德逸、太医令谢季卿、太常丞甄立言等核定经图。公元643年，唐太宗亲自登门为其祝寿，访视长寿的饮食药性，并

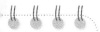
赐寿杖衣服。

甄权绘有《明堂人形图》，著有《针方》《脉经》《脉诀赋》等。

3．杨上善

杨上善（约公元 575—670），籍贯不详。隋大业（公元 605—616）年间任太医侍御，唐代太子文学、太子司议郎。杨上善精于医，是中国医学史上整理著释《内经》最早的医家之一。他对《黄帝内经》研究深刻，奉敕注《内经》，取《素问》《灵枢》之文，编排注释，撰成《黄帝内经太素》30 卷。此书将篇幅长者列于前，短章碎文附于后，介绍了养生、调食、阴阳、解剖、生理、病理、诊断、针刺及各类疾病等内容，对研读《内经》很有参考价值。杨上善还著有《黄帝内经明堂类成》（简称《黄帝内经明堂》），为针灸经脉腧穴专书，是对《黄帝明堂经》的注释，唐时规定这本书为学习针灸的主要教科书。

4．苏敬

苏敬（公元 599—674），今湖北人。后因避宋太祖赵匡胤家讳，书作苏恭或苏鉴，曾任朝议郎行右监门府长史骑都尉。初唐交通和贸易的发达，使唐代药品的数量、种类不断增加，而当时医家奉为治病指南的《本草经集注》，因陶氏编著时即存在种种不足，又经梁后 100 多年抄传改移，错误百出。唐高宗显庆二年（公元 657 年），苏敬向唐政府提出编修本草的建议，得到唐高宗的赞同，下诏指长孙无忌、李勣着手编修，实际上由苏敬主要负责。政府集中当时著名医药学家、行政官员等 22 人，经过 2 年的努力，于公元 659 年完成《新修本草》。这是中国政府颁布的第一部药典，也是世界上最早的药典，它比欧洲最早的药典（纽伦堡政府于 1542 年颁布的《纽伦堡药典》）早 833 年。《新修本草》是对中国药物学著作一次全面的整理修订，它体现了集体智慧，苏敬在其中起到重要作用。

5．崔知悌

崔知悌（约公元 615—685），许州鄢陵（今河南）人。唐高宗（公元 650—683）时任中书侍郎、户部尚书。崔知悌对结核病和细菌性痢疾作出过突出贡献。他认为："屑蒸病者（即结核病病人），亦名传尸，亦谓殗殜，亦称伏连，亦曰无辜……无问少长，多染此疾。婴孺之流，传注更苦。其为状也，发乾而耸……或夜卧盗汗，虽目视分明，而四肢无力，或上气少食，渐就沉羸，纵延时日，终于溢尽。"崔氏不但对结核病的传染和临床症状做了系统的描述，而且指出颈淋巴结结核、腹腔淋巴结结核、好发于回盲部的肠结核与肺结核是同出一源的结核病。崔氏还创造性地使用黄连丸，控制了洛阳军营的菌痢流行。科学证明，黄连对痢疾杆菌有着较好的杀菌作用，黄连素至今仍是人们治疗菌痢的必备药物。崔氏强调汤剂比丸剂见效快，痢疾病人忌食狗肉、冷水。崔氏所创黄连解毒汤，在当今临床实践中仍受到重视，是中西医结合治疗感染性疾病的常用方剂之一。

崔氏所撰书目有《骨蒸病灸方》《崔氏纂要方》《产图》，可惜均佚，有些佚文尚可见于《外台秘要》中。

6．鉴真

鉴真（公元 688—763），本姓淳于，又名过海大师、唐大和尚，广陵江阳县（今江苏扬州）人。鉴真是唐代高僧，通医药，旁及文学、建筑和雕塑。长安元年（公元 701 年）在扬州大云寺出家。当时扬州是中外交通之地，大云寺是施医送药的名寺，寺中高僧多通晓医术。在这样的环境中，鉴真除学佛以外，潜心于中药鉴别和炮制。公元 707 年，鉴真经洛阳到长安求学，学识大长，后回扬州，讲律传法，威望很高，成为江淮间知名的授戒大师。天宝二年（公元 743 年），接受日本僧人荣叡、普照的邀请，东渡传律。经过六次航海，于天宝 12 年（公元 753 年）终于到达日本，时年已 66 岁。经太宰府、大阪等地，次年抵奈良，被邀入东大寺，讲经传律，为人治病。因治好光明太后宿疾，更受日人敬仰。日本尊他为医药始祖。

鉴真将中国医药知识传授给日本，对日本汉方医学的开展产生一定的影响，著有《鉴真上人秘方》。鉴真在传律讲经的同时，不仅把中国医药传授给日本，还把寺院建筑、佛像雕塑、壁画刻经、书法音律等各项技艺介绍给日本，并主持创建唐招提寺，其中的金堂、讲堂和一些重要的经像法物，可以代表中国盛唐建筑雕刻最高水平，被日本人民视为国宝，至今保存完好。唐招提寺及唐禅院的建筑艺术对日本的文化繁荣产生了巨大的推动作用。

（甄雪燕）

思考题

1. 请分析唐代中国医学对周边国家的影响及其因素。
2. 请分析孙思邈"大医精诚"对现代医德医风建设有哪些启发。

拓展资料

1. 范家伟. 六朝隋唐医学之传承与整合 [M]. 北京：中华书局，2004.
2. 马伯英. 中外医学文化交流史——中外医学跨文化传通 [M]. 上海：文汇出版社，1993.
3. 中央电视台纪录片：《葛洪·医道》上中下。

参考文献

1. 李经纬，林昭庚. 中国医学通史·古代卷 [M]. 北京：人民卫生出版社，2000.
2. 甄志亚. 中国医学史 [M]. 上海：科学技术出版社，1997.
3. 甄志亚. 中国医学史 [M]. 2 版. 北京：人民卫生出版社，2008.
4. 李经纬. 中医史 [M]. 海口：海南出版社，2007.
5. 尚志钧. 历代中药文献精华 [M]. 北京：科学技术文献出版社，1989.
6. 何时希. 中国历代医家传录 [M]. 北京：人民卫生出版社，1991.

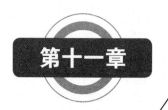
中国医学普及发展时期

（宋金元时期的医学　公元960—1368）

内容重点

★ 医学机构：校正医书局、国家药局、太医局

★ 王安石变法与医学：太医局；太平惠民局；修和药所（和剂局）

★ 本草学成就：《开宝本草》《嘉祐补注本草》《证类本草》；阿拉伯药物输入

★ 医学各科成就：法医学（宋慈《洗冤录》）；儿科学（钱乙《小儿药证直诀》）；妇科学（陈自明《妇人大全良方》）；针灸（王惟一《铜人腧穴针灸图经》）

★ 金元四家：刘完素（寒凉派）、张从正（攻下派）、朱震亨（滋阴派）、李杲（补土派）

★ 课程思政元素：金元四家敢于创新、勇于实践的精神

公元960年，赵匡胤结束了五代十国的混乱局面，建立宋王朝，建都汴梁，中国又得到统一，史称北宋。公元1115年，完颜阿骨打建立金政权。公元1127年，北宋被金覆灭，康王南渡，北宋统治者被迫迁都临安（今杭州），史称南宋。公元1206年，成吉思汗于漠北建国，公元1234年，金政权被蒙古所灭。公元1271年，忽必烈改国号为大元，以燕京为都。公元1279年，蒙古大军南下灭宋，统一全国，建立元朝。至公元1268年，元被明军攻入大都而亡。

宋金元时期，出现辽宋夏金多个政权并立的情况，直到元朝才完成大统一，结束了长达两百多年的分裂局面。其间，社会动乱，天灾疫病频发，统治者关注医学发展。宋朝设立各种医药机构，如惠民药剂局、校正医书局、太医局、御药院、尚药局、翰林医官院等，同时还组织人员对医书进行整理。两宋时期，经济有很大发展，手工业和商业有显著进步，如丝织、造纸、造船、冶铁均较发达。北宋时期的三大发明——火药、罗盘针、活版印刷术——对世界经济文化起到巨大推动作用，尤其是活版印刷术的改进和造纸业的发达，有力地促进了医药著作的出版和普及推广，为文化医药事业发展创造了有利条件。宋元时期对外贸易出现了繁荣局面，大量香药进口，丰富了中国本草学的发展。

宋代理学盛行，推动了学术理论研究的风气，也影响到医学理论的发展，特别是关于中医基本理论"阴阳五行学说"的认识，直接影响中医理论的演变。宋元时期的理学思想大量渗透到中医学领域，对中医学发展产生了深刻的影响。

一、医学机构

1. 校正医书局

印刷术发明以前，书籍主要通过手抄本的形式流传。手抄本时期，不仅抄写与传播速度有限，而且由于辗转传抄，不可避免地会发生错误和脱落。宋以前，手抄本医籍中普遍存在讹误、衍脱的现象。隋末唐初出现了雕版印刷术，这一出版技术大大提高了书籍的出版速度和质量。尤其宋代是中国雕版印刷术发展的黄金时代，印刷水平的提高为医书校正与出版提供了良好的技术条件。北宋政府成立后，由于多年战乱，医书严重散佚，这种情况迫切需要对中医古籍进行一次系统的校勘和整理。

北宋仁宗嘉祐二年（公元1057年），在枢密使韩琦的建议下，由官方专门设置的以编校、刊印为目的的临时性机构——"校正医书局"，这是中国历史上最早设立的医书校正机构，也是世界上最早设立的医书出版机构。校正医书的工作由馆阁官员、知医儒臣、翰林医官构成，后来又组织多方面的人才参加，包括儒、医、道、阴阳、法等诸家。其中重要的人物有：掌禹锡，地理学家兼通医药学，尤精本草，以校注本草著作闻名于世；林亿，北宋著名医药学家，校正医书局的主力之一，尤其以校正《素问》一书贡献最大，使《素问》原貌基本重现于世；高保衡，精通医学理论，深明方药知识，在校正《素问》《脉经》等理论著作中贡献颇多；孙奇、孙兆兄弟二人，对《素问》《伤寒论》颇有研究。

校正医书局成立后12年间，在众多名家的共同努力下，全面系统整理了《嘉祐补注本草》《本草图经》《伤寒论》《金匮玉函经》《备急千金要方》《金匮要略方》《千金翼方》《重广补注黄帝内经素问》《脉经》《针灸甲乙经》《外台秘要方》共11部医籍，使这些医籍结束了手工传抄的历史，并成为宋之后的定型化版本。同时，还形成了一套较为成熟的医籍校勘原则和方法，为后世医籍校勘树立了典范。濒于亡佚的古典医籍因此保存下来，对促进医学的发展起到重要作用。

2．国家药局

北宋建立不久，遭到外族入侵。由于连年战争耗费以及对外求和的岁贡银两，宋王室日趋贫困。在这种内忧外患情况下，发生了著名的王安石变法。变法内容之一便是"市易法"，即由政府控制贸易，制止大商人垄断和投机。

根据市易法的精神，公元1076年，京城开封创立了第一所官方"卖药所"，即熟药所，专门出售成药和中药饮片，成为官办药局之始。另外又设"修合药所"二处（负责药物的炮制与加工），一般药物经修合药所加工后由卖药所出售。由于卖药所的建立直接受到王安石变法影响，所以它所出售的药品不仅质量高，而且价格比私商便宜，颇受百姓欢迎。后来，"卖药所"改称"医药惠民局"，"修合药所"改称"医药和剂惠民局"。公元1130年，南宋也设立"和剂局"后，全国各省市均效仿成立药局。

官药局在初期确实向百姓提供了不少方便。疾病流行期间，常免费供应药物，这在世界医药史上都是史无前例的。药局方书《太平惠民和剂局方》（图11-1）的编纂和刊行，对推广成药、普及医药知识发挥了重要作用。由于政府控制药物的生产与销购，纠正了药商投机造成的某些弊病。官药局有一套颇为完善的组织机构和管理制度，包括检验制度、奖惩制度、轮值制度等。惠民局实行单双日轮流启闭制，晚上也有人职守。正是这种严格的规章管理制度，不仅规范了药局的收购、制作、管理、营销管理流程，而且保证了药物的质量，在服务于民的同时，也为政府赢得了丰厚的利润。

然而随着宋政府的腐败，官药局的性质也逐渐发生了改变，官商勾结，营私舞弊，药品质量低劣，

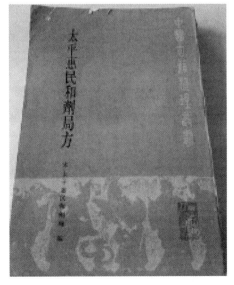

图11-1 《太平惠民和剂局方》书影

药料亏损，以假充真，使得原来的福利机构变成了官吏贪污、投机发财的好去处。百姓气愤地把"惠民局"称作"惠官局"，把"和剂局"称作"和吏局"。

公元1—9世纪，中国的药物、脉学、炼丹术多次传入阿拉伯，又经阿拉伯传入西方，对世界医学及制药化学的发展做出了贡献。阿拉伯的一些药物，如乳香、没药、血竭、木香等香料类药材也大量传入中国，对中国的医药产生一定影响。元代版图空前扩大，占领欧亚两洲大部分，建都于北京，很多西人居住北京。元政府于公元1270年设"广惠司"，该司由阿拉伯医生治病，专用回回药物。公元1292年，在北京和多伦各设"回回药物院"一所，专卖阿拉伯药。公元13世纪时，阿拉伯医学是西方医学的代表，因此与阿拉伯医学的交流对于沟通东西方医学具有重要意义。

3．太医局

中国古代的医学教育历来以师徒传授为主，正规的医学校出现在公元5世纪中叶。南北朝时期刘宋元嘉20年，开始设教育机构，至隋朝开始设太医署，是正式管理医学教育的机构，并延续至唐代。

北宋时期，由于政府对医学人才的选拔与培养比较重视，医学教育规模比唐代更大，学科增加。王安石变法后，曾设立"太医局"主管医学教育，各州县也办"医学"。太医局内设提举、判局和教授，分为九科：大方脉科（内科）、小方脉科（儿科）、风科、眼科、疮肿折疡科、产科、口齿咽喉科、针灸科、金疮书禁科。学生名额300人，所学书籍有《素问》《难经》《伤寒论》《脉经》《诸病源候论》《千金方》《太平圣惠方》《龙树论》等。学生既学专业理论，又参加临床实践，并有一套严格的考试制度。

宋代元丰年间（公元1078—1085），太医局学生分九科专业学习，学生300人，其分科和学生名额分配如表11-1所示。

表11-1　太医局的分科和学生名额

科目	人数
大方脉科	120
小方脉科	20
风科	80
眼科	20
疮肿折疡科	20
产科	10
口齿咽喉科	择10
针灸科	10
金疮书禁科	10
合计	300

到元代，医学教育沿袭宋制，但分科方面，由九科扩大到十三科，即大方脉科、杂医科、小方脉科、风科、产科、眼科、口齿科、咽喉科、正骨科、金疮肿科、针灸科、祝由科、禁科。各州县也设立医学，规定3年考试一次，及格者可到中央省试，录取可充当医官。

二、大型方书的编撰

晋唐时期，方书逐渐发展，至唐代《千金方》和《外台秘要》出版，方剂学积累逐渐达到高潮。到北宋时期，这种趋势仍有发展。北宋政府尤其重视医学，三大官修方书，即《太平圣惠方》《和剂局方》《圣济总录》先后问世，将北宋官修方书推向高潮，反映了宋代在医方整理和研究方面的巨大成就。

1.《太平圣惠方》

《太平圣惠方》是北宋政府令尚药奉御王怀隐等集体编著的第一部大型官修方书。该书历经十年，于公元 992 年成书。全书 100 卷，分 1670 门，录方 16834 首，内容颇为丰富。按类分述各科病症，包括病因、病理、治疗方法、方剂适应证、药物用量等，是一部理论联系实际，具有理、法、方、药完整体系的医方著作。自宋太宗至宋哲宗时期，北宋政府都在积极推广《太平圣惠方》，不仅将《太平圣惠方》列为医学教育和考试的教材，还下令颁赐给诸路州县及周边少数民族地区。尤其在人员密集又容易发生疾病的地方，如军营、修河处所、城池、学校、陵墓等处，公布《太平圣惠方》中的常用药方，指导军民使用。公元 1046 年，何希彭选其精要，摘录切合实用的方剂 6000 余首，编成《圣惠选方》。该书流传很广，并作为教科书达数百年之久。

2.《和剂局方》

《和剂局方》是宋代由政府创办的专营药物买卖的"和剂局"配制成药的处方集，经过多次增补，内容日益丰富，公元 1151 年该书改称《太平惠民和剂局方》，颁行全国。《和剂局方》是中国历史上第一部成药制剂手册。全书 10 卷，载方 788 首，每方除介绍药物组成和主治病症以外，对药物炮制和药剂配制方法都做了详细说明。

3.《圣济总录》

《圣济总录》是宋政府组织集体编辑的最大一部官修方书。该书历经 7 年，于公元 1118 年成书。全书共 200 卷，分 60 门，载方约 2 万首，几乎将汉以后、宋以前的医方收罗无遗，集宋以前医方之大成。该书每门之下分列若干证，每证之首先论病因病理，次述治法方药，囊括内、外、妇、儿、五官、针灸、正骨等 13 科，内容非常丰富。

《圣济总录》是一部医方全书，对宋代盛行的医学理论——运气学说也做了系统论述，体现了宋政府对学术思想的重视和推崇。

三、本草学的发展

北宋统治者重视医药，从开宝六年（公元 973 年）起 140 余年时间里，多次由国家组织本草修订工作，除了校勘之外，还增补了大量文献资料和实际用药经验总结，从而到达了历史上官修本草的高潮。南宋，由于国力衰减，官修本草无力修撰，私人本草著作涌现，各具特色，对北宋本草著作进行节纂、改编，简化内容以符合实用，成为南宋本草发展的潮流。金元时期，归纳药理成为本草内容的主流，药物的气化说、归经说、升降浮沉说等都在这段时间得到系统发展。

1.《开宝本草》

宋太祖开宝七年（公元 973 年），命刘翰、马志等取《唐本草》详加校正，又取《本草拾遗》、唐李含光《本草音义》诸书互相参照，完成《开宝新详定本草》的校修。宋太祖亲自写序，由国子监镂板。这是第一次出版印刷的本草书，因经验不足，未能完全合乎朝廷的意愿，所以次年再次校修，增派编书经验极丰富的翰林学士李昉等儒臣参与刊定，编成《开宝重定本草》。连续两次编修本草，反映了政府对此项工作的高度重视。编写人员在由抄写转为版刻的转变时期，运用了适合雕版印刷的文献标识法，由雕版的阴、阳文代替朱墨分书，同时补充了 134 种药品和一些注说、引文。采用标注文献出处的编撰方法，清晰地展现了本草发展的脉络。这是北宋政府第一次组织的国家药典修订工作。

2.《嘉祐补注本草》

宋仁宗嘉祐二年（公元 1056 年）设立校正医书局，诏命掌禹锡、林亿、苏颂、张洞等人担任校勘工作。他们首先取《开宝重定草本》加以校正，辑录名家本草之说，为之注解，又补入药品82种、新定17种，总计载药1082种，名为《嘉祐补注本草》，于1061年刊行。此书以引文广博、体例严谨著称，但在药理上无重大发明。同时又曾诏全国郡县，将本地所产药物，照实详细绘图进上，经苏颂诠次成册，名为《本草图经》，计12卷，于1062年刊行。这是中国同时也是世界上第一部雕版药物图谱。

3．《证类本草》

《开宝本草》《嘉祐补注本草》都是宋代国家集体编撰的本草著作。宋代个人的本草著作最重要者为唐慎微的《经史证类备急本草》，简称《证类本草》（图11-2）。

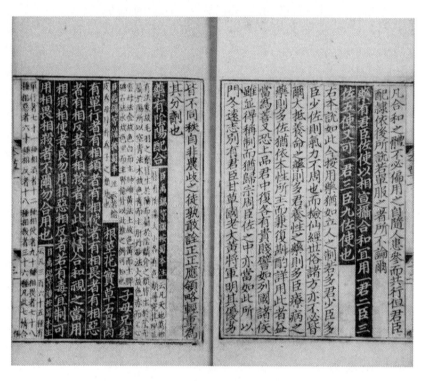

图11-2 《证类本草》书影

唐慎微（11世纪），字审元，蜀州晋原（今四川崇庆）人。元祐（公元1086—1093）年间从师李端伯，到成都行医，故又是成都华阳人。唐慎微言行朴实，其貌不扬但才思敏捷。宋代翰林学士宇文虚中有文记载："其治病百不失一，一语证候，不过数言……于人不以贵贱，有所招必往，寒暑雨雪不避也。"这一段话足以看出唐氏高尚的医风和高超的医术。为了获取更多的医方、经验，他给士人看病，则"不取一钱，但以名方秘录为请，以此士人尤喜之。每于经史诸书中得一药名、一方论，必录以告"。由是为唐氏所撰《证类本草》提供丰富材料。

《证类本草》约成书于11世纪末，全书共31卷，以《嘉祐补注本草》及《本草图经》合而为一，补入药物628种，总计载药1746种。该书60余万字，采古今医书验方以及经史百家、佛典道教247部，凡与药物有关者，皆网罗在内，附于各药之后，成为中国空前的一部本草巨著，在中国药学史上占有重要地位。该书完成之后，几次被官府修订，作为国家药典颁布。大观二年（公元1108年），集贤学士孙觌及艾晟为之镂版印行，并附入当代陈承的《重广补注神农本草并图经》，更名为《大观经史证类备急本草》，简称《大观本草》。

《大观本草》问世之后，便成了明代以前唯一的完备本草书。政和六年（公元1116年），朝廷命医官曹孝忠等8人修订《大观本草》，改名为《政和新修经史证类备用本草》，简称《政和本草》，成为国家的正式药典。南宋初，医官王继先奉诏再次校订《政和本草》，于绍兴

29 年（公元 1159 年）校订完毕，定名为《绍兴校定经史证类备急本草》，简称《绍兴本草》。宋末元初，张存惠又将寇宗奭的《本草衍义》散入《政和本草》中，详加校订，更名为《重修政和经史证类备用本草》。虽然《证类本草》一书几经校订，几次异名，但其基本内容均未改变。明代著名医药学家李时珍撰《本草纲目》时，即以此为蓝本，并对此书给予高度评价："使诸家本草及各药单方，重之千古，不致沦没者，皆其功也。"

四、医学理论

1. 运气学说

运气学说，即五运六气学说的简称。运气学说是以"天人合一"的整体观念为指导，以阴阳五行理论为基础，以干支符号作为演绎工具，来推论天象、气象、物候及人体生理、病理的变化，以预测疾病发展和轻重的一种学说。它究竟起于何时，现在已不可确考。唐代王冰将"运气七篇"补入《素问》中并加以注解阐发后，运气学说开始对中医学产生影响，至宋代运气学说得到了发展。

运气学说的基本内容是将纪年所用的天干（甲乙丙丁戊己庚辛壬癸）、地支（子丑寅卯辰巳午未申酉戌亥）和五运（金木水火土）、六气（风寒暑湿燥火）联系起来。根据纪年的干支推定岁气，更由岁气推定某年的某气胜，易得何种疾病，并且定以施治的原则与方法。例如甲子年多雨，人多肾病。如此 60 年皆可按干支类推。当然疾病的发生与治疗都与环境和气候、时间有关系，中医学很早即注意到这点，但宋代运气学说盛行，强调由纪年推定岁气，未免走向宿命论的歧途。

运气学说对中医理论的影响并不在于运气学说本身，而是通过实践，从运气学说中抽取某些部分，另加发挥，从而促进中医理论的发展。如运气学说中强调六气致病，后世扬弃它凭借干支推断某年某气胜的不合理成分，单从六气与疾病的关系发挥，发展为六淫病变学说。

2. 金元四家理论

金元时期是中医理论争鸣与创新的时期。《四库全书总目提要》中指出，"医之门户分于金元"，这一时期新学迭出，百家争鸣，产生了著名的金元四大家。各派医家大胆阐述自己的新说，各种理论争鸣而出，为后世医学理论的发展奠定了坚实的基础，标志着中国医学学术思想已发展到一个新阶段。

（1）刘完素与寒凉派：刘完素（公元 1110—1200）字守真，金代河间人，河间学派开创者。他提出"火热论"的观点。当时中国北方热性病流行，他认为"火热"是主要原因，特别强调了"火热"致病的机制，提出了"六气皆从火化"和"五志过极皆为热病"两个著名论点。同时，他提出"降心火，益肾水"的治疗原则，主张多用寒凉药物，对后世治疗热性病很有启发，后人称之为"寒凉派"。刘完素注意辨证施治，注意鉴别疾病的本质与假象。对运气学说很有研究，他认为运气分主四时，但有常有变，反对机械搬用，并批判了运气学说的宿命论观点。

（2）张从正与攻下派：张从正（公元 1156—1228），字子和，金代考城人。他认为疾病原因或外来或内在，皆为邪气，主张治疗原则以攻病除邪为首要，提出汗、吐、下攻邪三法，并扩大了三法的含义与临床应用范围。因为善用攻法，后人称之为"攻下派"。他虽善于攻下，并非无补，而是先攻后补，寓补于攻。他反对唯人参、黄芪是补的论点，认为凡有助五脏的，均可谓之补，这对临床实践有一定指导作用。

（3）李杲与补土派：李杲（公元 1180—1251），字明之，号东垣，金代真定人。他主张疾病不只是外邪而致，饮食不节、起居不时、辛劳过度、精神刺激均能使人致内伤病，强调脾胃在人体的重要作用，脾胃健旺，元气充沛，脾胃伤则元气衰，元气衰则疾病生。因此提出"内伤脾胃，百病由生"的主张。所以他治病多采用补益脾胃、升举中气的方法，因而后世称之为

"补土派"。

（4）朱震亨与滋阴派：朱震亨（公元1282—1358），字彦修，别号丹溪，元代义乌人。他提出"阳常有余，阴常不足"的观点，这是对刘完素火热学说的进一步发展。他根据《内经》论证了人身的相火有常有变之理，认为相火之常，属生理，所谓"人非此火不能有生"；相火之变为病理。他认为体内的相火最易因情欲过盛而妄动，相火妄动必然损耗人身之精血，因此主张避免相火妄动，节制情欲、色欲等，以保养"阴分"，临床上善用"滋阴降火"之法，创制了滋阴降火之剂，故被称为"滋阴派"。

综上所述，金元四家的争鸣活跃了当时的学术空气，改变了"泥古不化"的医学状况，丰富了中国医学的内容，也说明中国医学已进步到一定程度，并对国内外医学都产生了一定的影响。

3．张元素与易水学派

张元素（公元1151—1234），字洁古，金代易州（今河北易县）人。30岁时开始攻读医学，由于他刻苦钻研，学验俱丰，代表著作有《医学启源》《珍珠囊》《脏腑标本药式》。医学史上虽然未把他列入"金元四家"，实际上他的贡献并不小于"四家"。

张元素与刘完素是同时代人，但医名不如刘完素，后来因治愈刘完素的伤寒而医名大振，两人的交往也日渐亲密。张元素治病不用古方，自为家法，他提出"运气不齐，古今异轨，古方今病，不相能也"的见解，有力地抨击了当时中医界按证索方的风气，他本人也以善制新方和化裁古方而闻名。

张元素从生理、病理、证候、治疗、预后等多方面阐发了脏腑虚实寒热证候与病机，奠定了脏腑辨证的基础。张元素重视药物气味，制方以药物气味与病机相协调为准则，创立药物升降浮沉说、药物归经说、引经报使说等遣药制方理论，奠定了中药学和方剂学的理论基础。由于他的治疗方法重视调理脾胃而自成一派，人称"易水学派"。

五、医学各科的成就

1．病因学

宋代陈言著《三因极一病症方论》（公元1174年），将各种疾病的原因分为三类，即内因七情——喜、怒、忧、思、悲、恐、惊；外因六淫——风、寒、暑、湿、燥、热；不内外因——饮食饥饱、虫兽所伤、中毒金疮、跌损压溺等。这种分类方法比较全面地概括了致病因素，是当时病因学的进步。

2．人体解剖

早在《内经》中已有人体解剖的记载，《内经》中有多篇以五脏为核心的解剖、生理、病理知识，《灵枢·经水》明确提出"八尺之士，皮肉在此，外可度量切循而得之，其死可解剖而视之"的解剖学方法。但在封建社会中，人体解剖学未能得到发展。汉代王莽曾令太医对罪犯尸体进行过解剖，晋代《针灸甲乙经》和唐代《千金要方》中也有一些人体解剖的描述。

宋代人体解剖有了进一步发展，主要标志是出现两种解剖图谱，其一是吴简的《欧希范五脏图》，其二是杨介的《存真图》。

宋庆历四年（公元1044年）杜杞诱杀起义军首领欧希范。欧希范，广西宜州人，本为书生，通晓文字，庆历年间（公元1041—1048）参加叛军，被行刑后，州吏吴简命画工画图记录解剖情况，绘制成图谱，其中尚有一些病理问题的论述。

宋崇宁中（公元1102—1106），泗州刑贼于市，郡守李夷行派遣医生和画工前往解剖并绘制脏腑形态图。名医杨介，字吉老，以医术名四方，他负责参照古籍，整理编撰《存真图》，书中对胸腔、消化、泌尿、生殖系统及内脏、血液都有论述。

宋代的两部解剖图都没有流传下来，其部分内容保留在后世的医学文献中。

3．法医学

早在战国末期，中国已有验伤制度及法医检查。汉唐间已积累了一定的法医知识。宋代政府制订了一系列法医检验制度，并出现一些有关法医的著述。宋慈的《洗冤集录》（公元1247年）既是中国也是世界上最早的较系统的法医学专著。

宋慈（公元1186—1249），字惠父，福建人。曾做过数任高级刑法官，他根据历代法医知识和执法检验经验写成《洗冤集录》四卷，比较全面地记载了人体解剖、尸体检验、现场检验、某些机械性死伤原因的鉴定，列举了用以自杀或他杀的药物，以及急救、解毒等方法。因内容丰富，切合实际，自13世纪问世以来，沿用600多年，后世法医书籍大抵据此编写，并被译成朝、日、英、法、德、俄、荷兰等多国文字，作为死伤案件审理的重要参考依据。

《洗冤集录》一书涉及生理、病理、解剖、药理、毒理、骨科、外科、检验学多方面的知识，包括了现代法医检验所需的基础知识，不仅是当时法医成就的总结，而且从一个侧面反映了中国古代的医学水平，对世界法医学发展做出了重要贡献。

4．针灸学

北宋初期流传的有关针灸书籍，由于彼此传抄，造成经络腧穴的部位十分混乱。宋仁宗天圣初年（公元1023年）诏令翰林医学院医官、尚药奉御王惟一，考次针灸法，铸造针灸铜人，作为针灸之准则。

王惟一（约公元987—1067），又名惟德，对古医书中针灸理论、技术颇有研究。天圣五年（公元1027年），王惟一主持设计铸造两具针灸铜人（图11-3），并将经络腧穴刻画其上，名为"天圣针灸铜人"，这是中国针灸教学最早而且是最珍贵的教学模型，发挥了穴位规范化的作用，教学时又是学习的依据。据记载，考试针灸科学生时，体表涂蜡，使穴位、经络被覆盖，诸孔穴也被黄蜡堵塞，再向体腔内注入水银，令被试者针刺，若取穴有误，则针不能入；如果取穴正确，则针从孔穴刺入体腔内，拔针后水银即可以从孔穴处流出。设计如此精巧，世人罕见，铜人模型在历史上长期为国内外医学界所重视。王惟一又撰成《铜人腧穴针灸图经》3卷。《铜人腧穴针灸图经》不仅是北宋时期国家针灸经穴的标准，也是对宋代以前的针灸学成就系统的梳理和总结。

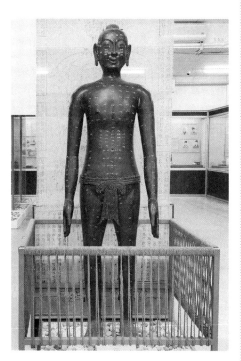

图 11-3 针灸铜人（北京中医药大学博物馆藏，清光绪针灸铜人复制品）

5．外科和骨科

宋代外科对于痈、疽、疮疡的处理更加重视局部与整体的关系，使辨证施治进一步用于外科治疗，提出"内消"和"托里"等原则。

宋元时期，陆续出现了一些外科专著，如李迅的《集验背疽方》、齐德之的《外科精义》、陈自明的《外科精要》。尤其是《外科精要》中较全面地介绍了痈疽的辨证论治，强调外科病也要内治，反映了当时外科的新成就，是当时较有影响的作品。

中国古代对肿瘤的病因及防治方面积累了很多合乎科学的见解与经验。"癌"字最早见于宋代《卫济宝书》（公元1170年）中，南宋杨士瀛的《仁斋直指方论》（公元1264年）最早叙述了癌症的特征。

元代四处征战，造成外伤、骨折、脱臼者很多，急需治疗，客观上促进了骨伤科的发展。元代太医院设正骨兼金镞科，可见对其重视。危亦林的《世医得效方》（公元1343年）是现存记述骨科最详细的著作。该书记述了四肢骨折及脱臼、脊椎骨折、跌打损伤、箭伤及整复法，介绍了多种治疗手法和器械。特别是对脊椎骨折，第一次应用悬吊复位法，这是伤科史上的创举。其中对麻醉法的记述，是中国较早的记录全身麻醉法的文献。

6. 妇产科

太医局设立妇产科，说明妇产科在宋代已发展成独立的专科。当时已积累了较丰富的经验和理论，出现了一批妇产科专书，代表著作有杨子建的《十产论》（公元 1098 年）和陈自明的《妇人大全良方》（公元 1237 年）。

《十产论》详述了横产（肩产式）、倒产（足产式）、坐产（臀产式）、碍产（脐带绊肩）等各种难产形式和助产方法。书中记载的"转胎手法"是异常胎位转位术的最早记载。

《妇人大全良方》共 24 卷，29 门。前 3 门为妇科，论述正常月经和月经病、一般妇科常见疾病和不孕症；后 6 门为产科，对胎儿形成、发育、孕期疾病、分娩、难产、产后护理及治疗、妊娠用药禁忌等均有叙述。

7. 小儿科

宋代，儿科鼻祖钱乙著《小儿药证直诀》一书，使中国儿科学发展到了一个新高度，该书成为中国医学史中影响最大的儿科学专著。

钱乙（公元 1032—1113），字仲阳，今山东郓城县人。《小儿药证直诀》一书共 3 卷，是由钱乙的学生阎孝忠根据老师 40 年的临床经验整理总结而成。上卷言证，中卷记载病例，下卷为方。书中强调小儿生理和病理特点，总结出以五脏为纲的儿科辨证方法，创制不少新方，如升麻葛根汤、导赤散、泻白散、异功散等，都是后世医家常用的方剂。钱乙根据小儿体质的特殊性，对张仲景名方金匮肾气丸进行改良，创制六味地黄丸，经过后世医家的应用与发展，在临床使用范围上不断拓展，成为滋补肝肾的专方。

六、其他医学家

1. 沈括

沈括（公元 1031—1095），字存中，钱塘（今浙江杭州）人，后来居于润州，筑梦溪园（今江苏镇江）。宋代伟大科学家，精通天文、历法、算学、物理、生物、医药等诸多方面。仁宗嘉祐年间进士，参加过王安石变法，官至翰林学士，在政治、经济、军事、外交、水利等方面卓有成效。录平生见闻，著《梦溪笔谈》26 卷、《补笔谈》3 卷、《续笔谈》11 篇。在这 3 部书中，均有医药学内容的记载，尤其关于生态环境对植物的影响、药物用途、药物在人体内的吸收方面都有精辟论述。沈括的医药造诣很深，另著有《良方》（又称《沈存中良方》），与苏轼医方书合刊者称《苏沈良方》，记录许多方药，论述了辨疾、治疾、服药、处方、辨药这"五难"。书中记载中国在 11 世纪已能从尿液中制备"秋石"（性激素结晶）。沈括所著有关医药的书籍还有《灵苑方》《忘怀录》《别次伤寒》。

2. 庞安石

庞安石（约公元 1043—1100），字安常，蕲州蕲水（今湖北涌水）人，世业从医。少年好游荡，中年方闭门读书。其父授以脉诀，以为不足取，于是研读《内经》《扁鹊脉书》《太素》《甲乙经》等书，通晓各家之说，尤推崇《难经》。庞氏诊脉，重视人迎、寸口并用。依《内经》等理论指导临床，以治疗伤寒见长。庞氏诊病，实事求是，不可治者，必实告之，不复为治。庞氏一生著书甚多，仅存《伤寒总病论》6 卷，该书历经 30 年，广博众家学说，结合自己实践经验加以编次而成。书中论述六经、汗吐下可不可、结胸、狐惑、痉、湿、暍及各种杂病、时行寒疫、斑痘、妊娠伤寒等，提出温病治法不能全以伤寒汗下法等新见解，是一部较早研究《伤寒论》的专著。庞安石还著有《难经解义》《庞氏家藏秘宝》《验方集》《本草补遗》等，均佚。庞氏弟子很多，其中弟子魏炳写有《修治药法》，附于《伤寒总病论》

之后。

3．许叔微

许叔微（公元1079—1154），字知可，真州（今江苏仪征）白沙人。绍兴2年（公元1132年）中进士，曾任集贤院学士，又称"白沙许学士"。他对伤寒学说研究精深，著述多种，撰有《注解伤寒百证歌》《伤寒发微论》《伤寒九十论》。这三部书共同的特点是：凡仲景有论缺方者，即以《千金要方》等补之；凡仲景议论有不足者，则以《诸病源候论》等补之。而且这三部书均为歌诀体裁，便于学习和记诵。许氏还善于裁化古方，创制新方。晚年将其平生所用验方及医案，整理编排成《类证普济本事方》（简称《普济本事方》）。该书载录许多新方剂，很为后人重视。许氏在医疗上强调辨证论治，《伤寒发微论》上说："伤寒治法，先要明表里虚实，能明此四字，则仲景三百九十七法，可坐而定也。"治疗主张重视脾胃，以益肾滋润为主。其所著书籍还有《仲景脉法三十六图》《翼伤寒论》（疑此书即为《伤寒发微论》）、《治法》《辨类》《本事方续集》（又作《续本事方》），亦题许叔微撰。

4．罗天益

罗天益（约公元1200—1290），字廉甫，真定（今河北正定）人。为著名医学家李杲的弟子，深得其传。曾整理李杲的学术思想和实践经验，反复修改，著成《内经类编》（已佚）。公元1266年，罗天益将其收录李杲效方类编为《东垣试效方》9卷。公元1283年，完成《卫生宝鉴》24卷，另有补遗一卷。全书内容分为四部分：药误永鉴、名方类集、药类法象、医验记述，补遗则主要是伤寒诸证之治。该书集录诸家见解，融汇个人经验，对后世产生一定影响。罗氏另著有《罗氏经验方》《药像图》，已佚。

5．陈文中

陈文中（公元13世纪），字文秀，宿州符离（今安徽宿县）人，后流亡南宋，居住涟水（今属江苏）。陈氏精通大小方脉，擅长治疗小儿疮疹。悉心救治贫困病人，被尊为"宿州陈令"。医德医风，使之深孚众望，朝廷召他为和安郎判太医，兼翰林良医。著有《小儿病源方论》4卷，附望诊图，论述了小儿病症的诊治及护理。陈氏认为小儿病中痘疹最为重病，取家藏验方及临证经验，于1254年集成《小儿痘疹方论》一书，治痘多采温补之法，明人熊宗立、薛己宗其法。陈文中与钱乙是宋代痘疹科具有不同特色的著名医家。

6．杨士瀛

杨士瀛（公元13世纪），字登父，号仁斋，三山怀安（今福建福州）人。痛恨庸医误人，矢志学医。景定元年（公元1260年），著《仁斋小儿方论》（又名《婴儿指要》），分门立证，讲治论方。同年以仲景的《伤寒论》及朱肱的《南阳活人书》为本，总括要领，著《伤寒类书活人总括》（简称《活人总括》），以歌诀贯其首，间附己说，其云："治杂病有方，治伤寒有法。一既通，其余可触类而长矣"。杨氏精研脉法，以《脉诀》为本，参言百家，著成《医学真经》，多有新见解，受人重视。景定5年（公元1264年），撰《仁斋直指方》26卷，主述内科杂病证治，为南宋著名方书。记述了杨梅疮证候，并加以辨证治疗。记载了一些始于南宋的药物，如大风子、蟾酥。杨氏反对汞剂（硃砂、水银）治小儿胎毒，对痘疹的治法及护理有独见。后人合《伤寒类书活人总括》《仁斋小儿方论》《仁斋直指方》三部书为《杨仁斋著作三种》，杨氏另撰《医学真诠》（又作《医学真经》），已佚。弟子李振拱，深得其传，著有《伤寒集成方法》。

7．王好古

王好古（约公元13—14世纪），字进之，号海藏，赵州（今河北赵县）人。曾任赵州教授，兼提举管内医学。通史精医，先后学医于张元素和李东垣。王氏一生，著述丰富。《医垒元戎》12卷，以12经为纲，论述伤寒及杂证；以仲景学说为宗，参元素、东垣之说，主张"随脉察病，逐脉定方"。《阴证略例》一卷，重辨阴证伤寒，论方具备。《汤液本草》以神农本

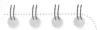

草、伊尹汤液为正学，载药 242 种，于药物禁忌和方剂配伍方面多有新见。《此事难知》2 卷，多采李东垣之说，评论伤寒证治。王氏医学主张大体宗李东垣，但同中存异。李东垣常将病因归于饮食劳倦，治疗以调理脾胃为主；而王氏则认为人体本虚，腠理开泄，治疗偏重温补脾肾。至于方药运用，王氏多受张元素影响，注重药物归经。王氏医学论著还有《癍疹论》《伊尹汤液广为大法》《活人节要歌括》《伤寒辨惑论》《医家大法》等，均佚。

8. 倪维德

倪维德（公元 1303—1377），字仲贤，祖籍大梁（今河南开封），后迁居吴县（今属江苏），晚年居于敕山，自号敕山老人。世业行医，父亲和祖父皆为名医。少时即潜心医学。当时医者多宗《和剂局方》，与病多不合，于是拜读刘完素、张从政、李杲三大医家之名著，出而治病，多见效。主张医者应通习伤寒、内伤、妇女、小儿治法，不可专业某一科。倪氏精通临证各科，感叹当时缺少眼科专书，遂于 1370 年编成《原机启微》2 卷，为今现存较早的眼科专书。书中论述了眼病机制及治则、方剂配伍及药物炮制。上卷主要谈及疾病之原；下卷论方制之宜；后有附录一卷，为杂论。《原机启微》在眼科史上较有影响，明代薛立斋曾为之注释。倪氏另有校订李东垣的《试效方》行世。

9. 葛乾孙

葛乾孙（公元 1305—1353），字可久，长洲（今江苏苏州）人。其父葛应雷，乃当代名医，著有《医家会同》2 卷，对传播张元素、刘完素的学说颇有贡献。葛乾孙少时好武习兵，屡试不第，遂继承父业。治疗多奇效，名声显扬，与朱震亨并提。葛氏察思敏锐，善析病原，擅长针刺，精于用药。《霏雪录》记载，一次他因炒大黄过焦，乃全部弃去，足见其医风严谨，用药审慎。凡有疾者，不问贵贱，皆予诊治。遇贫穷者，常施以善药。元末，葛氏已名闻南北，四方士大夫过吴中者，必拜访之。丞相以下诸权贵患疑难重症时，必请之。葛氏著有《十药神书》，为治肺结核专书，载方 10 首，治劳损吐血诸症疗效奇特。其中的十灰散、独参汤至今仍有效。葛氏另有《医学启蒙》《经络十二论》，均佚。

10. 滑寿

滑寿（公元 14 世纪），字伯仁，晚年号樱宁生，祖籍襄城（今属河南），祖父迁居仪征（今属江苏）。自幼敏而好学，曾从师于名医王居中，享有"医师一代之良"的美称。在研习《素问》《难经》的过程中，察觉《素问》多错简，遂按藏家、经度、脉候、病能、摄生、论治、色脉、针刺、阴阳、标本、运气、汇萃 12 项分类摘抄，集为《读素问抄》。又撰《难经本义》2 卷，阐明义旨，注解难经。滑氏主张精研医典，掌握机要。后学针法于东平高洞阳，内科诊治多仿李东垣。滑氏认为"医莫先于脉"，撰《诊家枢要》，整理归纳脉象 29 种。又集《素问》《灵枢》有关经穴专论，著成《十四经发挥》。滑氏另有著作《伤寒例钞》（又作《伤寒论钞》）、《本草发挥》《脉诀》《医韵》《痔瘘篇》等，均佚。滑氏治疗验案数十则，收入朱石的《樱宁生传》。滑氏在医学文献归纳阐述及经络腧穴的考订方面贡献突出。

（甄雪燕）

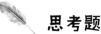

思考题

1. 唐代中国医学对周边国家的影响及其因素有哪些？
2. 请分析宋代中国医学发展取得突出成就的社会因素有哪些。
3. 试述金元四家的主要观点及其产生的各种影响。

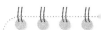

拓展资料

1. 马伯英. 中外医学文化交流史——中外医学跨文化传通 [M]. 上海：文汇出版社，1993.

2. 丁光迪. 金元医学评析 [M]. 北京：人民卫生出版社，1999.

3. 范家伟. 六朝隋唐医学之传承与整合 [M]. 北京：中华书局，2004.

4. 韩毅. 宋代医学方书的形成与传播应用研究 [M]. 广东：广东人民出版社，2019.

5. 中央电视台《铜人迷踪》上中下。

参考文献

1. 李经纬，林昭庚. 中国医学通史·古代卷 [M]. 北京：人民卫生出版社，2000.

2. 甄志亚. 中国医学史 [M]. 上海：上海科学技术出版社，1997.

3. 甄志亚. 中国医学史 [M]. 2 版. 北京：人民卫生出版社，2008.

4. 李经纬. 中医史 [M]. 海口：海南出版社，2007.

5. 尚志钧. 历代中药文献精华 [M]. 北京：科学技术文献出版社，1989.

6. 何时希. 中国历代医家传录 [M]. 北京：人民卫生出版社，1991.

中国医学渐进发展时期

（明代的医学　公元1368—1644）

第十二章

内容重点

★ 医学思想的新变：吴有性与温病学派；薛己、张景岳、赵献可与温补学派

★ 李时珍：《本草纲目》

★ 临证医学：王肯堂与《六科证治准绳》；陈实功与《外科正宗》

★ 预防天花：人痘接种法

★ 医案的汇编刊刻

★ 课程思政元素：李时珍刻苦钻研医学的探索精神；认识近代以来世界格局的变化，理性思考中国传统医学的优势与不足

公元1368年，从元末农民起义军中成长起来的朱元璋在南京建立明代。明初由于社会矛盾相对缓和，统治阶层倡导兴修水利，奖励农耕，社会经济很快得到了恢复和发展，城市手工业也随之日益繁荣，商品经济蓬勃兴旺。16世纪，中国社会出现了资本主义生产关系的萌芽，一些地区出现了具有资本主义性质的手工工场，如苏州的丝织业、景德镇的造瓷业等。此外，明代造船业、冶铁业、建筑业都有极大发展。郑和七下西洋，到达亚非30多个国家，促进了中外交流。以利玛窦为代表的西方传教士相继来到中国，不仅送来了西方宗教思想，同时也把西方的科学技术和医药知识带到中了国，开始了西方与中国两种文化的初步接触与交流。

明代的科学技术有了长足的发展，天文、地理、农学、医学等领域取得了显著的成就。工学方面，宋应星的《天工开物》对当时矿业开采、工农业技术都有详细的记载，具有很高的学术价值，其中职业病和中毒预防方法的描述颇有见地。农学方面，徐光启的《农政全书》对农事、水利、种植、养蚕丝织及农机具制造的描述反映了当时的农业技术水平。方以智撰写的百科全书式著作《物理小识》，其中也涉及医药知识，对明代自然科学的发展进行了总结。与之相对，明中后期由于统治阶层穷奢极欲，多位皇帝疏于朝政，致使宦官擅权，腐败横行，党争迭起，社会思想发生深刻变革。世人观念、社会风气走向浮华、奢靡，享乐之风、僭越之势愈演愈烈，加之海禁政策的出台，文化上的封闭与保守倾向日益浓烈，最终阻碍了明代的发展，使得科学文化丧失了一次与世界全面交流和持续发展的机会。

一、医学思想的新变

关于中国古代医学思想的发展，金元时期是重要分水岭。然而金元历时较短，加之战争频仍，社会动荡，因此相关理论，特别是金元四大家的思想至明代得到了进一步的发展和演进。在明代医学思想中，温病思想的萌芽、温补学派的出现对后世产生的影响最大。

1．温病学派萌芽

古代中医对温病的认识经历了一个发展变化的过程，最初被认为包含于伤寒之中。温病一词出现很早，在早期医学典籍中就有记载。《内经·素问·生气通天论》中说："冬伤于寒，春必病温。"《难经》则云："伤寒有五，有中风、有伤寒、有湿温、有热病、有温病。"汉张仲景《伤寒论》则将外感热病统称为伤寒，实际其中便包含了温病。魏晋唐宋以来，医者对温病的认识均有所开拓。晋王叔和对温病进行分类，他不仅解说了《内经》的观点，还提出"更感异气，转为温病"，另外首创"时行"之说。南北朝宋齐间医者陈延之在《小品方》中就指出瘟疫与伤寒应该区别对待，陈氏指出："古今相传称伤寒为难疗之病，天行瘟疫是毒病之气，而论疗者别伤寒，与天行瘟疫为异气耳。云伤寒是雅士之辞，云天行瘟疫是田舍间号耳，不说病之异同也。考之众经，其实殊矣，所宜不同，方说宜辨。"至唐《外台秘要》《千金方》中则多用清热解毒、寒凉之品治伤寒。到了金元时期，金元四大家之一的刘完素根据《内经》热病之说，提出"热病只能作热治，不能作寒医"的论断，学界一般认为这是温病从伤寒中逐渐分离出来的开始。

明代是瘟疫频发的时期。据不完全统计，在明代200多年的历史中，较大规模的瘟疫就有60余次。现实的需要和医学自身发展的结果，使得温病学思想逐渐萌芽。这一时期最重要的温病学家就是江南名医吴有性。

吴有性（约公元1582—1652），字又可，江苏吴县（今苏州）人，是晚明著名医学家。崇祯年间大疫流行，吴有性亲历其间并用自创的"达原饮"救助病人，获得奇效。在实践基础上，吴有性从理论层面进行细致归纳，撰写完成《瘟疫论》一书。该书在温病学思想方面最重要的意义主要在于：其一，吴氏提出了"戾气说"，在温病病因方面提出了独到的见解；其二，指出温病传播的方式"邪自口鼻入"，且与外界气候无太大关系，主要是传染而来；其三，总结了温病的九种传变方式。吴有性明确分辨了伤寒和时疫的区别，并作了较为细致的鉴别，为清代温病学派的全面成熟和确立奠定了基础。

2．温补学派形成

金元四大家的思想至明代得到进一步发展。继刘完素、朱丹溪之后，中医用药多偏执于苦寒，常损伤脾胃，克伐真阳，形成了新的寒凉时弊。有鉴于这种情况，一些医家在继承李东垣脾胃学说的基础上，探讨肾和命门机制，从阴阳水火不足的角度探讨脏腑虚损的病机与辨证治疗，建立了以温养补虚为特色的辨治方法，强调脾胃和肾命阳气对生命的重要作用。其观点主张温补固本，善用甘温之味，形成了一个重要的医学流派——温补学派，其代表人物有薛己、张景岳、赵献可等。

薛己（约公元1487—1558），字新甫，号立斋，吴郡（今江苏苏州）人。出身于医学世家，其父薛铠是明代著名医家，曾在太医院任职，尤擅儿科与外科。薛己自幼勤学，先攻儒业，后转习医。初为疡医，后主内科、儿科，并在多个领域均有成绩。正德年间为太医，后曾任太医院院判、院使。其一生著作甚多，也曾评注过其父薛铠及钱乙、王纶、陈文中、陈自明、倪维德等人的医书，后人将其著作汇编成《薛氏医案》。在学术思想上。薛己继承了张元素、李东垣的脾胃思想，强调顾护脾胃，主张补中益气。与李东垣不同之处在于，薛己在关注脾胃的同时还重视肾命，常以六味丸、八味丸滋补肾之真阴真阳，同时配合温补脾胃。其脾肾并重的学术思想对后世影响很大，这也反映出其治病求本的观念。

张介宾（约公元1563—1640），字会卿，号景岳，又别号通一子，会稽山阴（今浙江绍兴）人。他出身官宦之家，少年时代随父在京师，拜当时名医金梦石为师。后曾投笔从戎，但并未在仕途有所获，于是归乡习医，以此为业。其著作主要有《类经》《类经图翼》《类经附翼》，这是其整理、注释、探讨《内经》之作，又有64卷《景岳全书》。张介宾医学思想的显著特点是将哲学思想融入医学之中，他提出"医易同源"，《易》之太极、理学、阴阳等都成

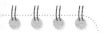

为其阐发《内经》、解说人体生理和病机变化的理论依据。作为温补学派的主将，张介宾反对刘完素、朱丹溪以寒凉药攻伐的做法，特别是针对朱丹溪"阳常有余，阴常不足"，提出"阳常不足，阴常有余"，主张温补肾阳，并创制左归丸、右归丸。

赵献可（约公元1573—1644），字养葵，号医巫闾子，浙江鄞县人。其代表性著作为《医贯》，学术思想上强调命门在人体的重要作用。作为温补学派的代表人物，他推崇薛己的学术主张，并有所发挥。

二、李时珍与《本草纲目》

宋代本草学研究高峰过后，伴随着科学技术的发展，以及人们视野和认知范围的拓展，明代本草学继续向前迈进，成果丰硕。先后有专为救助荒年而作的《救荒本草》、总结滇南地方特色药物经验的《滇南本草》等著作问世，其中最杰出的代表性著作当属李时珍所撰的《本草纲目》。《本草纲目》不仅是明代药物学的扛鼎之作，而且是代表中国传统医学最高成就的标志性著作之一。2011年，在英国曼彻斯特召开的世界教科文组织会议上，《本草纲目》成功入选《世界记忆名录》。

李时珍（公元1518—1593），字东璧，号濒湖山人，湖北蕲州（今湖北省蕲春县）人，父亲李言闻是明代著名医家。李时珍博学，好读书，善医，年轻时曾攻举子业，三试而不中，故弃而以医为业。曾任楚王府奉祠正，一生著书多部，现存《本草纲目》《濒湖脉学》《奇经八脉考》等。

李时珍撰写《本草纲目》的初衷源自所见前代本草图书"舛谬差讹遗漏，不可枚数"，因此决心加以修正。为完成此书，李时珍从嘉靖三十一年（1552）至万历六年（1578）经历近30年，参阅数百种书籍，所谓"上自坟典，下及传奇，凡有相关，靡不备采"，前后三易其稿最终成书。其所引据诸书包括：历代诸家本草，41种；古今医家书籍，361种；古今经史百家书591种；合计993种。为深入研究药物，李时珍还外出实践考察，走访大江南北，亲自向农夫、渔人、猎户、捕蛇者等相关领域各色人士虚心请教，询问药物知识，数十年如一日地笔耕钻研，终于完成了这部旷世巨著（图12-1）。

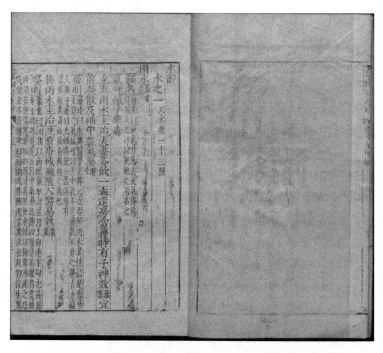

图12-1　美国国会图书馆藏金陵本《本草纲目》书影

《本草纲目》全书52卷，按水、火、土、金石、草、谷、菜、果、木、服、虫、鳞、介、禽、兽、人分16部，以部为纲，纲下列目，各以类从，共分63类。收载药物1892种，附图1109幅，附方11096首。所收药物从微至巨、从贱至贵，划入类目，逐一归纳。至每一药，则先标正名为纲，其他异名附于"释名"下；之后"集解"，言明出产、形状等；之后则为辨疑、正误、修治、气味、主治、发明、附方，针对药物记载的疑问、错误进行辨别纠正，讲解炮制方法、药性、主治功效及有效方剂等。结构分明，层次清晰，可谓纲举目张，一目了然。

较之前代本草诸书，《本草纲目》无论是收药数量还是阐述深度、广度，都有大幅度提升。在"凡例"中，李时珍结合《本草纲目》的撰写体例对历代主要本草的相关情况做了简要介绍，说明了改动与补充情况。如："唐宋增入药品，或一物再出、三出，或二物、三物混注。今俱考正，分别归并，但标其纲，而附列其目"一条，举"龙"为例，标龙为纲，将龙齿、龙角、龙骨、龙脑、龙胎、龙涎都归并在一起，而各列为目。同时，又将金、元、明诸家本草新增药物39种，作者所增374种一并纳入，形成《本草纲目》的最终格局。

新增药物中包括了强力止血药三七、镇痛的山奈、兴奋药樟脑、活血药藏红花、治梅毒药土茯苓、治疮痈的紫花地丁、镇咳药巴旦杏、解痉止痛的曼陀罗花等。这些有效药物由于《本草纲目》的记载，知名度不断提升，于后世临床广泛使用。同时新增药中还有很多来源于亚非欧等外域国家和地区。

李时珍重视调查实践，不仅搜集历代名医的临床经验、民间医学知识，而且亲自核实验证，并总结出了不少药物的真实效用，如柴胡治疟、元胡止痛、沙参清肺止咳、姜黄与郁金同功、玄参与生地同功。现代临床疗效已经证实，李时珍的这些认识很多是正确的。

在撰写过程中，李时珍纠正了很多存在于本草学著作中的错误。如南星、虎掌本系一物，而过去错认作两物；生薑、薯蓣原是菜类，而过去划为草类；天花粉与瓜蒌本是葫芦科植物栝楼的根与果实，而过去却绘成两种不同植物的图形。再如，过去误以为兰花为兰草，误以卷丹为百合，等等，不胜枚举。

对于一些荒诞迷信的主观臆说，李时珍也都给予了批判，并结合实地考察加以阐释、如过去认为鱼是草子变成的、锁阳是马精入地变成的。《本草纲目》则言明，鱼是鱼子变成，锁阳是一种植物。他还指明鱼的生长过程，"凡鱼皆冬月孕子，至春末夏初，则于湍水草际生子，有牡鱼随之，洒白盖其上，数日即化出，谓之鱼苗"。再如使君子本是一种驱虫药，且气味香甜，很适合小儿服用。但是当时的一些俗医认为，若将小儿肠道内寄生虫杀光，将会影响小儿消化。李时珍驳斥说：使君子杀虫，"俗医乃谓杀虫至尽，无以消食，鄙俚之言也"。诸如此类的发现均拨乱反正，推动了传统医药学向科学的方向迈进。

《本草纲目》不仅对传统药物学发展产生促进作用，也间接推动了植物学研究的发展。明万历二十一年（1593），金陵书商胡承龙首次刊刻《本草纲目》后，该书的刊印便不绝，传播迅速。《本草纲目》先后传入亚洲邻邦日本、朝鲜，至迟18世纪传入欧洲，19世纪传入美洲。该书在西方博物学界、药学界产生极大影响，达尔文称其为"中国古代的百科全书"。英国著名科学史家李约瑟在其《中国科学技术史》中对《本草纲目》给予了高度评价："毫无疑问，明代最伟大的科学成就，是李时珍那部在本草中登峰造极的著作《本草纲目》。这部伟大著作至今仍然是研究中国文化中的化学史和其他各门科学史的一个取之不尽的知识源泉。"至今，该书已被译成朝、日、英、法、德、拉丁等多种文字，也有多种全译本和节译本行销世界。

三、疫病及其防治

瘟疫一直是威胁人类生命的大敌。自古以来，华夏民族都在与之进行斗争，人们在实践过程中逐步发现一些行之有效的防治措施。明代传染病的研究与防治有了极大的进步与突破，对于麻风、梅毒、肺痨，尤其是天花形成了一些独到的预防治疗手段，不仅在中国传播应用，而且还推广到欧洲，对世界传染病防治都有一定的影响。

1. 麻风

麻风，是世界范围内的慢性传染病，在中国早期文献称之为"疠""癞"等，传说春秋时期就有麻风病传播。在历史上，很多医家在其临床实践和医学著述中都阐述过有关内容。如宋代陈无择在其《三因极一病证方论》中、元代朱丹溪在《丹溪心法》《本草衍义补遗》中都有论述。明代在麻风病治疗方面有巨大成就者，首推沈问之。

沈问之，别号花月无为道人，里籍、生卒年皆不详。所撰《解围元薮》，是目前所知中国最早一部治疗麻风病的专著。据清嘉庆二十二年无锡黄乐亭刊本所载沈氏序文，可知其治疗麻风的理论与验方实源自其家三世所传，祖父怡梅公得于海内高人之传授，后传于子艾轩公，再传至沈问之手中。沈氏又多方探访，沉潜研究，加以验证，最终完成此书。该书共四卷，不仅有理论阐述，而且载方剂249首，是对当时名医圣手、民间证治验方的经验总结和集成。

另外，明代医家薛己所著《疠疡机要》，也是一部麻风病专著，其中对疠疡的各种症状、证型进行了分析，对辨证论治予以全面阐述，且收载验方较多，对后世有参考价值。张介宾在《景岳全书》中亦有对麻风的相关论述。

2. 梅毒

梅毒并非中国自古就流行的传染性疾病，对于其来源，目前学界通行的说法是由国外传入。一说是来源于美洲，哥伦布发现新大陆后，将此病传至欧洲，葡萄牙人将其带到中国广州，故而传入国内。一说是来自美洲的梅毒席卷欧洲，西班牙、葡萄牙人将其带到印度，再由印度传入我国南方。

嘉靖二十三年（1545）出版的俞弁所著《续医说》中云："弘治末年，民间患恶疮，自广东人始，吴人不识，呼为广疮，又以其形似，谓之杨梅疮。"这是目前所知我国关于梅毒的最早记载。李时珍在《本草纲目》中亦言："杨梅疮古方不载，亦无病者。近时起于岭表，传及四方。盖岭表风土卑炎，岚瘴熏蒸，饮啖辛热，男女淫猥。湿热之邪积蓄既深，发为毒疮，遂致互相传染，自南而北，遍及海宇，然皆淫邪之人病之。"对其以性接触为主的传染方式，以及地域传播路径做了明确的说明。

中国第一部治疗梅毒的专著，是明中期医家韩懋编撰的《杨梅疮论治方》，1卷，惜已佚。当时梅毒流行正盛，韩氏对该病进行了专门研究，现在能发现的极少的相关线索是在《韩氏医通》中著录有："近时霉疮亦以霞天膏入防风通圣散治疗。"

3. 肺痨

肺痨，又名痨瘵，汉末魏晋南北朝对此病就已经有了初步的认识，并已意识到其传染性。唐宋之际的医家，如孙思邈、许叔微均认为此病由"肺虫"引起，所谓"劳热生虫在肺""肺虫居肺叶之内，蚀人肺系，故成瘵疾，咯血声嘶"。元代葛可久所著《十药神书》是中国第一部关于治疗肺痨的专著，其自序中云："余蒙师授此书，吴中治痨何止千万人哉。"足见其临床实践的巨大意义。

至明代，医者对肺痨的认识进一步深化。李梴在《医学入门·痨瘵》中指出："潮、汗、咳，或见血，或遗精，泄分轻重，轻者六症间作，重者六症兼作。"这为临床诊断提供了依据。虞抟于《医学正传·劳极》中指出，应以"杀虫"和"补虚"作为治疗的两大原则，极具临床指导意义。汪绮石所著的《理虚元鉴》一书是关于虚劳证治的专书，其中谈到虚症有六因，言及境遇之因，云："盖七情不损，则五劳不成，惟真正解脱，方能达观无损。外此鲜有不受病者。"足见当时已经认识到外在社会环境因素和个人情感对于痨病产生的作用。

4. 天花

现代医学已经认识到天花是由天花病毒引起的传染性疾病，天花在中国的流行最早可追溯到何时，尚没有确凿的史料记载。学界一般认为天花这一疾病是马援征交趾带回的。据《后汉书·马援传》记载，东汉建武二十年，"振旅还京师，军吏经瘴疫死者十四五"。多数学者认为，这其中所谓的"瘴疫"就是天花。天花的肆虐迫使古代先人不断探索治疗的方法，我国是世界上最早发明人痘接种预防天花的国家。不过关于接种预防产生的年代，说法很多，有唐开元年间"江南赵氏始传鼻苗种痘之法"的记载，也有宋真宗时期峨嵋神医为宰相王旦之幼子王素种痘之说。但这些说法都是后世记载的，有关的预防方法并没有流传下来。有史料记载的天花治疗方法是人痘术，这种技术在公元16世纪中叶普及开来。

人痘术使用天花病人的痘痂、痘浆，用人工方法使健康者得到轻度感染，从而产生对天花的免疫抵抗力，以达到预防的目的。这种方法可以说是中国早期朴素的"以毒攻毒"思想的继续和发展。

人痘术的具体方法归纳起来有四种，分别是：痘衣法，即把天花病人穿的内衣或涂有痘浆的衣服给未出过天花的健康者穿，以引起轻度感染而产生免疫力；痘浆法，即用棉花团蘸天花病人的痘疮浆液，塞入未出天花者的鼻腔内；旱苗法，即将痊愈期天花病人的痘痂研细，用银管吹入未出天花者的鼻腔内；水苗法，即将痊愈期天花病人的痘痂研细后，先用水调湿，再用棉花蘸后塞入未出天花者的鼻腔内。

人痘接种术在17世纪随着世界各国的交流，先后传至俄罗斯、日本、朝鲜、土耳其等地。西欧各国在1721年开始采用这种方法，英国在1754年成立了种人痘中心。18世纪的英国乡村医生爱德华·詹纳又采用接种牛痘方式预防天花，牛痘比人痘更安全、伤害性更小，因而逐渐取代了人痘接种术。

四、医案的编辑与刊刻

在中国古代医学发展的历程中，医案的书写、编纂有悠久的传统。目前已知可视为医案的最早文献记录，是汉·司马迁《史记·扁鹊仓公列传》所载"诊籍"。后世类似的医案记录不仅被史书传记文所收录，而且作为独立的文献资料被整理后出版，形成了一种新的典籍形式。而其真正蔚为大观，则起于明代。

明代医案的编辑数量颇丰，据不完全统计目前存世二十余种，如汪机的《石山医案》、孙一奎的《三吴治验》《新都治验》《宜兴治验》《孙一奎临诊录存医案》、王肯堂的《医学穷源集》《金沙王肯堂先生医案》、李中梓的《李中梓医案》、程从周的《程茂先医案》等。在这其中最为著名，亦被后世尤其关注的是江瓘编纂的《名医类案》。

江瓘（公元1503—1565），字民莹，号篁南子，安徽歙县人，明代著名医学家。青年时江瓘专心攻举子业，颇有声名，后因病弃儒从医。江氏熟读《内经》《难经》等历代经典，刻苦钻研，渐有声望，医术远近闻名。因曾读《褚氏遗书》，其中有"博涉知病，多诊识脉"一句，深受启发，于是广泛辑录古往今来名医贤者的有效验方，并分门别类加以整理成书，命名为《名医类案》。惜其书未刊，江瓘离世，后其子应元、应宿卒其父业，重加补遗编次，该书方才问世。至清代，又经魏之琇、鲍廷博整理，再次刊刻出版。魏之琇在整理过程中，发现该书尚未完备，又"杂取近代医书及史传地志、文集说部之类，分门排纂"，完成《续名医类案》。

《名医类案》，全书12卷，分205门，辑录了从汉代至明代医学著作及经史子集各类书籍中的大量医案，同时还包含个人经验方剂和家中收藏秘方，共计2300余则，涉及内外妇儿各科。书中不仅详细记载了治疗疾病的验方，而且细述疾病的症状表现、病人所处环境、实时天气情况、用药的适宜状况和禁忌，同时还记载处方给药的审慎思考、病愈的时间等。所有相关重要信息均摘其要旨加以书写，有些医案后还附有江氏的按语。该书出版之后，很快传入日本，并在17世纪由日本人重新刊刻，再次出版。

该书记载了历代医家诊疗疾病的大量医案，保存了丰富的古代医学实践的资料，为研究中医诊断学、中药方剂学，了解古代临证医学的发展奠定了扎实的文献基础。同时该书不仅总结了前代医学的流变，而且为后世医者学习方药提供了最直接的经验和范本，堪称医者的必读之书。

五、临证各科的发展

明代医学各科在前代基础上进一步发展，取得了很大的发展。以下就内科、外科、针灸科、眼科四科情况分别加以叙述。

1. 内科

热病是伤寒与温病的总称。伤寒是寒邪致病，温病是热邪致病，二者虽然不同，但都可引起发热，故统称为热病。在对热病的探讨方面，长期有伤寒学派和温病学派之分。伤寒学派抓住热病的寒因、伤阳等特点，注重辛温解表、急救回阳诸法；温病学派抓住热病的热因、耗阴等特点，注重辛凉解表、滋阴降火诸法。长期以来两种学派各执己见，相互对立，形成了中国传统医学史上著名的伤寒、温病之争。有关温病前面已经叙述，这里不再赘述。

明代医家对《伤寒论》编次真伪的研究较多，代表性医家包括方有执、张遂辰、王肯堂、李中梓等，其中方有执在其代表作《伤寒论条辨》中指出："窃怪简篇条册，颠倒错乱殊甚。盖编始虽由于叔和，而源流已远，中间时异世殊，不无蠹残人弊……多方博访，广益见闻，虑积久长，晚忽豁悟，乃出所旧得，重考修辑。"方有执所提出的"错简重订"主张，成为后世伤寒论研究的重要观点。这一观点对后世研究《伤寒论》有着重要的指导意义，但由于方有执并没有提出错简的确切证据，而且即使按其思想重新整理《伤寒论》，也未必就是该书原貌，因此对这一学说一直存在争议。

在内科杂病方面，明代的学术研究和临证实践也取得了很大的成绩。在中风、臌胀、消渴、疟疾、虚劳等多种疾病和症状的治疗方面皆有所建树。先后出现了孙一奎《赤水玄珠》、楼英《医学纲目》、龚廷贤《寿世保元》、王肯堂《杂病证治准绳》、汪琦石《理虚元鉴》等重要书籍。而薛己《内科摘要》是中国古代医学史上最早以"内科"命名的医学专著。

2. 外科

在宋金元外科成就的基础上，明代的外科理论和临证实践有了新的发展。在学术著作方面，陈实功的《外科正宗》流传最广，刊刻版本也最多，称得上是明代外科医学的代表性著作。在临证实践方面，麻醉术、止血术、急救术均有较人改进和创新。同时，在一些疾病的认识和手术治疗方面，如治疗化脓感染性疾病、炭疽病、肿瘤、肛门闭锁等疾病，独有突出的成绩，获得很大的进步。以下从理论层面介绍王肯堂和陈实功的学术成绩。

王肯堂（约公元1549—1613），字宇泰，一字损仲，号损庵，字号念西居士，江苏金坛（今属常州）人。万历十七年（1589）中进士，先后任翰林院检讨、福建布政使司参政等职。因上书言事被贬，后托病还乡。其父王樵为著名律学家，自幼王肯堂酷爱读书，博学多闻，在经学、律学、医学等领域皆有建树。王肯堂还与明代来华的耶稣会士利玛窦有学术交往。王肯堂著述甚多，《六科证治准绳》为其代表作。该书专论杂症，并配以类方，主要论及杂病、伤寒、幼科、女科、外科等疾患。其中《疡医证治准绳》，又称《外科准绳》，系统汇集整理了前代外科治疗的经验。书中记载了痈疽、溃疡、外科杂症、皮肤病、金疮等疾病的详细诊治方法，同时还有骨伤科相关内容，该书对外科的临床和研究均具有指导意义。

陈实功（约公元1555—1636），字毓仁，号若虚，崇川（今江苏南通）人。自幼学医，"少遇异人，授以刀圭之术，既后乃遂肆力于医。医辄精，即奇疡怪症，一睹辄晰。投以匕，无不立痂而愈。虽有厚毒攻中，陷胸洞胁万无生理者，亦必计日以瘥。心手之。若有神与存焉矣"。由此足见其诊疗效果之显著，医学经验之丰富。陈实功行医40余年，结合个人临证实践及前代医学著述，撰写完成《外科正宗》一书。书中陈氏强调外科疾病较内科疾病难于医治，因为"外之症，则必根于其内也"。进而他强调外病内治、内外兼治的疗法以及理论根据。《外科正宗》中记录了很多具体的外科疾病病案和诊治手段，如截趾术、咽部异物剔除术、食管、气管吻合术、枯痔疗法、挂线疗法等，这些方法很多今天仍在使用。陈实功不仅医术高超，而且是一位具有崇高医德的医生，他的高尚情操享有盛誉。

3．针灸科

明代针灸无论在理论学说还是临证实践方面都取得了很大的进展。主要成绩表现在针刺与灸法新技法的运用，以及针灸著作的出版。

针刺手法方面，明代最具特色的是在单式针法基础上形成了复式针刺的手法。徐凤的《针灸大全》中提到当时运用于临床实践的复式针法就多达十五种，如烧山火、透天凉、阳中隐阴、阴中隐阳、子午捣臼、进气法、留气法、抽添法、龙虎交战法、青龙摆尾、白虎摇头、苍龟探穴、赤凤迎源等。

灸法方面，在艾炷灸的基础上发展出艾卷灸法，同时明代较多应用隔物灸。另外，艾卷灸法从不掺药，到逐步形成艾条加药灸，将艾的功能与药物功能相结合，扩大了灸法的适用范围。

明代出版的相关针灸专著数量众多，其中比较有影响力的是杨继洲的《针灸大成》。杨继洲（公元 1522—1620），字济时，浙江三衢（今衢州）人。出身医学世家，祖父杨益，曾任太医，著有《集验医方》。杨继洲早年攻举子业，但屡试不第，于是立志习医。曾任嘉靖皇帝侍医、楚王府良医，隆庆二年（1568）始任职圣济殿太医院。鉴于明以前针灸医书内容上不一致，杨继洲在家传《卫生针灸玄机秘要》一书基础上，经他人协助，结合 30 余种医籍中相关内容，同时借鉴个人针灸实践经验撰成《针灸大成》一书。此书在穴位考证、经络循行、辨证取穴、临证治疗方面论述详细，特别是第 18 卷附入按摩法，在针灸医书中十分罕见。杨继洲还广泛吸收前代针法，使针刺方法得到了改进和丰富。《针灸大成》是明以前针灸学的一次系统总结，对针灸的发展起到重要作用，先后被翻译成多国语言向全世界推广（图 12-2）。

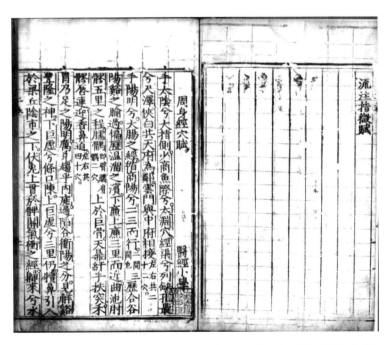

图 12-2　国家图书馆藏明万历二十九年（1601）赵文炳刊本《针灸大成》

4．眼科

明代是中国古代眼科发展的高峰时期，最重要的专门著作是王肯堂的《杂病证治准绳·七窍门》和傅允科的《审视瑶函》两书。

王肯堂的《杂病证治准绳·七窍门》在总结前代理论与经验基础上，对眼睛的内部结构、功能，以及眼部病症都做了探讨，其中列眼病 180 余证，多为临床常见病。同时该书收眼科专方 390 首，对于来源出处也一一标明。需要特别注意的是，书中对"瞳神散大"及青光眼给予了特别的注意。

傅允科的《审视瑶函》又名《眼科大全》，成书于 1644 年，晚于《杂病证治准绳·七窍门》，该书对眼科理论、辨证论治方法、临床用药均有阐发，是明代最为流行的眼科医学著作。《审视瑶函》共收方 396 个，其中不少仍在今天眼科临床上使用。较有特色的是，该书中还详细介绍了眼科器械，提供了部分样图和制作方法。对于手术治疗白内障，书中详细记载了"金针拨障术"。《审视瑶函》是 17 世纪最完备的中医眼科专书。

六、西洋医学的早期传入

西洋医学的传入并不是源自传统欧亚大陆通道，而是来自海上。1494 年，西班牙与葡萄牙签订了《托尔德西拉斯条约》，葡萄牙获得了东方远征考察的专有权。西洋医学开始传入中国，便由葡萄牙人最早完成。

葡萄牙人踏上中国土地，几经辗转终于获得澳门的居留权，最初的西洋医学也都是从澳门流入中国内地的。由于澳门的气候炎热、潮湿，常有大雨狂风，初到澳门的葡萄牙人多有水土不服，经常患病，因此建立起医疗机构诊治患病之人。由此，西式诊所开始在中国出现。

1568 年，葡萄牙耶稣会士卡内罗（D. Belchior Carniero Leitão）在澳门建立了一座仁慈堂和两座医院，两座医院分别是贫民医院（Hospital de Pobres）和麻风病院，均为葡萄牙海外慈善医疗体系中的一部分。在为西洋商人、传教士提供医疗服务的同时，也兼及中国当地居民，西洋牛痘接种法就是从这里传入中国的。

在葡萄牙远征东方的同时，西班牙也参与其中。1571 年，西班牙攻占菲律宾马尼拉，以此为据点，天主教方济各修会通过医疗进行传教。他们先后来到广州、台湾、福建，为当地病人诊病，活动范围不断拓展。

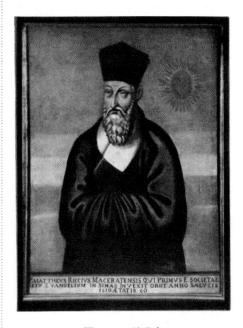

图 12-3　利玛窦

明代西洋医学在中国的传入与影响主要反映在两个方面：其一，主要通过意大利耶稣会士利玛窦（Matteo Ricci）（图 12-3）等人的活动，使明代宫廷与上层官吏和知识分子接触到西方医学；其二，主要通过方济各修会和多明我修会使中国社会的下层民众接触到西方医疗。

利玛窦在华传教选择施行上层路线。1582 年，利玛窦来到澳门，随后在广东肇庆、韶州，江西南昌，江苏南京等地传教，最终于 1601 年面见了明代皇帝并被允许在京城生活。直至 1610 年他去世，人生的最后九年利玛窦居住在北京。在华期间，利玛窦结识了众多高官、文士，如焦竑、顾起元、李贽、钟万禄、曹于汴、沈一贯、李戴、王汝训、萧大亨、冯琦、李之藻、冯应京、黄辉、沈德符、徐光启等人。借助与上层人士的密切交流，利玛窦将西方知识输入中国。在利玛窦众多汉文著作中，《四元行论》《西国记法》是最著名的涉医文本。《四元行论》主要介绍西方传统自然哲学中的四元素说，即气、土、水和火，它们是构成世界的四种基本而永恒的元素，并与以中国医学传统理论为基础的气论和阴阳五行学说相对立。这引起了中国学者的高度关注，并由此提升了利玛窦的影响力。《西国记法》主要介绍关于记忆及大脑生理结构和功能的相关知识。此书颠覆了中国传统观念中"心"掌记忆的认识。利玛窦将这些著作印成精美的书籍分发给他所接触的中国上层人士，这一做法带来了巨大的效应。一方面将西方自然哲学、人体生理学知识传入中国，直接影响了当时中国传统医学的发展，如汪昂《本草备要》中就提到"人之记性，皆在脑中"，方以智也认为人之聪明归于脑髓。另一方面，由于利玛窦的影响，更多传教士和医学著作进入华夏，其中最重要的便是邓玉函（Johann Terrentius）的《泰西人身说概》和罗雅谷（Jacobus Rho）的《人身图说》。

在中国民间，西方医学的传播大多体现在西洋医学在实践中的运用。这主要是因为下层民众对西医学的态度更多取决于是否能带来即时的利益，因为传教士与教友会带给他们更多的生活和医疗方面的帮助，这足以增加了下层百姓对传教士的信任。因此医疗不仅是西方传教士慈善事业的组成部分，更成为传教士拉民入教、扩大信徒规模的重要手段。这一现象在晚明中国很多地区比较普遍。

七、其他医学家

明代医学发展除前文所叙以外，还有很多医家也取得了许多成就。简要介绍如下。

1．王履

王履（公元 1332—1391），字安道，号畸叟，又号抱独山人，江苏昆山人。他是朱震亨的得意弟子之一。王履在吸取前人成就的基础上，结合个人心得，提出应对伤寒与温病做严格区分的观点，认为温病是感天地恶毒之气所致。对伤寒温病的治疗，主张伤寒可仿仲景之法，温病则首清里热，解表兼之。此外，他对"四气所伤"、三阴证寒热及"泻南补北"，皆有独到见解。在中风病的认识上，王履提出了"真中风"和"类中风"的说法。他说："不知因于风者，真中风也；因于火、因于气、因于湿者，类中风，而非中风也。"这一观点不仅首创真中风、类中风之说，而且开创了把不同学说融合于一说的趋势，对其后医学理论的发展有很大影响。其著作有《医经溯洄集》《医史补传》《百病钩玄》《医韵统》等，流传至今的仅有《医经溯洄集》21 篇。王履除具有较高医学造诣，还擅长诗文绘画。

2．戴思恭

戴思恭（公元 1324—1405），字原礼，浙江浦江（今属金华）人。少年时即师从于名医朱震亨，深得朱氏所传。洪武年间，入朝为御医。建文帝即位后，擢升戴氏为太医院使。戴氏的医学见解，主要阐发其师朱震亨的主张，从"阳常有余、阴常不足"的观点出发，强调了火的危害性。在临证上，发挥了其师"人身诸病、多生于郁"的主张，进一步指出了气郁、湿郁、痰郁、血郁、食郁、热郁等所谓"六郁之病"的证候与治法，对后世很有影响。戴氏主要著作有《证治要诀》12 卷、《证治类方》4 卷，均系重编朱震亨著作并附个人见解而成。对朱氏《金匮钩玄》亦有增补，并加按语，另有《推求师意》一书，但都流传不广。

3．虞搏

虞搏（公元 1438—1517），字天民，自号花溪恒德老人，浙江义乌人。世代行医，曾祖父曾受学于金元四家之一的朱震亨。虞氏承习家业，对朱氏之说推崇备至，却又以为朱氏之说犹有未备。为使后学知所适从，不蹈偏门，于晚年完成《医学正传》一书。该书基本理论宗《内经》《难经》，伤寒宗张仲景，内科宗李杲，小儿科宗钱乙，余诸病皆宗朱震亨，并摘选刘完素、张从正、李杲等医家之医方附后，其祖父口传心授及个人经验之方附于条末。提倡节嗜欲，戒性气，慎语言，谨服食为摄养之要。反对医者固执古方以治今病，抨击医者只凭流年推算五运六气与伤寒六经证候，进而得出用药之法，此乃"以世之生灵为戏玩"，这些都反映出虞氏朴素的唯物主义思想。虞氏另著《苍生司命》8 卷，论述药性、经络、医论、脉学、内景图解及临床各科方药，又有《方脉发蒙》6卷，已佚。

4．汪机

汪机（公元1463—1539），字省之，号石山居士，安徽祁门人。因几代家居祁门县石山，故又称汪石山。其父汪谓乃当地名医。汪机因母病潜心医学，随父行医。研读诸医家书，参以《周易》及儒家奥论，行医成效卓著。《祁门县志》载，汪氏"行医数十年，活人数万计"。他推崇朱震亨之说，又有新解，认为朱氏所说"阳常有余"是指卫气有余，"阴常不足"是指营气不足，故只需以参芪补营气，无需补卫气。对针灸、痘疹的诊治，有一定见解。汪氏著述丰富，除《石山医案》外，尚有《医学原理》《本草会编》《读素问钞续注》《痘治理辨》《针灸问对》《运气易览》《伤寒选录》《医读》等书，校刊戴思恭《推求师意》一书。弟子周臣、程延彝、许忠等受其传。

5．万全

万全（约公元1495—1580），字事，号密斋，江南昌人。祖父万杏城，以儿科闻名。父万筐，著有《痘疹心要》。成化间迁居罗田后，医名大振，远近皆知"万氏小儿科"。万全师承家学，精通数科，尤以儿科见长。在儿科理论上，受钱乙的影响较大。他认为小儿"气血未定，易寒易热，肠胃软脆，易饥易饱"。归纳小儿疾病多由三因所致，一为"衣太厚则热，太薄则冷，冷热之伤，此外因也"；二为"乳多则饱，乳少则饥，饥饱之伤，此内因也"；三为"客忤中恶，坠仆折伤，此不内不外因也"。临床诊治重视小儿体质特点，因小儿口不能言，小儿疾患易为虚实，故治疗上"调理但取其平，补泻无过其剂，尤忌巴牛，勿多金石"。万氏提出小儿五脏有余不足说，即肝常有余，脾常不足，心常有余，肺常不足，肾常不足。概括出小儿五脏特点，对小儿保育、疾病防治有指导意义。临证治疗重视脾胃调理，兼顾他脏，重视小儿护理，强调衣食在治疗上的作用。万氏著述流传较广，后代名医王肯堂、张景岳、武之望、沈金鳌等在著述中，均有引用。朝鲜医家许俊的《东医宝鉴》、日本名医汤本求真的《皇汉医学》均摘用万氏著作中的有关内容。万氏医书有《万密斋医学全书》10种，以儿科内容居多，包括《幼科发挥》2卷、《片玉新书》5卷、《育婴秘诀》4卷、《痘疹心法》23卷、《片玉痘疹》13卷等，近年发现其佚著《万氏秘传外科心法》《万氏家传点点金》。

6．李梴

李梴（生卒年不详），字健斋，江西南丰人，精医术。晚年立志编写医学门径图书，遂苦心研究古今医论、临床经验，历时4年，终于完成《医学入门》一书。该书以《医经小学》为蓝本，共8卷，卷首包括天地人物气候相应图、经络脏腑图、经穴撮要歌括、用药检方总目、释方、难读字之音义、历代医家传略、医学总论、导引法、运气总论等。卷一为经络、脏腑、脉法、针灸等；卷二至卷七为本草、临床各科疾病的诊治；卷末为习医规格。正文很多用韵语形式写成，并配有注文补充阐析。全书特点简洁实用，流传甚广，是一部颇为实用的医学入门专书。

7．李中梓

李中梓（公元1588—1655），字士材，号念莪，又号尽凡居士，华亭（今上海松江）人。曾祖父为地方武官，父亲中进士，亦任武官。李中梓少年多次应举不第，又多病，乃潜心医学。博览古籍，著述甚丰。行医40年，治病多奇效。李氏对《内经》《伤寒论》研究较深，并常与王肯堂、秦昌遇等名医交流切磋。在临证上，李氏重问因、别症、知机，因病施治，体现了辨证论治的特点。他总结出"肾为先天之本，脾为后天之本""气血俱要，而补气在补血之先；阴阳并需，而养阳在滋阴之上"，这些经验多为后世医家所遵循。李氏结合自己的临证经验，撰写《内经知要》《医宗必读》《颐生微论》《伤寒括要》《士材三书》等医书，其中以《内经知要》和《医宗必读》较为著名。

8．陈司成

陈司成（生卒年不详），字九韶，浙江海宁人。八代业医，尤以疡医闻名。陈司成少时攻科举，后承传家学，行医于江、浙一带。他博涉临证各科，善治老人、妇女、婴儿疾患，对外科尤精。当时海口通商，梅毒自外而入，梅毒病人日渐增多。陈氏总结前人经验，结合家传秘法，经20年对该病的观察与临证实践，撰成《霉疮秘录》一书。该书是中国第一部系统论述梅毒病的专书。记述了先天梅毒及梅毒的传染性、遗传性，肯定梅毒由性交和非性交传染，指出隔离病人是有效的预防措施。对梅毒的症状、治疗及结局作了详尽描述，并首次提出用减毒的生生乳（砒及轻粉为主）治疗霉疮，实为创举。

9．傅山

傅山（公元1607—1684），原名鼎臣，字青竹，后改青主，号公之它、石道人、朱衣道人等，山西阳曲（今属太原）人。出身士大夫家庭，少时重科举，明亡后隐居著述，习医为业，仍关心政治，坚持抗清。傅氏通经史诸学和佛道之学，工书善画。在哲学上提倡"经子不分"，开创清代子学研究的风气，著有《霜红龛集》《荀子评注》等。傅氏在医理上注重气血，主张攻补兼施，并以儒家义理用于医学。临床上长于妇科、内科，重视民间单方、验方，治病疗效奇特。明亡以后，傅氏过着隐居生活，清康熙要他进京，坚辞不往。其所著医书也常隐去真名，故后人对其流传下来的医著颇有争议，今存傅氏医著有《傅青主女科》《傅青主男科》等。

10．汪昂

汪昂（约公元1615—1695），字讱庵，安徽休宁人。早年嗜好文学，著有《讱庵诗文集》，中年以后潜心医学及医药书籍整理。在无师指教的情况下，自学医学与本草。他从《本草纲目》及其他本草学著作中摘选药物460种，结合个人的见解，编撰成《本草备要》，是一部介绍药性的专书。他又将《素问》《灵枢》两书的内容，按脏象、经络等分为9类，附以旧注和己见，编成《素问灵枢类纂约注》3卷，是《内经》节注本中较有影响者。汪氏认为医者应知有方，亦应得方之解，于是仿宋代陈言《三因方》及明代吴鹤皋《医方考》遗意，撰成《医方集解》3卷。此书采方800余首，书后附有《急救良方》及养生著作《勿药元诠》。汪氏有感于中医方剂专书日益繁多，不易理解诵读，因而编写《汤头歌诀》一书，采用通俗易懂的文字写作，介绍了方剂300余种，编成200余首七言歌诀，易于记忆和应用，是学习中医方剂的重要入门书籍。

（张净秋）

思考题

1．论述《本草纲目》的撰写目的、全书结构内容及学术价值。

2．举例说明明代在传染病防治方面取得的成绩。

3．简述早期西洋医学入华的过程和意义。

拓展资料

1．李经纬．中医史［M］．海口：海南出版社，2015．

2．廖育群．岐黄之道［M］．海口：海南出版社，2008．

参考文献

1．张志远．中医源流与著名人物考［M］．北京：中国医药科技出版社，2015.

2．董少新．形神之间——早期西洋医学入华史稿［M］．上海：上海古籍出版社，2008.

3．甄志亚．中国医学史［M］．北京：人民卫生出版社，2008.

4．任廷革．任应秋中医各家学说讲稿［M］．北京：人民卫生出版社，2008.

5．南炳文，汤纲．明史［M］．上海：上海人民出版社，2003.

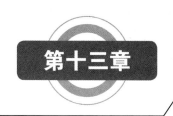

中国医学稳定发展时期

（清代的医学　公元 1644—1840）

第十三章

内容重点

- ★ 温病学派的形成：吴又可与《温疫论》；叶桂与《温热论》；吴瑭与《温病条辨》；王士雄与《温热经纬》
- ★ 医学丛书：《古今图书集成·医部全录》《医宗金鉴》《四库全书·医家类》
- ★ 王清任：《医林改错》
- ★ 本草学：赵学敏与《本草纲目拾遗》；吴其浚与《植物名实图考》
- ★ 课程思政元素：清代中西方文明对峙之下，思考中国传统医学如何发展；勿忘中国近代史，为中华民族的伟大复兴而刻苦读书

清代是中国古代最后一个封建王朝。清前期由于满洲贵族能够吸取历史的经验教训，以传统儒家思想作为统治思想，采取了强力镇压兼怀柔笼络的政策，同时善于吸纳汉族知识分子，因此取得了短暂的社会稳定。乾嘉朴学的兴起，一定程度上带动了医学的发展，知识分子将过多的精力消磨在古书堆中。至清中叶后，统治阶级实施闭关锁国的政策，官员腐败日益严重，至鸦片战争后，中国逐步沦为半殖民地半封建社会。由此带来的后果是，一方面受到经济严重衰落的影响，文化出现停滞，传统医学的发展遭受重创；另一方面，由于西方科学文化的引入，中西医学全面相遇，传统医学遭遇巨大冲击。但这一时期也有一些进步的知识分子敢于探索，强调实践革新，在医学上也取得了一定的成就。

一、清代学术发展与医学研究

1644 年，居于山海关外的满洲贵族入主中原，在镇压了李自成起义军后，顺利控制全国，中国历史进入了清代统治时期。

清代整体的社会风气与明代相比发生了很大的变化。明代由于商品经济不断发展繁荣，社会经济活动中出现了雇佣关系，资本主义开始萌芽。伴随着经济实力的雄厚，商人阶层的地位不断提高，生活也日渐奢靡，并影响了当时的社会风气。在思想层面，王阳明心学崛起，其后王艮创立泰州学派，提倡个性解放，进而使得风流放纵，炫奇竞奢之风大炽。这些均影响到明代的学风，形成了一种不切实际的空疏之风。随着清朝的建立，统治阶层实施了一套既怀柔拉拢，又镇压整饬的两手策略，对学界风气产生了巨大的影响。满洲贵族对于舆论的管控极为严格，各类有碍文字一律删禁，并实施了严酷的文字狱，使得士人心有余悸。同时，统治者继承前代以儒家思想作为统治思想，广纳人才，大开科举之路，又官方组织撰写明史，刊刻《十三经》、历代正史，一批散布于民间的饱学之士有了施展才学的空间。加之知识阶层总结、吸取了明代覆灭的经验教训，一改前朝空泛、浮躁的学风，大量文士沉潜于文史、语言等领域，他们研究古代历史发展、历代文献，逐渐形成了朴学风范，乾嘉学派就此应运而生，中国古代学术的最后一座高峰由此出现。乾嘉之学关注文献、小学，在版本、目录、校勘与文字、训诂、音韵之学的基础上，重视文史考证和典籍辑佚，并梳理和总结学术发展脉络。清代学术风气影响至医学领域，一批研究成果呈现于世，主要表现在以下几个方面。

1．前代散佚医书的辑佚工作

清代辑佚研究与实践取得巨大成绩。在医学方面，众多已散佚、不为人知的典籍被清代学人重新整理，并刊刻出版。比较有代表性的是《四库丛书》编撰过程中，《四库》馆臣从《永乐大典》中辑出医书 21 种，分别是：《颅囟经》《博济方》《苏沈良方》《伤寒微旨论》《全生指迷方》《卫生十全方》《产育宝庆方》《集验背疽方》《济生方》《急救仙方》《脚气治法总要》《旅舍备要方》《卫济宝书》《宋太医局诸科程文格》《产宝诸方》《瑞竹堂经验方》《流注指微赋》《水牛经》《安骥集》《痊骥集》《治奇疾方》。

另外，清人对《神农本草经》的辑佚较为热衷，目前所知就有过孟起、孙星衍、孙冯翼、顾观光、黄奭、王闿运、姜国的 6 种本子存世，足见当时空前的辑佚局面。

2．医学典籍的深入研究

清人重视研究汉唐之际的医学经典，对后世影响极大。以《黄帝内经》研究为例，清代的很多朴学大师都关注此书，并对其进行校诂，如张文虎《舒艺室续笔·内经素问》中收载相关笔记 19 则，俞樾《读书余录·内经素问》收载 48 则，胡澍《黄帝内经素问校义》收载 39 则，孙诒让《札迻·素问王冰注》收载 13 则，于鬯《香草续校书·内经素问》收载 103 则。同样，对于《伤寒论》的研究，则出现多种学术观点。其一，错简重订派，以喻昌、张璐为代表；其二，维护旧论派，以张志聪、陈念祖为代表；其三，辨证论治派，则以柯琴、徐大椿、尤怡、陈修园为代表。诸多学者对于前代医学典籍的深入探讨，对后世医学的深入研究具有极大的参考价值。

3．注重海外医学文献回流

清代中后期，西方殖民者进入中国，国内学者、有识之士则开始走出国门，了解外面的世界。这其中，访日学者对于中日文化的交流、中国传统古籍在日本的流传贡献颇多，也为国内佚失医学典籍的回归做出了贡献，如杨守敬、傅云龙等人贡献突出。

清代文字狱是古典文化的劫难，却促进了中医文献学的发展。由于文字狱，文人大多研究古文，不仅在古文字、训诂、音义方面卓有成效，而且在医书辨伪、辑佚方面也成效显著，但是"八股取士"的科举制度束缚知识分子的思想是明显的，医家形成以尊古为能事、考据注释古医籍的思维惯习，限制了医学创新也是不争的事实。

二、温病学派的产生

自古以来疫病流行各朝各代均有发生。明清之际，疫病发生更为频繁。明代吴有性基于实践提出了"戾气说"，突破了前人"六气说"的藩篱，至清代医家进一步发展了相关理论，提出新的见解，温病学说由此产生。清代温病学说的形成经历了一个发展的过程，在这期间，一代温病大家们不断丰富学说内涵，通过实践验证学说，使得温病理论更趋合理，在临床诊断中取得更突出的实际效果。诸多医家中，叶桂、薛雪、吴瑭、王士雄四位最为著名，人称清代温病四大家。

1．叶桂

叶桂（约公元 1666—1745），字天士，号香岩，晚号上津老人，吴县（今江苏苏州）人。三代习医，祖父叶时深研《伤寒论》，擅长幼科，父叶朝采，医术精湛。叶桂 12 岁起与父习医，14 岁父病逝后，则跟从父门人朱某。医术日渐有成，并苦读医书，十余年间拜师 17 人，其中即有徐时进、马元仪、周扬俊、王子接等名医，博采众家之长。后悬壶济世，诊务繁忙。

叶氏作为清前期重要医家，其学术思想为温病学说的理论建构和辨证论治方法的建立奠定了基础。叶氏著作存世多种，其中最为著名，亦最能反映其学术思想的是《温热论》《临证指南医案》。

《温热论》一书，集中反映了叶桂温病学术思想，其主要内涵大致包括以下几点。其一，明确将温病与伤寒做出区分。指出其病因病机上的不同，突破了前人治疗外感疾病多用伤寒之法的格局，这对于将温病学说独立于伤寒学说之外奠定了基础。其二，提出了卫气营血的辨证原则。指出了温邪由浅入深、由轻而重的传变规律，并将之概括为"卫之后方言气，营之后方言血"，即卫、气、营、血四个阶段，这开启了温病辨证论治的路径。其三，在临床经验基础上，总结出温病察症的独到之处。指出温病在传统诊断四诊基础上，要特别关注舌、齿、斑疹、白痦的变化。这些临证实践所得对今天仍具有指导意义。

2．薛雪

薛雪（公元 1681—1770），字生白，号一瓢，又号槐云道人、磨剑道人，晚年自署牧牛老朽，吴县人。出身于书香之家，少年时学诗于叶燮，熟读文史典籍。因母多病，故留心医药，精研医籍，博采众家之长，曾问业于吴中名医王晋三、周扬俊。医术日益精进，内外妇幼各科皆通。薛雪的温病思想主要集中在他的著作《湿热论》（亦称《湿热条辨》）一书中。该书分条论述，主要阐述了湿热病的病因病机，感邪途径以及各种病证辨证论治的方法体系。

薛氏认为湿热病与时令季节有着密切关系，在长夏初秋之际，湿邪与热邪乘虚而入是造成湿热病的基本条件。同时"湿热之病，不独与伤寒不同，且与温病大异。温病乃少阴、太阳同病；湿热乃阳明、太阴同病"。他认为，"温病由口鼻而入，鼻气通于肺，口气通于胃"。即温病病邪从口鼻入，所伤为心肺，湿热病病邪同样从口鼻入，但所伤脏腑则主要为脾胃。因此薛雪认为湿热之病的病变中心是脾胃，治疗中应该辨明热邪、湿邪的比例轻重、人体自身正气的盛衰情况，从而辨证处方解决湿热病证。在《湿热论》中，薛雪还阐述了湿热本证，即湿热病出现的主要症状，将此作为辨识湿热病的提纲。

薛雪与叶桂是同时代之刃，二人的《温热论》《湿热论》堪称中医温病的姊妹篇，对于温病学派的确立具有重大意义，同时也为中医治疗感染性疾病做出了巨大的贡献。

3．吴瑭

吴瑭（公元 1758—1836），字配珩，号鞠通，江苏淮阴人，清代著名温病学家。自幼家境贫寒，父吴守让患病多年，在吴瑭 19 岁时不幸去世。不久，其侄儿患温病，不治而亡。亲人的去世对他触动极大，加之生活贫困，于是吴瑭放弃科举，学习医道。乾隆四十八年（1783）前后，吴鞠通来到京师，参与《四库全书》的抄写工作。其间得见明吴有性所著《瘟疫论》，叹其"实有发前人所未发"者，于是认真阅读，深入研习。他受到《瘟疫论》的启发，在临床诊断中不断摸索，苦心钻研，历十载春秋，有所斩获。后京都瘟疫暴发，吴瑭凭其理论认识、临床经验，治愈危重病人数十人。嘉庆三年（1798），吴鞠通决心撰写《温病条辨》（图 13-1）一书，并最终完成。

吴鞠通在清代温病学派中举足轻重。学术上，吴鞠通远学《黄帝内经》《伤寒杂病论》，近承叶天士之思想，同时吸收了刘完素、吴又可等人的理论，提出三焦分治的辨证纲领，总结概括了卫气营血的理论，

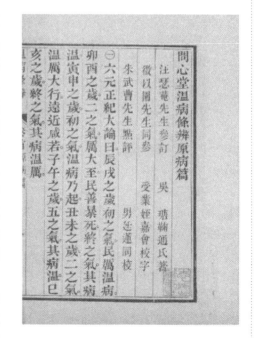

图 13-1　清嘉庆十八年（1813）问心堂刊本《温病条辨》书影

对叶天士的临证经验进行了发展与提高，是温病学派集大成者。

4．王士雄

王士雄（约公元1808—1868），字孟英，号潜斋、半痴山人，晚号梦隐，浙江海宁人。出生于世医之家，自幼体弱。14岁父亲病逝，为继承祖业，开始习医，潜心钻研十余载，终有所成。其诊疾问病，常能使沉疴顿愈，因此声名鹊起。王士雄一生撰写著作颇多，《温热经纬》一书集中体现了他的温病思想。

王氏所处时代，温病学说已经成熟，其思想主要是在熟读前代典籍和名家著作基础上，结合实践经验阐发个人的临证思想和医学理论。《温热经纬》的特点，"以轩岐仲景之文为经，叶薛诸家之辨为纬"，辑录各家医论，阐述个人见解。既有早期《内经》《伤寒论》《金匮要略》中温病相关论述，也有叶天士、薛雪、陈平伯等医家论著中的摘引，同时汇集方剂100余首，并附方解，堪称温病的集大成之作。

三、编纂医学丛书

清代统治者源自塞北满洲，入主中原后十分关注汉文化，统治策略上也将稽古右文作为举措，笼络汉族知识分子参与到大规模的图书编纂工程中。在此背景之下，诞生了一批大型中医丛书。

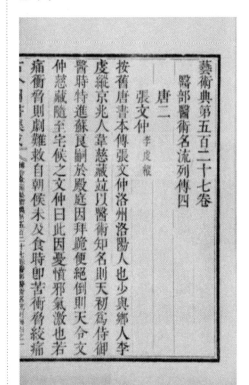

图13-2 《古今图书集成·医部全录》书影

《古今图书集成》是一部类书，其编纂者是清代学者陈梦雷。该书于康熙年间由陈氏倡议，并得到了和硕诚亲王胤祉的支持。该书初稿始于康熙四十年（1701）十月，完成于康熙四十五年（1706）四月，定稿于雍正三年十二月（1726）。全书6编、32典，1万卷。《古今图书集成·医部全录》（图13-2）隶属于"博物编艺术典"，刊于雍正四年（1726），共520卷，950余万字，是中国古代最大规模的一部医学类书。全书共收录古代医学典籍120余种，包含从基础理论到分科治疗的各种文献，堪称实用之书，同时对各科疾病的专门医话、方药又集中汇编，方便阅读翻阅。内容虽多沿袭前代，但亦为治医学者不可缺少的参考书。

《医宗金鉴》是清代官修的一部医学著作，由乾隆皇帝倡议，百余位医官共同完成。该书于乾隆四年（1739）十一月正式下旨编纂，至乾隆七年（1742）十二月修毕呈览，前后历时三年。为编纂考虑，专门开设医书官，由吴谦、刘裕铎担任总纂官。全书共90卷，15部，160余万字，大致分为四个部分：仲景全书的注释汇集、名医方论、疾病理论与诊断口诀、临床各科急慢性疾病治疗口诀。该书以易学、易诵，易用为目的，书中有论有方，层次分明，配有插图，是清代综合性医书中最完备、最简要的一种。此书体现了当时医学的体系和学术脉络，具有很强的临床指导意义，后成为清代官方医学教科书、习医必读书和考试用书。

《医宗金鉴》撰写之初，其目标是"成书两部，其小而约者，以便初学诵读。其大而博者，以便学成考究"。《医宗金鉴》即为其"小而约者"，而"大而博者"，至《四库全书·医家类》编纂完成方才得以实现。

《四库全书》是清乾隆年间最盛大的图书编纂工程，也是中国历史上最大规模的一部丛书。该书于乾隆三十八年（1773）开始编纂，基本完成于乾隆四十七年（1782），最终缮写完毕则于乾隆五十二年（1787），前后历经15年。该书总纂官为纪昀、陆锡熊、孙士毅，收书3461种，共计79337卷，装订36358册，前后抄录7份，分藏七地。《四库全书·医家类》，共收著录医书97部，存目医书100部，历代医学要籍基本收录。前文已叙，该书完成后又编纂了《四库全书总目》，对于所收录的每一种医书均撰写了解题，而医家类的小序堪称医学学术史中一重要篇章。全文虽不足250字，但对于历史上医学的发展、流派的演变、部类的划分进行了准确的评述，简单扼要，高屋建瓴，是一篇内涵丰富、充分揭示中国古代医学发展演变过程的重要文献。

四、王清任与《医林改错》

中医学虽然是以整体观念研究人体，并不以解剖为基础，但是清代名医王清任对人体解剖的追求还是令人敬佩的。

王清任（公元1768—1831），字勋臣，河北玉田人。20多岁开始行医，在数十年医疗实践中，认识到解剖知识对医生的重要性，并欲使解剖知识与中医理论和实践结合，这一思想在清末保守思想统治下实属难能可贵。在封建思想浓厚的清代，要想获得人体脏腑的正确认识也非易事。王氏通过亲自观察疫病而死的小儿尸体30余具，并多次赴刑场，察看犯人的尸体，再通过动物解剖加以参证。为弄清隔膜为何物，亲自走访曾镇守哈密的总兵恒敬。历时42年，王氏自认为脏腑内容已明晰，于是将其观察结果绘成图形，撰成《医林改错》2卷（图13-3）。该书纠正了前人论脏腑的一些错误，如肺有24孔、尿从粪渗出等论断。论述了许多新发现，包括人体主要动静脉的位置、分布及走向，如颈总动脉、主动脉、肠系膜上下动脉、左右髂总动脉、左右肾动脉、锁骨下静脉、上下腔静脉等。

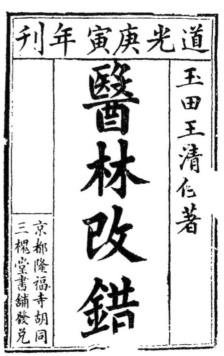

图13-3 清道光十年（1830）京都隆福寺胡同三槐堂刊《医林改错》封面

由于历史条件所限，王氏的解剖实践仅是一种尝试，不可避免地具有一些缺点错误，如认为动脉是无血的气管，出气入气，吐痰吐饮与肺无关等。王氏对解剖学的倡导精神和革新思想还是应该肯定的。

王氏对医学的另一重要贡献是他的气血理论。他认为血瘀与气虚相关，他根据气虚而血瘀的理论，结合实践经验，总结出60种气虚症、50种血瘀症，并创制多种补气、行气、活血化瘀的方剂。他创用血府逐瘀汤、膈下逐瘀汤、少府逐瘀汤、补阳还五汤等，成为调理气血的名方。王氏还正确地总结了脑的功能，主张灵机在脑不在心，耳、目、鼻、舌的功能皆与脑有关。

五、小儿推拿术

小儿推拿学在清代的发展是十分突出的。推拿术应用于小儿，目前所知始于唐代，《千金要方》首载。但直到明代，小儿按摩术方成规模、体系。现存最早的小儿推拿学专书是晚明四明陈氏所撰《小儿按摩经》，又称《保婴神术》。后又有明太医龚云林著《小儿推拿方脉活婴秘旨全书》、周于蕃《小儿推拿秘诀》两书问世。尤其前者，既言及理论，又谈到具体操作手法，语言通俗，便于实践。

到了清代，小儿推拿术发展兴旺，不仅出现了一批专书，而且被广泛运用于临床实践。主要的著作有：熊应雄的《小儿推拿广意》、骆如龙的《幼科推拿秘书》、张振鋆的《厘正按摩要术》，而幼科医书《幼幼集成》《幼科铁镜》中也有推拿的内容。

六、本草学发展

明代李时珍的《本草纲目》是一部划时代的本草学巨著。清代在《本草纲目》的基础上，诸多学者进一步探讨发现，先后完成了多部深化、补充、完善之作。其中，赵学敏的《本草纲目拾遗》、吴其濬的《植物名实图考长编》《植物名实图考》影响较大。

赵学敏（约公元 1719—1805），乳名利济，字恕轩，浙江钱塘（今杭州）人。父司盐务，后历任福建永春司马、尤溪县令。退居后家中有一养素园，开辟药圃一畦，赵学敏与弟生活其间。赵氏自幼博览群书，涉猎医学多有所获，同时重视民间走方铃医，注意搜集其经验方。在长期文献积累和实地考察基础上，赵学敏针对《本草纲目》所遗漏内容进行增补，完成了《本草纲目拾遗》一书。

《本草纲目拾遗》全书共十卷，按水、火、土、金、石、草、木、藤、花、果、谷、蔬、器用、禽、兽、鳞、介、虫十八部，共载药 921 种，其中含《本草纲目》未收录药物 716 种。对于《本草纲目》中的错误与疏漏，赵学敏在该书卷首列"正误"一篇给予纠正、阐述。《本草纲目拾遗》一书的最大特点在于，该书收录了不少清代以来传入中国的西洋药物，如治疗疟疾的金鸡纳、缓解咽喉肿痛的胖大海、外用日精油，以及西药刀创水（碘酊）、洗鼻水（氨水）、消强水（硝酸）等，这些药明显是西方近代医学的产物，可见当时中西医学相遇之下传统医学的包容与吸纳。《本草纲目拾遗》是清代本草学内容最丰富的典籍，代表了当时这一领域的最高成就。

吴其濬（公元 1789—1847），字瀹斋，号雩娄农，河南固始人。出生于官宦之家，嘉庆二十二年（1817）科举中一甲第一名，授官翰林院修撰。后直南书房，历任湖北学政、鸿胪寺卿、通政司副使、内阁学士、兵部侍郎、江西学政。曾先后为湖北、湖南、云南、贵州、福建、山西等省巡抚或总督。为官清廉勤勉，颇有声望。繁忙的公务之余，吴其濬将精力投注于植物研究。他为官一处，往往足迹遍布大半区域，不仅留心观察，而且制作标本。他还关注古籍中植物的记载、描述，将其抄录、汇总，编纂成《植物名实图考长编》。在此基础上，又经过多年研究，撰写完成《植物名实图考》。两书是清代重要的植物学著作，其中记录了大量本草药物。

《植物名实图考》的价值主要有三。其一，书中记载不局限于前代典籍的记叙，并结合作者的实际观察和研究，对植物的形态、习性进行了详细的描述，对于分辨植物的种类意义很大。其二，书中图文并茂，几乎每一物配有一图，皆为实地考察后绘制，纠正了《本草纲目》中的一些错误和不足。其三，全书涉及植物的地域范围跨越 19 省，收录植物数量超过了以往本草书籍，在分类方面取得进展。该书共收植物 1714 种，依据植物形态加以分类，分谷、蔬、山草、隰草、石草、水草、蔓草、芳草、毒草、群芳、果、木共 12 类。

七、西医入华与中西汇通学派的萌芽

明末西洋医学已随传教士进入中国。清朝建立初期，传教士应对鼎革之际带来的变动，传教与医学入华活动并未由于改朝换代而中断。至清康熙朝，由于康熙帝本人对于西方科学技术的热衷，更允许传教士进入宫廷。

传教士最初引西医入华，完全是将其作为一种利于传教的手段。对普通民众而言，对西方医学多持实用主义态度，而对信教本身则反应各异。当时在清宫担任医者的传教士主要有：法国教士张诚（Jean François Gerbillon）、白晋（Joachim Bouvet）、洪若翰（Jean de Fontaney）、刘应（Claude de Visdelou）、樊继训（Pierre Frapperie）、安泰（Etienne Rousset），意大利教士卢依道（Isidoro Lucci）、罗怀中（Giovanni Giuseppe Da Costa）、何多敏（Giandomenico Paramino）、鲍仲义（Giuseppe Baudino）等。不过，由于西洋医学进入的动力源自皇帝本人的喜好，一旦帝位易主，或因为其他因素不得不对这一志趣加以克制时，西医入华的大门就将关闭。由于中西"礼仪之争"以及日益收紧的禁教政策，清朝西医入华至嘉庆朝陷入停滞。

虽然如此，清前期西医的引介仍然在中国产生了一定的影响。一些西方医学书籍被翻译、介绍，一些西药及治疗手段得到应用。如比利时传教士南怀仁（Ferdinand Verbiest）就曾撰写《吸毒石原由用法》《验气图说》两篇文章，向康熙帝介绍西方药物和刚刚发明的温度计的使用方法。更为有趣的是，当时传教士所撰介绍西方药物和各类疾病的著作，不少皆用满文书写，如《西洋药书》《钦定格体全录》等。除此之外，还有《全体新论》《内科全书》等著作。

清代西医入华的高潮出现在鸦片战争爆发以后。与之前不同的是，清初期的西医入华并未对中国传统医学造成冲击，而此次不同，国门被迫打开，西方医学大量涌入，东西方医学直接相遇，中医学遭遇西方医学的巨大冲击。在国家积贫积弱、国民寻求变革的浪潮下，人们面对中医自身的面貌开始寻求变革之路，中西汇通派由此萌芽。

八、其他医学家

清代医学发展除前文所叙以外，在内外各科均有成就。以下将其中较为重要的若干医家扼要进行介绍。

1. 程国彭

程国彭（公元1680—不详），原字山龄，后改字钟龄，号恒阳子，安徽歙县郡城人。道光八年（1828）《重修歙县志》载其传记。早年聪敏博达，曾攻举子业，但因家贫体弱，疾病缠绵反复，故弃学休养。年五十，笃信佛教，晚年至天都普陀寺修行，法号普明子。

程国彭幼年多病，经常阅读、研习医书，后竟以医为业。行医30余年，审证详实，用药精当，乐善好施，济民甚众，康熙、雍正年间医名显赫，求诊者日渐增多。程氏在治学上强调学贵沉潜，思贵专一。对于医理，他一贯反对浅尝辄止的做法，曾自言："凡书理有未贯彻者，则昼夜追思，恍然有悟，即援笔而识之。"他积累多年临床经验创制的方剂，如止嗽散、半夏白术天麻汤等沿用至今。程国彭门生众多，他传授医术，注重理论与实际相结合，往往"朝而诵读，昼而见症，夜而辩论"，坚持多年，学生常有所获，较有声名者，有吴体仁、汪喆等。

程国彭积多年行医经验，于晚年完成著作《医学心悟》。该书详论内科杂病，兼顾妇、儿、五官等科。此书最为重要的贡献是在前人基础上，总结提出"八纲八法"之说，程氏指出："病有总要，寒热虚实表里阴阳八字而已。病情既不外此，则辨症之法，亦不出此""论治病之方，则又以汗和下消吐清温补八法尽之"。同时，他又概括《伤寒论》的病理为"寒、热、虚、实"四字，称"予更即表、里、寒、热四字，举八言以晰之，任伤寒千变万化，总不出此。夫伤寒症，有表寒，有里寒，有表热，有里热，有表里皆热，有表里皆寒，有表寒里热，有表热里寒……其表里寒热，变化莫测，而总不出此八言以为纲领"，此为后世医家所遵循。程氏另著《外科十法》（又名《华佗外科十法》），列述疔疮、痈疽、梅毒、乳痈、疥癣等外科常见证，简洁实用。后人评价程氏的著述条理清晰，深入浅出，特别适合初学者学习之用。

2. 王维德

王维德（公元1669—1749），字洪绪，一字林洪，号林屋散人、林屋山人、洞庭山人，别号定定子，江苏吴县人。生于医学世家，曾祖父王若谷精于医术，尤善疡科。王维德自幼传承四代家学，通晓内、外、妇、儿各科，尤以外科见长。其最重要的医学思想，即外科病症需善变阴阳虚实，王氏认为："红痈乃阳实之证，气血热而毒滞；白疽乃阴虚之证，气血寒而毒凝。"尤其在阴证的辨别与治疗上有独到见解，并阐发了阴疽病机证治的理论。王氏重视望诊，注重观察痈疽的形色，提出"以消为贵，以托为畏"的原则。王氏创制阳和汤、阳和丸、阳和解凝膏、犀黄丸等多种有效方剂，并创立了滋阴散寒、阳和解凝的治疗阴症的方法。另一方面，王维德反对刀针排脓的方法治疗痈疽，这一点在当时就遭到其他医家的反对，清末名医马培之虽推崇王维德，并评注其医书，但对其反对刀针的观点也提出质疑，认为"刀针有当用，有不当用，有不能不用之别。如谓一概禁之，非正治也"。王氏行医40余年，总结家传经验和本人临证经验，著成《外科证治全生集》，此书流传很广，影响甚大，与明陈实功《外科正宗集》、清高秉钧《疡科心得集》并称，明清中医外科三大派亦由此得名。

3. 徐大椿

徐大椿（公元1693—1771），原名大业，字灵胎，晚号洄溪，江苏吴江人。祖父徐釚（公元1636—1708）乃清代著名文学家、藏书家，曾参与纂修《明史》，官至翰林院检讨。父徐养浩，亦嗜读。据徐氏自述，其"生而资质中下，七岁入塾，日诵数行，尤复善忘""十四学时文，在同学中稍优"。后从周意庭先生，学业日进。徐大椿习医源于家中亲人屡病，其三弟患病多请名医调制，徐氏每与讲论，并亲自调制药物，始知医理。后接连四弟、五弟病卒，父悲痛患病，家中不断医，徐大椿也尽读家中所藏医书，并通览自《内经》至元明历代医书，融会贯通。徐氏认为学医必须要明了经脉脏腑，因此作《难经经释》；认为应当真实掌握药物的药性，因此作《神农本草百种录》；认为治病必须要通晓患病与治疗的内在理路，于是撰《医学源流论》；认为《伤寒论》一书颠倒错乱，古今注家多言个人私见而无定论，应方以类从，证随方定，使人可按证以求方，因此作《伤寒类方》。所撰医学著作还有《医贯砭》《慎疾刍言》《兰台轨范》等。对叶桂《临证指南医案》、陈实功《外科正宗》详加批评，多有纠正。在医学理论方面，徐大椿最为著名的观点是提出元气存亡论，认为人的生死决定于元气的存亡，"气伤则神败"。除医学外，徐大椿还精于天文、历史、地理、水利、武艺、音律、诗文，有《乐府传声》等著作存世。其一生两次奉召入京诊疾，多受乾隆皇帝赏识。然二次入京三日便辞世，令人惋惜。

4. 沈金鳌

沈金鳌（公元1717—1776），字芊绿，号汲门，晚号尊生老人，江苏无锡人。早年攻科举子业，精儒学，多拜名师习儒家经典，从华希闵治《诗经》《尚书》，从秦蕙田治《易经》，从顾栋高治《春秋》。乾隆年间中举，候选训导。后会试屡试不中，40岁后弃而从医。沈金鳌师从孙庆曾，孙氏与清代名医叶天士为同门，医术精湛，沈金鳌得其真传。沈氏于内外妇儿诸科皆精，且著述众多，代表作为《沈氏尊生书》。该书凡七种，分别为《脉象统类》1卷、《诸脉主病诗》1卷、《杂病源流犀烛》30卷、《伤寒论纲目》18卷、《幼科释谜》6卷、《妇科玉尺》6卷、《要药分剂》10卷，共计72卷。该书综合自《黄帝内经》至宋元明诸多医书的精华，兼采众家之长，阐发个人观点，剖析缜密，条理清晰。沈金鳌于临证方面，注重脏腑经络辨证，对切脉十分重视，且提倡气功导引法。除医学外，沈氏还涉猎文学、金石、名物制度考证等领域，著《体画吟》2卷、《金石词例》4卷、《屈原名物汇考》4卷、《文赋诗词稿》14卷等。

5. 魏之琇

魏之琇（公元1719—1772），字玉衡，亦作玉横，号柳洲，钱塘（今浙江杭州）人。先父为医，去世较早，自幼家境贫寒，无所依，在街肆帮活，谋生于瓶窑镇质库中，凡20年。白天做工，夜间苦读家中所存医书，无师自学岐黄之术，竟学成，后悬壶卖药。校江瓘《名医类案》，认为其中所收疾病尚不完备，于是作《名医类案续编》补其缺。魏氏杂取明清以来医书及史传、地方志、文集、说部中相关内容，分门别类，江瓘未收之古事亦以编入，搜集繁复，共计60卷。其间又多下按语，有所发明和辩驳。书成未久，魏之琇便去世，该书未经删定。

故《四库全书》收录此书，《摘要》言其"未免潦草"。后温病学家王士雄采其中单方、按语成《柳州医话》一书。魏氏所注胁痛、胃脘疝瘕诸证，收效最佳。其最为称道的，是汲取前人经验，结合个人临证心得所创"一贯煎"，纠正了胃脘痛治疗上的偏颇，对肝病理论的发展做出了贡献。除此外，魏之琇擅长诗歌创作，曾作《落花诗》50 首，有《岭云诗钞》传世。

6．陈复正

陈复正（约公元 1736—1795），字飞霞，惠州府（今广东惠州市）人，清代著名儿科学家。自幼多病，留心医药，后立志从医，往罗浮山修道学医。学成后，云游四海，纵情方外，人称飞霞道士。晚年定居遂阳种杏草堂。陈复正行医 40 余载，尤擅儿科。他认为《医宗金鉴》中的幼科相关内容颇多缺憾与不足，鉴于此，他广泛收集历代幼科著作，结合个人临证经验，于乾隆十五年（1750）完成《幼幼集成》医书的编纂。全书 6 卷，前 4 卷载儿科诊断、主要疾病、杂症及疮疡证治，并附主治方药、经验方及外治法。后 2 卷载其重新删改整理的《万氏痘麻歌赋》。此书结构明晰，义理精要，汇集了历代幼科的理论，同时提出了陈氏个人见解，是岭南地区流传最广的儿科专著。陈复正一改过去小儿痉证的认识，提出伤寒病痉、杂病致搐、竭绝脱证等统称为"搐"。重视儿童脾胃调制，强调母乳喂养。诊断上积极评价指纹诊法的机理和意义，用药强调验方，并创立了不少适宜幼儿的外治法。

7．陈修园

陈修园（约公元 1753—1823），名念祖，以字行，又字良有，号慎修，福建长乐江田人。父陈廷启，号二如，早逝，故家贫。据其子回忆："家严少孤，家徒四壁，半事举子业，半事刀圭家。"时由祖父抚养，并与之学文习医，后师从泉州名医蔡茗庄。乾隆三十六年（1771），19 岁的陈修园中秀才，乾隆五十二年（1787）如福州鳌峰书院，攻经史之学，同时钻研医学。乾隆五十七年（1792）中举人，会试不第，后任吴航书院山长，泉州清源书院主讲。嘉庆六年（1801）会试又落榜，以大挑分付知县，曾任直隶威县知县，代理正定知府。在任期间有"贤声"，且体察民情，亲施方药，多有赈灾救民之功。嘉庆二十四年（1819）乞休，在福州石井巷井上草堂讲学，道光三年（1823）病卒。陈修园是尊经派，其医学思想根植传统经典，尤其重视《黄帝内经》《伤寒论》，陈氏曾说："夫医家之于《内经》，犹儒家之四子书也。日月江河，万古不废。"又说："理不本于《内经》，法未熟乎仲景，纵有偶中，亦非不易矩簇。"足见他对早期经典的重视程度。陈修园医生著作颇多，有《灵素节要浅注》12 卷、《金匮要略浅注》10 卷、《金匮方歌括》6 卷、《伤寒论浅注》6 卷、《长沙方歌括》6 卷、《医学实在易》8 卷、《医学从众录》8 卷、《女科要旨》4 卷、《神农本草经读》4 卷、《医学三字经》4 卷、《时方妙用》4 卷、《时方歌括》2 卷、《景岳新方砭》4 卷、《伤寒真方歌括》6 卷、《伤寒医诀串解》6 卷、《十药神书注解》1 卷，共 16 种，合刊为《南雅堂医书全集》。清代多次重刻，版本众多。陈修园著书，浅显易懂，文笔通俗，尤其是《医学三字经》《医学实在易》《时方歌括》《长沙方歌括》等，明白晓畅，对于医学知识的普及做出很大贡献。而其所撰《伤寒论浅注》《金匮要略浅注》，《清史稿》称："本志聪、锡驹之说，多有发明世称善本。"陈修园之子孙皆为医，其弟子亦颇众。

8．吴尚先

吴尚先（公元 1806—1894），原名樽，又名安业，字仕先，一字师机，晚号潜玉居士，浙江钱塘（今杭州）人。幼承家学，道光十四年（1834）中举人，后因病错过会试，遂弃科举业。后随父迁居扬州，工诗文，兼习岐黄之术。太平天国运动兴起后，为避战乱咸丰三年（1853）迁居泰县乡间。当地人甚贫困，又缺医少药，吴尚先于是悬壶济世，他结合当地特点，采用外治法，以膏药、熏洗等法治疗内外妇儿各类疾病，疗效极好，又兼具简便廉捷的特点，深受当地人的欢迎，多为称道。同治四年（1865），吴尚先返回扬州，于城东琼花观之观巷设存济药局，专以膏药施治，有集资修建北乡公道桥，设碧祠兼书塾药局，碧祠为祭祀咸丰十年（1860）北乡殉难者之所，书塾训童蒙，药局则以疗病。在长期的临床实践基础上，吴氏积累了丰富的经验，总结了一套外治法的诊疗思想。同时他吸取前代有关学术成果，有所发明，将内病外治的思想提升到一个新的高度，扩大了外治法的治疗范围，创制出数十种膏药方剂。他将前代成果、民间验方和个人所得编纂成书，因用骈文书写，故命名为《理瀹骈文》。该书共收膏方137首，其中内科94首、妇科13首、儿科7首、外科20首、五官科3首。吴氏认为，外治法的优势在于，可以用于不能服汤药或不愿服药的病人，同时不损脏腑。在施治手段上，吴尚先采用多种方法，如温热疗法、水疗法、蜡疗法、泥疗法、发泡疗法、填塞疗法以及针灸、按摩、坐、嚏、抹、缚、刮痧、火罐等。吴尚先积极探索，勇于创新，开创出外治法的新局面，因此被后人称为"外治之宗"。

（张净秋）

思考题

1．试论清代传统学术的发展对医学进步的意义。
2．举例说明清代温病四大家的学术成就。
3．谈谈《本草纲目》之后出现的重要本草学著作及其价值。

拓展资料

1．马伯英．中国医学文化史［M］．上海：上海人民出版社，1994.
2．赵洪钧．近代中西医论争史［M］．北京：学苑出版社，2012.

参考文献

1．李经纬，林昭庚．中国医学通史·古代卷［M］．北京：人民卫生出版社，2000.
2．甄志亚．中国医学史［M］．上海：上海科学技术出版社，1984.
3．车念聪．中医温病学讲稿［M］．北京：中国中医药出版社，2016.
4．李治亭．清史［M］．上海：上海人民出版社，2002.

第十四章　少数民族医学

内容重点

★ "三大医学"的传入："三大医学"在青藏高原的首次汇合；三次医药文献编纂浪潮；吐蕃本土医疗；吸收"三大医学"之精华

★ 藏医药学理论体系的形成及特点："三因五源"学说；解剖与外科学；热病疫病学；藏药炮制

★ 藏医药学对外传播：药王山医学利众院；蒙古文化圈；曼巴扎仓；白玛家族

★ 课程思政元素：首家藏医院的诞生体现党和政府的关怀；从藏医药事业的发展角度思考多民族医药体系的形成

一、藏医学

藏医学是在藏民族固有文化及传统医药的基础上，吸收中医、古印度医学及西方传统医学的部分理论，逐步形成的独特的民族医学，是祖国医学的重要组成部分。藏医学在理论上以三因素学说为理论核心，以五源学说为指导思想，以七物质、三秽物的生理、病理为基础，以整体观念、辨证论治为特点，形成独特的理论体系。

1. 青藏高原远古医疗及三大医学的传入

（1）青藏高原远古医疗

青藏高原是亚洲内陆高原，是中国最大、世界海拔最高的高原，被称为"世界屋脊"和"第三极"。距今 1000 万年的始新世晚期，从原来的古地中海完全变成为陆地后，开始了新的历程。至于青藏高原上人类的出现，在早期藏族历史典籍中也有"猕猴演变论"等与达尔文进化论相似的观点。近 1 个世纪以来，从高原考古发掘出旧石器时代、中石器时代遗迹遗物中，发现了 16 万年前的丹尼索瓦人在青藏高原上的行踪。到了新石器时代（距今 3000 ~ 6000 年间），考古发现能够较为清晰地反映出高原先民的衣食住行等社会生活的各个方面，包括当时的卫生与疾病观念。

远古时代，高原先民在同大自然作斗争中，逐步认识了一些植物的性能，积累了治疗疾病的经验，对创伤采用融酥止血、开展穿颅术等治疗方法。距今 3000 多年前，苯教创始人辛绕木沃齐（约公元前 19 世纪）八子之长——章松·杰布赤协（约公元前 1880—前 1800）（图 14-1）最早在今西藏阿里普兰一带行医，据传有《医疗九经》《象雄括罗杰布卷》等著述，尤以《疗毒雍仲旋》更为著名，在雪域高原首次点燃了"象蕃"这盏医药明灯。最早提出了"有毒则有药"、毒与药互转、毒与药配伍原则等思维观念。

在藏北高原的远古时期岩画中，出现了崇拜自然、巫师、跳舞、狩猎、放牧等丰富的社会

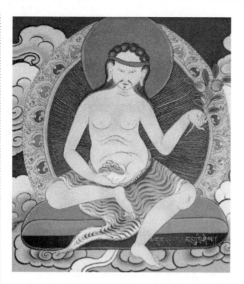

图 14-1 章松·杰布赤协像
摘自《藏医药历代名医唐卡画册》

生活场景，反映了辛绕木沃齐及其弟子章松·杰布赤协在古象雄时期丰富的社会生活及医疗文化背景。

（2）"三大医学"的传入及其首次汇合

公元 7 世纪，吐蕃统一了青藏高原，并逐渐将疆域扩展到喜马拉雅山南麓、葱岭、西域、河西等地带。由于吐蕃在整个中亚的特殊历史地位，接触了东西方的先进文明，医药文化更是其中最为活跃的交流主题。在本土医疗观念与实践的基础上，吸收了其他文明国度的医药理论知识。吐蕃早期地处中、西亚交流的要道，后期毗邻"丝绸之路"，并控制丝路贸易及中西交往路线，得以学习到古印度医学、中原医学、波斯医学等古老医学体系，并对各医学体系在吐蕃社会进行实践运用，取长补短，最终形成了独特的医药知识体系。

历时 2 个多世纪，吐蕃曾从周边国家邀请"三大医学著名医家""三化生子""九大邻国名医""藏医九大医家"在吐蕃汇聚，他们以学者、医生、传教士等不同角色，经过丝绸之路、唐蕃古道、勃律道等古道入藏，与吐蕃社会的本土医家进行交流与讨论，先后掀起三次较大规模的医药文献编纂浪潮，完成了《无畏的利器》《国王养生经》《国王保健经·紫函》等大型医药丛书。

从传世《目录》估测，三大丛书总量共达 230 余函，其内容包括基础理论、外伤、热证（疫病）、内科、妇科、解毒等临床各科，以及药物与炮制的论述。三大丛书中，《胸腔伤术论》《碧吉黄皮卷》《月王药诊》《甘露宝瓶》《度母本草》及阿育吠陀医典《医理精华》藏译本皆有文献传世，多藏于敦煌莫高窟、佛塔等处，后被挖掘整理，可惜大部分文献今已散佚。

古印度医学"三因学说""四大理论"、中国传统医学的"阴阳五行学说"、古希腊医学的"四体液学说"等医学理论曾在藏地深入融合，为藏医学的诞生奠定了基础。

2. 藏医药学理论体系的形成与发展

（1）藏医药学理论体系的形成

公元 708 年，宇妥·宁玛云丹贡布（公元 708—833）（图 14-2）出生于拉萨堆龙吉那，后留学天竺与汉地，一生为学徒们倾囊传授医学知识，救治病人无数，先后任两代吐蕃赞布的御医。约公元 8 世纪中叶，赴贡布地区创办了贡布曼隆医明院，并开创了最早的医学"学位制"。

据《新老宇妥传》记载，当时设置了"本然巴""然将巴""呷举巴"和"杜然巴"四种学位制度[1]，

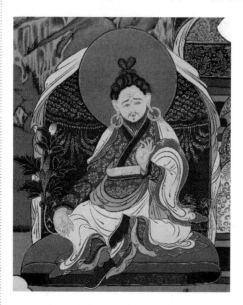

图 14-2 宇妥·宁玛云丹贡布像
摘自《藏医药历代名医唐卡画册》

---

[1] "本然巴"，相当于现博士学位，需掌握《四部医典》本注、补遗和辅助，九大邻国名医之译著，藏医九大医家之医著，《月王药诊》《甘露宝瓶》《八支心要集》《仙人耳传》《句意月光》本注、补遗理论知识及实践应用。"然将巴"，相当于现硕士学位，需掌握《四部医典》本注、补遗和辅助，藏医九大医家之医著，《月王药诊》《甘露宝瓶》本注、补遗等。"呷举巴"，相当于现本科学位，需掌握《四部医典》本注、补遗和辅助等。"杜然巴"，相当于现专科，需掌握《小三部医典》本注、补遗和辅助等。

并制定了每个学位层次所要修读并掌握的课程内容及考核办法。为了满足当时在医明院的教学需要，在西藏本土医疗实践的基础上，宇妥·宁玛云丹贡布博采中原、天竺和波斯三大医学精华，结合已有医药文献，创作了藏医学不朽的鸿篇巨著《四部医典》，标志着藏医药学理论体系的形成，宇妥·宁玛云丹贡布也成为藏医药学的奠基人。

《四部医典》又名《医学四续》，共 4 部，156 章，其"四部"内容分别为医学纲目、基础理论、临床科目与诊疗技能，是一部集藏医药医疗实践和理论精华于一体的经典名著，被誉为藏医药百科全书，为藏医药学中最系统、最完整、最根本的一套理论体系（图 14-3）。此经典的问世，标志着藏医学独特理论体系的全面构建，创立了"三因均衡论治"法则，完善了"五源""三因"的辩证思想，树立了医算结合的典范，确立了自然哲学、身心、社会相结合的医学模式。

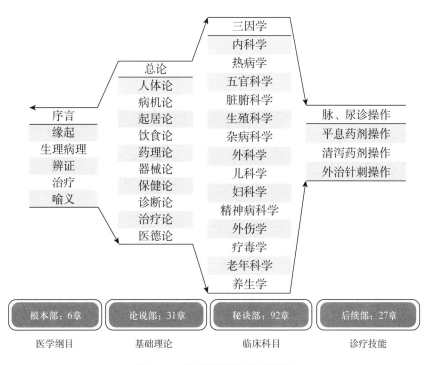

图 14-3　《四部医典》学术框架

经过多个世纪的手抄流传，公元 1573 年，藏医学家宿喀·洛珠杰波（公元 1509—不详）修订的《四部医典》木刻版首次印刷，史称"扎塘版"。该版本字迹清晰，保存完好，没有破损，中间附有彩色手绘插图，传布到藏区各地，之后出现各种不同木刻版本共 20 余种。被译为蒙文、汉文、俄文等 20 余种文字，历代藏医名家对《四部医典》进行注解，其数量达 200 余种，可见该经典流传之广与影响之大。

1）藏医学基本学术思想的形成

《四部医典》学术体系内容十分广阔，涉及人体胚胎发育、解剖生理、病因病理、治疗原则、临床各科、药物方剂、诊疗器械、滋补养生、防病保健及医德医风等藏医学理论和实践内容。基础理论包括三因素学说、五源学说及生理、病理、诊断、治疗原则和治疗方法等。其中三因素学说是藏医理论的核心，以隆、赤巴、培根三种物质解释人体生理活动、病因病机和治疗机制，认为这三种物质是构成人体的物质基础，也是生命活动的能量来源。在生理状态下，三种物质保持协调和平衡，维持人体正常的生理活动；在病理状态或各种因素的影响下，三者发生偏盛偏衰，失去平衡，导致疾病发生，故又称为"三邪"。治疗疾病的实质就是调整这三种物质趋于平衡。五源学说应用土、水、火、风四大物质和物质运动发展空间的抽象属性，解释胚胎的形成和发育、药物生长及其性味等。生理方面，《四部医典》在公元8世纪以前对骨骼、肌肉、筋腱、血管神经、脏腑等组织的结构、数量（容量）、位置、形态及功能等已有了较科学的认识，最早提出胚胎发育经过鱼、龟、猪三期的认识，最早提出动物进化论思想。对于脉络有白脉、黑脉的描述，其中称"脑为白脉的海洋""从脑部白脉的海洋里，像树根一样向下延伸，司管传导的白脉有19条"，还有像丝线一般的连接脏腑的脉等，类似现代医学的神经。认为黑脉像树枝一样，与皮肤肌肉、脏腑相连，其分支有大脉24条，小脉700条，在这些小支脉里又分出更细微的脉，遍布全身，类似现代医学的血管。

藏医学对于脏腑器官的认识，首先由膈肌将躯干（藏文称腔阔）分为上、下两部，在上部，躯干只有心与肺。其中心脏的外形似椰子果，即根部圆，中部膨大，端部尖；大小如手指尖合并后的手掌，结构有四孔并衍生出四脉；其功能为精神之据点、血液之门、气之宫、一切黑脉之根、动脉之皮火筒、不动脉之碉堡。又曰："遍行隆"作用于心，使心脏管腔得以开合；身体之精华随之流动，似转轮在血管中循环。肺从咽部经气管下垂至上部躯干中，将心包裹其中；形似两只胳膊相拢且手指全部向外伸展（指支气管分支），并将肺部左右各分五母五子，整肺共分为20块。质如装有禾秸堆的皮袋，疏松不实。其体积为四捧大小，脉网之包，呼吸之基，气味之门。其余脏腑均在下部躯干中，肝居于腹右侧肋下，上方与膈肌相贴，形如展开的帘子；中部连于大血管，形似池水从水沟引流；下部与胆囊相贴，形似绿宝石的点缀。又曰：形如羔羊的卷睡姿，外缘同右肘环绕范围，色如玫瑰红蓝宝石。血之生成地，胆汁之源，能顶半边身体或生命功能，眼之根。脾居于腹左侧肋下，相贴于膈肌，形似外缘厚、中央凹陷的油饼，紫色带有紫点，大小为舌头的4倍，其功能为"能化培根"之同伴，淋巴之基，唇之柱。肾居于第14椎内侧，两旁各一颗；大小齐于耳朵外缘，形状和方向亦同耳朵，由脂肪包裹。与膀胱相连将水液糟粕排出体外；与睾丸（卵巢）相连盛兴生殖功能；与骨骼相贯通，增强骨质，开窍于耳明听觉。胃相拴于食管，形似弯曲的萝卜从土中生出，上部膨大，中部弯曲，下部尖端，其体有八指长，容量因摄入量而不定。"胃滤子"位于胃部下端及肠相连处，它使食糜进入肠，而守住尚未变食糜的食物，为食物变糜之主要部位，食物消化第一门，精华与糟粕分化之第一道、"能化培根"之基。若将机体物质比喻为谷物，胃乃谷物成熟之耕地，并成为未消化食物及黏液积存之囊。肠相连于胃，形似弯曲之水沟充满水，其长度有六弓，为食物消化第二门。如食物消化之砂罐，同食物精华与糟粕之筛子，"能消赤巴"之基。结肠上接肠，下入肛管，形似被激怒的蛇，其体有三旋折，总长两尺四指，粗细与胫尾相当。以部位与功能分察隆（升结肠）、糟隆（横结肠）、森隆（降结肠）、聂麻（乙状结肠）与襄（直肠）五部分。其功能主要为分化食物稀稠之地，矢气及糟粕积存之囊，寄生虫密集之城。胆囊附于肝之下，底部与肝边缘相齐，有的超出一颗。形状下体膨大，上部细窄，看似悬挂的调料皮囊，容量同阴囊。其功能为贮藏从肝分泌的胆汁并向肠内排出，身体温热之操控者，"能消赤巴"之基，食物消化之火，粪便之色漆，"垢亚"（尿液中的混悬物）之源，黄水之根。膀胱位于少腹，形似口朝下的盛水皮袋，底部膨隆，中部凸出，口部为圆。其容量一般等同于心包，但因尿液充盈与排出而各异。积蓄体液之糟粕，故与肾脏相连。贮尿之皮袋，排尿之孔，"垢亚"蓄积之地。睾丸与卵巢（藏语"三木塞"）形状大小似鸡蛋，质如脉结或淋巴结，位于第13椎内下方及阴部，卵巢由脉管相连于子宫两侧，男精液、女经血所藏之处，故为贮藏身体精华之器官，其功能为生殖交配与繁衍后代。

《四部医典》对人体的消化过程以及营养的转化吸收有细致的描述。认为饮食进入胃，在胃火的作用下腐熟消化，其精华由脉道送入肝，由肝分解为精华和糟粕，其精华依次变成血液、肌肉、脂肪、骨质、骨髓、精液。其糟粕进入胆囊变为胆汁，胆汁又分解为精华和糟粕，其精华为黄水，分布在人体各处，糟粕为尿液的"垢亚"。肌肉的糟粕为眼眵、耳垢、鼻涕等秽物，脂肪的糟粕为油垢、汗液，骨的糟粕为牙齿、指甲、汗毛，骨髓的糟粕为油分。胃分解的糟粕稀者为尿液，稠者为大便。病理方面，藏医认为疾病产生的远因中主要因为贪欲、瞋怒、痴愚三毒，强调情志与疾病有密切关系。疾病的近因是隆、赤巴、培根三因素平衡被破坏，危害身体。疾病的外缘（外因）为气候、环境和饮食起居不适、中毒、微虫、创伤、感受疠气及其他不明原因的外因，强调天人感应。发病机制是三因素受外缘影响发生紊乱，以及外邪通过皮肤进入肌肉、脉道、骨骼、脏腑而发病。病程经过蓄积、发作、平息三阶段。诊断方面，采用望、问、切三诊，特别是尿诊为藏医特色诊断法之一。另外，试治诊断，即首先让病人服用有关药物后诊察疾病的转归，依此来确诊疾病，也是藏医常用的诊断方法之一。治疗方面，藏医强调饮食起居和情志等非药物疗法，提出病人先用饮食、起居等调治，若无效才用药物和器械治疗。治疗总原则为"热病凉之，寒病温之"。具体原则是首先护养胃火，增强体质，然后治疗单一型疾病，再治混合型疾病，由易到难，由浅入深。方法有猫逮老鼠法、高山竖旗法、驱马入隘法、白鹭捕鱼法、狭路逢敌法、登梯高升法、英雄制敌法、调解纠纷法、牛驮羊驮（因地制宜）法共9法。《四部医典》在研究方法学上形成了整体观和辨证论治两个特点。认为人体由七精华、三秽物、白脉、黑脉连接五脏六腑、五肢、官窍、百骸等全身组织器官，构成协调共济的统一整体，并通过隆、赤巴、培根的作用维持生命活动和生理平衡。在病理上，人体各组织器官相互影响，脏腑等体内病变可以通过五官、形体、色、脉及尿等排泄物反映于体表和体外。脏腑与疾病相互影响制约，在治疗上强调从整体出发，分清主次，轻重综合治疗。藏医认为地理环境、时令气候等自然界的运动变化对人体生理病理有很大的影响，人与自然界构成一个整体，天人相应。因此，整体观念贯穿于藏医生理、病理、诊断、治疗等各个方面。辨证论治是藏医认识和治疗疾病的基本原则，通过对证的分析、综合，来辨清疾病的病因病机和性质及发病部位等，从而诊断出疾病。在辨证的基础上，结合具体情况，因时、因人、因地确定相应的治疗原则和方法。同时，通过治疗效果来检验辨证论治的正确与否。在临床方面，藏医对疾病的分类比较细，《四部医典》中总括为404种疾病，细分为1616种之多。分类法有按病因分类，按性别、年龄阶段分类，按隆、赤巴、培根的属性分类，按疾病性质分类，按发病部位分类等。疾病包括内科、外科、热病疫病、妇产科、儿科、五官科、皮肤科、骨伤科等。在治疗方面，外治在藏医中运用十分广泛，常用的外治法如放血、艾灸、罨敷、涂擦、滴鼻、导泄、药浴、穿刺等，其中放血疗法和药浴是藏医特色疗法之一。

2）解剖与外科学的发展

古代青藏高原由于特殊的地理环境和人文因素、野生动物对人们的伤害及不断爆发的大大小小战争，外伤成为危害健康的主要外界因素。公元1世纪，藏王艾雪喇时期就有外伤治疗的记录，公元8世纪，对藏医外伤学理论做了系统的梳理，形成了完整、独特的理论和实践体系。据不完全统计，藏医外科学传世古籍有120多种，尤其在中古时期，较为著名的藏医古籍中解剖与外科学内容均占很大的篇幅，如《四部医典》秘续部中外伤学有4万余字，占其篇幅的24%。

《四部医典》记载360块骨骼（要害32块）及23种骨型、520块肌肉（要害45块）、16件肌腱（要害14件）、900件韧带、多种淋巴结（要害8个）；血管（黑脉）有24条粗脉、189条中脉、360条细脉和700条微脉，并分动脉与静脉；神经（白脉）有19条粗脉、16条细脉；以及五脏六腑[1]与五官窍。

在较为详尽的人体学知识基础上，《外伤科学》论述头颅部、颈部、躯干部和四肢部许多外科难题，包括出血、疼痛、感染、化脓等非常关键的外科手术难关，论述了以穿刺手术法治疗白内障、颅骨钻孔并将其颅内脓血抽出的技术，以及纱布、绷带、夹板为主的藏医外伤特

---

[1] 心为黑脉之海洋、肺乃气之海洋、肝乃血液之海洋、脾为淋巴之海洋、肾系水之海洋、胃乃黏液之海洋、小肠为胆汁之海洋、大肠为残渣之海洋、胆囊系热量之海洋、膀胱为尿液之海洋、卵巢（睾丸）乃种子之海洋。

色治疗技术和以"强阔域图"（体表投影）理论为基础的穿刺和放血疗法等。记载了探针（16类）、手术钳（7类）、放血器械（8类）、穿刺器械（10类）、手术零散器械（31类）、药用器具（10类）等共80余种器械。

17世纪，出生于山南雅垄沟的达莫·曼然巴洛桑曲札（公元1638—不详）（图14-4）长期钻研藏医学，享有"曼然巴"（医学大家）之美称，并任五世达赖喇嘛御医。在布达拉宫阁创办医科学校，撰写《四部医典要义》《四部医典注释·祖先口传》《藏医学诀窍汇编·秘书》《新老宇妥传》等著作。在位于拉萨的鲁布林卡对4具男女尸体进行尸体解剖，研究了藏医经典中"360块骨骼"的计数方式，通过实际观察，确认经典中的人体学重要内容，主要在头颅骨、脊椎、肋骨、肋软骨、胸椎等方面与以往文献持不同观点，成为对藏医经典中解剖学论述加以证实的典范。此举能够与欧洲文艺复兴背景下维萨里开展尸体解剖相媲美，复苏了藏医学以尸体解剖研究人体构造原理的方法，丰富了藏医人体学。

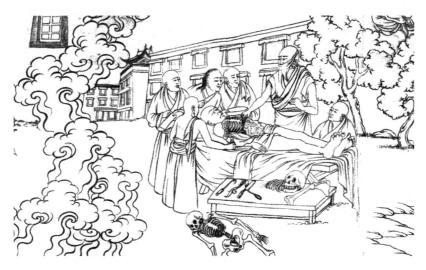

图14-4　达莫·曼然巴洛桑曲札开展尸体解剖景象
摘自《青海大学民族医学博物馆画册》

3）热病疫病学的发展

藏医认为，疾病种类尽管有无数种，但按寒热属性可以归纳为寒症和热症两种。热病是体内赤巴和血液功能紊乱引起的，属于火热亢盛，以病情不稳定、迅速多变、病势严重、不易诊治为特点的一类疾病的总称，其分类按年龄阶段分小儿热、壮年热、老年热；按病程分为新热、陈热；按所引发的病邪分为隆热、赤巴热、培根热、血热、黄水热5种；按发病部位分类，有外肌肤热、中脉热和骨热、内脏腑热；按属性分类，有本系单一性热病、他系热病；按性质分类，有未成熟热、增盛热、空虚热、隐伏热、陈旧热、浊热6种；按种类分类，有伤热、紊乱热、瘟热和中毒热4种。特别是公元8世纪就提出微虫致病的病因说："血液中有7种有毒微虫，色红如铜，体小，肉眼看不见，顷刻窜遍全身。"与现代医学的病菌、病毒的概念基本相同。

藏医将感受疫疠之气和微形病虫（微生物）造成的急性传染病统称为疫病。《四部医典》称："病气如云弥漫空气中，天母疠疫、白喉、痢疾病、炭疽、天花、流感接踵至……秽气蔓延传染称瘟病。"第司·桑杰嘉措的《四部医典秘诀补遗》成书于公元18世纪，该书将瘟病和疫病区分开来，认为瘟病主要指感受污秽之气，包括病气，如病人呼出的气和身体气味、烟尘、瘴疡之气、毒气以及从发生传染病地区吹来的空气等，主要有瘟热病、痘疹、麻疹、流行性感冒等。疫病主要指微形病虫传染的疾病，一般发病急、病势严重、疼痛剧烈，能立即致人死亡。八邦焕·嘎玛丹增赤烈热杰的《四部医典释难》："疫病是身体中固有的病虫与外界'巴日巴达'毒虫相遇，侵入人身七正精和三秽物中，引起的一种即刻夺去生命的凶猛疾病。"《四部医典》喉蛾、炭疽章中说："（喉蛾、炭疽）是存在于血中七种毒虫所引发，毒虫色红如红铜看不见。"七种毒虫色红，状如钢针，极小，肉眼看不见，窜行极快，弹指间能从头窜至足心。《秘诀部补遗》称："巴日巴达毒虫体形如蛇，头如石龙子，口大身长，多足如蜈蚣，长有风翼，到处飞窜，随空气进入人体毛孔而发病疫病。"此外，还有"哲哲合"病虫、"亚马"病虫等多种。

疫病按所引发病虫和发病部位，大体分为 18 种。如发于头部者称脑急痛（脑膜炎），发于喉部者为白喉，发于胸部者为短刺痛（肺炎），发于胃部者为胃绞痛，发于小肠者为痢疫，发于皮肤者为丹毒，发于关节者为肉核病（淋巴结炎），发于鱼肌者为霍乱转筋、发于肌肉者为炭疽，发于肌肉、骨、脉道者为疖痈，发于脊髓者为角弓反张（破伤风），发于胆者为疫黄，发于命脉及脏腑者为内炭疽，还有瘰疬、凹凸疽、痄腮、"安木如"等。8 世纪的《甘露宝瓶》载："（病菌）名为'巴尔巴达'，从毛孔及鼻孔进入，将疾病传染给医生与护理者，世界四分之一人口死去，城堡皆变为空城。"

（2）藏医药学理论体系的进一步发展

自公元 7 世纪以来，藏地先后出现过 20 余种医药流派。藏医北派和南派开创于公元 15 世纪。两大学派都坚持《四部医典》的总纲和理论，分别予以校订和阐释。同时根据藏北、藏南的地势海拔、气候寒热、降雨量等自然及植物药资源的分布差异，结合人们生产方式、饮食起居等生活习俗，对独特的经验进行总结，导致两地医家在药材辨认、临床观察、诊治方案等方面形成各自的学说。

北派，即强巴派，由著名藏医学家强巴·南杰札桑（公元 1395—1476）以《四部医典》为指导，诠释了《四部医典》中的许多疑难问题，主要以藏北的昂仁、伦丁及桑桑为地域中心，集理论讲学、医疗实践、采药和制剂于一体的多种"曼卡"作为医药活动场所，培育了米尼玛·彤瓦顿邓（15 世纪上半叶）、伦丁·拉珠贝（15 世纪中叶）等高徒，并形成"伦丁"等多种支流。

南派，即宿喀派，开创者为藏医大家宿喀·娘尼多吉（公元 1439—1476），他从教、理、量三方面印证了《四部医典》实属藏医学之父宇妥·宁玛云丹贡布本人的著作。并以宇妥学术思想为指导，专心研究了藏南塔波、贡布地区的常见病与多发病。逐渐以藏南的塔波、贡布、林芝为地域中心，集藏医临床、理论讲授、药材辨认与配制于一体的多种"曼林"为医药活动场所，培育了大量徒弟，使南派藏医得到有效传播，形成"直贡"等多种支流。

两大藏医学派的形成，持续 200 多年的学术争鸣，分别成就了以"昂仁"（图 14-5）为中心的藏北医学发展新格局及以藏南"宿喀"（图 14-6）为中心的医学发展新态势。

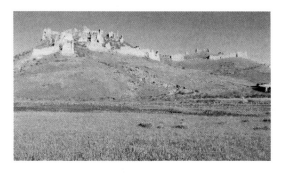

图 14-5　北派发源地：昂仁
由仁青多杰拍摄

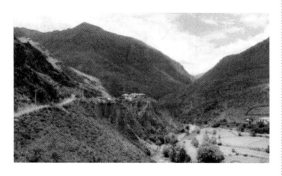

图 14-6　南派发源地：宿喀
由仁青多杰拍摄

据考证，藏医药学至少有 3000 余种古籍文献问世，主要以手抄本、木刻版及少量贝叶、简牍等形式保存与流传，其内容涉及医史、经典、临证、本草、炮制、方剂、养生、医算、医颂和译著十大种类，现已基本收载于《藏医药大典》（80 部）、《藏医药经典文献集成丛书》（123 册）、《中国藏医药影印古籍珍本》（30 册）、《雪域藏医历算大典：影印版》（130 册）、《国家中医药管理局民族医药文献整理丛书》（30 部）等大型藏医药文献整理书系，其数量几乎与大藏经相媲美，这些古籍承载了藏医药学从中古时期发展至今的全过程。

3．藏药学的发展及主要成就

药物疗法是藏医的主要治疗手段，《四部医典》中收载药物达 1002 种，方剂 2258 个。以药物的六味、三化味、八性、两力、十七效为理论指导治疗疾病。具体关系为：五源生六味，味带有八性（能），并消化后产生三化味，其中八性（能）可归纳为两力，也可展开成十七效。从疾病的视角看，五源又构成三大病因，即隆、赤巴和培根，三因也可归纳为寒、热两类疾病，其特性分为二十种。在最细微的作用层面，其药物的十七效对抗疾病的二十种特性（图 14-7）。

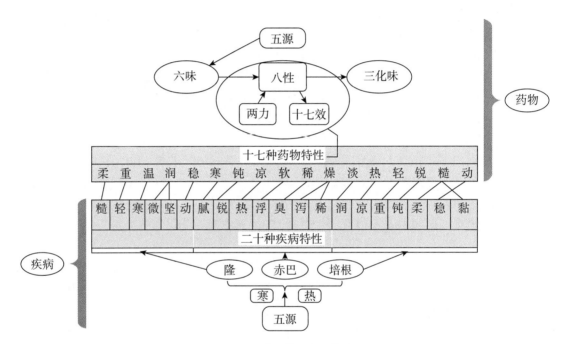

图 14-7　藏医药理作用模式

藏医学生理、病理、药理以及饮食疗法等各领域所出现的八性、两力、十七效，三因之二十种特性、寒热等皆为五官中身（触觉器官）的感知对象，正如疾病所引发的疼痛只由身能感知一样，由眼、耳、鼻、舌等其他感官无从得知，尽管诸如此类术语所表达的事物本质或特性用肉眼无法捕捉，却实际存在[1]。

（1）藏药方剂学发展

公元 11 世纪后半叶，诞生于藏南年堆一带的藏传佛教噶举派分支"塔波噶举"创始人塔波拉杰（公元 1079—1153）（图 14-8），年少时与医药学结下了不解之缘。20 岁时娶妻成家，生了一男一女，先后因病夭折，不久爱妻也患上了重疾，尽管采取了治疗办法，但最终离开了人世。塔波拉杰怀着无比悲痛的心情决定出家，同时受比丘戒。31 岁时，投师于米拉日巴

---

[1] 藏医学认为五官感知外界事物时只能感受其对应的对象，如眼视色、耳听声、鼻嗅闻、舌尝味、身感所触，除此对应关系外无法交叉感知，如眼无法察觉声、闻、味与触物等。因此，藏医学微观理论中疾病的特性、药物的性能、食物的营养成分等表述皆划为触觉系统的感知范围，无法用肉眼察觉，却实际存在并对健康与疾病起到决定性作用。

大师，听受噶举派教理，逐渐成为米拉日巴的心传弟子。43 岁时，来到塔波地区并创建寺庙，培养了许多传承弟子，形成了塔波地区的噶举派。由于他精通医药学，特别是在治疗中毒症方面，研制出治疗中毒症的特效药白芨丸，能够治疗很多病人的疾病（中毒症）。

据传，由于塔波拉杰的母亲吃萝卜而患上了胃病不幸辞世，塔波拉杰亲手尸检，从母亲的腹腔中取出萝卜，并认真研究如何治疗肠胃疾病，最终研制出"十五味黑药散"，该方以寒水石（制）、食盐（制）、烈香杜鹃（灰）等为主的 15 味药物，对消化不良引起的肠胃疾病有独特的疗效。从此西藏塔波、工布地区流传，治疗食物中毒和肠胃病的特效药即为"十五味黑药散"，成为塔波拉杰诸多药方中的代表性配方，一直沿用在当今藏医临床中。

藏药方剂学有汤剂、散剂、丸剂、膏剂、药油剂等十大类平息药及吐剂、泻剂、鼻药等六大类清泻

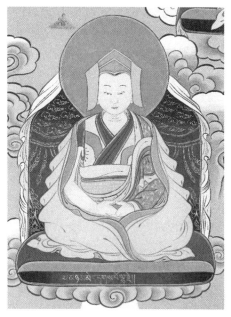

图 14-8 塔波拉杰像
摘自《藏医药历代名医唐卡画册》

药。据不完全统计，各类藏医验方文献所记载配方达 10000 种以上。自塔波拉杰创制了具有散寒消食、破瘀消积、愈溃疡等功效的"十五味黑药散"之后，在藏医临床掀起了创制专科新药的热潮。如木亚欧巴顿那（11 世纪）创制专治热毒症的"二十五味大汤散"，玛久拉珍（公元 1031—1129）创制了治疗妇科百病的名方"二十五味鬼臼丸"，帕竹多吉杰波（公元 1110—1170）配制了具有健胃散寒功效的"帕瑁珠巴丸"，噶译师勋尼贝（公元 12 世纪）创制了清热及血盛上壅的名方"噶罗红药丸"，昌迪班丹措杰（公元 13 世纪末）配制了具有止痛、消肿和祛风作用的"风湿止痛丸"等，延续至今。

（2）藏药炮制工艺新进展

公元 13 世纪，著名藏药学家邬坚巴·仁钦贝（公元 1230—1309）在 30 岁时完成了西游乌仗那（今巴基斯坦白沙瓦境内斯瓦特河上）的旅程，并在此地学习和掌握了医学及古代印度汞制剂工艺技术，之后在印度和西藏布扎等地将梵文文献《水银成就论源流》《五类甘露摄生法》《三类珍宝水银之窍门》等翻译成藏文。返藏后，经过多次实验和演练，使该工艺在西藏传承，至今该技术已成为藏药制剂的核心工艺技术（图 14-9）。例如，藏医治疗各种疑难杂症的藏药组方成分"佐太"就是经过汞制剂技术制成的。该技术主要分为去垢、去毒与成形三大工艺，全部炮制过程需要 53 种药物，持续 35 天（528 小时），最终将汞炼成可入药的灰粉，成为藏药珍宝类药物不可或缺的成分，专用于治疗顽疾、危重症。

藏医学史文献常载"竹钦（意为大修行者）邬坚巴传授了水银炮制，并译著了三大水银炮制与珍宝丸理论"。15 世纪的宿喀·娘尼多吉（1439—1476）说："尽管水银炼制有数多种方法，唯有邬坚巴的方法独领风骚。"其实邬坚巴之前诸多藏医文献中也记载有关如"水银""水银制剂"之类的词语。在 12 世纪《新老宇妥传》亦记载生水银的理化冶炼、咒语冶炼、煎烧冶炼等炼制方法。至少可推断在 12 世纪前已有各种冶炼水银方法在西藏流传。邬坚巴从乌仗那引进这一技术的同时，还翻译了印度汞制剂的理论文献，使这一工艺技术在西藏得到了完整的传播。

在藏医药的各个历史发展时期，藏医药学家以笔记、注释等形式将邬坚巴所传水银炮制工艺技术做了详细描述。在 2011 年由北京民族出版社出版的《藏医药大典》第 58 卷就收载了关于邬坚巴时期至 20 世纪藏药学家所著 16 种讲述水银炮制工艺操作的文献。如今，这一工艺技

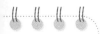

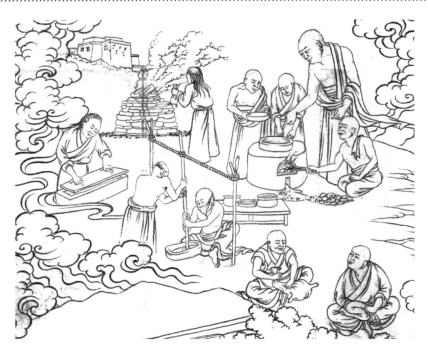

图 14-9　邬坚巴·仁钦贝指导学员操作水银炮制景象
摘自《青海大学民族医学博物馆画册》

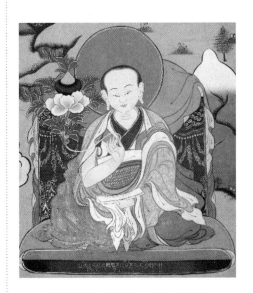

图 14-10　帝玛尔·丹增彭措像
摘自《藏医药历代名医唐卡画册》

术在藏区流传 700 余载后，20 世纪中叶随着藏医外流，把水银炮制工艺又传回了印度。藏区依然保留着古时流传的传统水银炮制工艺技术，全国藏医药医疗和科研机构基本都能独立完成这一复杂工艺。

（3）藏药本草经典《晶珠本草》问世

《晶珠本草》，又名《药物学广论》或《无垢晶串》，藏语称《协贡协称》，是著名藏药学家帝玛尔·丹增彭措（公元 1673—不详）（图 14-10）所著，是收载药物数量最多的典籍。丹增彭措在《宁妥本草》《文殊本草》《度母本草》等早期三大本草及《药海》等后世本草文献的基础上，博采 170 余种相关文献，赴西藏、青海、四川和云南等地及印度进行实地考察、鉴认、研究，于 1727 年在现位于西藏昌都地区江达县的"阿恰日楚"著成此书。10 年后，即 1737 年，在德格印经院首次出版木刻版。全书分上、下两部，上部 13 章为总论，下部 13 章为分论，目前外文翻译版本有汉文 2 种、蒙文 2 种。

在《月王药诊》《四部医典》中，虽然从理论上提出六味、八性、十七效，但未在具体药物上予以体现。《晶珠本草》对每种药物都讲述了来源、生境、质地、入药部位、分类、性味和功效及其用药的注意事项，为学习和使用药物指明了道理所在。

《晶珠本草》所载药物，具有浓厚的民族特色和高原特色，如绿绒蒿、獐芽菜、虎耳草、雪莲花等，这些药物均系藏医所用。全书共收载药物 2294 种，有 13 种一级分类，60 种二级分类（表 14-1）。其对药物的分类方法至今在植物分类学、动物学、天然药物学的分类上仍有重要的参考价值，极大地丰富了藏药学理论体系。

表14-1 《晶珠本草》收载药物数量及分类

序号	一级分类	二级分类	总论	分论	序号	一级分类	二级分类	总论	分论
1	珍宝类	不熔	42	105	6	湿生草类		67	142
		可熔	15	61			根	17	36
		共计	57	166			叶	16	34
2	宝石类		14	22			花	21	45
			49	572	7	旱生草类	果	20	35
		共计	63	594			干叶花果	30	59
3	土类		14	22			根叶花果	25	57
			3	9			共计	128	264
		共计	17	31	8	盐碱类		39	59
4	精华类		12	150	9	动物类			448
5	树类	果	51	96	10	作物类			40
		花	6	4	11	水类			132
		叶	5	8	12	火类		4	6
		干	6	18	13	炮制加工类			82
		枝	11	16		总计		1176	2294
		皮	9	13					
		脂	10	17					
		共计	98	182					

4．藏医药教育事业的发展

在青藏高原上曾创建过30余所藏医学校，这些藏医学校遍布上部阿里、中部卫藏和下部多康，其经营期限、办学规模、理念及方式不尽相同。藏医药的传承发展与开拓创新，从某种意义上得益于各种藏医学校的出现，这些藏医学校不仅成为推动藏医药发展的主要动力，而且在晚近3个多世纪内，跨越疆域，流传到东、北亚洲，甚至走向西欧，为当代藏医药高等教育奠定基础。

（1）药王山医学利众院的创建与发展

17世纪下半叶，随着五世达赖喇嘛（公元1617—1682）的逝世，西藏哲蚌寺医学院、日喀则桑珠则医学院、布达拉宫拉旺角医学院都相继由于各种原因被迫停止办学。为了完成五世达赖喇嘛的遗愿，第司·桑杰加措（公元1653—1705）于公元1696年在与布达拉宫相连的药王山上修建了约有20根柱子的大殿，并且对原有的建筑群进行了大规模的维修和扩建，正式创立了药王山医学利众院（图14-11）。

药王山医学利众院创建后，第司·桑杰加措专门选派达莫·曼然巴洛桑曲扎和扎巴格龙·洛桑阿旺（公元17世纪）两人主持讲授所有医学经典。设置的课程主要为医典背诵、常用植物类与甲骨金石类药物认药、常见疾病诊治实训、药物炮制与制剂工艺操作。所有课程全部考核通过方可毕业，未能如期完成学业者延期毕业时间最长不能超过9年。学院创立后的第二年，即公元1697年5月，第司·桑杰加措来到药王山，亲自为学员集会处传授《四部医典》根本部（图14-12），当时著名的医学家达莫·曼然巴洛桑曲扎及其众多弟子也前来听他授课。在建院三年内，学员阿旺加措（公元17世纪末）在由第司·桑杰加措亲自担任考官的

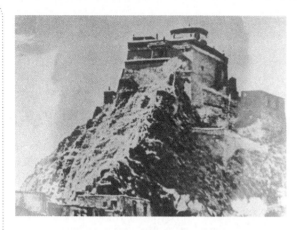

图 14-11　药王山医学利众院旧址
摘自《钦热诺布大师与西藏的医学和历算》

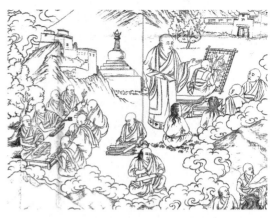

图 14-12　第司·桑杰加措在药王山医学利众院授课
摘自《青海大学民族医学博物馆画册》

学院集会上，通过了《四部医典》全部内容的背诵考试，成为了药王山医学利众院创立以来首个"背诵堪布"。

学院在内务清规戒律等管理方面设有纠察僧和领经师。他们按照噶厦政府的盖印公文和学院的规章制度，负责例会、辩论纪律和制度等方面的事务，以使学院的各项事业得以继承和发扬，成为西藏历史上办学时间最长的官办医学校。

药王山医学利众院培养了很多精通医理、实践经验丰富的医学大家，为藏医学文化的广泛传播做出了卓越的贡献。譬如，医学成绩出众的扎杰·中巴桑杰桑珠（公元 18 世纪上半叶）最终成为第七世达赖喇嘛格桑加措（公元 1708—1757）的御医。学院先后派遣洛桑群培（公元 19 世纪下半叶）和格桑亚培（公元 19 世纪下半叶）等学生为外蒙古哲布尊丹巴（公元 1850—1868）的私人医生，大喇嘛加央开珠（公元 18 世纪）为乾隆皇帝的国师章嘉·若贝多吉（公元 1717—1786）的保健医生。公元 1834 年，第八世达赖喇嘛次成嘉措（公元 1758—1804）应蒙古土尔扈特（清代卫拉特蒙古四部之一）首领的要求，将药王山医学利众院的嘉央格桑（公元 19 世纪上半叶）医师派往蒙古传授藏医学。

不仅如此，学院为藏医学在安多和周边地区的传播起到了重要的推动作用。这一时期在安多地区的塔尔寺、拉卜楞寺、夏琼寺、拉加寺、广惠寺、佑宁寺、卓尼寺等著名格鲁派寺院相继设立了曼巴扎仓（意为医学院），并邀请药王山医学利众院的老师前去传授医学和管理，从建筑结构到学院规章，包括课程研修及学位授予制度，均仿照药王山医学利众院。同时在内蒙古哈力哈和西霍尔等著名寺院内也建立了藏医曼巴扎仓。据研究发现，在今内蒙古地区就先后建立了 17 所曼巴扎仓，可见藏医学在蒙古族地区和蒙古文化圈内的传播和发展。

安多地区和内蒙古地区涌现出了许多著名藏医学家，其中较为代表性的有贡钦久美旺布（公元 1728—1791）、松巴堪钦益西班觉（公元 1704—1788，蒙语称伊西巴拉珠尔）、章嘉·若贝多吉（公元 1716—1786）、隆吾赞卓班玛扎（又名嘉华丹巴热杰）、蒙古阿旺王、敏珠诺门汗降贝却吉丹增赤列（公元 1789—1838）、洛桑旦增坚赞（公元 1639—1694，蒙语称罗布僧丹曾坚赞）、恰霍尔洛桑次成（公元 1740—1810，蒙语称罗布僧苏勒和木）、江隆班智达罗桑却佩（公元 19 世纪，蒙语称阿旺罗布僧丹白坚赞）、蒙古嘉华多吉（公元 19 世纪，蒙语称占布拉道尔吉）、洛桑却佩（公元 19 世纪，蒙语称罗布僧群培）、曲杰尕藏金巴（公元 19 世纪）、蒙古龙日格丹达尔（公元 19 世纪）等。他们为后世留下了《医学精选·心宝》《医疗实践精选》《医术精选·入迷》《医学奇妙目饰》等多部藏医药文献 [均收载于获得国家政府出版奖的《藏医药大典》（共 60 卷）中]。在这些藏医学家的推动下，藏医药事业在更大的区域发展起来。藏医药从青藏高原及喜马拉雅山区走出后，通过布里亚特的一个家族，即白玛家族将其传至东欧（俄罗斯）、西欧，1960 年，白玛嘉木样（pad ma'jam dbyangs，1884—1961）的儿子彼得白玛耶夫（Peter Badmajew，20 世纪下半叶）将祖传药方带入瑞士，并在苏黎世创办藏医学研究小组，首次将药方译成德文。1969 年，白玛藏药公司（Padma Inc. Switzerland）在瑞士成立，演绎出一段鲜为人知的藏医学海外传播史。

（2）门孜康医算学院的创办及其影响

1916 年 9 月，在十三世达赖喇嘛（公元 1876—1933）御医斋康·强巴土旺（不详—1922）的倡导下，在拉萨创建了一所医学历算学院，藏语称"门孜康"（图 14-13），并按照强巴土旺的建议由钦热诺布（公元 1883—1963，担任十三世达赖喇嘛的副御医）（图 14-14）担任院长，这样钦热诺布策划 6 年的新型医算学院终于落成，既是西藏地方政府的医算局和医疗机构，又是以医学理论、药物配方、天文历算、语言文法等诸多学科为主的专门学校。尤其在医学和历算专业方面建立了完备的课程体系、严密的学习和考核制度，以及医药和历算双学位研修制度；还为医药和历算毕业生分别设计定制了学位帽，各项办学制度日趋完善。

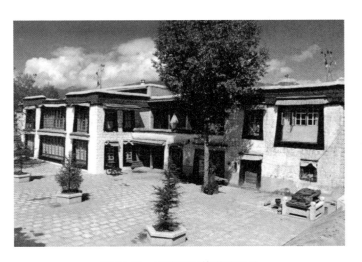

图 14-13　门孜康医算学院旧址
摘自《钦热西藏的医学和历算》

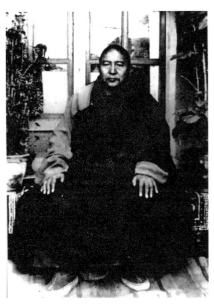

图 14-14　钦热诺布
摘自《诺布大师与西藏的医学和历算》

门孜康除了教学、医疗、研究以外，还要自己配制出所需的藏药，每年都是自行组织师生上山采集植物药材，满足基本的需求。建院后的最初几年里，门孜康的一天是这样安排的：早晨天没亮，学员们就要起床各自背诵自己的医学和历算典籍，白天要忙于诊病治病、教授小儿抚养法、新生儿的宿位推算、藏历书的编制等各项事宜，人少事多，极为繁忙。晚上，钦热诺布大师要亲自为学员们讲课授教，一直到很晚才休息。有时候夏天有月光的夜晚，钦热诺布大师带领弟子们到多甲林卡一直辩论到深夜才返回休息。

门孜康医算学院的主要任务是培养为群众防病治病的医疗人员、为农牧民群众的生活和农牧业生产提供服务的天文历算人员。据现有资料得知，自 1916—1933 年的 17 年间，从当时藏南、藏北的 101 家寺院共招收了 157 名学员。此外，还在各兵营、西藏江孜、塔波、安多等其他藏区，以及不丹、锡金和蒙古地区招收了许多俗家子弟，学生均系平民出身，僧俗兼有，学员毕业后必须返回各自的原籍，满足当地民众的医疗卫生需求（图 14-15）。如院长钦热诺布在近 70 岁高龄时，集一生的经验，撰写《备急方药甘露宝瓶》，记载了治疗当时常见病、多发病和疑难病的 125 种方药。因各种药方的配伍简易明了、实用可行，学员们以此著述为指

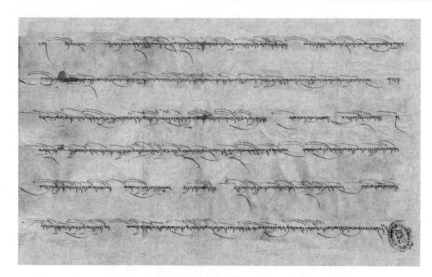

图 14-15 门孜康医算学院毕业证书
摘自《钦热诺布大师与西藏的医学和历算》

导，应用于各地的医疗实践中，更好地服务民众。此书还在内蒙、外蒙以及俄罗斯联邦国布里亚特等地广为流传，为广大藏医药传播区域的医疗和卫生事业做出了积极的贡献。

门孜康医算学院先后培养的学员遍布各地，如身怀开眼绝技的女医生卡卓央嘎、第一位藏医出身的"国医大师"强巴赤列（公元 1929—2011）、藏药学泰斗噶玛群培（公元 1930—1998）等藏医药大师，将藏医和历算事业推向了新的高度。

新中国成立后，党和政府十分关心和支持藏医药事业的发展。1953 年，民族卫生工作大队进藏进行调查研究，1960 年、1961 年，先后有中国医学科学院药物所工作组进藏，对藏医药进行调研，加快了藏医药学的发展步伐。1959 年，西藏原药王山医学利众院和门孜康医算学院合并，组建了拉萨市藏医院，党和政府非常关心和重视藏医院的扩建工作，任命钦热诺布为院长，新中国历史上第一所藏医院由此诞生。自 1980 年正式更名为西藏自治区藏医院，沿用至今。在一百多年的发展历程中，医算学院命运几经更迭，但其藏文名称"门孜康"从未更换。作为门孜康医算学院的主要创建者之一，钦热诺布大师为一个世纪的藏医药传承、推广和开拓创新立下了不朽的功勋。他是出家人，不求权财和享乐，一生与藏医药历算事业相伴，将毕生的心血全部献给了利他事业，将门孜康医算学院创办成 20 世纪亚洲藏医传播区域内的一颗明星，为中国藏医药教育从传统模式转变为形成各学历层次体系的现代教育夯实了基础。2016 年，西藏自治区藏医院迎来建院 100 周年，全国各地的藏医人在这里深切缅怀这位近代藏医药的开拓者。

二、其他少数民族医学

1. 蒙医学

早在元代之前，蒙古族居住在大漠南北的草原上，7 世纪时中国北方少数民族受唐代管辖，至 12 世纪时在成吉思汗（公元 1162—1227）领导下建立了蒙古汗国。蒙医药的发展经历了起源、发展和繁荣时期（图 14-16、图 14-17）。

由于蒙古族地处寒冷的北方，故多用火取暖以治疗疾病，在《汉书·苏武传》中曾记有用温火烧地穴，加以其他办法治疗苏武病的记载。传统蒙医火灸用具可归纳为火镰、燧石及白山绒三种。随着社会的进步和科学技术的发展，相继出现了金、银、铜、铁不同质地、不同形状的火灸用具。由于铜灸导热性较好，用途较广，形成独具特色的蒙医传统铜灸疗法。蒙古族因为多食用牛、羊、马等动物的肉、乳，故也会用乳酪等治病。又因为善于骑射，骨伤科病较

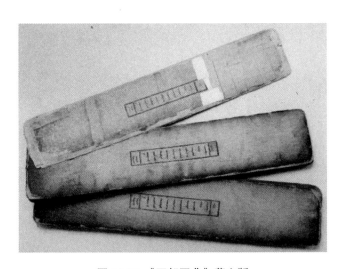

图 14-16 《四部医典》蒙文版
最早于 1576 年传入蒙古，摘自内蒙古文化和旅游厅官方网站

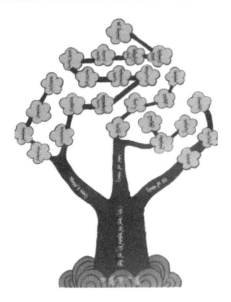

图 14-17 蒙医独特的树喻
图源：内蒙古医科大学蒙医药博物馆

多，故而蒙医的正骨科是很有价值和影响的。

元代统治中国后，扩大了疆域，吸收外来文化和医药知识，除汉族医药外，还吸取了阿拉伯的医学知识。公元 14 世纪，蒙古族营养学家忽思慧[1] 曾担任元代宫廷饮膳太医的职务（图 14-18），著有《饮膳正要》一书。认为蒙古族常用的食品如羊肉、牛羊奶及其制品、五谷、蔬菜、瓜果等都是补养人体的珍品，该书成为我国第一部营养学专著。至 16 世纪下半叶，蒙古族又广泛吸收了藏医药学理论与实践，充实了蒙医理论。所以蒙医学与藏医学在正常人体、诊断方法、治疗原则与方法、临床各科的分类以及药理学等很多方面有相同的地方，蒙医学也有"三根"（三大要素）、"七素"（七种物质）的说法。18 世纪以后，蒙古族医生也写出了医学著作，如《蒙药本草从新》《甘露三部》《珊瑚验方》等。由于蒙医大多由喇嘛教徒掌握，所以绝大部分是用藏文编写的，对蒙医学理论的构建产生了深远的影响（图 14-19、图 14-20）。

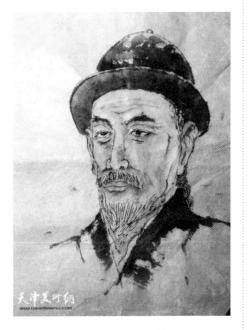

图 14-18 忽思慧
摘自天津美术网

蒙医学理论体系完整，医疗实践内容丰富，在理论上以五元和寒热学说为基础，三根、七素、三秽学说为核心，在临床上注重整体观和六因辨证论治。在此基础上，蒙医药还在切脉、正骨术、针灸疗法、艾灸、震脑术（图 14-21）等方面具有显著的特色。敢于创新的蒙医学家还开创了"蒙医身心互动治疗及健康教育讲座"等适合当今社会和卫生需要的治疗方法。

2. 维医学

维吾尔医学是生活在中国新疆维吾尔自治区的维吾尔族祖先及古代维吾尔人在悠久的历

---

[1] 忽思慧，古代蒙医药学著名医家，于公元 1314—1320 年被选充饮膳太医一职，1330 年编撰成《饮膳正要》一书，是一位很有成就的营养学家，在蒙古乃至中国食疗史以及医药发展史上占有较为重要的地位，现被列为蒙医药学"十大名医"之首。

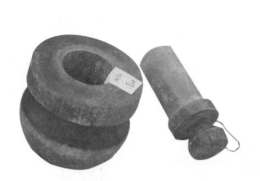

图 14-19　榨汁器具
图源：内蒙古国际蒙医蒙药博物馆

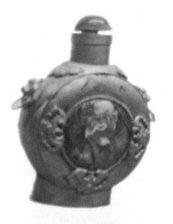

图 14-20　鼻烟壶
图源：内蒙古医科大学蒙医药博物馆

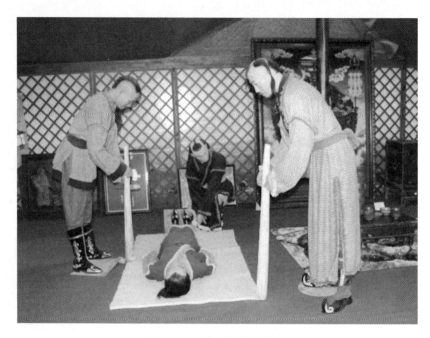

图 14-21　蒙医震脑术疗法
图源：内蒙古医科大学蒙医药博物馆

史中，与疾病不断做斗争而创造的医学体系，具有丰富的实践经验和独特的理论内容（图14-22）。

维吾尔族自古居住在西域，即今日的新疆地区。古代这个地区居住着许多民族，如回纥、羌、鲜卑、突厥、乌孙等古老民族，散居在天山南北，他们很早就知道用黏土、蒜汁涂抹肢体治疗和预防虫害，用灼热的砂土掩埋肢体以解除关节疼痛（图14-23），同时也知道用一些当地的植物和动物药。西汉时期张骞通西域，把汉族医学传到西域，又把西域的胡桃、胡蒜、红花、石榴等可作药用的植物带回内地，增加了中医药的内容。至唐朝《新修本草》中，已有上百种西域产的药物被收录在内。由于维吾尔族居住地区正处于东西交通要道，丝绸之路为其带来各族和西方国家的一些医药知识和医学理论，除汉族中医外，还有西藏医学和古印度、阿拉伯医学，结合其本地医学经验，形成了独特的维医学。因而，通常将维医学发展主要分为4个阶段，其中公元前5世纪为自然治疗时期，公元前4世纪为理论形成时期，公元9—20世纪为兴盛时期，新中国成立以后为新生时期。

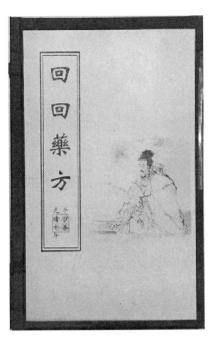

图 14-22 《回回药方》手抄本
其中所载的药方与现代医学的药方相同

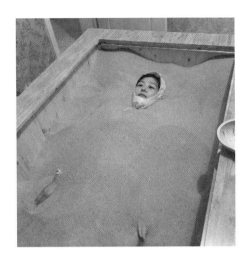

图 14-23 维医埋沙疗法

维吾尔医学基础理论有四大物质学说、气质学说、体液学说、器官学说、力学说、素质学说、形神学说、健康学说、疾病学说、诊断学说、治疗学说等。尤其是古代维吾尔医学家将对人体具有重大影响的四大物质属性用于医学领域，做了广泛的联系和研究（图 14-24）。如把气质、体液、内脏、器官、组织、生理、病理现象按照事物的不同形状、特点、作用、性质分别归属为火、气、水、土，借以阐述说明人体生理、病理复杂关系和人体与外界环境之间的相互作用，从而进行辨证论治，达到祛病延年的目的。

四大物质学说以四大物质全生、全克、半生、半克规律来解释气质、体液之间的相互资生、相互制约的关系。例如，黏液质（水）与黏液质（水）

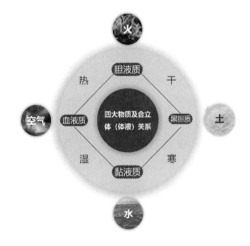

图 14-24 四大物质及立体（体液）关系图
摘自《青海大学民族医学博物馆画册》

相生，是全生；黏液质（水）之湿寒制约胆液质（火）的干热，是全克；黏液质（水）的湿制约黑胆质（土）的干，是半克；黏液质水的湿资生黑胆质（土）的寒，是半生；胆液质（火）的干生黑胆质（土）的干，是半生；胆液质（火）的热克黑胆质（土）的寒，是半克；等等。因四大物质每个的属性由两个不同性质混合而组成，故它们之间存在着与众不同的全生、全克和半生、半克的关系。如干热与干热是全生，干热与湿寒是全克，干热与湿热虽然是热生热，但是干克湿，故又克又生即半生、半克关系等。

在治疗方面，维医学以内服药为主，其剂型分为四大类，分别为膏状制剂、硬状制剂、散状制剂、液状制剂，且常用酸石榴（图 14-25）、苦巴旦杏（图 14-26）、骆驼蓬（图 14-27）等多种特色药物。还有一些特色疗法，如用茴香酒治疗白癜风、用阿育魏和茴香治疗眼疾弱视等，很具有民族医药特色。白癜风的治疗、接骨疗法、埋沙疗法等是维吾尔医的特色疗法，此外还有熏法、烙法、坐药、冷热敷以及放血等多种疗法。

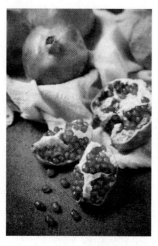

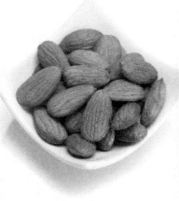

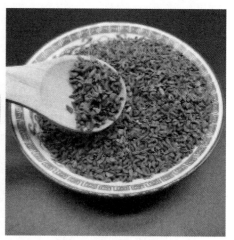

图 14-25　酸石榴　　　　　图 14-26　苦巴旦杏　　　　　图 14-27　骆驼蓬

3. 傣医学

傣族是中国历史悠久的兄弟民族之一，由于傣族社会的不断发展以及与中国内地联系的不断加强，远在公元前 1 世纪，汉文史籍已有关于傣族的记载。傣族的先民属于南方百越族，原居住在中国北方的寒冷地带，随着避寒觅食、改善生存条件的需要才慢慢向热带森林转移。自迁徙到南方森林后，傣族主要生活在南方省境内的西双版纳、德宏两州和耿马、孟连两县。

傣医药学（图 14-28）历史悠久，其发展历程基本与傣族社会发展的历史相适应。傣医药学历史分为原始萌芽阶段（约远古时期）、神药两用阶段（公元前 540—200 年）、理论成形阶段（公元 3—6 世纪）、升华发展阶段（新中国成立以后）。在本土原有医药基础上，因佛教传入傣族社会，古印度医药学知识随其佛经进入傣族地区，进一步丰富了傣医药知识。在很多《贝叶经》（图 14-29）或抄在棉纸上的文献，记载了大量的傣医药学理论与实践内容（图 14-30）。"四塔""五蕴""暖"（虫巢）和"脏腑"学说构成了傣医学的主要理论框架，认为人体内外四塔及五蕴的共栖平衡是机体健康的前提条件。正常情况下，体内四塔之间处于动态平衡状态，体内四塔与五蕴之间处于动态平衡状态，人体四塔与自然界四塔之间也要处于动态平衡状态。一旦出现影响这些平衡的致病因素，以全超过人体自身调节能力导致平衡打破，就会引起

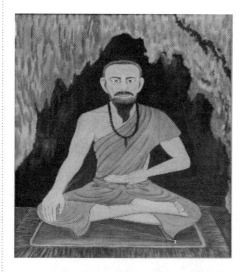

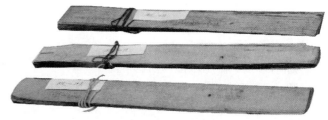

图 14-28　傣医始祖——龚玛腊别　　　　　图 14-29　贝叶经
由西双版纳民族医药研究所提供　　　　　由西双版纳民族医药研究所提供

疾病发生。在治疗方面，有涂擦包敷、睡药、敷药等特色疗法，对风湿性关节疼痛、产后虚弱等疾病有显著的疗效。

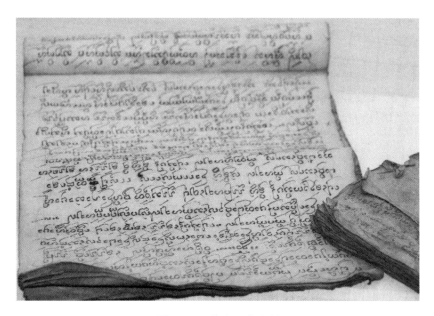

图 14-30　傣文医药文献

图源：云南中医药大学中医民族医博物馆

傣医学认为世界上一切生命体都是由风、火、水、土这四种基本物质运动变化而成，土使万物生，风使万物长，水使万物润，火使万物熟。风、火、水、土即是构成人体最基本的物质元素，同时也是一切生命活动的功能元素。傣医学将风、火、水、土这四种元素统称为四塔（图 14-31）。人的繁殖、生长、发育，直至衰老、死亡都离不开四塔，四塔平衡和谐，人体健康无病，四塔失衡，则疾病丛生。人作为有情世界的代表物种，其繁殖与生老病死乃至一切生理活动及病理现象除与四塔的共栖平衡息息相关以外，还与体内蕴藏的五种要素密不可分，傣医学将这五种要素称为"五蕴"，分别为色蕴、识蕴、受蕴、想蕴、行蕴（图 14-32）。

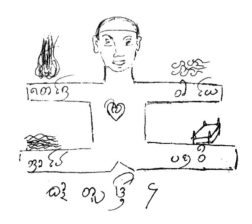

图 14-31　四塔（风火水土）构成人体及维持健康

图源：由西双版纳民族医药研究所提供

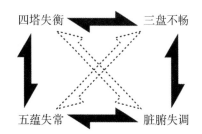

图 14-32　病理变化

图源：由西双版纳民族医药研究所提供

（仁青多杰）

思考题

1. 古代藏医药学理论体系的形成有何特殊社会历史背景？
2. 如果要描绘藏医学的特点，应从哪些方面入手？
3. 蒙医学理论是怎样形成的？
4. 蒙医药学理论与临床的主要特点有哪些？
5. 维医学理论与古代哪类医药体系关系更近？有哪些特色疗法？
6. 傣医药在临床上有哪些特色疗法？

拓展资料

1. 强巴赤列. 中国藏医 [M]. 北京：中国藏学出版社，1996.
2. 蔡景峰. 藏医学通史 [M]. 西宁：青海人民出版社，2002.
3. 李先加，华欠桑多. 探索与剖析——论藏医药学学术特点和应用价值 [M]. 北京：民族出版社，2011.
4. 苏诺. 菩提树下的藏医学和蒙古医学 [M]. 北京：民族出版社，2001.
5. 奇玲，罗达尚. 中国少数民族传统医药大系 [M]. 赤峰：内蒙古科学技术出版社，2000.
6. 谭志刚. 傣医传统特色疗法及外用方药整理研究 [M]. 昆明：云南民族出版社，2013.

参考文献

1. 程之范. 中外医学史 [M]. 北京：北京医科大学、中国协和医科大学联合出版社，2000.
2. 第司·桑吉嘉措. 藏医史（藏文版）[M]. 兰州：甘肃人民出版社，1982.
3. 土旦次仁. 中国医学百科全书：藏医学 [M]. 上海：上海科学技术出版社，1999.
4. 史兰华. 中国传统医学史 [M]. 北京：科学出版社，1992.
5. 李先加，仁青多杰. 藏医药学理论体系与其它传统医学发展史比较研究 [M]. 北京：中国藏学出版社，2021.
6. 宋岘. 古代波斯医学与中国 [M]. 北京：经济日报出版社，2001.

第三篇
中国近现代医学史

第十五章　中国近代医学体系的建立

内容重点

★ 1840 年以后西医作为侵略工具传入：鸦片战争及不平等条约
★ 早期医院的设立：澳门设立眼科诊所、广州设立博济医局
★ 早期医学校的设立：教会医学校、国立医学校
★ 中西汇通派：唐宗海《中西汇通医经精义》、恽铁樵《群经见智录》、张锡纯《医学衷中参西录》
★ 废医存药：余云岫
★ 革命根据地卫生工作的特点
★ 课程思政元素：中西医论争与新文化运动；中西汇通思潮与守正创新思想；"预防为主"的工作方针和中国共产党对人民医疗保健工作的重视

中国医疗卫生体系由古代模式向近代模式的转变，是在特殊的历史背景下展开的。这一转变与西方国家的殖民侵略、宗教传播活动以及国内的政治与社会变革紧密相关，因而呈现出错综复杂的局面。它包括西方医学的传入、对西方医疗卫生体系的认同、对中国传统医学的反思以及中国近代医疗卫生体系的确立等过程。

一、西方医学大量传入

明末清初，来华传教士把基督教带到中国的同时，也带来了西方近代科学和医药学。由于当时近代医学还未成熟，而且来华的传教士们并非医学专家，所以在中国影响不大。1840 年鸦片战争后，中国的国门被迫对外打开，一系列不平等条约强制中国开设通商口岸，还规定了列强有在通商口岸建造教堂、医院和学校的权力，这为近代西方医学系统传入中国拉开了序幕。随着这一序幕的开启，牛痘接种法以及西医外科和眼科治疗技术相继传入，从而为西医在中国的发展奠定了基础。

1. 开办诊所和医院

19 世纪以前，西医在中国的影响甚微，为西医在中国取得立足点的是牛痘接种法。1805 年，英国东印度公司医生皮尔逊（Alexander Pearson，公元 1780—1874）在广州进行牛痘接种，并编印了《种痘奇方详悉》（图 15-1），推广其方法。由于中国熟悉人痘法，因此很快接受了牛痘法。牛痘接种法在中国的成功推广，不仅鼓励了更多的传教士从事这一工作，也感动了牛痘接种法的发明者詹纳（Edward Jenner，公元 1749—1823），因为中国人比近在家乡的英国人更加信赖它。随着种痘的推广，全国各地陆续建立了许多种痘所，从而成为西医传播的基地。

1820 年，英国传教士马礼逊（Robert Marrison，公元 1782—1834）和东印度公司的外科医生李文斯敦（John Livingstone）在澳门开设诊所。他们在施行西医的同时，也了解中国医药能否为西医所用，为此建立了一个收藏中医书籍的图书馆，并聘请一位有名望的中医坐堂行医。1827 年，东印度公司医生郭雷枢（Thomas Colledge，公元 1797—1879）在澳门开设眼科医院，他认为施医诊病是促进传教事业的最好途径，并建议英美教会应派遣大批传教士医生来中国。

第一个采取"将医疗作为基督教传入中国的辅助手段"的教会团体是美国公理会国外布道会总部。1834 年派传教士医生伯驾（Peter Parker，公元 1804—1888）来中国。次年 11 月，伯驾在广州建立眼科医局。由于中医治疗眼病的效果不佳，伯驾的眼科医局不久就赢得了一定的声誉。然而，伯驾并不限于行医传教，他还十分重视与地方官吏的联系，通过治病获取情报。他曾多次试图为林则徐治病，虽未得逞，但依然为林则徐建立了病案。他认为："从医学上看，这个病案没有值得引起兴趣的地方……但是我想对于这样一个著名人物是值得注意的，他的行为是

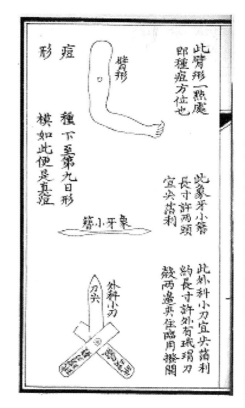

图 15-1　《种痘奇方详悉》插图

中英这两个大国间破裂的近因。"伯驾后来参加了中美《望厦条约》的签订，并因此晋升为驻华公使，被称为"当西方大炮不能举起一根横木时，以一把手术刀打开了中国的大门"的人。1856 年，眼科医局在第二次鸦片战争中被毁。1859 年 1 月，伯驾的继任者、美国传教士医生嘉约翰（Jonh Kerr，公元 1824—1901）在广州南郊重建医局，更名为博济医院。此后博济医院一直持续到 1949 年，是在华历时最久的教会医院。

鸦片战争后，随着一系列不平等条约的签订，中国各通商口岸陆续设立了教会诊所或医院。据调查，1859 年全国教会医生 28 人；1876 年已有教会医院 16 所、诊所 24 个；1897 年教会医院为 60 所；1905 年教会医院已达 166 所、诊所 241 个、教会医生 301 人，分布于全国 20 余个省。20 世纪后，教会医院仍在增加，据 1936 年《中华年鉴》统计，教会医院达 426 所，其中较有名的有：

仁济医院——上海最早的西式医院，1844 年由英国伦敦会传教士雒魏林（William Lockhart，公元 1811—1896）（图 15-2）在上海南市建立。

北京施医院——1861 年雒魏林来北京开设西医门诊，1864 年由英国传教士医师德贞（John Dudgeon，公元 1837—1901）接任，次年德贞选择东城米市大街的一座寺庙改建成"双旗杆医院"，1906 年该院与其他几个医院合并为北京施医院。

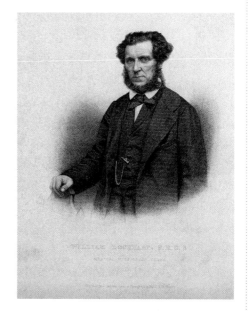

图 15-2　雒魏林

湖南湘雅医院——1906 年美国医学博士胡美（E. H. Hume，公元 1876—1957）来到长沙，创办雅礼医院，该医院主要由美国的雅礼会支持。1915 年移交给湘雅医学会后更名为湘

雅医院。

其他还有上海的广慈医院（1881）、北京同仁医院（1867）、南京鼓楼医院（1892）、苏州博习医院（1883）等。

教会医院不仅成为西医传入的重要基地，也为中国建立医院提供了示范。西医要在异质文化的土壤里扎根，必须获得文化上的认同。中国对西医的认同，除牛痘接种外，外科手术治疗也是一个重要方面。如伯驾的眼科医院在青光眼和白内障治疗方面卓有成效，吸引了许多病人。1847 年，他首次在中国引入乙醚麻醉施行外科手术，获得成功。麻醉术的引入使外科手术的选择范围大大扩展，为教会医院在中国的发展保持了技术上的优势。

2．创办医学校和编译医书

医疗活动是早期西医传播的主要途径，传教士医生在通过牛痘接种、外科和眼科手术来扩大西医影响的同时，也开始注意到培训中国助手的重要性。传教士医生为了医疗需要，在医院或诊所招收中国学徒，教以浅简的医学知识，目的是训练学徒们担任护理助手的工作，所以早期的西医教育是在医院内，以师徒方式进行的。如 19 世纪初，东印度公司的皮尔逊医生来华后，在广州、厦门设立医药局。1806 年开始招收华人学医。1837 年伯驾在眼科医局招收学徒，关韬跟随伯驾学习。此后各教会医院陆续开始招收学徒。据 1897 年尼尔（James Boyd Neal）调查，当时教会医院培养的学徒数量很少，在 60 所教会医院中，有 39 所兼收学徒，其中有 5 所招生人数超过 10 人，其余为 2～6 人，当时已毕业的约 300 名，肄业生 250～300 名。这种学徒式的训练方法成效不高，很难算得上是正规的医学教育，而且培养出来的医生也难以满足当时医疗上的需要。

随着西医基础理论知识的不断丰富、诊治技术的不断发展，欲将西医全部内容教授给学生，即将医学作为一个独立的知识体系在中国介绍、宣传、学习，师徒的传授方式已不适宜。同时，19 世纪中叶至 20 世纪初，在华的传教医师和专职医师日见增多，设立学校以开展系统的西医教学在客观上具备了条件。在华的各教会组织为了扩大其影响，认识到医学教育的重要性，于是开始设立医学校。

最早的教会医学校是博济医学校，成立于 1886 年。该校开始只招收男生，1879 年招收了第一位医科女生。继博济医学校后，1884 年美国安立甘会于杭州成立广济医学校。1887 年英国伦敦会于香港成立爱丽斯纪念医院，并于同年 8 月成立医学校（香港西医书院，香港大学医学院的前身），第一届有 2 名毕业生，其中之一是孙中山先生。1889 年南京成立斯密斯纪念医院医学校。1890 年济南成立济南医学校。1891 年美国监理会在苏州成立苏州女子医学校。1894 年成立苏州医学校（苏州女子医学校并入）。1896 年，美国圣公会在上海圣约翰大学设立医科。1899 年，美国长老会在广州成立夏葛女子医学校。1903 年，上海成立大同医学校，1917 年并入齐鲁大学医学院。1904 年，耶稣会成立震旦大学，1909 年迁至上海并建立医学院。1904 年，英美教会在济南成立共和道医学堂，1917 年改组为齐鲁大学医学院。1906 年，英美教会在北京联合创办协和医学堂，1915 年由美国洛克菲勒基金会及罗氏驻华医社接管。1908 年，北京成立北京协和女子医学校，1923 年合并于齐鲁大学医学院；1909 年，汉口成立大同医学堂，1917 年合并于齐鲁大学医学院；1913 年，南京成立金陵大学医科。1909 年，广州成立赫盖脱女子医学专门学校；汉口成立汉口协和医学校。1910 年，南京成立华东协和医学校。

20 世纪以前，教会所主持的西医教育，无论是师带徒式的教学，还是初具规模的医学校，教学格局基本类似，只是程度深浅不同而已。教学体制当时受英美教学体制影响，尤其受英国爱丁堡医学院的影响最大。那时在华的许多著名传教医师如德贞、马根济等都是来自爱丁堡，中国有相当部分留学生，如最早的医学生黄宽即毕业于爱丁堡医学院。

西医书籍的编译是早期西医传入的另一个重要途径。汉文译述的近代西方医学书籍，一般认为始自 19 世纪初。斯坦顿（Sir George Thomas Staunton）将皮尔逊所著《种痘奇方详悉》

译成中文，于 1815 年出版。皮氏的学生邱熺（浩川）又将该书加以诠释改名为《引痘略》，于 1817 年印行。这是流行中国最早的西医痘症专著译述。

主持广州金利埠惠爱医局的英国传教士合信（Benjamin Hobson，公元 1816—1873）（图 15-3）在中国助手协助下，于 1851—1858 年间编译了《全体新论》《西医略论》《内科新说》《妇婴新说》和《博物新编》。后人将以上五种书合编统称《合信氏医书五种》。这是一套较系统的近代西医学启蒙教材，对中国近代西医早期发展产生过一定的影响。嘉约翰自 1859 年开始翻译西医书籍，至 1886 年共译医书 20 余种。另外，他还主办了《西医新报》（1880，季刊），持续 2 年，共出 8 期，是中国最早的西医期刊。此外，博济医院助理医师中国人尹端模，相继翻译出版过西医基础理论、临床治疗之类的书籍。1886 年他主编的《医学报》在广州发行，这是国人自办的最早的西医期刊。

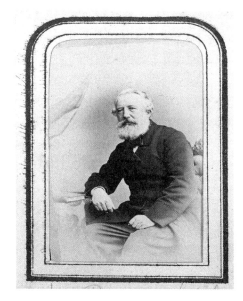

图 15-3　合信

英国人德贞 1864 年来华，曾受聘为京师同文馆首任生理学和医学教习。他翻译、编著了大量西医的医学理论和临床治疗等方面的书籍，如《西医举隅》《全体通考》等。英国人傅兰雅 1861 年来华任香港圣保罗书院院长。1865 年他应聘参加上海江南制造局翻译馆工作，翻译介绍西方自然科学技术的书籍。他与赵元益等合作翻译的医书主要有《儒门医学》《西药大成》《法律医学》等，其中《法律医学》是中国第一部介绍西方法医学的书籍。

由学术团体系统编译西医书籍始自博医会。1890 年该会成立了名词委员会，着手医学名词和术语的统一和规范工作。1905 年又成立了编译委员会。1926 年这两个委员会合并为出版委员会。据统计，其著译的西医书籍共 103 种。同仁会是日本对中国宣传西医药兼有经济、政治、文化侵略性质的机构，所属医药汉译书籍刊行委员会于 1927 年成立，出版由中国留日学生翻译的日本各科西医学名著。

丁福保致力于通过日文转译西医书籍。至 1914 年，丁福保由日文译编成的医书共 68 种，以及他自纂的医书 10 多种，总计 80 余种，合编成《丁氏医学丛书》。这套丛书囊括了西医基础医学和临床各科，富有较高的实用价值。

《海关医报》（*Customs Medical Reports*）是中国西医药期刊的篙矢，1871 年在上海创办，刊载疾病调查报告和医学论文，是研究近代中国医学发展概况和流行病学的宝贵资料。1887 年，"中国医学传教会"又称博医会，在上海编辑出版《博医会报》（*China Medical Missionary Journal*），1923 年 1 月与《中华医学杂志》英文部分合并，改名《中华医学会英文杂志》（*Chinese Medical Journal*，今《中华医学杂志》英文版）。该刊为医学学术期刊，至今仍在出版，已达百年以上，是中国最悠久的医刊，在国内外颇具影响，对国际医学交流做出了一定的贡献。

3．早期医学留学活动

在鸦片战争失利后，清政府开展洋务运动，《辛丑条约》后实施"新政"，开始向国外派遣官费留学生，而当时各国也有意识地吸引中国青年留学。因此，19 世纪末、20 世纪初在中国近代史上掀起了第一次留学高潮。

中国留学欧洲学医的第一人是黄宽（公元 1829—1878），字绰卿，号杰臣，广东省香山县人。1847 年 1 月随澳门马礼逊学校校长布朗赴美，入麻省曼松学校学习，1850 年赴英国爱丁堡大学学习，1855 年毕业后回国。曾任海关医官、博济医院代理院长，兼顾博济医院的教学。中国女子留学习医的第一人是金韵梅。她2岁时父母因染疫双亡，被美国长老会麦卡蒂（Divie Bethune McCartee，公元1820—1900）收养，后赴美入美国纽约女子医学校学习，1885年毕业。回国后曾任北洋女子医院院长，于医院内附设护士学校，培养护理人才。

1896年中国向日本派出第一批留学生13人。此后，中国留学生赴日学习者逐年增加。1905年（光绪三十一年）在"废科举、办学校、派游学"的声浪中，停止了科举，历时1200余年的科举制度至此被废除，此后有大量学生赴日留学。其中学医者为数不少，据不完全统计，仅在1911年以前学成归国的就有163人，还不包括像鲁迅等中途转学或未毕业者。

中日之间签订的留学生条约，引起美国统治集团中一部分人的注意。1908年美国国会通过罗斯福的咨文，向中国政府正式声明，将偿付美国庚子赔款的半数，作为派遣留学生赴美之用，以后留美学生显著增加，其中有后来成为中国著名医学家的沈克菲、孟继懋等人。

留学生回国后，大都成为中国各个医疗卫生机构和学校的骨干，对当时的医疗卫生事业起了一定的影响作用。

二、中国近代医学体系的形成

中国近代的医学体系是以西方医学体系为模式而逐渐形成的。这一过程孕育了医疗卫生行政机构的创建、近代医学教育体制的形成、医学研究机构和学术团体的建立等。

1. 医疗卫生行政机构的创建

医学的近代化过程也是医学的社会化过程。随着社会的发展，社会对医疗卫生的需求不断增加，同时人们也认识到医学重要的社会功能，如公共卫生的改善、疫病的预防与控制，对于社会稳定、经济增长具有不可忽视的作用。于是，协调医疗卫生与社会的卫生行政机构成为近代社会的一个重要部门。

中国历代封建王朝都设有管理医药的专门机构，但其主要功能是服务于宫廷，尽管少数的"惠民"医药机构也为民众提供服务，然而很难满足实际需要。鸦片战争后，西方国家在中国开辟通商口岸，并设立海关税务司。海港检疫是海关税务司的一项重要工作，1863年海关税务司设立海关医务所，负责海港检疫等工作，是中国近代最早的卫生行政机构。然而，海关医务所由外国人把持，直至1930年，中国政府才收回海港检疫权。

中国政府卫生事业的创办，始于1905年清政府于巡警部警保司内设卫生科。这是中国政府机关的名称里第一次出现"卫生"一词，即第一次出现专管公共卫生的机构。此外，地方卫生机构也开始出现，如1898年在上海市公共租界内设立卫生处，1900年天津设立的都统衙门附有卫生局，管辖地方卫生工作。1906年巡警部改为民政部，设立卫生司，下设保健科、检疫科及方术科，管理国家医疗卫生事务。1907年，清廷陆续制定新刑律、民法等法典，其中写入了医药卫生法规。1911年，在著名医学家伍连德（公元1879—1960）的倡导下，疾病预防制度在东北最早建立。

北伐战争结束后，国民政府为了加强卫生行政管理，于1927年在内政部下置卫生司，掌管卫生行政事宜。1928年11月改设立卫生部，另设中央卫生委员会为审议机构。其后又陆续增设中央医院、中央卫生试验所、西北防疫处、蒙绥防疫处、麻醉药品经理处、公共卫生人员训练所及各海关检疫所等机构，中央卫生行政体制渐形完备。同年12月，国民政府公布《全国卫生行政系统大纲》，规定省设卫生处，市县设卫生局，各大海港及国境要冲地设海陆检疫所。自此中国国家卫生行政制度初步确立，比较完整的近代化医学体系基本形成。至新中国成立前，据1947年统计，全国有26个省设立了卫生处，有医疗卫生机构共214个。设立市卫生局的城市14个，有10个城市设卫生处、11市设卫生事务所、8市设卫生科。据不完全统计，各市所辖卫生机构共248个。县设卫生院达1440所，区卫生分院353所，乡镇卫生所783所。至1947年县级医疗机构共有病床11226张。此外，为发展中国的医疗卫生事业，中国医学专

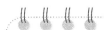

家与国际联盟卫生组织开展了积极合作，并取得了一定的成效。

医药管理的法令和法规也相继颁布，如《解剖尸体规则》（1913）、《传染病预防条例》（1916）、《卫生行政系统大纲》（1928）、《中华药典》（1931）等。据统计，至1948年，当时政府先后颁布了有关医疗卫生法规和条例近百个，这些法规、条例对推动中国的医疗卫生工作发挥了一定的作用。

2．医学教育体系的建立

19世纪60年代，清政府为了"自强求富"开展"洋务运动"，主张学习西方科学技术，提倡"新教育"，于是开始建立新式学校，如1862年在北京设立同文馆。1867年，同文馆开设"科学系"，逐渐引进西方的自然科学技术知识。1871年设立生理学和医学讲座，聘德贞为生理学教习。1898年创办京师大学堂，1903年京师大学堂增设医学实业馆。

1881年李鸿章在天津创办医学馆，由马根济和英美驻天津的海军外科医生共同教学。1894年李鸿章扩充校舍，并将医学馆改名为北洋医学堂，这是中国第一所官办的近代西医学校。1902年袁世凯又将该医学堂改为海军医学堂，同时还建立了北洋军医学堂，后者于1906年改名为陆军军医学堂。此后各省也相继开办起医学堂，如1908年张之洞创办湖北医学堂，1909年广东成立光华医学专门学校等。然而这些医学校无论在学制上还是在课程设置上均未健全，缺乏统一规划，尚未形成独立的医学教育体系。

1912年中华民国成立，不久国民政府教育部颁布了《大学令》（壬子学制），废除封建教育，建立近代教育体系。1913年修改后称"壬子癸丑学制"。规定医科分医学、药学两门。修业年限，医学预科一年，本科四年；药学预科一年，本科三年。1922年，北洋政府公布新的《壬戌学制》规定大学分为4个层次：大学、专门学院、专修科以及大学院。1924年2月公布《国立大学条例》。中国的医学教育逐步纳入了正规的教育体系。

在这一时期，北京、直隶、江苏、浙江、广东等省先后设立一批国立或公立医学校。如1912年北京成立北京医学专门学校（北京大学医学部前身）；杭州成立浙江省立医药专门学校（浙江大学医学院前身）。1916年，保定成立省立直隶医学专门学校（河北医科大学前身）。1927年创办国立同济大学医学院。1928年创立河南省立中山大学医科。与此同时，一批私人创建的医学院校也相继开办，如1909年外国医生达保罗与华人医生钟宰荃创办广东公立医科专门学校（中山大学中山医学院前身）。1912年，张謇创办南通医学专门学校（南通大学医学院前身）。1926年上海创办私立东南医科大学（1930年改称东南医学院，1952年迁址合肥，改名为安徽医学院，1985年更名为安徽医科大学）。

教会医学校也有所发展和扩大，新建了一批教会医学院。如1911年青岛成立德国医学校，美国在福州设立协和医学堂。1914年成都华西协和大学设立医科，长沙成立湘雅医学院。1917年，美、英、加拿大三国教会创办齐鲁大学医科。1915年美国洛克菲勒基金会设立中华医学基金会，介入中国医学教育，在与伦敦会协商后达成了接办协和医学堂的协定，并将其改名为北京协和医学院。除协和医学院外，中华医学基金会还对湘雅医学院、国立中央大学医学院、北京医学专门学校等学校和一些医疗机构提供援助。资助中国博医会和中华医学会经费，开展医学名词统一、翻译医学文献及出版工作。中华医学基金会还支援过定县的农村卫生事业和在周口店开展的古生物学研究工作等。可见中华医学基金会已渗透到中国医学事业的各个领域，在相当长的一段时期内，对中国近代医学教育和医药卫生事业有着重要影响。至1949年，共有西医院校44所，在校学生15000余人。

3．医学研究机构和学术团体的创立和发展

1911年以前，中国已有一些小规模的西医研究机构，如1892年，香港设立天花疫苗的研究所；1905年，香港设立细菌学研究所；1909年，成都设立法兰西细菌学研究所。民国以后，随着近代教育和科学在中国得到一定的发展，在各地建立的高等学校中，不少设有医学院系，

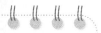

并开展一些研究工作。北洋政府也设立了一些科学和医学研究机构，如中央防疫处。1927 年国民党南京政府成立后，设立了中央研究院、北平研究院等国立学术机构。同时，按《增订教育行政大纲》规定，很多学校先后设立了医学方面的专门研究机构。1928 年 7 月民国政府教育部在杭州西湖钱王祠设立热带病研究所，这是中国早期重要的热带病学专门研究机构。来华的外籍医学学者和其他人士也在中国建立了一些医学研究机构，如巴斯德研究院、雷士德研究所等。

科学团体对科学发展有着重要的作用，通过举办学术会议、出版科学期刊、组织专题研究和讨论等，促进学术交流、推动科学进步。19 世纪中叶，中国出现了专业性的学术团体。如 1838 年由传教医师郭雷枢、伯驾和裨治文发起，在广州成立"中国医学传教会"（Medical Missionary Society in China），这是中国成立医学团体之开端。1845 年，香港的传教医生成立"中国内外科学会"。

在上海的美国传教医师文恒理（Henry Boone，公元 1839—1910）鉴于传道医学活动的扩大，来华的传教医师与日俱增，但素乏沟通交流，需要组织起来协调活动，广州虽有"中国医学传教会"的设立，但已不能适应形势的需要，于是在《教务杂志》（*Chinese Record*）上倡议成立"中国教会医学会"（China Medical Missionary Association，中文简称"博医会"），获得响应，"中国教会医学会"于 1887 年宣告成立，并在华北、上海、武昌、汉口、广州、福建、台湾等地设立分会。中国博医会设有出版及翻译、公共卫生、医学教育、研究、护士会、医院行政等专业委员会。主要活动包括编译医书、倡导并推行中译医学名词的统一、提倡公共卫生、推广医学教育、举行医学学术会议、出版《博医会报》杂志等。这些活动对于中国医学事业的发展多有贡献。

国人创立西医学团体较早者当推 1897 年秋在上海创立的"上海医学会"。此后，国内陆续组成一些医药学术团体，其中影响较大的团体有：1915 年在上海成立的中华医学会，学会以"巩固医家交谊，尊重医德医权、普及医学卫生、联络华洋医界"为宗旨，刊行《中华医学杂志》，为中国近代医学事业的发展做出了重要贡献。1936 年批准成立中华医史学会，成为中华医学会第一个专科分会。1947 年时，中华医学会在全国各地已有 30 多个分会，3000 余名会员。1907 年冬在日本学习药学的留学生发起成立"中华药学会"。1912 年药学会迁至北京，编辑出版《中华药学杂志》。1904 年上海成立万国红十字会，1907 年，清政府将"上海万国红十字会"改名为"大清红十字会"，辛亥革命胜利后，"大清红十字会"改名为"中国红十字会"，1912 年中国被接纳为国际红十字会会员国。此外，1909 年中国护士组织联合会由 8 位外籍护士在江西庐山发起成立，后改名为中华护理学会，1922 年成为国际护士会的会员，1920 年发行了《护士季刊》；1915 年成立中华民国医药学会；1926 年在北京成立中国生理学会等。

除上述团体之外，还有 1921 年创立的中华卫生学会、1921 年成立的上海医学联合会、1926 年成立的中国麻风协会、1933 年成立的中国防痨协会、1935 年成立的中国预防花柳病协会、1935 年在南京成立的中国卫生教育社、1937 年成立的中华麻风救济协会、1938 年成立的中华天主教医师协会、1946 年成立的中华营养促进会等。

在革命根据地成立的学术团体有：1933 年成立的"中华苏维埃共和国卫生研究会"，1940 年成立的"医务研究会"，抗日战争时期在太岳军区成立的"中西医药协会"，1945 年在陕甘宁边区成立的"边区中西药研究总会"及其分会、支会等。这些团体对开展根据地的医药卫生工作起到积极的作用。

三、近代医疗卫生事业的发展

近百年来，中国的医疗卫生事业的发展极为艰难、曲折。在困难的环境下，医疗卫生工作者通过辛勤的工作，初步构建起中国医疗卫生体系的框架，并在某些领域取得了一定的成绩。

1．疾病防治

（1）传染病和寄生虫病的调查和防治

在中国近代，危害人民健康最严重的疾病是急性传染病和寄生虫病，在全国各地区流行的急性传染病及严重寄生虫病有数十种之多。由于旧中国的医疗卫生机构中能及时报告疫情的为数甚少，因而对于疫病的实际蔓延情况无从获悉。20世纪30年代，中国医学家为了解疫病的流行情况，以制订防治对策，曾对天花、鼠疫、霍乱、疟疾、伤寒及副伤寒、血吸虫病、钩虫病等19种传染病及寄生虫病作了调查。其中以疟疾最多，占19种病的50.2%；其次为钩虫病，占13.1%；再次为伤寒、黑热病、白喉等。虽然调查只有一年，数量不多，与实际流行情况有不尽符合之处，但亦可以窥知当时在医药卫生极端缺乏下的疾病流行的概况。

中国近代对主要的急性传染病和寄生虫病的防治已逐步展开，如推广牛痘接种预防天花、设立检疫所控制鼠疫蔓延；1932年，海港检疫总管理处兼办的中央霍乱局，将霍乱列为海港检疫疾病之一。1934年卫生署设立黑热病防治所，开展防治工作。对疟疾、血吸虫病、钩虫病、血丝虫病、麻风病等的防治也陆续进行。旧中国结核病严重流行，1932年统计显示，肺结核居死因排列首位。因受政治、社会及经济诸因素影响，虽社会各界努力开展结核病的防治，但效果并不理想。

（2）其他临床学科的发展

近代中国的西医外科学有了一定的发展，1937年在沪召开的中华医学会第四届大会上，成立了中华医学会外科学会。随着外科的发展，外科分支出现：骨科（又称矫形外科）和泌尿外科已初具规模。1930年牛惠生（1892—1937）在上海徐家汇创立了中国第一所骨科医院。1937年成立了中华医学会骨科小组，这标志着骨科已在中国成为独立的专科。出现了一批著名的外科专家，如沈克非（1898—1972）、黄家驷（1906—1984）、孟继懋（1897—1980）、方先之（1906—1968）等。

西医妇产科在1911年以后得到全面系统的发展。由于医学教育的发展，女医生、护士逐渐增多，妇女病人能够接受妇科阴道检查，及时地诊断生殖道等各种部位的疾病，使中国妇科学在短短的四十年中有较明显的发展。新式接生法的推广，创建中国助产医学，有效地降低了产妇的死亡率。

在儿科学领域，20世纪20—30年代，中国医学家对儿童生长发育进行了较广泛的调查，对营养缺乏症——近代严重威胁儿童健康的一类疾病——展开了大量的研究，如对维生素A缺乏症、婴儿脚气病、佝偻病、婴儿手足搐搦症、营养不良性水肿等的调查和防治均有较多的研究。1943年儿科专家诸福棠（1899—1994）所著的《实用儿科学》出版，是中国西医第一部儿科专著。

在中国近代，皮肤病和性病发病率相当高。为控制严重危害中国人民健康的性病、皮肤病，中国皮肤性病学的开拓者做了大量的工作，有不少是世界水平的科学贡献，如胡传揆（1901—1986）、李洪迥（1908—1993）等对花柳病梅毒螺旋体的研究，胡传揆对维生素A缺乏的皮肤症状的研究，为中国皮肤性病学的发展做出了贡献。

此外，其他临床学科也有一定的发展，如1937年成立了全国眼科学会；1946年成立耳鼻咽喉科学会；至1949年，全国已建立数所牙医院校。

中国近代的护理事业，从半封建半殖民地的旧中国艰难起步，在西方护士们的协助下，开始有了中国自己的护士，成立了护士学校，创建了护士组织，后来加入国际护士会，使中国护士的工作得到国际的承认。据统计，新中国成立前，在中华护士学会注册的护士学校有183所，培养护士3万余人，全国13个省市建立了护士分会，共有会员1万余人。护理事业取得了一定成绩。

2. 基础医学各学科的建立和发展

（1）解剖学和组织胚胎学

20世纪初，大体解剖在中国处于起步阶段，尤其是对国人的解剖研究还很缺乏。早期研究主要集中在国人的人类测量学和变异情况。中国的神经形态学研究是在20世纪20年代后开展起来的。虽然起步稍晚，但研究领域却颇为广泛，并且取得了一定的成就。当时有些西方学者在种族主义思想的影响下，根据其获得的不完全的标本，武断地提出中国人脑不如白种人脑的观点。中国学者欧阳翥、吴定良依据研究的大量资料，对此谬说予以有力的驳斥。此外，中国学者在组织学和胚胎学，如神经组织学、神经核和其纤维的联系、神经组织化学以及神经系统发育研究等方面也做过较广泛、深入的观察和研究。

为了推动中国解剖学的发展，1920年11月在北京的中外解剖学家及有关学科专家成立了"中国解剖学和人类学会"，该学会范围很小，会员仅10余人，学会成立后不久就中止了活动，故没有起到预期的作用。1947年7月，中国解剖学会在上海重新成立，共有会员80人。有些地区也相应成立了分会，虽然雏形已具，但也未广泛展开学术活动。直至新中国成立后，解剖学工作者在中华全国自然科学专门学会联合会的领导下，改组扩大了原来的学会，于1952年9月在北京举行"中国解剖学会"成立大会。从此中国的解剖学发展进入了一个新的历史阶段。

（2）生理学

国人最早从事生理学方面研究是在1914年前后，如陈永汉于1915年和1917年先后发表了关于正常华人和脚气病病人白细胞分类计数的研究。但在20世纪20年代以前，对生理学的研究基本处于初级阶段，主要是关于中国人各种生理常数的测定，在用实验手段探讨生理学机制方面几乎是空白。20年代以后，在一些条件较好的学校逐步开展了一些程度不同的实验研究。

1922年，协和医学院的外籍教员发起成立了"美国实验生物医学会北平分会"（The Society of Experimental Biology and Medicine，Peiping Branch），在该校任职的部分中国教员也参加了该会组织的学术活动。以后，一些留学回国的学者认为，应当成立自己的学会，把中国生理学事业发展起来。1926年中国生理学会在北京协和医学院生理系宣告成立，林可胜（1897—1969）被选为第一届会长。该学会还决定创办学术季刊《中国生理学杂志》（*Chinese Journal of Physiology*）。

1949年以前，中国生理学的重要研究包括了生理学、生物化学、营养学、药理学等方面。当时生理学（狭义）研究以消化系统和神经系统的研究最为出色，如林可胜等人对胃的运动和分泌，特别是胃液分泌机制进行了系统而深入的研究，得到了许多重要发现。他们还于1932年在世界上首先发现并提取一种可以抑制胃液分泌的物质——肠抑胃素（enterogastrone，不是某一单独的激素，而是具有共同作用的几种肠道激素的总称）。"这项发现被公认为是具有重要生理意义的经典性"作品。

国内最早从事中枢神经系统研究的学者是汪敬熙（1898—1968），他带领同事们所做的对皮肤电反射的研究使他成为国际该领域的先驱之一。协和生理系在神经系统方面的工作最为引人注目，有林可胜等人关于延髓交感中枢的系列研究、张锡钧等对神经递质的系统研究、冯德培等关于神经肌肉接头的系列研究等，这些研究在当时国际上都居领先地位，有的属于开创性研究。总的来看，当时生理学研究以消化系统和神经系统的研究最为出色，在肌肉、循环、代谢以及内分泌方面也做了大量有成效的工作，细胞、呼吸、感官和生殖方面也有涉猎，但多零散而无系统。

（3）生物化学

在1924年之前，中国的生化科学处于探索、准备阶段。在这段时间内，国内也开展零星、初步的生化研究工作，主要限于食品的分析方面，如对皮蛋、荔枝、牛奶产品、大豆营养价值的研究等。

1925年以后，随着国内医学教育事业和生物科学研究机构的逐渐发展及国外留学专家的归来，中国生物化学事业有了较快的发展。首先，国内许多医学院校相继成立了生物化学系（科）；其次，各医学院校的生化教学水平有了普遍提高，理论课与实验课的内容基本上已接近当时美国的水平；再次，许多生物科学和医学研究机构开始了多方面的生化研究工作，发表了许多研究论文和报告，取得了一些成就。

20世纪30年代，中国学者在氨基酸的分离和人工合成方面也开展了一些研究工作，主要有萨本铁等从蚕丝中制备甘氨酸和丙氨酸（1933），杨树勋和程崇道从人黑发中分离出氨基酸（1937），林国镐等用Hofmann反应合成了7种氨基酸（1938）等。

1931年，吴宪（1893—1959）等提出了蛋白质变性学说。吴宪的学说至今仍为生化教科书所采用。吴宪与Folin建立的血液系统分析法为临床诊断提供了重要手段，在国际上被广泛采用，为现代临床化学奠定了基础。

营养缺乏性疾病是本世纪初医学研究的一个重要领域，中国学者在这一领域也开展了大量的研究工作：侯祥川对维生素A、D缺乏与疾病的关系进行了研究（1929—1930），吴鼎与诸福棠研究了儿童和成人维生素A含量与疾病的关系（1940），还有苏祖斐、杨爱德及侯祥川、杨恩孚等对维生素B缺乏症的研究，张昌颖、陈同度等对维生素D缺乏症的研究等。

（4）病理学

北京协和医学院于1920年建立病理学系，下设病理学、微生物学及寄生物学三科。不久协和医学院建立了病理学博物馆。胡正祥（1896—1966）为该科第一任中国籍主任。病理科定期组织全院规模的病理讨论会，以推动病理科的工作。

早期的病理学研究大多是对当时中国猖獗流行、能大批致死的传染病和寄生虫病的病例报告，其中报道最多的是霍乱、天花、伤寒、菌痢、血吸虫病、结核病、传染性肝炎等，真正涉及病理学的文章甚少。即使到了20世纪30年代，在当时的《中华医学杂志》也仅偶尔刊登关于病理学的文章。1929年，中国病理学者胡正祥和谷镜汧（1896—1968）在中华医学会第七次大会上分别作了"心脏先天性畸形一例"和"中国人动脉硬化之病理的研究"的论文报告。胡正祥在30年代从事黑热病病理形态学和实验研究，证实了白蛉传染利什曼原虫的途径，并发现严重贫血可在颅骨内板形成局灶性的髓外骨髓增生。

随着中国各医学院校病理学科逐渐独立和从事病理学研究人数的增加，病理学诊断报告和研究的论文也逐渐增多。如1930年侯宝璋报告了"齐大学院130例病理解剖之研究"和"山东尿石病之研究"；谷镜汧报告了"因梅毒而起之腹部主动脉瘤"和"先天性肠梅毒4例"。1932年中华医学会会议上，首次出现病理学分组会议。1933年在上海雷氏德研究所召集了23位病理工作者，商讨成立"中国病理学会"事宜，并制订了"中国病理学会"章程。20世纪40年代国内战争不断，社会动荡不安，各医学院校正常的工作秩序和生活环境受到严重影响，医学科学研究也处在萧条时期，有关病理学研究论文发表甚少。其中最重要的是谷镜汧分别在1946—1949年的《中华医学杂志》上以"近十年来病理学之进步"为题，就"炎症""网内皮系""人工癌研究""偻麻质斯（或风湿病）之病原""高血压症""流行性肝炎"等内容详细介绍了国外的最新研究成果，颇为病理学界所瞩目。

（5）药理学

中国近代药理学研究主要为中药的化学和药理研究，如陈克恢（1898—1988）、赵承嘏（1885—1966）等研究了中药当归、麻黄、大风子、延胡索等。1924年陈克恢等人在美国医学会杂志等期刊上发表关于麻黄研究的论文，指出麻黄有效成分麻黄碱的生理作用与肾上腺素类似而持久，其效能与交感神经兴奋剂完全相同。这一研究成果被认为是研究中药成功的典范，引起医药界的重视。1928年赵承嘏报告由延胡索中提取得到延胡索素甲、乙、丙、丁、戊5

种生物碱，并略述延胡索素乙及丙的生理作用。

20世纪30年代对中药独活、柴胡、淫羊藿、桔梗、益母草、防己等也进行了化学研究。20世纪40年代周廷冲（1917—1996）、程学铭、张昌绍等更分别研究了常山的抗疟作用。虽然工作不多，但应用现代科学技术对中药的研究做了许多开拓工作，不仅充实了药理学的内容，也为中国中药研究的进一步发展创造了条件。

（6）微生物学与医学寄生虫学

中国近代微生物学研究是以控制传染病为主要内容。1919年3月，中央防疫处在北京天坛宣告成立，其任务是：制定防疫计划与研制疫苗、血清供应。从此，天坛中央防疫处（卫生部北京生物制品研究所的前身）成为中国微生物学的研究与应用基地。

中央防疫处成立后，中国很多著名的微生物学家都在这里工作过，如林宗扬（1891—1988）、陈宗贤（1892—1979）、齐长庆（1896—1992）、谢少文（1903—1995）、汤飞凡（1897—1958）、余贺（1903—1988）、黄有为、沈鼎鸿、郭可、朱既明、方纲等。当时开展的研究工作有伤寒、霍乱、痢疾、肺炎、脑膜炎、猩红热、淋病等细菌学方面的研究，供应预防传染病的疫苗和治疗用抗血清。1926年齐长庆从一位天花病人的痂皮中分离了一株天花病毒。这株病毒经猴—兔—牛等动物交替传代减毒成为可用于制造牛痘疫苗的毒种，后称该株病毒为"天坛株牛痘病毒"。1931年春袁浚昌从北平卫生事务所捕杀的一只疯狗脑中分离出狂犬病病毒，经家兔脑内连续传代20代以上演变为固定毒。1933年开始用作制造狂犬病疫苗的毒种。这株毒种亦沿用至今，定名为"北京株"狂犬病病毒。

中国近代医学寄生虫学大约起始于1870年，首先是由一些供职于中国海关的外国医生借助他们的特权在中国一些城市、农村开始了寄生虫病流行情况的调查。中国的寄生虫学工作者是在1921年才开始从事这方面工作的。

中国第一所寄生虫研究机构是1928年8月由洪式闾在杭州创办的"杭州热带病研究所"。1932年国民政府在卫生署下设"中央卫生设施实验处"，其中设有寄生虫学系。实验处开展了对疟疾、血吸虫病、黑热病等寄生虫病的调查与防治，并成立各级相应机构，如黑热病防治处、云南省疟疾研究所、江西卫生实验所。

3. 公共卫生

近代医学在中国的确立应更多归功于公共卫生事业的引入和创立。公共卫生是具有社会性的事业，其发展与国家的政治经济文化的发展有着紧密的联系。近代中国的政局一直处于大变动中，公共卫生的发展处于艰难的困境，但各地的医务工作者仍坚持开展工作，并取得了一定的成绩。

（1）城市卫生

1920年，广州设立自治市，将原来的卫生行政处归于市府管理。广州的公共卫生工作是中国医生在有限的规模上开展公共卫生工作的初次尝试。1925年，北京协和医学院公共卫生系与北京京师警察厅协商，在北京市东城设立一个卫生示范区，同时设立京师警察厅公共卫生事务所管理此区。该所工作范围包括生命统计、环境卫生、卫生教育、疾病医疗等项。该所除为协和医学院培训医护人员之外，还举办公共卫生医师及护士进修班，以及接待来自全国各地的短期专科人员。1928年南京中央卫生署成立后，该所更名为北平市卫生局第一卫生事务所。该所的建立对发展当时全国的公共卫生工作起到了示范作用。1933年北平市卫生局与国立北平大学医学院合作创立第二卫生事务所，与第一卫生事务所的区别是第二卫生事务所完全由国人创立、国人管理，财政亦由中国担负。1929年，已有9个城市成立了独立的公共卫生部门，然而不久有些城市又把它转归至公安部门管理。

20世纪30年代，中国曾开展过工业卫生和职业病的调查，发现工人的工作环境十分恶劣，职业病发病率相当高，于是成立了工业卫生委员会，研究和推行工厂安全卫生事宜，然而，许多计划大多停留在书面上，缺乏实际的工作。兰安生（John B. Grant，1890—1962）在1934年对中国19个10万人口以上的城市公共卫生工作进行了调查，结果表明中国城市卫生工作一是缺乏足够的资金，二是缺乏称职的人员，成绩总体来说是微不足道的。

（2）农村卫生

中国人口的85%是农民，因此农村卫生工作是中国公共卫生工作的重要方面。早在20世纪20年代，中国一些先进分子就已认识到农村问题，并开始了尝试性的工作，如1923年晏阳初在北京成立中华平民教育促进会。1929年选择河北定县为实验县，研究和改善农民生活，其中包括推广公共卫生预防疾病、解决医疗照顾等问题。

在北京协和医学院公共卫生科的帮助下，中华平民教育促进会于1932—1935年在定县创造了由村到区到县的卫生保健网，建立了一套比较完整的乡村卫生制度，为解决大多数农民缺医少药的状况进行了有益的探索，并取得了一定的成绩，此项创举引起了国内外公共卫生学者的注意。

此外，还有一些地区也开展了乡村卫生工作，如1929年，中央卫生署与陶行知所创办的南京晓庄乡村师范学校合作，试办乡村卫生实验所，作为办理乡村卫生的中心。1931年，在北平第一卫生事务所的协助下，燕京大学社会学系与清河镇乡村试验区合作建立卫生股。道济医院在北平郊区西山附近办理乡村卫生工作。1933年，梁漱溟提倡乡村建设运动，并与齐鲁大学医学院合办山东邹平县实验区卫生院。上海卫生局在吴淞、高桥、江湾也开办了卫生实验模范区，亦属于乡村卫生工作性质。这些乡村卫生工作仅仅是作为试验区而开展起来，远不能解决中国广大农村缺医少药的状况，但医务人员推动乡村卫生的尝试为后来的工作提供了可借鉴的经验是值得肯定的。

（3）妇幼卫生

妇幼卫生工作是卫生保健事业的重要一环。近代中国由于社会经济发展迟缓、人民生活贫穷落后、卫生条件差，加上大多数地区采用的是旧式接生法，因而造成婴儿死亡率和产妇死亡率相当高。由于缺少准确的中国居民的生命统计资料，仅凭粗略的估计，中国婴儿死亡率为200‰，产妇死亡率为15‰，此外，尚有不计其数的因生产而遗留各种残疾，以致无法医治的妇女。至于婴儿的先天卫生保健，如孕期营养和胎儿护理更谈不上。由于婴儿的先天不足及后天缺乏合理的营养和维护，以致每年不幸夭折的婴儿达360万人。

中国医务人员对于这种状况早有了解，并期望采取有效措施改善这种状况。1928年，北平协和医学院公共卫生学讲师杨崇瑞（1891—1983）在中华医学会的会议上提出了训练助产士的建议。1929年成立了中央助产委员会。同年第一国立助产学校在北平成立，杨崇瑞被任命为校长。

在卫生署的推动下，全国一些大中城市陆续开展妇幼卫生工作：1933年9月，南京中央助产学校成立。1934年，上海在闸北设立了一个妇幼卫生中心站。同年，镇江的省立助产学校开展了全省的妇幼卫生工作。此外，安徽、浙江、江西、甘肃、陕西、山东、河北、湖南、福建及云南等的部分地区也建立了助产学校、开展妇幼卫生工作。中国儿童福利联合会在儿童保护、儿童救济和儿童健康方面也开展了一系列的工作，为促进儿童福利照顾和治疗贫穷病儿起到了积极的作用。但总体来看，上述工作主要在少数城市中开展，其作用和效果是非常有限的，而全国广大的城镇乡村妇幼卫生工作依然相当落后。

（4）食品卫生

1912—1927年，中国已有食品卫生工作的萌芽，很多学者提倡向西方学习，讲求饮食卫生。接受了西方卫生观点的学者呼吁重视卫生，制定符合国情的法律法规，培养专门人才，提高人民身体素质，减少疾病的发生等。北洋政府的卫生行政机关中设置了负责掌理饮料食品取缔事项与屠宰取缔事项以及负责饮食物、清凉饮料检查及着色品检查事项的部门，并制定了一些包括食品卫生内容的法规，由卫生警察监督卫生法规的实施。

南京政府成立后，制定了一系列的食品卫生方面的规章、章程以及一些食品的标准和饮食、饮食器具的检查方法。这些标准、规章、章程的实施由公安局的卫生警察监督和管理。此外，南京的中央防疫处、卫生署的营养研究所、一些外国财团主持的研究所，如上海的雷士德研究所、上海的自然科学研究所也都进行食品以及卫生方面的研究工作。研究主要包括：由不洁饮食而导致疾病，不洁饮食与疾病的关系；不洁饮食作为传染病的中间媒介；饮食中金属的含量；饮食中营养素的利用效用、含量调查；不同制作方法对食物的影响；饮食与身体的关系；营养素检定方法等问题。

1937 年抗日战争爆发，全国处于战争状态下，沿海城市大部分沦陷，所有被侵占省市原有卫生事业大都停顿。为适应战争时后方的需要，中央及地方机关设置防疫机关甚多，其中流动性防疫队及防疫医院可以做一些食品卫生方面的工作。1945 年抗战胜利，中央卫生实验院迁回南京，在北平、兰州、东北设分院，并开始筹建药品食品管理局，但直至 1948 年仍在筹建，未见文献报道其开展工作。

（5）卫生检疫

早在 1684 年，清政府已在沿海分设粤海关、闽海关、浙海关和江海关，代替唐宋以来的市舶司，管理对外贸易征税事宜。1842 年中英南京条约签订后，中国被迫开放五口通商，随后每种不平等条约的签订，都要伴随着开放一些通商口岸。

随着通商口岸的不断开放，对外贸易与商船来往也日益频繁。此时，东西方由于海陆交通的发达，鼠疫、霍乱等烈性传染病一次又一次形成世界性流行。为了防止这些传染病借着交通线路蔓延传播，上海与厦门先后制定检疫章程，开始实施海港检疫。此后，大部分通商口岸也相继实施检疫，由海关兼办，委派医官对疫区来船实施检查与卫生处理。

为使疫港来船实施检疫时有法可依，上海于 1873 年 7 月 21 日仿效西欧一些国家商订的卫生条约，初拟检疫章程 4 条，次年又修改为 8 条。1925 年上海又修订新的检疫章程。厦门、汕头、广州等口岸也相继制定了防疫章程。

1930 年成立全国海港检疫管理处，逐步收回全国海港检疫工作，统一全国卫生检疫事宜。海港检疫管理处于 1930 年公布全国第一个《海港检疫章程》，规定鼠疫、霍乱、天花、斑疹伤寒与回归热为检疫传染病。同年 10 月又公布《海港检疫管理处章程》。各检疫所每年均有工作报告上报，连同历年学术论文，由管理处编汇成中英文的《海港检疫管理处报告书》。

抗战时期，沿海港口相继沦陷，各检疫所多由日伪接管。解放战争时期，解放区在东北建立了几所检疫所，但由于战争影响，各检疫所的工作多是维持应付局面。

四、近代中医药学

中医药学有着悠久的历史和辉煌的成就，然而，近代中医药学的发展却遇到了严重的障碍。民国政府在引入西方社会文化制度的同时，错误地认为中医不合乎科学，对中医采取了限制和排斥的政策，阻碍了中国传统医学发展。另一方面，在近代自然科学的推动下，西医在对人体的认识、疾病的原因、预防和治疗方面都有了巨大的进步，科学实验的思想和方法应用于医学，使传统的中医学面临着严峻的挑战。怎样看待中西医学、中医学应如何发展，成为近百年来中医界乃至整个社会关注和思考的问题。中医界在困境中励精图治，为发展中医药事业进行着不懈的努力，并取得了一定的成绩。

1．中西汇通思潮

中西汇通的思想渊源，可上溯到 17 世纪初徐光启在天文历法活动中提出的中西"会通归一"的思想。鸦片战争之后，西医知识较以往更快进入中国，许多中医开始自发地学习西医，他们不仅在治疗上吸取西医的某些有效疗法，有的人也想从理论上探讨中西医的特点，试图加以融会贯通，逐渐形成了近代医学史上的"中西汇通派"。1890年，洋务派李鸿章在为美国医学传教士的《万国药方》所写的序中最早提出了"中西医汇通"主张。他认为中医中药确实有所不足，对西医医药制度、医学教育等评价颇高，但并未就此全然倡导西医，他提到，"是书专明用药方剂，亦如葛洪《肘后》，思邈《千金》之体，以便寻省。倘学者合中西之说而会其通，以造于至精极微之境，于医学岂曰小补？则君嚆矢之功，其寿世寿人，讵可量欤？"

20世纪以后，主张中西医汇通的医家迅速增多。尽管并非每位医家都明确提出过中西医汇通的口号，有的以"中医科学化"为目标，有的倡导"改进中医"以适应时代潮流，实质上都是试图期望在学术上沟通中西医学，推动中医学的发展；在教育上通过引入新的教育体制培养中医药人才；在临床上取中西医之长来提高诊疗效果，因此，将他们都归结为受中西医汇通思潮影响的医家并不勉强。汇通思想能得到大多数中医的赞同，是因为它既肯定中医的科学价值、反对把中医视为封建糟粕，又看到了中医学的不足，认为应该用现代科学技术来发展中医。这种态度成为近代中医界的主流，许多医家在汇通思想的影响下，致力于汇通中西医学的工作，并取得了一定的成绩。其中较为著名的有唐宗海、张锡纯、恽铁樵等人。

唐宗海（1846—1894），字容川，四川彭县人，著有《中西汇通医经精义》《血证论》《伤寒论浅注补正》《金匮要略浅注补正》《本草问答》等书。其中，《中西汇通医经精义》成书于1892年，他主张"不存疆域异同之见，但求折中归于一是"。该书尝试用中西医两套理论来解释《内经》，其中收入了王清任《医林改错》的脏腑图说，并以西医的解剖生理学来印证中医的理论，被称为中西医汇通思想领域的"先知先觉"，是中西医汇通理论和实践上汇通的"拓荒者"。但是，由于受到时代限制，他在汇通中西医的过程中，在学术指导思想上有一定"重中轻西"的倾向，并不能真正有利于中医的发展。

张锡纯（1860—1933），字寿甫，河北盐山县人，其代表作为《医学衷中参西录》（1909）。他在从事中西医汇通的过程中，从临床的诊断和治疗到临床用药都进行了大胆尝试。在诊断上，将西医辨病和中医辨证相结合的方法来决定治疗方案，而且赞同"用西法断病，用中药治疗"。在临床药物应用上，将中西医的理论与临床互相印证，在治疗上中西药并用。如将生石膏和阿司匹林同用，张锡纯认为石膏清热力强，辅以阿司匹林，能使内郁之热达表而解。这种从临床实践来汇通中西医的做法，开创了中西药合用的先河，对发展中医有一定意义。张锡纯的中西医汇通思想，主张"取西医之所长，以补中医之短"，即是在积极吸取西医长处的基础之上，以中医为主导，力求汇通。他的许多观点，如大胆并用中西药不断观察疗效等做法，值得后世借鉴。

恽铁樵（1878—1935）（图15-4），名树珏，江苏武进孟河人，著《伤寒论研究》《群经见智录》等。他对中西医两个体系有独到的见解，提出中西医是两种不同的学术体系，具有不同特点。针对当时尊经的风气，提出医学研究不应止于《黄帝内经》，还要吸收近代科学如天文学、动植物学、地质学、物理学和心理学等学科来研究自然以及人体的生理、心理和病理。他承认西医有先进之处，如对解剖、细菌、病源及病灶特别重视；但亦有其缺点，如违背自然及不懂四时、五行等环境的影响等。他认为应吸收西医之长以发展中医，然后中医才会进步。中西医互有短长，可以兼收并蓄，殊途同归。恽铁樵学贯中西，

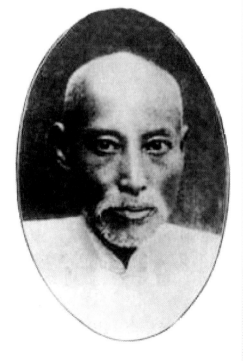

图15-4　恽铁樵

在中医理论、中西医汇通和医学教育等方面都有创见。

中西医汇通思想，是在西医传播进入中国的背景下产生的，主张者结合中西医学，努力寻求中国传统医学发展的新路径，比之全盘否定中医或坚持中医学术完美无缺的复古主义，无疑是积极进步的。但是，汇通思想主要是通过西医理论来解释中医，在研究方法上存在着不少机械的、形而上学的思想，在论述上的参考价值有限。关于中西医结合的问题，经过各种曲折和反复，在新中国成立后才逐渐走上健康发展的道路。

2．废止中医思潮

鸦片战争以后，西方医学大量传入中国。一方面，中医内部有一批人开始质疑中国传统医学理论体系，对外也不易被接受西医教育的人理解；另一方面，西医在理论和临床上都有中医不及之处。同时，日本明治维新的巨大成功，使中国产生了效仿日本的动机，其中就有日本废除汉医、建立现代医疗卫生制度的重要内容，这直接促成了留学日本学医的热潮。在此背景下，出现了一批具有废止中医思想的代表人物，并引发了废止中医思潮。俞樾和余云岫是废止中医思想的代表人物。

俞樾（公元 1821—1907），字荫甫，浙江德清人，清末著名学者。他对中医的观点主要在《废医论》一文中体现，他从"本义""原医""医巫""脉虚""药虚""证古""去疾"七篇讨论了其废医主张。此后改变了其中的"药虚"观点，提出"医可废，药不可废"，成为近代"废医存药"思想的滥觞。

余云岫（公元 1879—1954），名岩，号百之，浙江镇海人。余云岫 1916 年毕业于日本大阪医科大学，受过系统的现代医学教育，也读过不少中医书籍，但是当他研读中医典籍时，以西医理论为标准去衡量中医的科学性，其结果只能是否定中医。他对中医的阴阳五行、五脏六腑、十二经脉、六气六淫、六经辨证等都予以批驳。余云岫认为中医治病有效是因为："第一是中国的药物确是有用的；第二是中医用药全靠经验，并没有什么深奥的道理在里面；第三是许多疾病经过一定时日自然能慢慢儿治愈，并非药物的功效；第四是暗示的效果。"因此他主张废医存药。他对中西医汇通不以为然，认为医学只有新旧之分，而无中西之别，新的医学完全可取代旧的，所以中西汇通毫无必要。余云岫的观点在当时西医界有着相当影响，他本人也一直热衷于废止中医的活动。尽管大多数人并不像余氏那样坚决废止中医，但都认为中国医学的发展应基于西医而不是中医。

1912 年，国民政府在教育系统中设置医学专门学校，没有涉及中医学校，此后的《壬子癸丑学制》中也未将中医药学纳入医学科目。1914 年，教育总长汪大燮竭力主张废止中医中药，仍将中医中药排除在教育系统之外。1925 年北洋政府又拒绝全国教育联合会关于把中医纳入医学教育体系的申请。

1929 年 2 月，南京国民政府第一次中央卫生委员会议通过了余云岫提出的"废止旧医以扫除医事卫生之障碍"一案，不久余云岫又向南京政府教育部递交了"请明令废止旧医学校"的提案，提出了多项消灭中医的具体措施，引起全国中医界的极大愤怒和强烈反对，数日之内反废止风潮遍及全国。但南京国民政府废止中医的政策并未改变，1929 年 4 月，教育部发布命令，将中医学校一律改为"中医传习所"，不需要在教育部备案。不久，卫生部下令将中医医院改称医室（或医馆）。

从更广阔的社会历史背景看，五四运动中知识界批判封建文化、推崇科学思想，甚至有人提出"全盘西化"的主张。五四运动以后，思想界的一些人物对中医持否定态度。如胡适认为中医无学理，不足为法；梁漱溟认为中医书很多，但真知识却不多；傅斯年认为国医与近代科学不相容。这些人物的言论对中医的发展形成了障碍。

3．中医药界的抗争

国民政府歧视、限制中医的种种措施，使中医发展受到严重的限制。对此，一些热爱中医的有识之士在多方面进行了不懈的努力。他们创办中医院校，如丁甘仁、谢利恒创办上海中医专门学校，卢乃潼在广州创办中医药专门学校等，开展教学和研究工作，培养了一批中医药学人才。同时，他们还开始创建中医学术团体。如1906年在上海成立"上海医务总会"，1912年在上海成立"神州医药总会"，1913年成立"全国中医学会"，并在上海、北京设有分会，1929年又成立了"全国医师联合会"。此外还有一些研究中西医的学术团体，如中西医学研究会、华夏医学会等。为了传播中医学知识，各地还先后创办了一些报刊，较为知名的中医杂志有《中医杂志》（图15-5）、《三三医报》《医学杂志》等，中西医合刊的有《医学世界》《中西医学报》《山西医学杂志》等。

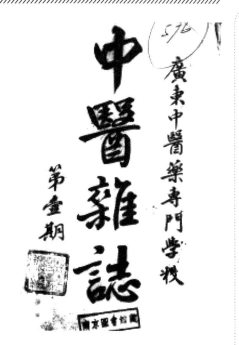

图15-5 《中医杂志》封面
来源：抗日战争与近代中日关系文献数据库

民国政府的反中医政策，始终遭到中医药界的反对。全国中医界联合起来，为争取办学立案的权利组织请愿。在1925年的全国教育联合会上，中医界提出将中医加入教育系统的议案，呈报教育部，但教育部以中医不合教育原理为由不予允准。

1929年"废止中医案"通过后，激起了全国中医界声势浩大的反废止运动。1929年3月17日，全国中医药团体代表大会在上海总商会召开，全国15个省132个团体的代表参加，会议推定陆仲安、隋翰英、蔡济平、陈调五和张梅庵为执行主席，共同商讨对"废止中医案"的抗争。大会提出了请求中医加入学制系统、成立全国医药团体总联合会、确定3月17日为国医节等议案。同时提出"中国医药万岁！""提倡中国医药就是保全中国文化经济！""打倒余汪提案就是打倒帝国主义！"等口号。当日，上海医药界以休业半天并提供大会全部交通工具声援此次大会。19日闭会后，推选出的首批代表谢利恒、隋翰英等几人即前往南京呈文请愿，仅得"废止中医案"暂不执行的结果。在全国中医界和社会各界的抗争下，卫生部不得不表示对中医并无歧视，对中西医学没有偏视。

然而不久，教育、卫生两部又颁布了限制中医的命令，从而引起中医界更大的愤怒。1929年12月，全国医药团体总联合会再次在上海召开临时代表大会，17个省及南洋、菲律宾等223个团体的457名代表参会。大会提出中医参加卫生行政、中医药一律改称国医国药、编纂中医药字典及中医教科书、争取社会舆论等议案，并派代表进南京请愿。在中医界及社会各界的努力下，南京政府宣布撤销教育、卫生两部的布告，并成立"中央国医馆"。为了推进中医药学术和中医药教育，中央国医馆设立了学术整理委员会、编审委员会，制定了《中央国医馆整理国医药学术标准大纲》并开展了统一中西病名等一系列工作。

1934年1月，国民党四中全会召开之际，全国中医药界代表方富建、丁仲英等54人再赴南京请愿，当天南京市中医药界参加请愿人数达到2600余人，他们提出了中西医待遇平等、迅速宣布立法院通过《中医条例》等内容，全国中医药界停业一天表示支持。

1936年1月，在中医界的努力下，《中医条例》终于正式颁布，标志着中医在医药卫生系统中取得了合法地位。1937年3月10日，立法院会议通过《修正卫生署组织法》，决定在卫生署内设"中医委员会"作为政府卫生行政中唯一的中医顾问性组织，负责管理中医工作，使中医在卫生行政机构中也有了一席之地。然而，由于日军的侵略，刚有转机的中医事业又陷入了困境。

4．中医文献研究与临证实践

在中医文献研究方面，近百年来中医虽然被歧视，但这一时期的经典文献整理研究及其他著述仍取得了一定成就。在经典研究方面，有关《内经》《难经》《伤寒论》和《金匮要略》等的研究成果显著，仅《内经》的研究著作就有50多部。其他著述中，如研究温病学说的著作也多达60多种。此外，还有大量的丛书、医案医话和工具书问世，这些对于保存和研究古代重要医学文献都有一定作用。

在临证实践方面，临证各科都有了新的经验和积累，论著颇丰。仅内科方面就有专著100多种，外科80多种，伤科也多达数十种。专科著作中，有儿科专著100多种、针灸科100多种、喉科著作100多种，眼科著作也有50多种，对齿、耳、鼻等著作也有所整理。其中费伯雄著《医醇剩义》（1863），对于慢性病阐述较多，重视脾、肾二脏，认为气之根在肾，血之根在脾。马培之著《外科传薪集》（1892），对王洪绪的《外科全生集》作了注释、补充和修正，是沿用至今且较实用的外科临床书籍。潘霨在吸收傅青主、陈修园、徐灵胎等人经验的基础上，写成《女科要略》（1877）。吴尚先出版《理瀹骈文》（1864），总结了传统的外治法，包括温熨、水疗、蜡疗、泥疗、膏药、发泡疗法等数十种。至民国时期，丁福保的《中药浅说》（1930），从化学实验角度分析和解释中药。承澹安著《中国针灸治疗法》（1931），该书收集各家学说，参考了西医有关解剖生理知识，具有一定特点。

总而言之，近百年来中医学受到种种歧视和摧残，未能得到应有的发展。但许多中医药工作者为了保存和发扬中医学术、传承中华民族的文化遗产进行了不懈的努力。他们通过汇通中西医学、兴办中医教育、创建学术团体和出版学术期刊等，为继承和发扬中医药学竭尽全力，使中医药学在艰难的环境中维持下来。

五、革命根据地的卫生工作

1．医疗卫生工作宗旨与卫生机构设置

中国共产党重视人民的医疗保健工作，早在根据地创建时期，就确立了卫生工作要为军民健康服务、增强战斗力、保证国民战争胜利的指导思想。1922年7月，中国共产党在第二次全国代表大会的纲领中，已明确提出关于工厂设立工人医院及其他卫生设备的要求。1928年，毛泽东在《中国的红色政权为什么能够存在》中，把"建设较好的红军医院"列为巩固革命根据地的一项重要工作。他在《井冈山的斗争》一文中提出，用中西两法治疗人民疾病的思想，为以后中西医并重打下基础。1931年1月，中共六届四中全会通过了卫生防疫决议案，公布了《暂行防疫条例》，不久又颁布了《中央军委关于开展卫生运动的训令》。1933年3月，中华苏维埃临时中央政府颁布了《卫生运动纲要》，号召根据地军民开展广泛的卫生运动，以减少疾病，并颁布了《卫生防疫条例》。同时中央军委也颁布了《暂定传染病预防条例》，条例规定了对霍乱、痢疾、伤寒、天花、鼠疫、斑疹伤寒、猩红热、白喉、流行性脑脊膜炎9种传染病的报告、检疫、隔离及消毒等制度。在广泛开展卫生运动的同时，临时中央政府还大力宣传、普及卫生知识。这些措施对于保障革命根据地军民的健康、预防疾病起到了积极作用。

革命根据地也逐步建立起各种卫生机构。1927年，在秋收起义的队伍中，团部以下设有卫生队，湖南特委在一座旧庙中建立了黄冈医院，有4名医生，共70～80名医护人员，可收治1000多名伤病员。1928年，红军到达井冈山地区后，在宁冈茅坪建立了医疗所，后又在五井建立了红军医院。

革命根据地卫生组织也逐渐健全。1931年，中央临时政府成立后，在苏维埃政府内务部人民委员会下设立卫生管理局，负责制定一系列卫生工作方针、政策，下设医务和保健两科，同时还成立了各级卫生行政机构，在基层设立卫生委员会和卫生小组，中央苏区的卫生工作全面开展。

在军队中组建了总军医处，后改为军委总卫生部，制订了红军卫生工作组织系统，健全了军队卫生法规，并在部队卫生机构设置统一编制。1931年，红军总医院、各军区医院及后方医院建立。1933年中央红色医院创立，成为当时规模较大的一所医院。此外，为了培养卫生干部，军委总卫生部于1932年在于都创办了一所卫生学校，学生每期40人，一年毕业。卫校设有附属医院，配置有显微镜、X线机以及外科器械等。

抗日战争时期，毛泽东提出"应积极地预防和医治人民的疾病，推广人民的医药卫生事业"。在极端困难的条件下，边区政府积极开展卫生工作，开办卫生训练班，培养乡村卫生员。总卫生部明确提出了"预防第一"的口号，大力开展部队预防工作，使部队传染病的发病率大大降低。同时，部队医院建设有了较大发展。8年中各根据地先后建立医院50余个，完成了数十万伤病员的救治工作。其中延安中央医院、陕甘宁边区医院、白求恩国际和平医院均拥有较好的设备和一定的规模，在管理制度上也比较健全。为了增强和扩大卫生干部的力量，各根据地还先后成立了延安中国医科大学、新四军医学校、华东白求恩医学院等十几所医药院校。1938年，延安开办了制药厂并附设药科学校。此外各地还举办了各种短期轮训班，不断提高医务人员的业务水平。

解放战争时期，延安总部卫生部在1946年"工作计划大纲"中明确提出"预防医学措施自1946年起应成为解放区医学界的主要工作方针"。在这一方针的指导下，各解放区及部队开展了大规模的群众性卫生运动，尤其是加强了部队的破伤风预防，同时也对天花、麻疹等传染病采取了积极的防治措施。在此期间，各级卫生组织也得到健全与发展，医学院校也不断充实发展。除正规教育外，普遍开展了短期干部培训，以满足需要。与此同时，医疗技术水平日渐提高，伤员的治愈率提高到70%以上。

在解放战争时期，一批国际主义战士对我国的抗日救亡工作提供了有力的支援，如加拿大的白求恩，苏联的阿洛夫，印度的柯棣华、爱德华等，奥地利的洛森特、马海德等，美国的薛尔茨等，他们或组织国际援华医疗队，或在前线参加战地救治，或在后方协助进行医疗预防，开展教学，培养技术干部，付出了血汗甚至生命，他们对中国的无私援助值得永远铭记。

2．药材供应及药品器材生产

根据地的药材工作是我军卫生工作的重要组成部分。在党的领导下，经过药学工作人员的不懈努力，完成了各时期药材供应任务。1928年5月，红军建立起第一个药材库，各根据地也在医院内设有药房，有的医院在所在地附近辟有药园或药圃，种植中药，有的医院自制简单的中成药或制剂。

抗日战争时期，由于没有固定的军队后方，解放区经常处于反扫荡的战斗环境中，药材不可能贮存在固定的仓库里。为了使药材不遭受损失，工作人员将其分散掩埋起来，或藏入山洞、地窖中，待我军回到原地后再取出应用。新四军有些单位的药房就设在船上，为的是在敌人进攻时能迅速撤走，待敌人离开后又能马上投入工作。这一时期，各解放区的药品供应更加困难，敌后各根据地建立了一些药厂，生产一些药品以满足军队及百姓用药的需要。如1938年筹建八路军制药厂，1939年药厂迁至延安，改名为延安制药厂，1942年成立附设药科学校，主要制作一些中药。另外，1938年初，冀中军区卫生部成立卫生材料组，半年后改成冀中制药厂，到1945年扩建成立前方制药厂。其他各军区先后创办药厂，进行药材的炮制，并逐渐发展到能够制造一些玻璃和金属医疗器械。解放区不能生产的特效药品和战伤药材，如磺胺、外科麻醉药、消毒杀菌药、急救药等，则通过商人或药工干部到敌占城市去采购，再通过地下党组织设法转运至解放区。

解放战争时期，由于战争规模巨大，药材消耗大大增加。这一时期，我军各制药厂已经具备一定的生产能力，而且各个解放区都有比较稳定的后方，能生产许多急需药品、敷料和器械。从抗日战争胜利到解放战争前这短短的和平阶段，我军利用各种关系，从敌占大城市采购了部分急需的药品、器材，以充实我军药材贮备。另外在华东、华北等沿海地区，还为解放区军民争取到"联合国救济总署"的少量药品和器材。

在战争年代，中国军队克服了重重困难，使根据地解放区的制药工业日益发展，生产规模不断扩大，不仅为根据地解放区军民的健康提供服务，也为新中国成立后的制药工业准备了技术力量，培养了大批干部。

3．预防为主和群众性卫生运动

红军创建初期，在"三大纪律八项注意"中，对卫生工作就做了具体的规定，如要求军人主动打扫房子，大小便找厕所等。1932 年，红一方面军第三次卫生工作会议，确立了"预防为主"的工作方针。

根据地建立后，为保障苏区人民和红军的健康，党中央颁发了一系列卫生防疫工作的决议和条例。1933 年 3 月中华苏维埃临时中央政府所公布的《卫生运动纲要》，明确提出"苏维埃政府是工农自己的政府，他要注意解决工农群众切身的痛苦，污秽和疾病就是他们要解决的一个大问题"，号召根据地军民开展卫生运动，以减少疾病。《卫生运动纲要》号召红军和苏区各级领导和全体群众一齐行动，向污秽、疾病以及迷信守旧的习惯做斗争。中央军委总卫生部为指导卫生工作，印发了各种小册子，并在中央苏区各种刊物上大量刊登卫生消息，使讲卫生、预防第一的思想成为广大军民的自觉行动。

抗日战争时期，总卫生部进一步明确了"预防为主"的方针。1942 年延安整风运动之后，开展了反巫神、反迷信的斗争，建立模范卫生村。有的部队还进行健康检查和卫生竞赛，对天花、伤寒、霍乱等传染病进行预防接种，并展开环境卫生的宣教，在疾病流行时，采取预防措施，使传染病的流行大为减少。

解放战争时期，部队不仅在战伤的预防工作中取得了显著成绩，还在群众中展开卫生宣传和防疫工作。1946 年冀晋军区驻地天花、麻疹流行，部队组织防疫组，及时对患儿进行治疗，使疫病很快得到控制。

4．军队医学院校的建立

根据地和解放区的医学人才十分匮乏，为满足医药卫生工作的需要，中国共产党所领导的工农红军、八路军、新四军，在抗击国内外强大敌人的艰苦环境下，从 1931 年起先后举办了各种类型的药学校和学习班，以培养药学方面的人才。

早在红军时代，就在江西瑞金创办了军医学校，1933 年更名为红军卫生学校。1937 年，第四方面军所办的卫生学校与陕北中央红军卫校合并，改称为八路军卫生学校。此外，在延安还成立了西北医药专门学校、妇女学校助产训练班、延安制药厂附设药科学校、华中医科大学、晋察冀白求恩卫生学校、苏中卫生学校以及苏浙医务职业学校等。

抗日战争时期，有计划地进行在职卫生干部教育，举办短期轮训班及医务研究会等，以提高卫生干部的业务水平。1942 年 6 月，军委总卫生部公布《关于在职卫生干部教育》文件，7 月成立医药指导委员会，作为部队及地方医药卫生最高学术指导机关。

解放战争时期，随着各级卫生组织得到健全与发展，医学院校进一步发展，教学力量不断加强。1946 年延安医科大学与原张家口医学院合并，接收哈尔滨医科大学，成立了中国医科大学。1949 年军委卫生部设有三个军医大学，各大军区成立五个军医医学院，各省军区都开办了卫生学校。全军护士以上的卫生人员，70% 以上都是自己培养出来的，他们成为中国人民解放军及新中国卫生工作的骨干力量。

5．医学研究和医学普及

为了满足医药工作的需要，除培训人才外，根据地的医疗机构还在极其艰难的条件下开展了药学科研工作。首先进行的是剂型方面的研究，红四军中医院和中国工农红军医药卫生器材厂将单味中药研制成不同剂型的药剂供部队使用。1939 年，他们又研制出柴胡注射液，用来治疗疟疾和一般热性病。除了单味药的研究外，还研究复方制剂，如用银花、连翘、升麻等配制合剂，用当归、元胡、益母草等配制成康宁丸等。1939 年，八路军前方卫生部在太行山建立了制药研究所。1940 年 7 月，西北药厂在试制新药的同时，还将建厂以来生产研究工作的经验，编写成一本《抗战新药集》，记载了该厂所产的 20 余类 100 多种药品的作用、用法、制法等。1943 年该厂成立了研究室，经过不懈努力，肝注射液、精制食盐、碳酸氢钠、石膏等 10 多个新品种得以投产；麻黄碱的提取、羊肠线的试制也获得成功。此外，还解决了药用中性玻璃的生产问题。20 世纪 40 年代初，晋绥边区卫生试验所研制成功破伤风类毒素、破伤风抗毒素和牛痘疫苗。1945 年成立的胶东新华制药厂研究室，先后研制成功乙醚、小苏打、甘油、鱼肝油、鞣酸蛋白等。

1942 年建立的晋绥制药厂，从黄芩中提炼出黄芩素，用作解热剂。该药厂还用乌梅、苏叶、薄荷脑、甘草等提炼制成清凉片，用于急性热病的食欲不振、烦渴及胃酸缺乏、消化不良等症的治疗。1946 年，新四军卫生部制药所在山东沂水建立了实验室，从事麻醉药品的研究和试生产。根据地和解放区的科研机构尽管条件艰苦，从业人员也不多，但却取得了很多成果，为人民解放事业做出了重要贡献。

在医学普及方面，1931 年总卫生部出版了《健康报》，专门报道卫生行政和医政情况，交流技术经验。1932 年，出版通俗卫生刊物《卫生讲话》。1933 年，红军卫生学校出版《红色卫生》。另外还有一些业务参考用书，如《内科学》《临症便览》《最新创伤疗法》等。

总之，在战争时期，党和国家注意到卫生工作的重要性，提出了预防为主的工作方针，中国共产党不仅领导军民开展卫生运动，还在医疗技术、医学教育、药品和医疗器械制造等方面积累了丰富的经验，保障了根据地人民和军队的健康，为取得战争的胜利做出了贡献，也为新中国成立后卫生方针的制定和医疗卫生事业的发展奠定了基础。

（夏媛媛　邢　烨）

思考题

1．试谈中西医汇通思想的进步性和局限性各是什么。

2．革命根据地的卫生工作是如何开展的？

3．中国清代以前的历史上也有西医传入，但为何都影响不大？

4．西方传教士来华传教办医院，是一种文化侵略还是慈善之举？

拓展资料

1．张锡纯《医学衷中参西录》自序摘录

2．毛泽东《纪念白求恩》（1939 年 12 月 21 日）

3．电影《白求恩大夫》（1965 年）

4．Edward V. Gulick. 伯驾与中国的开放 [M]. 董少新，译. 南宁：广西师范大学出版社，2008.

5．高晞. 德贞传——一个英国传教士与晚清医学近代化 [M]. 上海：复旦大学出版社，2009.

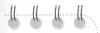

6. 协和医学堂. 协和医学堂 [M]. 蒋育红, 译. 北京：中国协和医科大学出版社, 2018.

参考文献

1. 王扬宗. 近代科学在中国的传播（上）[M]. 济南：山东教育出版社, 2009.

2. 张成博. 中国医学史 [M]. 北京：中国中医药出版社, 2016.

3. 张大萍, 甄橙. 中外医学史纲要 [M]. 2 版. 北京：中国协和医科大学出版社, 2013.

4. 高恩显. 第二次国内革命战争时期 1927.8-1937.6 [M]. 北京：人民军医出版社, 1986.

5. 张金辉. 晋察冀解放区高等教育研究 1937-1949 [M]. 北京：中国言实出版社, 2018.

6. 邓铁涛, 程之范. 中国医学通史·近代卷 [M]. 北京：人民卫生出版社, 1999.

7. 中国医学百科全书编辑委员会. 中国医学百科全书 [M]. 上海：上海科学技术出版社, 1992.

8. 姒元翼, 龚纯. 医史学 [M]. 武汉：湖北科学技术出版社, 1988.

第十六章　现代中国医学的发展

内容重点

★ 新中国卫生工作方针：面向工农兵、预防为主、团结中西医、卫生工作与群众运动相结合

★ 20 世纪 80 年代卫生工作方针：中医、西医、中西医结合三支力量长期并存

★ 20 世纪 90 年代卫生工作方针：中西医并重

★ 新时期卫生工作方针：以农村为重点，预防为主，中西医并重，依靠科技和教育，动员全社会参与，为人民服务，为社会主义现代化建设服务

★ 新时代健康中国战略

★ 课程思政元素：爱国卫生运动、伟大的抗疫精神

1949 年中华人民共和国的成立，标志着中华民族进入了一个新的历史阶段。新中国的诞生，开始了社会主义革命和社会主义建设的新时代。1949—1966 年，虽然经历失误和曲折，仍然取得了很大的成就。工农业生产有了很大提高，教育、科学、文化、卫生、体育事业都有了很大发展。建立起现代化的物质基础，培养了经济文化建设方面的骨干力量，积累了社会主义建设的经验。"文革十年"使党、国家和人民遭到新中国成立后最严重的损失，卫生部门也同样遭受挫折。1978 年，党的十一届三中全会重新确立了马克思主义的思想路线、政治路线和组织路线，使我们国家在经济上和政治上都出现了新的形势，进入改革开放和社会主义现代化建设的新时期。改革开放以来，中国社会经济迅速发展，卫生事业也取得了新的成就。2022 年党的二十大胜利召开，自党的十八大召开以来，中国特色社会主义进入新时代，社会经济各方面取得突破性进步，党和国家实施健康中国战略，中国的医疗卫生事业也在持续进步，医疗服务的覆盖率和质量稳步提高。

一、卫生方针的确立

新中国成立前，中国人民长期遭受"三座大山"的压迫，享受不到基本的健康保障。新中国成立之时，中国到处缺医少药，各种急慢性传染病、寄生虫病和地方病肆虐，人民的基本卫生保障问题亟待解决。新中国成立后，党和政府总结了战争年代军队和根据地卫生事业的经验，从当时情况出发，对发展新中国卫生事业做出了一系列重大决定。

1949 年 9 月，中国人民政治协商会议的《共同纲领》第 48 条规定："提倡国民体育，推广卫生事业，并保护婴儿和儿童的健康"。与此同时，全国第一届卫生行政会议提出以"预防为主，卫生工作的重点应放在保证生产建设和国防建设方面，面向农村、工矿，依靠群众，开展卫生保健工作"作为全国卫生建设的总方针。1950 年 8 月，第一届全国卫生工作会议根据毛泽东"团结新老中西各部分医药卫生工作人员，组成巩固的统一战线，为开展伟大的人民卫生工作而奋斗"的题词精神，确定了以"面向工农兵，预防为主，团结中西医"作为发展中国卫生事业的指导方针，体现了新中国卫生工作的基本策略。这次会议还通过了关于基层组织、医学教育与干部培养、卫生人员的合理分布等多项决议，为推进中国卫生事业的发展做了充分的思想和组织准备。

1952年，在第二届全国卫生工作会议上，周恩来总结了1951年以来反对细菌战而组织的爱国卫生运动（图16-1）的经验，提出了"卫生工作与群众运动相结合"的原则。这样，连同以前三条，形成了指导中国卫生事业发展的四项卫生方针。面向工农兵，是指卫生工作要为广大群众服务；预防为主是指工作重点所在，无病防病，有病治病，防治结合，立足预防；团结中西医，是尊重中国医学发展的特点，团结中西药人员为人民的健康服务；卫生工作与群众运动相结合，是工作的基本方法，是前三条的补充。这次会议将防疫委员会改为爱国卫生运动委员会，周恩来任中央爱国卫生运动委员会主任。随后不久，各地爱国卫生运动委员会相继成立，成为领导群众卫生工作的常设机构。

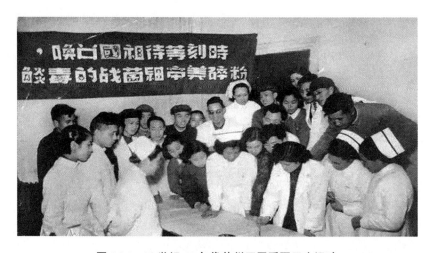

图16-1　20世纪50年代苏州开展爱国卫生运动

1953年12月，第三届全国卫生工作会议继续贯彻卫生工作四项方针，总结了新中国成立以来的成就、经验和教训，要求更加努力地培养卫生干部，坚持不懈地把爱国卫生运动和预防流行性疾病的工作贯彻下去。会议还强调了团结中西医问题，要求落实党的中西医政策，消除轻视和歧视中医的现象。

1949—1966年期间，国家先后召开了关于防疫、妇幼卫生、工业卫生、医学教育等专业性全国会议，颁布了一系列的卫生法规和条例，基本形成了一套符合中国实际的发展卫生事业的方针政策。

党的十一届三中全会后，社会主义现代化建设进入新的历史时期，卫生事业也走上新的发展道路。1979年制订了新时期卫生工作的具体方针和任务：第一，预防为主的方针。动员起来，讲究卫生，预防疾病，提高精神文明，移风易俗，改造环境，提高技术水平，提高治疗质量。第二，坚持中医、西医、中西医结合三支力量长期并存、都要发展的方针。第三，卫生工作的重点放在农村，同时做好工矿和城市的医疗卫生工作，解决好8亿农村人口的防病是当前中国医疗卫生工作的重点。第四，加强卫生工作的科学管理、经济管理和行政管理。第五，采取多种形式和途径搞活基层卫生工作。城乡医疗卫生机构可以国家办、企业办、集体办，也允许少数个体开业行医。企业职工实行劳动保险医疗，企业职工家属实行半费医疗，农民实行合作医疗和自费医疗。

2016年10月，中共中央、国务院印发了《"健康中国2030"规划纲要》，提出要坚持以人民为中心的发展思想，牢固树立和贯彻落实创新、协调、绿色、开放、共享的发展理念，坚持正确的卫生与健康工作方针，坚持健康优先、改革创新、科学发展、公平公正的原则，以提高人民健康水平为核心，以体制机制改革创新为动力，从广泛的健康影响因素入手，以普及健康生活、优化健康服务、完善健康保障、建设健康环境、发展健康产业为重点，把健康融入所有政策，全方位、全周期保障人民健康，大幅提高健康水平，显著改善健康公平。2017年10月，党的十九大报告提出健康中国战略。人民健康是民族昌盛和国家富强的重要标志。要完善国民健康政策，为人民群众提供全方位全周期健康服务。深化医药卫生体制改革，全面建立中国特色基本医疗卫生制度、医疗保障制度和优质高效的医疗卫生服务体系，健全现代医院管理制度。加强基层医疗卫生服务体系和全科医生队伍建设。全面取消以药养医，健全药品供应保障制度。坚持预防为主，深入开展爱国卫生运动，倡导健康文明生活方式，预防控制重大疾病。坚持中西医并重，传承发展中医药事业。支持社会办医，发展健康产业。促进生育政策和相关经济社会政策配套衔接，加强人口发展战略研究。2022年10月党的二十大报告继续强调推进健康中国建设，指出人民健康是民族昌盛和国家强盛的重要标志。实施积极应对人口老龄化国家战略，加强重大慢性疾病健康管理和重大疫情防控救治体系及应急能力建设，倡导文明健康生活方式。

新中国成立70余年以来，中国已从根本上改变了城乡卫生状况，覆盖城乡居民的社会保障体系基本建立，人民健康和医疗卫生水平大幅提高。居民主要健康指标为：总死亡率从25‰下降到7.1‰，婴儿死亡率从200‰降低到5.6‰，平均寿命从35岁上升到77.3岁，在发展中国家居于前列，也超过部分发达国家。

回顾新中国成立以来的卫生方针的形成和发展，主要经验是始终从中国的实际情况出发，将卫生工作重点放在农村，放在基层。中国卫生事业之所以能在极端落后的基础上取得巨大的成绩，走出一条适合中国国情的卫生事业发展道路，与卫生工作方针政策的正确指导分不开。

二、现代医疗卫生体系的建立与发展

1. 卫生行政体系

卫生行政体系的建立和健全是医疗卫生事业发展的重要保证。新中国成立后，全国自上而下组建了各级卫生行政机构。1949年11月1日成立中央人民政府卫生部，1954年11月10日改为中华人民共和国卫生部，领导全国的卫生工作。全国各省、区、市、行署、县分别成立了相应卫生行政机构。各级卫生行政管理系统的建立，在领导、组织、推动各项卫生工作中起了重要作用。

为了有效地发动群众，组织有关部门和地区的力量，开展卫生工作，1952年起在党中央和国务院的直接领导下，成立了中央爱国卫生运动委员会。

随后中共中央和国务院还相继成立了其他卫生机关，这些部门有：国家计划生育委员会、中共中央地方病防治领导小组、中共中央血吸虫病防治领导小组（中央血防领导小组和地方病领导小组1985年起撤销，有关防治工作由卫生部直接领导）及国家医药管理局等。1986年12月经国务院批准成立国家中医管理局。2013年卫生部和国家计划生育委员会合并为国家卫生和计划生育委员会。2018年3月撤销原国家卫生和计划生育委员会，根据党的十九届三中全会审议通过的《中共中央关于深化党和国家机构改革的决定》《深化党和国家机构改革方案》和第十三届全国人民代表大会第一次会议批准的《国务院机构改革方案》设立国家卫生健康委员会。

2021年5月，中国国家疾病预防控制局正式成立，负责制订传染病防控及公共卫生监督的法律法规草案和政策，指导疾病预防控制体系建设，规划指导疫情监测预警体系建设并负责传染病疫情应对，指导疾控科研体系建设、公共卫生监督管理、传染病防治监督等。

2. 医疗卫生机构及医疗保健制度

新中国建立不久，在国家机关中实行了公费医疗制度，1952 年起逐步扩大到全体国家工作人员、革命残疾军人、高等学校学生、国家机关退休人员，并大力建设医药卫生机构。1949—2019 年，全国卫生机构总数从 3670 个发展到 100.76 万个，其中医院 3.44 万家，基层医疗卫生机构 95.44 万个，专业公共卫生机构近 1.6 万个。

为了贯彻预防为主的方针，全面开展预防工作，从 1954 年起，全国从省、市到地、县，先后建立起卫生防疫站和妇幼保健系统，到 2019 年全国疾病预防控制中心有 3403 个，妇幼保健院（所 / 站）3071 个，还有 2869 个卫生监督所（中心）——一个遍布城乡的医疗预防、卫生防疫、妇幼保健的网络已建成并发展起来（表 16-1）。在 2000 年以后，各类卫生机构的数量逐渐停止增长，甚至出现下降趋势，反映出随着中国卫生事业的发展，各地区医疗卫生机构包括公共卫生机构逐步普及后，国家对医疗卫生机构的态度从重视数量转向质量，更重视医疗卫生机构本身的社会效益。同时，卫生队伍有了很大发展，1949—2019 年间，全国卫生技术员由 50.5 万人发展到 1015.40 万人。到 2019 年，全国有执业医师 321.1 万人，注册护士 444.5 万人，药师 48.3 万人。

表16-1　新中国卫生事业发展概况（1949—2019年）

项目	1949 年	1996 年	2019 年
机构总数（个）	3670	188800	1007579
医院	2600	68000	34354
门诊部、所	769	103500	266659
卫生防疫站	0	3635	3403
妇幼保健所、站	9	2764	3071
药品检验所、站	1	2000	
医学科研机构	3	427	175
医院床位总数（万张）	8.46	286.63	880.70
卫生技术人员（万人）	50.5	541.90	1015.40
中西医师	31.4	147.52	321.1
护士（师）	3.3	116.26	444.5

资料来源：（1）中国医学百科全书. 社会医学与卫生管理学，1983.

（2）卫生部. 1996 年卫生事业发展情况统计，1997.

（3）国家卫生健康委员会. 2020 中国卫生健康统计年鉴，2020.

新中国成立 70 多年来，中国卫生事业有了很大发展，取得了举世瞩目的成就。改革开放后，随着经济发展、科技进步以及人民生活水平的提高，人民群众对改善卫生服务和提高生活质量的要求也随之增高，卫生体制改革也势在必行。1985 年，国务院批转了原卫生部 1984 年 8 月起草的《关于卫生工作改革若干政策问题的报告》，这一时期医改的基本思路是"放权让利，扩大医院自主权，放开搞活，提高医院的效率和益"。全国各级各类医院开展了由点到面、由浅到深、由单项到综合的改革。这一阶段医院改革主要体现在：实行承包经营责任制；改革医院领导体制，实行院长负责制；实行以定员定编、干部职工聘任合同制、严格考勤并与工资奖金挂钩、建立一定范围内的人才流动制度等为主要内容的劳动人事制度改革。原卫生部决定停止使用"赤脚医生"这个名称，凡经过考试、考核且达到医生水平的，成为"乡村医生"。

1992 年 9 月，国务院下发了《关于深化卫生改革的几点意见》，文件要求：改革卫生管理体制，拓宽卫生筹资渠道，完善补偿机制；转换运行机制，推进劳动人事及工资制度改革；进一步扩大医疗卫生单位的自主权，使单位真正拥有劳动人事安排权、业务建设决策权、经营开发管理权和工资奖金分配权。1997 年 2 月，中共中央、国务院发布《关于卫生改革与发展的决定》，在坚持市场化的基础上改革卫生管理体制，包括鼓励企事业单位、社会团体捐资支持卫生事业；改进和加强药品最高限价管理，成立国家药监局。

1998 年中国开始实施城镇职工医保改革，这也是中国社会医疗保障体系建设的开始。医保改革是城市经济体制改革的配套内容。在很大范围内，将公费医疗制度转为医疗保险制度，由政府全包转向政府主导与市场机制结合。这段时期的改革比较重视市场的调节作用，医疗行业出现过度市场化，农村的医疗保障出现缺位，人民群众特别是广大农民出现医疗负担过重的现象。2007 年 1 月，全国卫生工作会议提出四大基本制度，即基本卫生保健制度、医疗保障体系、国家基本药物制度和公立医院管理制度。2007 年 7 月，国务院发布《关于开展城镇居民基本医疗保险试点的指导意见》，提出开展城镇居民基本医疗保险试点，城镇居民医保制度开始在全国范围建立，填补了我国全民医疗保险制度最后的一块制度空白。2007 年 10 月，中共十七大报告中首次明确提出卫生医疗领域的"四大体系"，即"覆盖城乡居民的公共卫生服务体系、医疗服务体系、医疗保障体系、药品供应保障体系"。2009 年 3 月，《中共中央国务院关于深化医药卫生体制改革的意见》发布，提出加快建设医疗保障体系，全面推开城镇居民基本医疗保险、全面实施新型农村合作医疗制度。2012 年 11 月，党的十八大报告指出："整合城乡居民基本医疗保险制度，健全全民医保体系"。2017 年 10 月，党的十九大报告指出："加强社会保障体系建设。按照兜底线、织密网、建机制的要求，全面建成覆盖全民、城乡统筹、权责清晰、保障适度、可持续的多层次社会保障体系"。2022 年 10 月，党的二十大报告指出："深化医药卫生体制改革，促进医保、医疗、医药协同发展和治理。"

3. 农村医疗保健网和新型农村合作医疗

新中国成立初期，在 2100 多个县里，只有 1300 个县级卫生院，平均只有 10 张病床，且设备简陋，技术落后。而县以下的广大农村地区，除了少数开业医生和百余个卫生所外，无任何医疗机构。为了改变农村缺医少药的状况，1950 年起，首先着手建立和健全县（旗、自治县）级医疗卫生机构。从 1953 年起，逐步将县卫生院分立为县医院、县卫生防疫站和县妇幼保健站（所），部分县逐步设立了中医院、县卫生进修学校、药品检验所以及专科防治所，并将县、区、乡的开业医生组织起来，成立联合诊所。在农村培训了卫生员和接生员公社化时期普遍成立了公社卫生院，联合诊所大多转化为公社卫生院。生产大队的部分卫生员经培训提高为"赤脚医生"，并成立生产队卫生所（合作医疗站）。在 20 世纪 60 年代末—70 年代初，就形成了以县级卫生机构为中心的县、公社（乡）、大队（村）农村三级医疗保健网。

改革开放以来，中国农村三级保健网经历了整顿、建设、改革、发展、提高的过程。到 1996 年，全国有县综合医院 2067 个，平均每所医院床位数 173.3 张、医生 66.7 人、护师（士）68.6 人；县卫生防疫站 1729 个，县妇幼保健所 1545 个。农村卫生院 5.13 万个，床位数 73.47 万张。平均每千农业人口乡卫生院床位数 0.81 张，人员数 1.19 人。全国有医疗点村数占总行政村数的 89.05%，实行合作医疗的村数（医药费实行减免的村数）占总村数的 17.59%，乡村医生、卫生员 131.61 万人，平均每千农业人口乡村医生和卫生员 1.45 人。乡村医生数量在 20 世纪 70 年代末达到顶峰，1978 年全国乡村医生和卫生员人数达 477.7 万人。20 世纪 80 年代相关数据开始迅速下降，到 2000 年乡村医生为 131.9 万人，2019 年为 84.2 万人。乡村医生人数的下降表明农村居民更倾向选择城市的优质医疗资源，也表明在中国城市化进程中，医疗服务向更具公平性的方向发展。

中国农村三级医疗保健网的建立和发展是中国卫生事业的一大创造，在医疗、防疫、妇幼保健、地方病防治、计划免疫、卫生宣传等各项工作中，发挥了巨大作用，为世界卫生组织在广大发展中国家推行初级保健计划提供了有益的经验。但是在20世纪90年代后一段时间内，原来的农村合作医疗体制解体，农民因缺乏医疗保障，医疗成为巨大的经济负担。2002年10月，《中共中央、国务院关于进一步加强农村卫生工作的决定》明确指出，要"逐步建立以大病统筹为主的新型农村合作医疗制度"，从2003年开始，本着多方筹资、农民自愿参加的原则，新型农村合作医疗的试点地区正在不断增加，通过试点地区的经验总结，为新型农村合作医疗的全面开展创造了理论与实践基础。2009年，中国作出深化医药卫生体制改革的重要战略部署，确立新农合作为农村基本医疗保障制度的地位。国家财政对新农合的补助也逐步提高，从2003年中央财政、地方财政对参保农民平均每年各补助10元，2011年补助金额提高到每人每年200元，2014年提高到320元。针对农民异地就医以及医疗费用报销中存在的问题，也逐步实现从先垫付再报销到省内出院实时结算的转变，并通过数据联网，部分医疗机构支持新农合参保人跨省医疗实时结报。截至2019年2月底，跨省异地就医定点医疗机构数量为16029家，二级及以下定点医疗机构13385家，国家平台备案人数达365万。

4. 医学教育体系

新中国成立前，医学教育事业相对落后，1949年中国高等医药院校仅有38所，中等医药学校也只有124所，且大部分集中在沿海大城市，约有五分之一的院校由外国教会掌握，设备简陋，专业甚少。

新中国成立后，政府接管了所有医药院校，并对原有院校的布局进行了调整。1949—1952年国民经济恢复时期，一方面进行全国性的院系调整，另一方面迅速充实师资、设备，扩大规模。1953—1957年第一个五年计划期间，全面、系统地进行了教学制度、内容、方法、组织等方面的改革，统一各级医学教育的培养目标、教学计划和教学大纲。1957年，全国高等医药院校的专业设置发展到6种，中级卫生学校的专业发展到11种，制订和编写出高、中级教学大纲140余种，教材145种，建立了大批教研室、实验室、研究室，扩建或新建了附属医院。1958年医学教育事业得到空前发展，全国除西藏外，每个省、自治区、直辖市都有了一至数所医学院。1962年全国高等医药院校已发展到50所，中医学院18所，医学专科学校15所，中级卫生学校229所。各级学校结构渐趋完善，学制渐趋统一，教学质量日益提高。"文革"期间，医学的教育结构和学制被打乱，大批教师被下放，医学教育遭到严重破坏。"文化大革命"结束之后，医学教育得到恢复并有了新的发展。1978年9月，根据《全国重点高等学校暂行工作条例》规定了全国重点院校。1978年医学院校恢复研究生制度，并向国外派出留学人员，包括访问学者、进修人员、研究生和大学本科生。1979年起接受外国留学生。1981年根据学位条例，正式招收并授予高等医药院校的硕士和博士学位。

中国逐渐形成了包括两年或三年制专科、五年制本科、七年制本硕连读、八年制本硕博一贯制以及"5+5"或"5+3+3"的本科到博士的医学教育制度。1998年以后许多医学院校合并到综合性大学里，也有一些综合性大学新建医学院。综合性大学中，多学科互补的优势有利于医学生的全面发展，将进一步促进医学教育和研究水平的提高。据2017年统计数据显示，中国的西医院校（包括综合性大学医学院）共146所，中医药大学37所，其中43所西医院校具有基础医学一级学科"博士授权"，52所西医院校具有临床医学一级学科"博士授权"，20所高校具有中医学一级学科"博士授权"，41所高校具有药学一级学科"博士授权"，24所高校具有中药学一级学科"博士授权"，34所高校具有公共卫生与预防医学一级学科"博士授权"，23所高校具有护理学一级学科"博士授权"。

2012年教育部、卫生部决定共同实施"卓越医生教育培养计划"，目标任务是适应医药卫生体制改革的总体要求，探索建立"5+3"临床医学人才培养模式，培养一大批高水平医师；适应国家医学创新和国际竞争对高水平医学人才的要求，深化长学制临床医学教育改革，培养一批高层次、国际化的医学拔尖创新人才；适应农村医疗卫生服务需求，深化面向基层的全科医生人才培养模式改革，培养大批农村基层实用型全科医生。教育部和卫生部两部委共同确定了第一批卓越医生教育培养计划项目试点高校125所，改革试点项目178项，其中拔尖创新医学人才培养模式改革试点项目26项，五年制临床医学人才培养模式改革试点项目72项，农村订单定向免费医学教育人才培养模式改革试点项目39项，"3+2"三年制专科临床医学教育人才培养模式改革试点项目41项，其目的是加快推进临床医学教育综合改革。

党的十九大以来，党中央和国务院总结了在医学人才培养方面存在的问题，主要表现在：医学教育总体招生规模较大，但整体层次偏低，全科医学人才、高层次公共卫生人才短缺明显，高层次复合型医学人才培养亟待加强。

2020年9月，国务院办公厅印发了《关于加快医学教育创新发展的指导意见》，指出要以习近平新时代中国特色社会主义思想为指导，全面贯彻党的十九大和十九届二中、三中、四中、六中全会精神，落实立德树人根本任务，把医学教育摆在关系教育和卫生健康事业优先发展的重要地位，全面提高人才培养质量，为推进健康中国建设、保障人民健康提供强有力的人才保障。具体指出：一是提升医学专业学历教育层次。大力发展高职护理专业教育，稳步发展本科临床医学类、中医学类专业教育，适度扩大研究生招生规模。二是着力加强医学学科建设。加大医学及相关学科建设布局和支持力度，优化学科专业结构，大力度推进麻醉、感染、重症、儿科等学科建设和专业人才培养。三是加大全科医学人才培养力度。逐步扩大服务基层的定向免费全科医学生培养规模，各地结合实际为村卫生室和边远贫困地区乡镇卫生院培养一批高职定向医学生，加快培养防治结合全科医学人才。系统规划全科医学教学体系，加强面向全体医学生的全科医学教育，建设100个左右国家全科医学实践教学示范基地。开展临床医学（全科医学）博士专业学位研究生招生培养工作，扩大临床医学（全科医学）硕士专业学位研究生招生规模。加快推进全科医生薪酬制度改革，拓展全科医生职业发展前景。四是加快高水平公共卫生人才培养体系建设。建设一批高水平公共卫生学院，将公共卫生硕士专业学位培养计划作为公共卫生研究生教育的主体培养计划，创立发展公共卫生博士专业学位教育，加大高层次专业人才供给。五是加快高层次复合型医学人才培养。促进医工、医理、医文学科交叉融合，推进"医学＋X"多学科背景的复合型创新拔尖人才培养，开展高端基础医学和药学人才培养改革。党的二十大报告进一步明确指出，教育、科技、人才是全面建设社会主义现代化国家的基础性、战略性支撑。

5．医学研究体系

新中国成立以后，医学科学研究工作发展也很迅速，新建了从中央到地方的一批医学研究机构。独立的科研机构301所，其中全国性最高学术机构有中国医学科学院（1950年成立中央卫生研究院，1956年改现名）、中国预防医学科学院及中国中医科学院等。中国医学科学院是国家医学科学的最高学术机构和综合研究中心。中医研究院于1955年建立，2005年更名为中国中医科学院。中国预防医学中心于1983年正式成立，1986年1月更名为中国预防医学科学院。另外，还设有各类医学科学研究咨询机构，在国家科学技术委员会中设有医药卫生类专业组、学科组，在卫生部（现为国家卫生健康委员会）设有各类医学科学委员会。

新中国成立时，全国性医药卫生学会有中华医学会、中华药学会、中华护士学会等6个。在卫生部和有关方面的关怀和支持下，这6个学会先后召开全国会员代表大会进行改选，进一步明确学会的宗旨和任务，成为为新中国服务的医药科技社会组织。中华医学会1915年成立，当时会员仅20多人。同年出版了首卷《中华医学杂志》。到1949年会员也仅4000人。1950、1952和1956年召开了三次代表大会，中断27年之后，在1984年3月召开了规模空前的第19

次代表大会，拥有会员 8 万余人，省、区、市分会 330 余个，各学会主办的主要学术刊物 36 种。截至 2022 年，中华医学会有近 70 万名会员、89 个专科分会、478 个专业学组，加入了 42 个国际性／区域性医学组织，并与 47 个省、自治区、直辖市以及副省级城市地方医学会保持着密切的合作。学会出版发行 191 种纸质、电子系列医学期刊，每年主办、承办近 200 个国际国内医学学术会议，是中国最主要的医学学术团体。

此外，全国性的重要医药学术团体还有中国药学会、中国中医药学会、中国中西医学会、中国生理学会、中国解剖学会、中国防痨协会、中国生物医学工程学会等。这些学术团体为发展中国的卫生事业、提高医学科学水平、推动各学科的研究起到了积极作用，并与国际学术团体开展了广泛的学术交流。

三、现代中国医学的主要成就

中华人民共和国成立以后，医疗卫生事业获得了蓬勃发展。严重危害人民生命和健康的传染病、寄生虫病和地方病得到了有效的控制，各种疾病的诊疗技术有了显著进步，医学研究取得了巨大的成绩，有些领域已步入世界先进行列，中医药与中西医结合事业也得到极大的发展，成为我国医疗卫生事业的重要组成部分。

1. 疾病防治

（1）严重传染病、寄生虫病和地方病的控制和消灭

新中国成立前，传染病、地方病危害十分严重，其中天花、霍乱、鼠疫、血吸虫病、疟疾、性病及结核病尤为猖獗。新中国成立初期，西方一些人士曾断言，疾病问题将是中国人民政府难以解决的严重困难之一。不久，侵朝美军又向中朝人民发动了细菌战争，面对这一严峻形势，毛泽东在 1952 年发出"动员起来，讲究卫生，减少疾病，粉碎敌人的细菌战争"的号召，在全国开展了大规模的爱国卫生运动，不仅大大地改善了全国城乡的卫生面貌，同时也增强了人民同疾病作斗争的力量和信心，推动了全国范围内的除害灭病工作。

新中国成立 70 多年来，坚持贯彻"预防为主"方针，采取专业队伍与群众相结合，防治与科研相结合，在摸清疾病流行规律的基础上，制订有效对策和措施，经过反复斗争，从而在短期内消灭或者基本消灭了霍乱、天花，控制了鼠疫、斑疹伤寒、性病及五大寄生虫病，有效地降低了各类儿童传染病、地方病的发病率及病死率。

鼠疫在中国流行已久，据历史记载，曾流行 139 次。解放初期，鼠疫波及 20 个省区的 549 个县（旗），鼠疫自然疫源地面积达 46 万平方千米。解放后经大力防治，1955 年基本控制了鼠疫。对鼠疫自然疫源地开展了全面监测，鼠间鼠疫的流行范围与强度明显缩小和减弱。霍乱自 1820 年传入我国以来，引起的大小流行近百次，新中国成立初期在我国绝迹。副霍乱从 1961 年传入中国，经大力防治后基本控制，20 世纪 70 年代后期又有发生，经有关部门密切配合，做好水改、粪管、饮食卫生及疾病监测，加强国境检疫，基本控制了流行。天花在中国流行很久，连年不断，据 1950 年不完全统计，全国发病 67000 余人，死亡达 12000 人，经大规模防治，已于 1961 年在全国范围内基本被消灭。

血吸虫病在中国已有 2000 多年流行历史，新中国成立初期流行范围达 200 多万平方千米，波及 12 个省、自治区、直辖市的 348 个县，病人达 1100 万以上。1950 年毛泽东发出"一定要消灭血吸虫病"的号召，中共中央成立血吸虫病防治领导小组，加强各级党委对血防的领导。以专业血防队伍为骨干，在广大群众积极参加和有关部门密切配合下，经过长期不懈的努力，取得了巨大成绩，并促进了其他寄生虫病的防治和研究工作。据统计，截至 1986 年，全国累计发现血吸虫病病人 1183.2 万，其中已治愈 1136.8 万。最新数据显示，2020 年底，全国血吸虫病流行县（市、区）为 450 个；达到消除、传播阻断、传播控制的县（市、区）分别为 337 个、98 个、15 个；2020 年，全国晚期血吸虫病病人人数 29517 人，比上年减少 653 人。

疟疾在新中国成立初期每年发病人数约有 3000 万，流行县、市 1800 多个，占全国当时县、市总数的 80% 以上。经过数十年的努力，通过为有疟疾风险的人群提供预防性抗疟疾药物，为疟疾患者提供有效治疗，1967 年启动"523 项目"，1970 年代发现青蒿素，中国终于在 2021 年 6 月获得世界卫生组织无疟疾认证。此外，丝虫病、钩虫病、黑热病等的感染率显著下降，有的已基本消灭。

中国有地方病（指局限在某些地区发生的疾病）70 余种，危害严重且影响较大的有：克山病、大骨节病、地方性甲状腺肿、地方性克汀病和地方性氟中毒等。新中国成立后，国家把地方病的防治研究列为卫生工作的重点，1960 年成立北方防治地方病领导小组（1981 年改称防治地方病领导小组，1986 年改为卫生部地方病局，1998 年划归卫生部疾病控制司寄生虫病控制处），流行区的省、直辖市、自治区及州、县、旗均设立了相应机构。经过多年努力，中国的地方性甲状腺肿已基本控制和消灭。基本查明了克山病的流行范围和人群发病特点，发病率已明显降低。大骨节病、地方性氟病等的控制也取得了良好效果。

2002 年 11 月广东佛山首先出现 SARS 病例，后在深圳、河源、中山等地陆续出现相同病例，2003 年初广东的疫情向全国其他地区和周边国家扩散。对于这个新出现的疾病引起的疫情，最初国内专家组判断是由衣原体导致，4 月 16 日由世界卫生组织确认，非典型性肺炎是由冠状病毒的一个变种引起，并命名为 SARS 病毒。中国与世界卫生组织合作，积极防控 SARS 疫情。中国在疫情严重的广东和北京设立定点医院，4 月在北京紧急建设中国人民解放军小汤山非典医院，作为防治非典的专门医院正式启用，后又确定北京的中日友好医院为非典定点医院。为防止疫情扩散，全社会都动员起来，减少旅游和外出，为确保疫情不会进一步扩散，2003 年的五一"黄金周"暂停施行。教育部要求北京等地高校学生就地学习和生活，发病人数较多地区的高等学校调整教学和学习方式，避免疫情扩散。2003 年 5 月 9 日，国务院公布施行《突发公共卫生事件应急条例》。劳动和社会保障部要求，将民工纳入防非典统一管理。2003 年 5 月底，北京首次出现新增零病例，6 月 15 日，中国内地实现确诊病例、疑似病例、既往疑似转确诊病例数均为零的"三零"纪录。6 月 24 日，世界卫生组织解除北京旅游警告，并自疫区名单中剔除（即所谓"双解除"）。2003 年 8 月，中国内地累计报告非典型肺炎临床诊断病例 5327 例，治愈出院 4959 例，死亡 349 例。SARS 疫情结束，中央政府宣布大幅度增加卫生防疫经费投入，在全国建设各级疾病预防控制中心，特别是增加了对农村地区的经费投入。此外，中医药在治疗 SARS 的过程中发挥出积极作用。SARS 疫情的控制使中国在由新病原体引起的突发公共卫生事件的防控中积累了经验，这种经验在 2009—2010 年 H1N1 型流感大流行、2015 年由 MERS 病毒引起的中东呼吸综合征的防控中都发挥了巨大作用，使这些疾病没有在中国广泛传播。自 2019 年底出现由新型冠状病毒引起的新冠疫情以来，党中央将全国人民的生命健康放在首位，全面组织积极抗疫、核酸筛查、疫苗接种、卫生消杀、日常防护。在抗击新冠肺炎疫情中，形成了伟大的抗疫精神：生命至上、举国同心、舍生忘死、尊重科学、命运与共。中国在新冠感染防治中展现了制度优势，展现了强大的国力和社会动员能力，保障了中国人民的生命健康。

（2）其他疾病的防治

新中国成立后，儿童传染病的防治取得了巨大成就。1960 年起，中国先后研制成功了脊髓灰质炎减毒活疫苗和麻疹减毒活疫苗。20 世纪 70 年代后，在全国推广使用、实施计划接种。1981 年中国加入世界卫生组织全球扩大免疫规划，所用制品包括麻疹疫苗、脊髓灰质疫苗、卡介苗、白百破混合制品（白喉类毒素、百日咳菌苗、破伤风类毒素）。经 1982 年冷链（cold chain）试点，1985 年起执行第二期冷链计划，到 1986 年已有 3 亿人口的地区普遍施行，使儿童相应传染病的发病率明显下降。2000 年 7 月中国正式向 WHO 西太平洋地区消灭骨髓灰质炎证实委员会提交《中国消灭骨髓灰质炎证实报告》（图 16-2），同年 10 月 WHO 西太区消灭骨髓灰质炎会议上宣布西太平洋地区实现了无骨髓灰质炎区，这是我国消灭骨髓灰质炎工作取得的巨大成就。2021 版《国家免疫规划疫苗儿童免疫程序及说明》中罗列出可预防 12 种传染病的 13 种疫苗（乙肝疫苗、卡介苗、骨髓灰质炎灭活疫苗、骨髓灰质炎减毒活疫苗、百白破疫苗、白破疫苗、麻腮风疫苗、乙脑减毒活疫苗、乙脑灭活疫苗、A 群流脑多糖疫苗、A 群 C 群流脑多糖疫苗、甲肝减毒活疫苗、甲肝灭活疫苗），这些疫苗均实现了国产，医药冷链遍布城乡，极大地保护了幼儿健康。

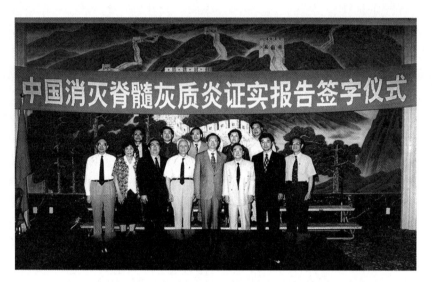

图 16-2　2000 年中国消灭脊髓灰质炎证实报告签字仪式（前排左 4 为顾方舟）

图片来源：国家图书馆

http://www.nlc.cn/dsb_zt/xzzt/zjgx/gfz/tp/

　　病毒性肝炎是中国重点防治的传染病，疫苗接种是控制病毒性肝炎的一种有效措施。1981 年中国开始研制乙肝疫苗，1985 年获得成功。由于血源性疫苗产量有限、价格较贵且有潜在的安全隐患，如今该疫苗已被基因工程疫苗所取代。1993 年 11 月 30 日中国性病艾滋病防治协会成立，是专业从事性病艾滋病防治的国家级社会组织。2006 年 1 月 18 日国务院第 122 次常务会议通过了《艾滋病防治条例》，自同年 3 月 1 日起施行。

　　新中国成立初期，急性传染病、结核病及寄生虫病等的发病率、死亡率较高，心血管疾病及肿瘤处于次要地位。后来，经过大规模的除害灭病工作，人民生活得到改善，急慢性传染病逐步得到控制，病死率降低，而心血管疾病和肿瘤的患病率及死亡率相对上升，中国人口的死因构成也发生了很大变化。过去以传染病、寄生虫病、新生儿及婴幼儿疾病为主要死因，如今已转变为以脑血管疾病、恶性肿瘤、心脏病为主。据 2008 年中国卫生事业发展统计公报的死因分析，城市居民的前三位死因是恶性肿瘤、心脏病、脑血管病；农村居民的死因顺位是恶性肿瘤、脑血管病、呼吸系统疾病。

　　疾病谱发生转变，使中国开始重视疾病谱和死亡率的变化及其对医疗卫生工作的影响。中国先后开展了对脑血管病、癌症、心血管病的大规模调查，基本摸清了 15 种常见恶性肿瘤的发病情况，绘制出《中华人民共和国恶性肿瘤地图集》，反映了中国恶性肿瘤的分布情况，受到国际重视。对心、脑血管病的普查，明确了各种心脏病的构成发生明显变化；风湿性心脏病的发病率已明显降低，而冠心病的发病率则显著增高。

　　随着医学技术的迅速发展，疾病的诊断、治疗水平也有了大幅度提高。如 1978 年采用抗原渗入火箭电泳自显影技术进行肝癌的早期诊断，获得较好效果。20 世纪 80 年代以后，各种高新技术的诊断设备应用于临床，如 X 线计算机断层扫描装置（CT）、磁共振成像装置、正电子发射扫描装置（PET）的应用，显著提高了临床诊断的准确性。自 20 世纪 80 年代中期开始开展分子诊断技术以来，其诊断范围从遗传病逐渐扩大到传染性疾病、恶性肿瘤及其他疾病。目前临床上应用 PCR 技术进行辅助诊断已比较普遍，尤其在肿瘤用药方面，其扮演的角色是其他检测技术所无法比拟的。

（3）外科学成就

中国临床外科发展迅速，特别是在断指再植和大面积烧伤治疗方面处于世界领先地位。自 1958 年上海瑞金医院抢救烧伤面积为 89%、Ⅲ 度烧伤面积为 23% 的病人后，就已突破以往烧伤面积超过 80% 即不能抢救存活的旧例。该院在 1997—2003 年共收治 4171 例烧伤病人，总治愈率达 99%，烧伤病人病死率为 50% 时的预计烧伤面积达到 100% TBSA（即烧伤面积 100% TBSA 时预计病死率低于 50%）、预计Ⅲ度面积达 83% TBSA，这些数字反映出瑞金医院在烧伤领域的成就居于世界领先地位。中国烧伤专家黎鳌院士从 1985 年开始，对严重烧伤早期损害的救治进行了 15 年研究，通过近 5 万烧伤病例的系统分析，发现烧伤后脏器损害和吸入性损伤是烧伤的主要死亡原因，提出防治早期损害是烧伤治疗的关键，从抗休克、抗感染、创面处理、吸入性损伤治疗、早期肠道营养等方面着手，采取有效措施，可以有效预防烧伤并发症。

中国肝脏外科奠基人吴孟超院士，在 20 世纪 50 年代创造性地提出"五叶四段"的解剖学理论，建立了"常温下间歇肝门阻断"的肝止血技术，研究发现了"正常和肝硬化肝术后生化代谢规律"，提出了纠正肝癌术后常见的致命性生化代谢紊乱的新策略，率先成功施行了以中肝叶切除为代表的一系列标志性手术，从而创立了独具特色的肝脏外科关键理论和技术。他还提出"二期手术"的概念，为晚期肝癌的治疗开辟了一条新的治疗途径，提出"肝癌复发再手术"观点，显著延长肝癌病人的生存时间，提出肝癌的局部根治性治疗策略，使肝癌外科的疗效和安全性得到有机统一，不断丰富和发展了中国的肝脏外科事业。在吴孟超的带动下，多数肝癌外科治疗的理论和技术原创于我国，使中国在该领域的研究和诊治水平居国际领先地位。

中国断肢再植专家陈中伟院士，1963 年在上海市第六人民医院成功地接活 1 例完全断离的右前臂，首次报道了断肢再植的成功经验。断肢再植对显微外科的发展起了推动作用，显微外科的发展又推动了临床各科的发展。现在显微外科已广泛地应用于整形外科、骨科、眼科、神经外科、心血管外科、泌尿外科、普外科、胸外科、妇产科和肿瘤外科，使许多在肉眼下不能进行的手术取得成功。现在我国已成功地进行了断指（趾）、肢体病段切除再植，游离皮瓣移植，游离肌肉移植，游离带血管、带骨移植，游离大网膜移植，骨髓移植，各种修复再造等。1984 年上海市第六人民医院骨科创造性地成功施行了桥式交叉游离腓骨和游离背阔肌组合一期修复左胫骨骨缺损和皮肤缺损，这种不同组织相结合的治疗新技术，为我国创伤外科大块复合组织缺损的治疗开辟了新途径，是我国显微外科从单个组织移植发展到组合移植的新阶段。2001 年上海第六人民医院柴益民教授首次提出"穿支蒂皮神经营养血管皮瓣"的新概念，并得到广泛应用，其中腓动脉穿支蒂皮瓣被世界重建显微外科大会评为近年世界 15 个新皮瓣之一。

20 世纪 70 年代末中国开始器官移植研究，虽时间上晚于世界先进国家，但发展十分迅速。目前，中国专家可以完成国际上所有类型的器官移植手术。1992 年，哈尔滨医科大学成功施行原位心脏移植，术后长期生存。中国心脏移植受者从 2015 年的 289 例发展到 2017 年的 446 例，居世界第 3 位，院内存活率达 92.5% 以上。至 2017 年，全国共施行肾移植 10793 例，居世界第 2 位，术后 1 年、3 年肾存活率分别达到 97.9% 和 92.65%，居世界前列。2017 年，全国肝移植 4733 例，居世界第 2 位，移植存活率亦不断上升。

王忠诚院士是中国著名神经外科专家。1965 年出版了《脑血管造影术》，填补了中国该领域的空白。20 世纪 70 年代末率先在中国开展显微神经外科手术，带领科研团队攻克了神经外科手术"禁区"，解决了脑干肿瘤、脊髓内肿瘤、丘脑肿瘤、颅底中线肿瘤等一些世界性的医学难题。他率先提出了"脑干和脊髓具有可塑性"的观点，对脑干和脊髓等手术禁区的突破起了决定性作用；提出了"脑干大型血管母细胞瘤手术后可发生正常灌注压突破"的观点，为降低该类肿瘤术后死亡率提供了重要理论依据；提出了"脊髓缺血预适应"的观点，对防止脊髓内肿瘤手术后瘫痪起到了关键性作用。他带领团队研制出国产导管、球囊栓塞等动脉瘤栓塞材料，填补了中国在该领域的空白。他领导并组织我国神经流行病学调查工作，为党和国家制定预防政策提供了依据。

20 世纪 90 年代以后，腹腔镜手术在中国相继开展起来。由于腹腔镜手术具有切口不明显、病人痛苦较小、术后恢复较快等特点，具有广泛的发展前景。目前中国的腹腔镜手术已应用于腹部外科、泌尿外科、妇产科等领域，胸腔镜手术也应用于临床。近年来，4K 超高清腹腔镜、3D 腹腔镜等技术的应用改善了医师手术视野的辨识度和操作感，受益的病人越来越多。2016 年上海瑞金医院率先在国内通过虚拟现实（VR）技术网络直播了 3D 腹腔镜结直肠癌根治手术，为远程教学培训提供了更先进的实践平台。

（4）其他临床学科主要成就

中国妇产科学发展迅速，在计划生育、优生学、围生医学、防癌普查以及两病（子宫脱垂和尿瘘）防治等方面取得很多进展。妇科病普查使宫颈癌的患病率有了明显的下降，也使两病基本得以控制。20 世纪 70 年代围生医学的建立是中国产科最显著的进展，围生医学成为提高人口素质和做好优生的一项极为重要的保障措施。1977 年中国建立了产前或遗传咨询门诊，有效地减少了畸形儿的出生。产前诊断和新生儿遗传代谢病的筛查工作在 20 世纪 70 年代末业已开展，对智力低下儿的防治起到重要作用。20 世纪 80 年代以后，产前诊断技术有了新的发展，提高了诊断水平。妇科肿瘤和功能性疾病在诊断和中草药治疗方面也取得不少成绩。1984 年，上海第二医学院首次利用人工授精技术治疗不育症取得成功。此后，国内有 17 个省、市开展了此项技术，11 个省、市建立了精子库。1984 年，北京医科大学开展了体外授精技术的研究。1988 年中国第一例试管婴儿在北京医科大学第三医院降生，2006 年中国首例"三冻"（冻卵、冻精、冻胚胎）试管婴儿诞生在北京大学第三医院。2016 年中国首例 PGD"无癌"试管婴儿在国际和平妇婴保健院诞生。这些成绩显示了中国生殖技术已步入世界先进行列。

新中国成立后，中国儿科学获得了较好的发展。在儿童保健方面，由于广泛、有效地开展了儿童保健工作，新生儿和婴儿的死亡率迅速下降。在新生儿疾病方面，由于建立了新生儿的特殊监护，使死亡率明显下降。对婴幼儿轮状病毒所致肠炎，由于采用了口服补液治疗，从而提高了疗效。近年来，经调查研究发现病毒性肺炎明显多于细菌性肺炎，其中以呼吸道合胞病毒占第一位，采用中西医结合取得较好的疗效。先天性心脏病在置换生物瓣膜方面获得了经验。肾病综合征采用泼尼松和环磷酰胺以及滋阴降火和温补肾阳的中药疗效明显。中医小儿科学在生理病理、胎养胎教学说、诊法辨证、治则治法等方面也取得了一定进展。

危重病急救医学在 20 世纪 70 年代受到普遍重视，发达国家的综合医院相继设立重症监护病房（intensive care unit，ICU）。1980 年危重病急救医学正式成为一门新的临床学科。1974 年，天津市第一中心医院创建急性三衰（心力衰竭、肺衰竭、肾衰竭）抢救研究室，是中国最早建立的 ICU。1984 年和 1987 年分别成立了中国中西医急救医学会和中华医学会急救医学学会，标志着中国急救医学的发展进入了一个新阶段。急诊医学以"迅速、准确、有效"为救治理念，当前中国的急诊医学逐渐形成了以"心肺复苏、急性中毒、创伤、急危重症"为医疗特点，不断改善复苏的结果和预后，进一步加强对毒物代谢动力学、毒物作用动力学、解毒药物的详细作用机制等相关的基础和临床研究，完善急性创伤的救治等问题仍需进一步努力。

在白血病治疗上，王振义成功实现将恶性细胞改造为良性细胞的白血病临床治疗新策略，奠定了诱导分化理论的临床基础。他提出了治疗急性早幼粒细胞白血病（APL）的诱导分化疗法，证明采用全反式维甲酸可以将恶性早幼粒白血病细胞诱导分化为良性细胞，引起了国内外医学界的高度关注，并得到了国际同行的广泛证实，2009 年美国"临床指南"将全反式维甲酸治疗 APL 定为规范性治疗方案。王振义还发现联合应用维甲酸和氧化砷治疗 APL，可使 5 年生存率上升至 95%，从而使 APL 成为第一个可治愈的成人白血病，国际血液学界特将此方案誉为"上海方案"。全反式维甲酸诱导分化 APL 是一种针对致癌蛋白分子的"靶向治疗"方法，维甲酸的应用开拓了人类治疗肿瘤的新思路与新途径。王振义因此被誉为"癌症诱导分化之父"，2020 年获得未来科学大奖生命科学奖。

2．基础医学

新中国成立初期，医学研究的重点是解决危害人民健康最严重的各种疾病的技术，如各类疫苗的研制。1957 年，汤飞凡等分离出中国第一株麻疹病毒。20 世纪 50 年代末，医学家们开始研究麻疹的人工自动免疫，于 1964 年筛选出高度减毒的麻疹病毒，可作为麻疹活疫苗。20 世纪 60 年代中国还成功研制脊髓灰质炎疫苗。这些成果为我国控制传染病奠定了基础。20 世纪 70 年代末以后，中国的基础医学研究进入到蓬勃发展时期，21 世纪以后在诸多领域取得了卓有成效的成绩。人体解剖学、病理生理学、病毒学、生物物理学、生物化学等基础医学已获发展，细胞生物学、分子生物学、免疫学、遗传学以及新兴学科生物医学工程学等方面开展了研究工作，填补了中国许多学科的空白，促进了中国现代医学的全面发展。主要介绍以下几个方面的进展。

（1）分子生物学

分子生物学是从分子水平研究生命现象的一门学科，是 20 世纪 50 年代初由遗传学、生物化学和微生物学、生物物理学的相互渗透汇合而形成的新学科。

近年来，分子生物学发展很快，对生命现象的研究已取得不少成就。中国的分子生物学研究虽然起步较晚，但 1965 年在世界上首先人工合成了胰岛素，并在其晶体结构的研究上走在世界前列。1982 年又在该领域取得重大进展，在世界上首次人工合成转移核糖核酸，标志着我国在人工合成大分子方面居于世界先进行列。经证实，合成的转移核糖核酸结构与天然的完全一致，生物活性高。这项成果为揭示生命本质提供了有力手段。1977 年我国科学院研究员洪国藩测定了一种重要噬菌体的 DNA 结构，弄清其中 48502 个核苷酸的排列顺序，这是人类当时研究清楚的最大的 DNA 分子。这项成果被国际生物化学界誉为"核酸研究领域中具有里程碑性质的工作"。不久洪国藩又发明了非随机测定核酸结构的方法，为揭示生命的奥秘提供了重要手段，也为遗传工程开辟了广阔前景。

我国在基因工程干扰素的研制和临床应用方面也取得了较大的进展。经实验证明，合成的干扰素和自然干扰素一样，具有抗病毒活性和抗肿瘤细胞活性。随着分子生物学的发展，它的影响已渗透入各学科，从而促进学科的研究到了分子水平并相继建立起新的学科分支，如分子生理学、分子病理学、分子免疫学、分子遗传学、分子药理学等，其研究在我国陆续展开，并取得了一定的成就。如国家"863"计划已设立了"人类重大疾病相关基因的分离、克隆、结构与功能"的研究，为疾病防治提供新的途径。"973"的四项重大科研计划中有两项涉及分子生物学领域，即蛋白质研究、发育与生殖研究，在重要蛋白质结构解析、人类肝蛋白质组研究、干细胞增殖、动物克隆等方面实现重大突破，极大提升了基础研究的创新能力和服务于国家需求的能力。

（2）生物医学工程

中国的人工器官研究始于 20 世纪 50 年代，如人工血管、人工心肺机、人工肾等。我国对人工心脏的研究始于 1966 年。由于心脏做功 80% 是由左心室完成，临床上因左心功能不全需要用辅助人工心脏的病例较多，因此，目前我国主要从事单心室辅助人工心脏的研究。

中国对人工心脏瓣膜的研究也有较长的历史。早在 20 世纪 60 年代，中国就研制了硅橡胶球型瓣膜，植入人体最长已达 17 年之久。1976 年和 1977 年又分别研制成功牛心瓣膜和猪主动脉瓣的生物瓣膜，应用于临床并取得了较好的效果，病人症状明显改善。瓣膜损毁率、感染率及在不同抗凝条件下的血栓栓塞率都很低。中国自 20 世纪 50 年代就开始了人工心肺机的研究，之后又进行第三代人工心肺机（即搏动血流与膜式氧合器）的研究，取得了较大成就，并在临床医疗中发挥了重要作用。中国的人工血管研究也始于 20 世纪 50 年代，以用尼龙和卡普龙制成的人工血管为多。1957 年我国用蚕丝研究成独特的真丝人造血管，应用于临床并取得较好的效果。

中国的人工血液研究始于 1974 年。1980 年首次将氟碳代血液试用于临床获得成功，20 世纪 80 年代与世界同步应用于临床，当时居国际前列并取得了良好的效果。由于输血安全性问题、需血量增多和献血量减少的矛盾、人类红细胞储存时间短以及自然灾难和战争等原因，人工血液研究从未停滞，2016 年中国军事医学科学院野战输血研究所裴雪涛团队利用干细胞技术制造"人工血液"，入选"中国医药生物技术十大进展"。

中国人工肾研究已有 40 余年历史，主要为平板型人工肾。目前国外人工肾技术已转向高效、小型、经济、安全等方向发展。20 世纪 80 年代以后，中国人工肾技术开始向小型化迈进。目前我国的人工肾技术尚不能作为肾衰竭的常规治疗手段。由于常规人工肾治疗需病人进入专门医院接受长期的规律治疗，冗长而痛苦，影响生活，所以便携式人工肾是未来的一个发展方向。

2015 年国务院印发《中国制造 2025》，这是中国实施制造强国战略的第一个十年计划，该文件指出要重点发展生物医药和高性能医疗器械这一领域，中国的生物工程技术必将取得进一步发展。

（3）神经科学

神经科学是 20 世纪 70 年代后期发展起来的一门跨学科的高度综合性的学科，建立在神经解剖学、神经生物学、神经化学、神经药理学、心理学、行为科学以及临床神经病学等学科发展的基础之上。美国神经科学学会将神经科学定义为了解神经系统内分子水平的、细胞水平的和细胞与细胞之间的变化过程，以及这些过程在中枢功能控制系统内的整合作用而进行的研究。

神经系统研究的发展不仅对医学本身，而且对现代先进技术如信息处理加工，计算机、机器人及自动控制系统等领域的理论和设计也有重要影响。1979 年我国在上海成立大脑研究所，广泛应用各种精密仪器对中枢神经介质和内分泌激素进行研究，还开展了针麻镇痛有关的神经生理。中国科学上海生理研究所张香桐教授领导的实验室，在针麻原理神经机制的研究方面取得重大的突破。实验证明针刺镇痛是通过激发脑内与调节痛觉有关的神经结构，同时发现针刺时还可引起脑内神经递质释放的改变。张香桐教授因此项研究获得茨列休尔德奖金。1984 年，中国科学院上海生理研究所视觉生理研究组成功地鉴定了视网膜中接受绿色和蓝色信号的神经细胞，定名为 G/B 型水平细胞。这是中国视生理研究领域中的一项新进展，对科学家们进一步了解色觉的机制将会起到重要的作用。2018 年，北京和上海分别成立脑科学与类脑研究中心，以期实现脑科学与类脑科学研究领域的前沿性突破。另外，我国神经科学家在非人灵长类动物模型制备、神经递质检测、脑结构与功能联接图谱技术和病毒示踪技术开发、神经精神疾病、睡眠和觉醒、视觉感知和神经退行性疾病等研究方面取得了重要突破，受到国际同行的瞩目。

（4）免疫学

新中国成立以来，中国贯彻了预防为主的卫生工作方针，提高了生物制品的质量和数量，20世纪80年代已能够进行免疫球蛋白的分离、提纯、鉴定和定量测定。并参照世界卫生组织的免疫球蛋白标准，标定了为测定IgG、IgA、IgM和IgE四种免疫球蛋白的参考标准。还制备了转移因子，免疫核糖核酸试用于临床，合成干扰素诱导剂泰洛龙。制备各种免疫增强剂，如死卡介苗、活卡介苗、左旋咪唑和植物凝聚素等试用于临床。建立了放射免疫，荧光抗体或用酶抗体测定组织中的抗原及自身抗体。随着免疫学不断渗透到各个医学领域，现代免疫学已发展为包括许多新兴学科，如免疫化学、免疫生物学、免疫遗传学、免疫病理学、临床免疫学、肿瘤免疫学与移植免疫学等多个分支学科的独立领域。近年来，中国预防医学科学院病毒研究所以特有的痘苗病毒天坛株为材料，采用重组DNA技术构建了不同类型的痘苗病毒基因表达载体，并将其用于基因工程疫苗研究，成功地表达了甲肝、乙肝、EB病毒等30多种病毒抗原和免疫活性蛋白，为应用重组痘苗病毒开发生物技术奠定了基础。此外，中国在流行性乙型脑炎减毒活疫苗的研制、IgA肾病免疫发病机制与诊断及治疗的研究等方面也取得了一定的成就。

3. 预防医学

中国在贯彻预防为主的卫生工作方针指导下，建设了一支卫生防疫队伍，各省市都有一些独立性和附设性的预防医学研究机构。1983年，以原属中国医学科学院的流行病学研究所、微生物学研究所、病毒学研究所、寄生虫病研究所、卫生研究所，以及卫生部工业卫生研究所、食品卫生检验所和环境卫生监测站等单位，组成国家级的独立研究机构——中国预防医学中心，进行预防医学的技术理论和实践的研究，并组织协调全国预防医学科研工作，对省、市、自治区一级的卫生防疫机构提供技术指导和培养专业干部，开展卫生防疫和检疫监督、监测工作，组织制订有关的法规、标准等研究，以及预防医学情报资料的收集和交流。1986年，中国预防医学中心改名为中国预防医学科学院。新中国成立后，中国通过大规模地开展疾病的防治工作，对传染病、地方病、流行病、多发病进行大量的调查研究与防治，开展计划免疫，使各种疾病的发病率有了大幅度的下降，在环境卫生、劳动卫生、食品卫生、学校卫生、放射防护及卫生教育等方面做了大量工作。

为了保障人民食品安全卫生和营养卫生，在大量科学实验和调查研究的基础上，国家制订颁发了一系列食品卫生法规、标准和管理办法，加强了对食品卫生的监督管理。《2021年中国居民膳食指南科学研究报告》指出：近年我国居民膳食能量和蛋白质摄入充足，膳食质量显著提高。6～17岁男孩和女孩各年龄组平均每10年身高增加3 cm，儿童营养不良得到根本改善。

随着社会经济的发展，不良生活方式日益成为重要死因。2017年我国居民死亡风险排前四位的分别是循环系统疾病、肿瘤、呼吸系统疾病、损伤与中毒，发病原因与生活方式、环境因素（社会、心理、身体环境）、人类生物学因素、保健服务四个方面密切相关，其中尤以缺乏卫生科学知识、自我制造的不良生活方式最为重要。故应坚持有效地向人民群众普及卫生保健知识，提高自我保健意识和能力。《"健康中国2030"规划纲要》指出：要普及健康生活、建设健康环境等，全周期维护和保障人民健康。实现主要健康危险因素得到有效控制，人民健康水平持续提升，2030年人均预期寿命达到79.0岁。

在保护妇女、儿童及加强妇幼卫生方面也做了大量工作。各级卫生部门积极培训妇幼卫生技术人员，加强妇幼卫生机构建设。在妇幼工作中贯彻预防为主，实行防治结合，加强了农村和基层的工作，从1950年起在全国推广新法接生，1978年以后在部分城乡开展了围生期保健，对孕产妇实行系统管理与监护，对农村妇女子宫脱垂和尿瘘病人实行免费医疗，在城市开展了

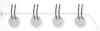

普查普治宫颈癌的工作。1995 年颁布《中华人民共和国母婴保健法》，进一步加强妇幼卫生工作，提高妇女儿童健康水平。2009 年至今，推进了免费孕前优先检查、计划生育扶贫、辅助生殖技术、儿童用药申报与研发、贫困地区儿童营养改善等政策和项目落地。提倡优生优育，使儿童健康发育成长，儿童保健工作越来越得到社会重视。

公共卫生学方面的科研成果是多方面的，全国开展了食品卫生、营养卫生、劳动卫生和职业病、环境卫生和妇幼儿少卫生等方面的研究。在 2007—2021 年间，国家自然科学基金预防医学领域共计资助各类项目 5349 项，非传染病流行病学、人类营养和卫生毒理是获得资助项目最多的分支学科。当疾病谱发生转变以后，除了对慢性病要寻找主要危险因素外，还要加强消除病因手段，此外开展筛检和普查成为重要的预防措施。加强健康教育，提高自我保健意识，培养公众良好的卫生习惯都是公共卫生学需要开展的工作。

近年来，预防医学各领域的工作都获得了加强，一些新兴学科如社会医学、卫生经济学、医学管理学、医学社会学、公共卫生与应急管理等方面都开展了研究工作，促进了我国预防医学的发展。20 世纪以来突发的公共卫生事件，使公共卫生与应急管理工作得到重视，建设公共卫生与防疫基础设施，启动公共卫生应急管理体系建设，培养公共卫生应急管理人才成为大势所趋。2004 年、2013 年，全国人大重新修订和修正了《中华人民共和国传染病防治法》，2006 年发布并实施了《国家突发公共事件总体应急预案》，2019 年新冠疫情后，颁布了《中华人民共和国基本医疗卫生与健康促进法》等法律法规。

4. 中医药学与中西医结合

中医药是中华民族优秀的传统文化，是中国卫生事业的重要组成部分，有着极为丰富的实践经验和独特的理论体系，长期以来，为解除广大群众的病痛做出了重要贡献。

新中国成立后，人民政府十分重视中医药事业的发展，制订了一系列有关方针政策。1949 年毛泽东题词："团结新老中西各部分医药卫生工作人员……为开展伟大的人民卫生工作而奋斗"。1950 年第一届全国卫生工作会议确定了"团结中西医"的方针。针对轻视和排挤中医的错误思想，毛泽东指出："必须很好地团结中医、提高技术、搞好中医工作，发挥中医作用，才能负担起几亿人口的艰巨的卫生工作任务"。1954 年，中共中央批转中央文委党组《关于改进中医工作问题的报告》，制定出一系列改进中医工作的方针和具体措施。

1954 年卫生部成立中医司，并由一位部领导分管中医工作。各省、自治区、直辖市卫生厅（局）也相应地成立了中医处，有些县还成立了中医科。1955 年，成立卫生部所属的中医研究院，此后各省市相继成立了中医研究机构。中医可以进西医综合医院，号召西医学习中医，开展中医药研究以及整理出版中医古籍等。1958 年，毛泽东发出"中国医药学是一个伟大的宝库，应当努力发掘，加以提高"的号召，进一步推动了中医药事业的深入发展。改革开放以来，1979 年成立中华全国中医学会（原属中华医学会），加速了学术交流。1986 年成立了国家中医管理局。

1980—1985 年间，卫生部先后在北京、衡阳、石家庄、西安、合肥等地召开中医和中西医结合工作会议，制定了中医、西医、中西医结合三支力量都要发展、长期并存的方针，强调在中医机构中保持和发扬中医特色，将工作重点转移到狠抓中医、中西医结合的科研、学术和临床疗效上来，并采取了一些落实中医政策的有效措施，为中医的发展提高创造了良好的条件。1982 年第五届全国人大五次会议通过的中国宪法总纲规定了"发展现代医药和传统医药"的条款，从国家根本大法上保证了中国传统医药学的继承和发展。1991 年，国家又提出了中西医并重的方针，使我国的传统医药与现代医药互相补充，共同承担保护和增进人民健康的任务。1999 年，《中华人民共和国执业医师法》施行，中医师、中西医结合医师管理纳入法制化管理。2003 年，国务院颁布了《中华人民共和国中医药条例》，确定了中医医疗、教育、科研和对外交流与合作等方面的行为规范，为中医药事业的发展提供了法规依据。2016 年 2 月，国务院印发《中医药发展战略规划纲要（2016—2030 年）》，明确中医药的发展方向和工作重点，是新时期推进我国中医药事业发展的纲领性文件。

各民族医药是中华民族传统医药的组成部分，在保护各族人民健康中均有着积极作用。我国政府和医务人员在大力发展中医药的同时还加强了藏、蒙、维、苗、彝、傣、壮等少数民族传统医药的发掘整理和临床应用，取得了一定的成绩。

（1）中医药研究

为了继承和发扬祖国传统医学，中医学界在总结前人经验的基础上，通过结合临床实践开展了中医药的实验研究。中医学的"证"是各种疾病发生发展到某一阶段，人体病理生理动态变化的一种综合征。"证"的确定对寻找疾病原因及确定治疗方案具有重要意义。20 世纪 50 年代末，医学家们就开始了探索"证"实质的研究。1964 年，上海第一医学院脏象研究室报道了"肾阳虚"的实验研究成果，此后又提出下丘脑 - 垂体 - 肾上腺皮质系统的功能紊乱是肾阳虚发病机制中的一个重要环节的观点。此外有学者发现阴虚病人红细胞中糖酵解作用加强，能量产生加速，为"阴虚生内热"学说提供了佐证。20 世纪 70 年代以后，对于虚证与免疫功能、微循环状况、内分泌功能、自主神经功能以及微量元素之间的关系进行了探讨，发现虚证的病人血浆中环磷腺苷与环磷鸟苷有明显变化，认为血浆环核苷酸及其比值可作为反映阴、阳虚的一种指标。此外还发现虚证病人细胞免疫功能下降，而应用黄芪、女贞子等扶正中药后，可使 T 淋巴细胞功能恢复正常，为免疫功能与中医"正气"的观念的相互关系提供了依据。

活血化瘀是中医学的一种独特治则，具有很好的临床疗效。自 20 世纪 70 年代起，对活血化瘀治则及药物进行了广泛深入的研究，研制出对于冠心病、心绞痛、急性闭塞性脑血管病有较好疗效的制剂。研究还表明活血化瘀药物有改善微循环、加速血流、抗血栓形成、抗心肌缺血等作用，能调整结缔组织代谢，促进组织修复和再生。进入 21 世纪，现代医学和生命科学的理论、技术与中医学交叉渗透，有力地促进了中医基础理论的现代研究。较为深入系统的中医基础研究主要在三个方面展开：一是重大基础理论研究，包括证候分子生物学研究、方剂药效化学基础即作用原理研究、经络研究与针灸作用原理研究；二是方法学研究，包括现代中医"四诊"多维信息集成式诊断系统研究、功能性检测在中医诊断中的应用研究、中医临床疗效系统评价体系研究；三是现代中医信息的应用研究，包括基于虚拟专用网络技术的中医药研究新模式、中医智能化信息系统研究、中医药古代文献资源数字化研究等。目前中医药研究主要集中在非线性、整体性、关系思维、动态思维与复杂性研究相融合的方法论及其理论和实践问题方面。

在针灸研究方面，自"七五"以来，由国家中医药管理局主持攻关计划和攀登计划项目，对针灸基础理论与作用机制展开系列研究，在经络古典文献整理、经脉 - 脏腑相关途径、循经感传现象的客观检测、针麻及针刺镇痛、针刺戒毒，以及针刺治疗心血管病、抑郁症、癫痫等方面进行了大量研究工作。2005 年以后，针灸行业先后成立了多层次的专业标准化组织机构，如中国针灸学会标准化工作委员会；世界针灸学会联合会成立了世界针灸学会联合会标准化工作委员会；中国中医科学院针灸研究所成立了针灸标准与临床评价中心；国家中医药管理局在天津中医药大学成立了国家中医药管理局针灸标准化研究中心试点建设单位；中国针灸学会在全国成立了 5 家针灸标准示范基地（北京中医药大学东直门医院、广东省中医院、天津中医药大学针灸学院、湖北中医学院针灸骨伤学院、安徽中医学院附属针灸医院）。2009 年中国针灸标准化技术委员会和国际标准化组织传统中医药技术委员相继成立，2010 年国家中医药管理局在全国开展中医药标准研究推广基地（试点）建设工作，这些机构为针灸标准化工作在国内外的全面开展奠定了坚实的组织基础，也为推进中医药国际化进行了探索。

（2）中医诊疗技术

中医诊断技术的客观化，是现代中医诊断学发展的一个重要标志。20世纪50年代起就有学者开始这方面的工作，在脉象、舌象诊断上取得了一定的成绩。如中医研究院在20世纪50年代末研制出以酒石酸钾钠压电晶片为换能器的脉搏描记仪，将中医寸关尺的脉搏通过换能器转换为电能加以放大描记，初步确定了中医弦、滑、平脉的特征图形。此后，各种脉象仪相继问世，灵敏度、精确度不断提高。20世纪60年代初，有学者用病理切片研究舌象，认为各种典型异常舌象的病理切片表现不同，对解释各种舌象的形成机制有参考价值。20世纪70年代末，电子显微镜技术和血流动力学引入舌管、舌质的观察研究。中国医学科学院用舌血流测量仪测定淡红、淡暗、红暗三种舌质的舌表浅血流量，提出其可作为判断舌质的客观指标之一。上海中医学院应用纤维胃镜来研究舌质与胃部疾病的关系。

金针拨障术是中医眼科的传统手术，但近代以来，中医发展迟缓且不断受到压抑，金针拨障术也几乎失传。1959年，中医研究院借鉴古代经验，开始试验白内障针拨套出术，经反复试验、改进，于1968年设计出白内障针拨套出术的方案和器械，次年应用于临床取得较好疗效。中医学在肛肠疾病的治疗上也有丰富经验。20世纪70年代中医研究院用五倍子提取物等制成的"消痔灵"注射液，治疗内痔获得较好的疗效。上海中医学院研制的内痔吸引套扎器，为无痛治疗痔核提供了新手段。

中国医学科学院血液研究所依据中医活血化瘀治则，研制出"605"药剂治疗硬皮病取得一定疗效。研究中还发现该药具有改善血液循环和结缔组织代谢等功效，故又用于血栓闭塞性血管炎；对皮肤烧伤瘢痕的治疗也有较好效果。1973年，江西省妇产医院根据明代陈实功《外科正宗》中"三品一条枪"处方，按古法炼丹术锻制成"三品"的饼、杆剂型，用于早期宫颈癌的治疗，为宫颈癌治疗开辟了新途径。此外，应用中医药理论于临床研究和治疗已取得了众多成果，反映出中医药在现代医疗保健中的重要作用。

中医药在治疗常见病、疑难病方面也取得了成绩，如运用通里攻下方法非手术治疗胆道蛔虫病、急性肠梗阻、异位妊娠等急腹症；运用手法复位、小夹板固定配合中药治疗闭合性骨折；中药消痔灵注射液治疗晚期内痔和静脉曲张混合痔等。中医药在防治传染病、流行性等急性病方面独具特色。运用温病理论和方法治疗流行性乙脑、麻疹、肺炎、白喉、菌痢、肠伤寒、钩端螺旋体病、流行性出血热等急性传染病和感染性疾病，取得显著疗效。2003年"非典"在中国部分地区暴发流行，实践证明，采用中医药方法参与"非典"治疗，早期介入恢复快，后遗症较少，为取得抗击"非典"的重大胜利作出贡献。2019年，中医药在防控新冠感染工作中继续发挥了重要作用。

（3）现代技术在中医中的应用

20世纪60年代初，武汉医学院用电子元器件构成的逻辑线路制成模拟式中医辨证机，是应用现代科学技术研究中医的初步尝试。20世纪70年代末，随着计算机技术的发展和广泛应用，计算机中医诊疗程序的研制和应用得到发展：1979年北京中医医院等单位将中医关幼波治疗肝炎的经验进行归纳、整理，编制成诊疗程序；1980年12月，上海第二医学院编制了陆南山的中医眼科角膜病诊疗程序。应用计算机技术保存老中医的经验，为继承前人经验提供了便利手段。此外，计算机技术也用于中医古籍的整理、中医教学等领域。

脉诊是中医诊断疾病时获取信息的重要来源之一，脉诊客观化对于总结诊断经验、提高诊断水平有积极意义。用脉搏记录仪描记脉波图是研究脉诊的一种有效方法。1950年后，国内有人利用电子换能来研究中医脉象，20世纪60年代，北京、上海等地开始试制中医脉象仪。1975年，北京医疗仪器厂等单位协作研制出"四导脉象仪"，可测量心电、脉象、斜率和时差（脉搏波形传播速度）。1981年，国内研制出三头脉象仪，三头脉象换能器能模拟中医切脉方式，在扣脉的寸、关、尺施以浮、中、沉3种不同压力，描记出脉象图，对深入研究三部脉的临床意义及其与脏腑的生理病理关系有一定价值。1985 年，北京研制的体外血栓仪对血瘀证的诊断和活血化瘀的研究显示出一定的价值。

目前不断研发出各种中医治疗仪。如应用红外线、激光、微波等技术制成的针刺治疗仪，根据中医拔罐疗法原理制成的真空治疗仪，根据生物电药导理论、仿生学、热敷医学及现代微电脑技术发明的中医定向透药治疗仪，在临床上得到比较广泛的应用，为传统的中医治疗增添了新的内容。

（4）现代中药技术

随着科学技术的发展，中成药生产从手工业方式逐步过渡到机械化、自动化方式，中成药制剂有了新发展。

新中国成立以后，中药剂型在传统的剂型基础上不断改进、提高，同时研制出多种新剂型：一方面是引入西药剂型，如片剂、胶囊、橡皮膏、肌内或静脉注射制剂、大输液等；另一方面是根据中药特点创制出新剂型，如冲剂、袋泡剂、口服安瓿剂、雾化剂等。剂型的改进对促进中成药的发展具有重要意义，如近几年从汤剂发展起来的口服安瓿剂，由于剂量小、吸收快、使用方便，深受欢迎。在古方安宫牛黄丸基础上研制成的清开灵注射液，除保持了原剂型清热解毒、镇静安神、避秽开窍的功能外，还可用于急症中风的治疗，被 1992 年全国中医急症工作会议推荐为首选治疗药物，为中药治疗急症开辟了新途径。

改进中药提取方法。浓缩是中成药生产的基本操作工序。随着生产的发展和制剂质量要求的提高，传统的浓缩中药提取液的方法已不适应工业化生产的需要，蒸发浓缩技术现已发展到薄膜浓缩、离心薄膜浓缩、反渗透浓缩等新技术的应用。制剂干燥：中药浸膏成分复杂，有的含大量黏液质、多糖类或树脂类。用烘房或烘箱等传统方法，制剂难以达到要求，某些成分易被破坏。新的干燥技术能较好地解决这类问题。现采用的有喷雾干燥、离心喷雾干燥、微波干燥、红外线干燥、远红外线干燥、流动造粒干燥等。另外还有高频电流、电离辐射、冷冻、真空干燥等。制剂灭菌：灭菌是药物制剂中的一项重要操作，对注射剂、眼用制剂尤为重要。现常用的灭菌技术有微波灭菌法、辐射灭菌法、远红外加热灭菌法等。微型包囊：20 世纪 70 年代，我国药学工作者利用天然或合成的高分子材料将药粉微粒或药液微滴包裹成直径为 $1 \sim 5000 \ \mu m$ 的微小囊状物的技术，处理含有挥发油的有效成分或有不良气味的中药。如将牡荆油、荆条叶油制成微囊片，将大蒜素经微囊化处理后制成胶囊剂。

新中国成立之前，中成药的生产仍处于所谓"前店后场"的简陋作坊状况，使用的是"切药靠把刀、磨粉靠碾槽"的原始设备。新中国成立后，中成药生产在制药机械发展的推动下迅速发展。在中药材选择、炮制设备方面，多口吹选机代替了人工筛簸；滚动式淘药机代替了人工洗药；辗刀式切药机、辗式碾压机可根据药材性状和药用要求，把生药切成薄片、厚片、段、丝等不同规格，以利于提取有效成分。应用圆筒翻转蒸煮罐代替传统敞口木桶蒸煮以及电子顺控炒药机、振动热风干燥机等设备，极大地提高了劳动生产率及工艺水平。中药制剂需要从原料药中将有效的成分浸提出来，这就需要选用适当的溶媒和提取方法。传统的水提取设备多为敞口煎煮设备，如砂锅、铜锅、铜罐等。杭州中药二厂等单位研制出多功能中药提取罐，操作方便，工艺质量高，目前已在全国许多药厂推广应用。在相当长的时间里，多数药厂的有机溶剂提取采用传统的渗漉法。20 世纪 70 年代末，很多中药厂改进了渗漉工艺，如采用热回流提取设备与薄膜浓缩、沸腾造粒二道工序联接，提高了生产效率和质量，防止了药品污染。在蒸发浓缩设备上也有较大改进，如盘管式真空浓缩锅、真空搅拌浓缩锅、列管式薄膜蒸发器等。我国中成药加工机械在近年来得到了迅速发展，有力地促进了行业的技术进步，取得了令人瞩目的成就。

随着中医药走向世界进程的加快，中药出口近年来有了较大增长，发展势头良好。同时，中医药全面参与中国医改，在 2020 版国家医保药品目录中，包括中成药 1374 种、中药饮片

892 种，显示出中医药在医疗保障体系中的重要价值。

（5）中西医结合

1954 年，中共中央纠正了当时卫生工作中排斥中医的错误，并号召西医学习研究中医。1955 年 7 月，中华医疗学会与北京市中医学会、北京市卫生局联合举办中医学习班，261 名西医参加学习。同年 12 月，卫生部在北京中医研究院举办西医脱产学习中医的研究班。不久，天津、上海、广州、武汉、成都等地相继开办了中医研究班。1958 年 10 月，毛泽东在卫生部关于西医离职学习中医的汇报上批示赞扬。同年 11 月，《人民日报》发表"大力开展西医学习中医的运动"的社论，全国掀起西医学习中医的热潮。"西学中"运动培养了一批既有现代医学知识又掌握了中医知识的人才，推动了中西医结合工作的深入发展。然而，在"文革"期间片面强调所有医务人员都要学习中医，从而使"西学中"出现了混乱，中西医结合流于形式。在一段时间里所谓"中西医结合是发展医学的唯一途径"的口号，影响了我国医学的正常发展。1979 年 2 月，卫生部召开中西医结合工作座谈会，讨论了深入切实开展中西医结合问题。20 世纪 80 年代后，中西医结合工作有了新的发展，并取得了一系列的成就。

骨折治疗方面。1958 年，天津骨伤科研究所依据中医的经验，提出小夹板局部外固定治疗骨折的新方法。临床应用证明该方法比西医疗法骨折愈合快 1/3，且功能恢复好。该法在全国得到普遍推广。上海市骨伤科研究所等单位对中医治疗骨折的整体疗法和局部施治的机制进行了深入的研究。20 世纪 70 年代末，天津中西医结合治疗骨折研究所、天津医院等单位，将中医"动静结合""欲合先离"的正骨理论运用于跟骨骨折的闭合复位，并研制出新型外固定器和功能锻炼装置——跟骨固定靴和弹性踏轮，取代传统的石膏外固定，既缩短了疗程，又减少了后遗症。

急腹症治疗方面。1958 年，遵义医学院应用中西医结合方法治疗急腹症，至 20 世纪 80 年代初已治愈逾万例。他们在结石治疗上创用的"总攻"疗法，提高了结石的排出率，缩短了排石时间，收到较好效果。1962 年，天津南开医院等单位开展了急性阑尾炎、急性胰腺炎等中西医结合治疗的研究，发现中药、针刺对急腹症梗阻、感染、血液循环障碍及功能障碍 4 个基本的急腹症病理过程有一定影响，为中医治则提供了科学依据。

针刺麻醉方面。针刺麻醉是在针刺镇痛基础上发展起来的，1958 年已有应用针麻于拔牙、扁桃体摘除术的报道。此后，针麻又成功地应用于甲状腺手术、剖宫产手术、胸心外科手术等。1965 年，上海第一医学院华山医院将针麻用于颅脑手术获得成功。20 世纪 70 年代末，利用激光、微波等作为针麻的补充和辅助手段，收到了相辅相成之效。研究人员发现了针刺镇痛作用主要是通过神经系统实现的，针刺引起脑内递质释放的改变，从而产生镇痛作用。此外，针刺还能产生吗啡样物质，证明体液因素也起着重要作用。

肿瘤治疗方面。20 世纪 50 年代已有学者观察了单味中药和验方治疗恶性肿瘤的疗效。1958 年，中国医学科学院血液研究所应用当归芦荟丸治疗慢性粒细胞白血病取得初步疗效。后经 8 年反复实验证实该处方中青黛有抗白血病作用，不久又从青黛中分离出靛玉红，实验表明靛玉红是一种较为安全的治疗慢性粒细胞白血病的有效药物。1972 年，中国医学科学院药物研究所等单位，以乙酰丙酸和天然三尖杉碱为原料，合成抗癌新药三尖杉酯碱，临床证明该药对急性非淋巴细胞白血病有一定疗效。此外，还有喜树碱的协作研究，临床应用表明，该药对肝癌、胃癌有一定疗效。据不完全统计，全国已筛选了 2800 余种中草药和复方，其中有效的近 200 种和 30 多个复方，已有 19 种中草药经鉴定投产作为抗癌药物。20 世纪 80 年代以后，医学家把中医的清热解毒、活血化瘀、扶正培本、软坚散结、以毒攻毒等治则用于肿瘤治疗，并将中医药治疗与手术治疗、化疗和放疗结合起来，提高了疗效，显示出中西医结合治疗恶性肿瘤具有广阔前景。

青蒿素研究成果。20 世纪 60 年代初已发现恶性疟原虫对氯喹产生了抗药性，因此人们希望找到新的治疗药物。1971 年，中医研究院中药研究所屠呦呦用乙醚从青蒿中提取出抗疟的有效成分，动物实验表明有明显的抗疟作用，抑制率达到了 100%。次年从青蒿有效成分中分得单体，并命名提取物为青蒿素，临床应用获得显著疗效，证实青蒿素是青蒿的抗疟有效成分。1990 年，中国中医研究院（今中国中医科学院）中药研究所邀请有关科研单位，对双氢青蒿素进行药理和安全性方面的研究和评价，并与广州中医学院热带病研究所合作开展了青蒿素及其衍生物成为标准化药品的研究。青蒿素及其衍生物的发明，是世界抗疟药研究史上继奎宁和喹啉类抗疟药之后的重大突破，是中国科学家对世界医药学作出的巨大贡献。2011 年屠呦呦获国际生物医学大奖"拉斯克奖"；2015 年获得诺贝尔生理学或医学奖（图 16-3），这是中国科学家在本土进行的科学研究首次获得诺贝尔科学奖，也是中国医学界和中医药成果迄今获得的最高奖项。总之，中西医结合工作开展了 60 年，对于继承和发扬中国传统医学起到了积极作用。

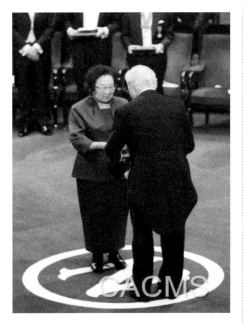

图 16-3 屠呦呦出席诺贝尔奖颁奖仪式
图片来源：中国中医科学院官网
https：//www.cacms.ac.cn/zykxy/2015nbrj/2015
12/8cc30f55c51442ceaaabde7371459f64.shtml

（史如松 祝 捷 程陶朱）

思考题

1. 中国卫生政策的制定的依据是什么？对卫生事业的发展有什么影响？
2. 影响中国现代医疗卫生体系发展的因素有哪些？
3. 中国在防治传染性疾病上取得了哪些成就？这说明了什么？
4. 现代中国医学的主要成就有哪些？

拓展资料

1. 中共中央国务院关于深化医药卫生体制改革的意见 http：//www.gov.cn/test/2009-04/08/content_1280069.htm
2. 国务院关于建立全科医生制度的指导意见 http：//www.gov.cn/zhengce/content/2011-07/06/content_6123.htm
3. "健康中国 2030"规划纲要 http：//www.gov.cn/xinwen/2016-10/25/content_5124174.htm
4. 国务院关于统一设立"中国医师节"的批复 http：//www.gov.cn/zhengce/content/2017-11/20/content_5241021.htm
5. 关于加强医教协同，实施卓越医生教育培养计划 2.0 的意见 http：//www.moe.gov.cn/srcsite/A08/moe_740/s7952/201810/t20181017_351901.html
6. 关于加快医学教育创新发展的指导意见 http：//www.gov.cn/zhengce/content/2020-09/23/

content_5546373.htm

7．国务院关于深入开展爱国卫生运动的意见 http：//www.gov.cn/zhengce/content/2020-11/27/content_5565387.htm

参考文献

1．中共中央、国务院关于卫生改革与发展的决定．中国卫生经济，1997，03：6-10.

2．中共中央、国务院关于进一步加强农村卫生工作的决定
http：//www.gov.cn/gongbao/content/2002/content_61818.htm

3．关于开展城镇居民基本医疗保险试点的指导意见
http：//www.gov.cn/zwgk/2007-07-24/content_695118.htm

4．国家卫生健康委员会．2020 中国卫生健康统计年鉴，2020.

5．国务院新闻办公室《抗击新冠肺炎疫情的中国行动》白皮书，2020
http：//www.gov.cn/zhengce/2020-06-07/content_5517737.htm

6．国家卫生和计划生育委员会 关于发布强制性卫生行业标准《疟疾的诊断》的通告
http：//www.nhc.gov.cn/fzs/s7852d/201511/5a35d124469a4b69884c942c43ae3269.shtml

7．中华人民共和国国务院令第 463 号《血吸虫防治条例》
http：//www.gov.cn/gongbao/content/2006/content_291946.htm

8．中共中央国务院关于优化生育政策促进人口长期均衡发展的决定
http：//www.gov.cn/zhengce/2021-07-20/content_5626190.htm

9．国家癌症中心，中国医学科学院肿瘤医院．中国癌症地图集 2018 [M]．北京：中国地图出版社，2019.

10．赵玉沛．中华医学百科全书·普通外科学 [M]．北京：中国协和医科大学出版社，2017.

11．刘德培．中华医学百科全书·医学信息学 [M]．北京：中国协和医科大学出版社，2017.

12．乔延江．中华医学百科全书·中药制剂学 [M]．北京：中国协和医科大学出版社，2017.

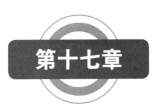

第十七章　中国卫生事业发展方向

内容重点

- ★ 以农村卫生医疗保障为重点
- ★ 以预防保健为主旨
- ★ 以科技进步推动医学进步
- ★ 以中西医并重为特色
- ★ 以卫生法制规范医学发展
- ★ 课程思政元素：人类卫生健康共同体的意义

人人享有卫生保健，全民族健康素质的不断提高，是我国社会主义现代化建设的重要目标。新中国成立 70 多年来，特别是改革开放以后，我国卫生事业有了很大发展，取得了举世瞩目的成就。随着经济发展、科技进步以及人民生活水平的提高，人民群众对改善卫生服务和提高生活质量将有更多、更高的要求。工业化、城市化、人口老龄化进程加快与生态环境、生活方式相关的卫生问题日益加重，慢性非传染性疾病患病率上升。在部分地区，一些传染病、地方病仍是危害人民健康的主要问题，同时，新的传染病又对人民健康构成重大威胁。面对这些问题，1997 年 1 月发布了《中共中央、国务院关于卫生改革与发展的决定》，提出了今后一段时间内我国卫生事业改革与发展的方向和任务，以保障卫生事业同社会经济协调发展。2008 年《求是》杂志首次提出"健康中国"的概念，同年，国家卫生部开展"健康中国 2020"战略研究。2022 年 10 月党的二十大胜利召开，为健康中国新征程指明了发展方向。

一、坚持保障农村卫生医疗

中国的农村人口占总人口的绝大多数，在农村各种疾病，尤其是一些传染病和地方病严重危害农民的健康。疾病是造成农民贫困的重要原因之一。中国 90% 以上的欠发达地区存在着地方病，碘缺乏病、地方性氟中毒、大骨节病、克山病仍是严重危害落后地区人民健康的四种地方病。此外，一些传染病如流行性脑脊髓膜炎、猩红热等主要发生在欠发达地区。据 2010 年全国第五次结核病流行病学抽样调查结果显示，中国现有 15 岁以上活动性肺结核病人 499 万，每年因结核死亡 13 万，耐多药肺结核病人 12 万（图 17-1）。在中西部的农村地区，基层卫生健康服务发展不平衡、不充分的问题还比较突出，因此缩小沿海发达地区和中西部欠发达地区间的卫生资源区域分布差距，使居民能够快捷便利地获得质优、高效的卫生医疗服务仍是新一轮医疗改革需要解决的问题。

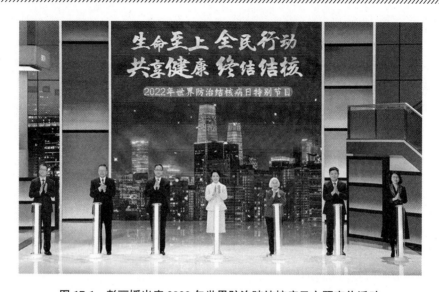

图 17-1 彭丽媛出席 2022 年世界防治肺结核病日主题宣传活动
图片来源：国家卫生与健康委员会官网
http://www.nhc.gov.cn/wjw/tpxw/202203/0c6f2da04adb4be7b0c4d67a41883f70.shtml

在今后一段时期内，加强农村卫生、医疗保障体系建设，是实现乡村振兴的关键一环，也是实现乡村振兴的健康基础。加强农村医疗卫生基础设施建设和实现基层医疗卫生机构诊疗服务的可持续发展；提高乡村医生待遇，增加乡村医生的继续教育机会，解决乡村医生紧缺和老龄化的问题；提高农村基层医疗卫生服务质量；减轻病人的医疗费用负担，解决"看病贵"问题；有效推进分级诊疗，解决"看病难"问题；整合城乡与县域医疗卫生服务体系，使城乡医疗卫生一体化与区域医疗服务体系一体化是实现健康中国战略与乡村振兴战略目标的主要任务。

坚决守住农村不发生规模性返贫底线，完善监测帮扶机制，将有返贫致贫风险和突发严重困难的农户纳入监测范围，简化工作流程，缩短认定时间。针对出现的灾、病、疫等问题，及时落实社会救助和医疗保障等帮扶措施。深入推进紧密型县域医疗卫生共同体建设，实施医保按总额付费，加强监督考核。推动农村基层定点医疗机构医保信息化建设，强化智能监控全覆盖，加强医疗保障基金监管。落实对特殊困难群体参加城乡居民基本医保的分类资助政策，落实村医养老保障、医保等社会保障待遇。提升敬老院失能照护能力和乡镇敬老院集中供养水平。

二、坚持以预防保健为主旨

消灭或控制一些严重威胁人民健康的传染病和地方病，依然是今后一段时期内中国医疗卫生工作的重点之一。此外，对心脑血管疾病、肿瘤等慢性非传染性疾病的防治，以及经血液途径传播的疾病的预防和控制也是国家卫生工作的重要任务。

中国目前正处于社会经济迅速发展时期，环境污染、职业病的问题也随之增加，另一方面，人们的健康意识、要求保护健康的权益日益增强。因此，加强环境卫生、劳动卫生、食品与营养卫生等方面的工作亦刻不容缓。

由于大气严重污染，增加了相关疾病的发病率和死亡率，如肺癌在某些城市发病呈上升趋势，发病率达 30/10 万以上。全国各大水系及城市地下水不同程度受到多种化学和生物性污染。粮食、蔬菜等有不同程度的农药残留。此外，其他如电离辐射、微波、噪声的污染也日益加重。

保护环境，消除环境污染对策，首先要加强环境病因学研究，提出近、远期危害的预报指标和方法，开展环境卫生学评价，制订卫生标准和卫生要求，加强环境毒理学研究。据国家卫健委统计数据，截至2020年底，职业性尘肺病14367例，职业性化学中毒486例，职业性肿瘤48例，职业性放射性疾病10例，因尘肺病死亡6668例。根本措施是抓工业部门本身的治理，制订劳动卫生法规，加强卫生监督及临床研究，提高检测水平，防患于未然。

我国居民热量摄入不低。近30年来，居民来源于动物性食物摄入量增加，优质蛋白摄入量增加，全国城乡居民来源于动物性食物蛋白的比例。从1992年的18.9%增加到2015年的35.2%。农村居民的膳食结构也得到较大的改善，城乡差距逐渐缩小。从不同省市监测点的数据分析，居民膳食结构正处于变迁时期。但受社会经济发展水平不平衡、人口老龄化和不健康饮食方式等影响，当前仍面临居民营养缺乏与过剩并存、膳食营养与生活方式有待改进、部分人群营养相关疾病高发等问题。应加强精准化营养指导、增强身体活动、引导健康生活方式、构建新型食品生产加工消费模式，推动健康中国行动落实。

未来医学的任务将从防病治病为主，转向以维护健康、增强健康和提高生命质量为主。在未来的医学服务中，医学的对象不仅是病人，更多的是有健康需求的普通人。人们不仅因为躯体疾病就诊，相当多的人可能是寻求生活指导和心理疏导的帮助，因此医生开出的处方将不完全是医学处方，而更可能是提高生活质量的健康处方。

三、坚持依靠科技推动医学进步

中国在临床医学及常见疾病的防治研究上虽然取得了一定成绩，但在主要医药科技领域与世界先进水平仍有相当差距，在基础医学方面差距更大，在诊疗和科学实验手段上也与世界先进水平存在差距。因此中国未来医学的发展，离不开创新精神的引领。中国医学事业要从实际出发，走自己的路，发挥优势，集中力量，协同攻关，发展重点。

依靠科学技术解决重大医学理论和临床问题。医学始终要面对严重危害人民健康的疾病问题，如病毒性肝炎、血吸虫病、流行性出血热、大骨节病、克山病等疾病，曾经是中国迫切需要解决的重点医学问题。新中国成立70余年来，虽已取得很大成绩，但进一步消灭或控制这些疾病，还要解决许多关键技术和理论问题。此外，随着中国经济的发展，现代化进程加速，生活水平提高，生活节奏加快，疾病谱和死因构成改变，脑卒中、缺血性心脏病、慢性阻塞性肺疾病、恶性肿瘤、意外伤害、阿尔茨海默病和其他痴呆症已逐渐成为中国人口的主要死亡原因，工业卫生、环境卫生问题日益突出，这些问题都急需加强研究，谋求有效对策。

重视基础理论研究及新技术在医学中的应用。加强防治各类疾病的同时，要充分重视分子生物学、细胞生物学、生物信息、免疫学、病毒学、医学遗传、营养代谢、神经内分泌学、流行病学、生物医学工程学等基础医学的研究及开发应用。同时重视药物学、药理学、毒理学及临床药理学的研究。在新技术的开发与应用方面，对于一切医学技术及与医学相关的技术，如生物技术（包括基因工程、酶工程、细胞工程、发酵工程）、分子生物学与生化分离分析技术、细胞生物学技术、免疫学技术、生物信息技术（包括信息提取、记录、分析、反馈、遥测遥控等）、环境监测技术、特种试剂与实验模型建立技术、放射医学技术、核医学技术、超声波技术、激光技术、生物材料、人工器官和器官辅助装置（包括人工关节、人工心脏起搏器、人工心脏辅助装置等）、器官移植技术、冷冻和低温技术、完全胃肠外营养技术、特殊医学检查技术、特种治疗技术、急救技术及装备、医用电子计算机和软件开发等，要给予长期支持，鼓励在医学伦理允许的范围内，研发各类医学新技术。

鼓励多学科协同发展，培养交叉学科人才。一方面要大力发展传统的医学学科，另一方面也要鼓励发展新兴学科；一方面要发展医学学科，另一方面也要发展人文学科。也就是说，基础医学、临床医学、预防医学、药学、护理学、环境医学、生物医学工程、卫生管理学、老年医学、围生医学、急救医学、康复医学、远程医疗、社会医学、医学社会学、医学史、医学伦理学、医学心理学、叙事医学等学科都要提倡发展，不能偏颇。医药卫生事业的发展不仅需要具备雄厚的理论基础、进行医学新技术研究的人才，同时还需要大批掌握临床综合技能的医生、医学交叉学科人才，以及训练有素的职业化管理队伍。这些均有待于医学教育的发展。建立和健全多层次、结构合理的医学教育体系，全面提高医药卫生工作者的素质，培养出适应社会需求、德才兼备的医务工作者将是今后中国医学教育的重中之重。

四、坚持中西医学并重

中医药是中国卫生事业的重要组成部分，是中华民族传统文化的瑰宝。长期以来，中医药一直是中国人民防病治病的重要手段。经过 70 多年的发展，中国形成了现代医学与传统医学并存发展的局面，这是世界医学发展史上较好地处理医学继承和发展关系的创举，也是中国在有限的卫生资源状况下，能较好解决大多数人医疗保健的成功经验。发挥中医药和现代医药相互补充协调发展的中国特色卫生健康发展模式的显著优势，全面推进健康中国建设，为人民提供全方位、全周期的健康服务。

在相当长的一段时期内，要继续加强中西医合作，应用现代科学方法和传统方法，继承和发展中医药学。实行普遍治疗与重点研究相结合、临床研究与实验研究相结合的原则，开展不同层次、不同水平、多学科、多途径的综合研究。中医药的临床应用范围应有所扩大，疗效和学术水平应进一步提高。

在疾病诊断方面，进一步完善中医脉诊、舌诊仪研究，使其达到临床应用水平，丰富现代中医诊断方法。对中医证候逐步实行定量或半定量化，制订出中西医结合的虚证和瘀血症的辨证标准，便于推广应用。西医辨病与中医辨证分型相结合的诊疗方法走向规范化，并用于临床各科。在治疗手段方面，更广泛应用中西两法，进一步提高急腹症、正骨、心脑血管疾病、再生障碍性贫血、某些恶性肿瘤、肛肠病、肾炎等病的疗效，并进行有关机制的研究，从中取得某些突破性进展。在治疗思想方面，继续发扬传统医学因势利导、调节平衡的理念。内外兼治，中西兼顾，充分发挥中国传统医学特色。

推广针灸，发展非药物疗法。针灸疗法或针灸加其他疗法的综合治疗应用范围不断扩大，疗效也将逐步提高。针麻加药麻复合麻醉的优良率将获得提高，并成为某些手术的首选麻醉方法。研究证明，针麻的镇痛作用主要是通过激活人体痛觉调制系统实现的，从而将功能调制概念引入现代麻醉学中。因此，对针麻原理的研究，将促进针灸学本身的发展，促代现代疼痛学、生理学和现代麻醉学的发展，并有可能导致新的痛觉理论的形成。

研究自然疗法，对一些民间疗法，如刮痧疗法、火罐疗法、点穴疗法等进行系统临床观察。对正骨、推拿、按摩疗法进行研究，总结出疗效肯定的适应证，使长骨骨折、脊柱骨折、颈椎病、腰腿痛及软组织损伤的治疗手法规范化，对有关原理进行深入探索。

进一步应用与研究中药。采用多种现代技术，经严密设计，对常用中药、基本复方的药性、药效、药理及有关成分进行系统研究，使中药材、中药制剂逐步实现标准化、规范化、简便化。继续从大量的单方验方中筛选出有开发前景的药物，同时加强对本草学文献的系统研究。

加强中医基本理论研究。如何对待中医基本理论是发展中医学的焦点。中医理论要从其发展史上加以考察，要敢于突破原有封闭理论模式，用从临床、实验中不断实现的新的事实，扩展、更新、纠正旧的推论或假说。对中医理论的科学研究不只是为了解释过去，更要面对未来的医学发展，如对元气、阴阳五行、经脉、脏象等中医基本理论的研究，要着重吸取其整体综合观、动态平衡观、内外环境联系观等思想精华，为未来医学创新提供启迪。在方法上，可以采用现代科学技术，包括生物物理学、神经生理学、生物化学、核医学等多学科综合研究方法。对经穴实质的研究，可以从声、光、热、电、磁、射线等方面加以客观显示，结合临床效应，作出新的解释和理论概括。对八纲诊治法则的研究，可以从临床对象的具体事实和具体机制出发，建立与事实有必然联系的新的理论框架。

综观人类科学技术发展史，科学一体化是一种必然趋势。在国家中医政策的正确指导下，努力探索融中西医学于一体的途径，建设更加完备、更加丰富、更加合理的现代中国医学体系，为人类健康做出中国医学的贡献。

五、坚持卫生法制，规范医学发展

医疗卫生是涉及每个人的生老病死、健康与幸福的事业，在国民经济和社会发展中具有独特的地位。国家的富强和民族的进步，包含着健康素质的提高。实现人人享有卫生保健，不断增进人民健康，是社会经济发展和精神文明建设的重要目标，是人民生活达到小康水平的重要标志，也是促进经济发展和社会进步的重要保障。因此，卫生事业是中国社会主义现代化建设事业的一个重要方面，在国家卫生事业发展中起着重要作用。

中国的卫生事业是社会公益性事业，政府对卫生事业实行一定的福利政策。医疗卫生与健康事业应当坚持以人民为中心，为人民健康服务。公民依法享有从国家和社会获得基本医疗卫生服务的权利。国家建立基本医疗卫生制度，建立健全医疗卫生服务体系，保护和实现公民获得基本医疗卫生服务的权利。国家应逐步增加对卫生事业的投入，切实保证卫生事业同经济、社会的协调发展。因此，加快卫生管理体制、卫生服务体系和卫生机构运行机制的改革，推进城乡居民医疗保障制度的改革仍然是艰巨而复杂的任务。

21 世纪将是全球经济与社会发展飞速前进、生命科学取得重大突破、人类的健康素质全面提高的世纪，中国的卫生事业面临着机遇与挑战。推进卫生法制建设是中国卫生事业发展的一项主要工作。加快卫生立法步伐，完善以公共卫生、健康相关产品、卫生机构和专业人员的监督管理为主要内容的卫生法律、法规，建立健全相配套的各项卫生标准，促进中国的卫生事业健康、顺利地发展，为健康中国战略实施提供法律保障。

（史如松　祝　捷　程陶朱）

思考题

1. 中国现代卫生事业的发展方向有哪些？
2. 作为 21 世纪的医学生，如何为中国现代卫生事业的发展做好准备？

拓展资料

1.《"十四五"医药工业发展规划》解读
　　http://www.gov.cn/zhengce/2022-02/01/content_5671569.htm
2. 国务院办公厅关于印发"十四五"中医药发展规划的通知
　　http://www.gov.cn/zhengce/content/2022-03/29/content_5682255.htm

参考文献

1. 中央一号文件《中共中央国务院关于做好 2022 年全面推进乡村振兴重点工作的意见》，2022 年
2. 中共中央国务院关于优化生育政策促进人口长期均衡发展的决定
   http：//www.gov.cn/zhengce/2021-07/20/content_5626190.htm

口腔医学简史

口腔疾病是人类生存发展中必然要面对的重要健康问题。远古时期，人类即开始积累应对口腔疾病的方法。随着文明的推进，一些医家对口腔疾病进行分类，对治疗方法进行整理。及至近现代，口腔医学知识逐渐被系统化，人类认识与处理口腔疾病的能力有所提高。梳理口腔医学在人类社会不同历史阶段的发展情况，探索口腔医学发展规律，总结历史经验和教训，为口腔医学的发展服务。本部分将从国外、国内两个维度简述口腔医学发展史，并概述口腔医学教育。

一、世界口腔医学史

世界口腔医学史以时间为序，主要分为古代、中世纪、近代、现代四个发展阶段进行介绍。

1. 古代

牙痛是人类从史前即面临并须解决的最基本生理问题。清洁口腔、牙齿植入、牙齿校正、整复颌骨等问题则是人类文明发展到一定程度的产物。不同地域的文明对此有不同的认识与处理方式。

（1）古巴比伦与古埃及

古巴比伦人在生产实践中积累了丰富的牙齿解剖知识，并对牙列、牙龈、牙根、牙槽等进行了命名。面对牙痛问题，古巴比伦人的应对方式主要是祈求神灵（尽管当时已知用莨菪与乳香混合填补龋洞可以止痛）。古巴比伦人还很重视漱口，特别是在祈祷的时候。此时的口腔清洁可能与对神灵的敬畏有关。

古埃及人主要以拔牙的方式应对牙痛。在颌骨上钻孔也是缓解疼痛的方法。随着对药物功能的掌握，古埃及人开始使用药物治疗牙痛。埃伯斯纸草文显示，至少在 3500 年前，古埃及人已经会用乳香、龙胆、芦荟、薄荷、没药、莨菪等药物治疗牙痛和口臭。1700 多年前，古埃及人开始使用牙膏清洁牙齿，当时的牙膏是用 1 g 岩盐和鸢尾干花、2 g 薄荷与 60 粒胡椒碾碎混合而成的。古埃及人还能制造人工牙并将其植入人体颌骨内。制作人工牙的材料有金、铅、铁、铱、铂、银等金属，以及瓷、橡胶、宝石、象牙等非金属。此时的种植牙可能与装饰有关。

（2）古印度

古印度外科学家妙闻在其著作《妙闻集》中，记述了牙科病理篇 16 节、牙科治疗篇 22 节。该书将口腔疾病分为坏血病、牙周膜炎、牙齿松动、牙痛、虫牙等 60 多种；治疗方法有放血、洗口、刮刺、切开、拔牙、烧灼等，其中烧灼最为常用。该书推荐使用的拔牙工具为尖端扁平、形状似箭的杠杆样器械，类似于今天的牙根铤。

瓦跋塔（Vagbhata）是活跃于 7 世纪的印度外科医生。他认为处理龋齿时，可将蜡填入龋洞，用加热探针灼烧以杀死牙虫。如果病人仍感疼痛，则需用拔牙钳拔掉牙齿。他认为小儿的很多疾病包括发热、腹泻、咳嗽及痉挛等都可能由萌牙困难所致，并提出采用蜂蜜加胡椒粉，或者蜂蜜加松鸡粉（也可用鹌鹑肉粉）进行治疗。瓦跋塔也指出因萌牙引发的疾病会自发消退，故不宜采用猛烈的手段应对这些疾病。

古印度人很重视口腔清洁。《妙闻集》中即有清晨应起床揩牙的记载。公元前1世纪阇罗迦的著作中记录了当时普遍应用的口腔清洁方法：将有收敛作用的刺激性木片一端咬成扫帚形（取名齿木，此为牙刷的雏形），用其揩齿刮舌（即用即弃），然后用蒟酱（Betel）叶、樟脑及小豆蔻（Cardamon）或其他芳香药草制成的混合液漱口。

（3）古希腊

希波克拉底对于牙齿及相关疾病有比较深刻的认识。《希波克拉底文集》详细说明了不同年龄段牙齿的变化；解释了发生龋齿的原因，给出牙痛处理方法，并指出拔牙宜慎重。希氏《论疾病》（On Affections）一书认为"当牙齿先天发育不良，且在口腔内不能很好地固定时，黏液和食物会腐蚀牙齿并形成龋齿……牙痛病人如果有龋病且牙齿松动，则需拔除牙齿。若无龋齿但仍疼痛，则需用烧灼法予以治疗。当牙根下渗出黏液导致疼痛时，咀嚼可止痛"。希氏还对牙齿与发音的关系进行了说明，认为舌是因为与腭及牙接触才发出清晰的声音；论述了牙颌颅面畸形及有关颌骨骨折、脱位的处理方法。

亚里士多德指出龋齿能引起重度颌骨炎症，并形成死骨。但他同时认为男性的牙齿数目比女性多；牙齿终其一生都会不断生长。

至少从公元前4世纪开始，古希腊人开始使用同种异体材料、黄金、木制品及动物牙齿修复人的牙齿。古希腊人还会用金线或麻线结扎牙齿，以整复颌骨骨折；用乳香木以及鸟的羽毛根部制成牙签以清洁牙齿；用白葡萄酒、茴香子和没药漱口以消除口腔异味。古希腊女性尤其喜欢咀嚼乳香树脂以清新口气。

（4）古罗马

塞尔苏斯认为可使用各种热膏药、蒸汽、泻药以及漱口等治疗牙痛；龋病宜保守治疗，尽量不拔除牙齿，必要时宜先以亚麻线或铅填塞龋洞；牙齿松动时应该及时进行结扎；拔牙时，将拔牙钳的喙状端施力于牙齿上，牙冠才不会破裂；肥胖且便秘的儿童易患口腔侵蚀性溃疡；用无刺激性液体漱口和在溃疡面上撒明矾与五倍子粉末可以治疗口腔黏膜病。塞尔苏斯还用手指推牙以矫正错位牙，可视为最原始的牙齿矫治技术。

盖仑对牙根数目的记载和现代相同，首次提出牙髓是牙齿痛觉产生的部位，并说明牙齿的神经分布及其与脑神经的关系。

古罗马人普遍都有使用牙粉进行牙齿清洁的习惯，他们将骨头、蛋壳和牡蛎壳等燃烧后调以蜂蜜，干燥后磨成细粉即制成牙粉。在牙粉中添加没药或硝酸钠一类的收敛剂则有强固牙齿的作用。奴隶主常雇用专门的奴隶用乳香木棒为其清洁口腔，这些奴隶某种意义上成为奴隶主的口腔医生。而上流社会的罗马人还会用黄金制成的牙签清洁牙缝。

公元前1000—前400年，位于意大利中部的伊特鲁里亚人发明了用金箍固定义齿（假牙）的方法：将动物骨头或象牙雕成假牙（有时假牙取自人类尸体），用金制箍条将其固定在镶牙者的真牙之间。这种技术可能只是为了美观或体面，制作实用的牙齿在当时还是非常困难的。

2．中世纪

人类迈向文明的阶梯并不总是呈螺旋式上升的，有时候也会停滞于某一阶段，欧洲"黑暗"的中世纪就属于后一种情况。

（1）中世纪早期的欧洲

在许多欧洲国家，人们认为圣阿波罗昵阿（Saint Apollonia）是保护牙痛病人的神。圣阿波罗昵阿原是一位年轻的女基督徒，于公元249年殉道，被害时颌骨被破坏，牙齿被拔出。罗马教皇为了纪念她，封她为牙痛之神。据传说，圣阿波罗昵阿是代替人们遭受牙痛折磨，因而中世纪欧洲人牙痛时，常常求助于该神。

保罗（Paul of Aegina，公元 625—690）将当时的口腔医学知识进行总结，撰写了《论口腔疾病》（*On Affections of the Mouth*）。该书对发炎性牙龈肿大和瘤性肿大进行了区分；建议在拔龋齿前先用亚麻线填充龋洞，以减小牙冠破裂的危险；对应用锉刀处理过长牙齿的方法进行了说明。

（2）中世纪中期的阿拉伯

在阿维森纳的著作《医典》中，包含有丰富的口腔医学知识，如牙齿的解剖与生理知识；使用镊子和脱落剂拔牙的方法；用海泡石（Meerschaum）、盐、烧制的雄鹿角粉和蛇壳粉制作牙膏的方法，以及用脂肪、油及野兔脑或母狗奶涂抹于牙龈解决萌牙困难；用砷剂治疗牙龈瘘管及"恶臭溃疡"等。关于颚部骨折的治疗，《医典》指出正确复位非常重要，而通过观察牙齿能否正常咬合则可看出复位效果。正确复位后，宜在颚部、头部及颈部进行支持性包扎，并装上轻巧夹板固定牙齿，必要时可用黄金线缠绕以增强其稳定性。

外科学家阿布卡西斯（Abulcasis，公元 936—1013），又名拉维（Al-Zahrawi），采用烧灼法治疗牙龈瘘管，用全切法治疗龈瘤（epulis），将硫酸铜粉洒于创面止血（再发时用烧灼法）。阿布卡西斯建议将脱落的牙齿植回并与邻牙固定；或将由牛骨制成的人工假牙固定在旁边完好的牙齿上。

（3）中世纪晚期的欧洲

自中世纪早期以来，牙齿疾病一般由修道士治疗，理发师因其使用的工具有利于疾病治疗，常常担任修道士的助手。1130—1163 年，教皇颁布了一系列法令禁止修道士开展外科手术和拔牙等不符合其身份的活动，于是未经训练的理发师承担了拔牙等手术任务。

法国医生肖利克（Guy de Chauliac，约公元 1300—1370）在《大外科学》中提出成人可能会长出多余的牙齿，并给出一系列口腔卫生法则：①避免食用腐败食物；②避免过冷或过热饮食，尤其要避免同时进食极热与极冷食物；③避免咬太硬的食物；④避免食用会黏牙的食物；⑤避免食用对牙齿有害的食物如韭葱；⑥用蜂蜜、烧盐加少许醋清洗牙齿。肖利克建议用酒、薄荷、胡椒或其他药剂的煎汁冲洗蛀牙，然后再以五倍子粉、乳香树脂、没药、樟脑等填补龋洞。该书第一次用"牙匠"描述牙科专业人士。

3．近代

解剖学知识的掌握是解决口腔疾病的前提，是口腔医学独立发展的先决条件。文艺复兴时期，崇拜人体美的古典传统恢复了，人们认为只有对人体本身进行研究才能认识完全的美，越来越多的人加入到人体解剖学的研究中来。达·芬奇即为口腔医学解剖的发展做出了巨大贡献，图附 1-1 是他绘制的人体口腔颌面解剖素描图。

维萨里的《人体的构造》推翻了盖仑的许多观点，认为牙齿也是骨头，下颌只有一根骨头而不是两根。在维萨里的影响下，他的学生欧斯塔修斯（Bartolommeo Eustachius，公元 1520—1574）成为有史以来第一位口腔解剖学家，于 1563 年出版了《牙齿小册子》（*Libellus de dentibus*），详尽描述了牙齿的功能与形成过程、牙齿形状与功能的关系、牙髓腔的血液供应等，为人们系统了解牙齿的解剖结构奠定了坚实的基础。

口腔解剖学发展一百多年后，法国外科军医福查德（Pierre Fauchard，公元 1678—1761）于 1728 年出版了第一本完整的牙科学著作《外科牙医》（*Le chirurgien dentiste*），该书系统描述了口腔常见疾病的体征和症状，牙齿修复、移植的操作方法等。《外科牙医》奠定了近代牙医学的发展基础，从事口腔医学工作的人员从外科中独立出来，由牙外科医师代替了牙匠。福查德也因为其卓越的贡献被称为近代牙医学之父。

布莱克（Greene Black，公元 1836—1915）是美国现代牙科学的奠基人，为更好地修复龋齿，创造出"窝洞的 G. V. Black 分类法"，制订了制备窝洞与充填材料的基本准则和具体要求，使牙体修复走上了一条科学化、规范化的道路，为现代牙体修复学的形成奠定了基础。

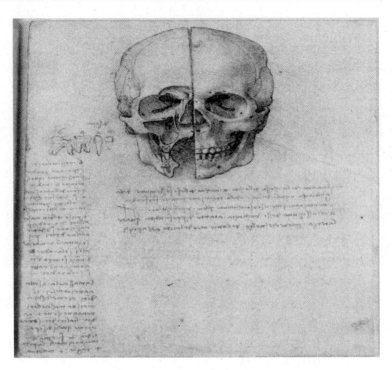

图附 1-1　达·芬奇绘制的口腔颌面解剖图（1489 年）

图片来源：Iris Schuez，Kurt W. Alt .Leonardo da Vinci and dental anatomy ［J］. Journal of anatomy，2021，240（2）：183-196.

受益于相关学科的新发现，口腔医学在 19 世纪中叶以后得到迅猛发展。在麻醉法发明以前，拔牙极为痛苦且危险，1846 年莫顿用乙醚麻醉病人后拔牙成功，开创了口腔医学的新时代。X 线于 1895 年由伦琴发现以后，拍摄 X 线片成为口腔医学的重要诊察手段。

人类自诞生以来就饱受龋病困扰，直到 19 世纪末—20 世纪初才找到龋病发生的生物学原因以及预防的方法。1890 年，美国牙医米勒（Willoughby Miller，1853—1907）出版著作《人类口腔中的微生物》（*The Micro-organisms of the Human Mouth*），首次指出龋齿与细菌有关，认为龋齿是口腔细菌产酸引起牙体组织脱矿的结果——口腔微生物通过合成代谢酶，分解口腔中糖类，形成有机酸，造成牙体硬组织脱钙。1912 年，美国牙医麦凯（Frederick Mckay）发现氟化物能防龋，进一步推动了口腔预防医学的形成与发展。

受近代机械唯物主义哲学思想影响，近代口腔医学和其他自然科学一样，未能将口腔疾病与人的整体健康联系起来，因而在治疗方法上只是发展手工艺式的修复工作。这种医学思想严重限制了口腔医学的发展，并使口腔医学长期与整体医学脱节。

4．现代

20 世纪 30 年代人们开始实用性种植牙的尝试。弗米吉尼（Manlio Formiggini）对牙种植体的早期发展做出了巨大贡献，被誉为现代口腔种植学的奠基人。由于基础研究滞后，种植牙在临床应用过程中出现大量问题，直到瑞典矫形外科医生布仑马克（Per-Ingvar Branemark，1929—2014）提出"骨结合"（osseointegration）的概念，种植牙才有了突破性进展。1965 年，布仑马克将人类历史上第一颗纯钛根形种植牙，植入一位名为拉尔森（Gosta Larsson）的志愿者口内。至此，根形钛种植牙，即现代种植牙诞生了。由于布仑马克对种植牙发展做出的开创性贡献，人们将他尊称为"现代种植牙之父"。

从 20 世纪中叶开始，材料学、生物学和医学的发展深刻地影响着牙医学的发展，牙医学研究开始向口颌系统、口腔器官神经方面延伸，不断扩展领域，向口腔医学发展。

20 世纪 70 年代，法国口腔医生杜雷特（Francois Duret）开创性地将计算机引入口腔修复医学领域，于 1983 年发明了第一台采用 CAD/CAM（计算机辅助设计和制作）技术制作修复体的机器。传统的口腔修复工艺继 19 世纪的锤造工艺、20 世纪的铸造工艺之后再一次实现飞跃，计算机技术应用到口腔医学的各个分支领域并发挥着巨大作用。

20 世纪后半叶，多种美牙材料、美牙技术和美学理论的发展，为美学牙医学的孕育奠定了基础。美国乔治亚大学教授戈尔茨坦（Ronald Goldstein）于 1976 年出版的《牙医学中的美学》（*Esthetics in Dentistry*）全面论述了美学牙医学的基本理论、病人的审美心理、牙科美容技艺、牙齿与面部美学的关系以及其他学科对美学牙医学的影响等。1984 年，戈尔茨坦又撰写了《改变您的微笑》（*Change Your Smile*）一书，将牙科医疗中的美学问题与微笑的视觉效应和心理的美感体验结合起来，从理论上加以拓展和升华，提高了对牙科美容的认识。戈尔茨坦的贡献为他赢得了"美学牙医学之父"的称号。1992 年美国整形外科专家麦卡锡（Joseph McCarthy）将牵张成骨（distraction osteogenesis）技术用于延长下颌骨获得成功，推动了该技术在口腔颌面外科中的应用。1997 年，美国奇什蒂（Zia Chishti）等人将透明压模式矫治器与三维数字化技术结合起来，发明了无托槽隐形矫治技术，实现了口腔正畸治疗技术的重大飞跃。

21 世纪以来，口腔医学经历了快速发展期，计算机技术的应用为口腔医学的发展插上腾飞的翅膀。口腔疾病预防、口腔健康与全身疾病的关系以及牙科美容越来越受到重视。

二、中国口腔医学史

中国口腔医学史以时间为轴，按照汉代以前、魏晋隋唐时期、宋金元时期、明清时期、西医传入后以及新中国成立后六个发展阶段分别介绍。

1. 汉代以前

通过考古发掘可知，大约 50 万年前的北京猿人和 20 万年前的山顶洞人即患有牙周病，新石器时代晚期人类普遍存在的口腔问题有：龋病、牙周病、咀嚼磨损、牙结石、根尖周炎等。

根据中国社会科学院考古研究所对距今约 8000 年的兴隆洼文化敖汉旗兴隆沟遗址的发掘，发现出土的人头骨右侧磨牙（图附 1-2）曾被治疗过。这两颗牙齿钻孔的外缘部分相当光滑，明显具有人工打磨的痕迹。

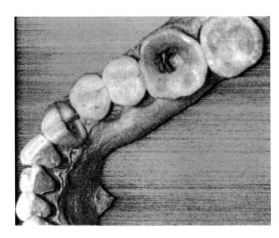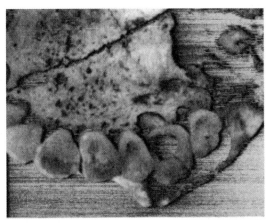

图附 1-2　下颌右侧第一磨牙（左）和上颌右侧第一磨牙（右）
来源：赤峰学院

关于口腔疾患的最早文字记载见于殷墟甲骨文，如"疾口""疾齿""疾舌""龋齿""疾言"等，但除病名及症状外未见有药物或其他治疗方法的记述。

最早关于口腔卫生的记录见于春秋时期。《礼记》中有"热不灼齿，寒不冰齿"与"鸡初鸣，咸盥漱"的记载，说明中国在春秋末期就已经有保护牙齿的观念，同时有早上用盐水漱口的习惯。

为清洁牙齿，中国在战国早期已经开始使用牙签。洛阳市出土的战国早期骨质牙签为顶部平钝、长 5.8 ~ 6.9 cm 的针形，是中国最早的牙签实物。随着佛教从印度传入中国，齿木也被引入，但当时中国人却多用手指蘸牙药或盐揩牙。佛教倡导的揩牙是为去除污垢，使口齿留香，而百姓揩牙的主要目的是使牙齿牢固。

《史记·扁鹊仓公列传》载有西汉时期著名医学家淳于意治疗齐国中大夫龋病的记录：先施以针灸，再给含漱剂，最后获得了满意的疗效。这一病历包括病人姓名、职业、诊断治疗方法、疗程，还指出了病因，是中国现存最早、最完整的治疗龋病的医案。

关于口腔疾病的防治可追溯到中国现存最早的医籍《五十二病方》中，书中记录有与口腔疾病有关的"齿脉"及其循行路线，并载有用榆皮等药物充填牙齿的最早牙齿充填术。

《黄帝内经》记述了多种口腔疾病的名称和症状，如口糜、口疮、口苦、口甘、口喝、齿龋、齿痛、齿寒、齿长而垢、唇胗、唇槁、重舌、舌本强等，其中很多病名被后世沿用；对口腔的解剖结构、生理功能以及口腔疾病的病因、病机、诊治等均有论述；认为口腔并非孤立的器官，而是与人体脏腑、经络密切相关的"九窍"之一，不但说明了牙齿生长与年龄的关系，还指出牙齿的生长、发育、生理功能、病理现象与"肾"有密切关系，故有"肾主骨，齿为骨之余"之说。

东汉张仲景在《金匮要略·百合狐惑阴阳毒病证治》中描述了狐惑病，这是一种与现代眼 - 口 - 生殖器三联综合征临床表现很相似的疾病，反映了身体各器官之间有着广泛联系。

除了综合性医学著作会涉及口腔医学内容，中国早期也不乏口腔医学专著。张仲景的《口齿论》是中国现知最早的口腔专科著作，可惜已失传。

在化学药物处理口腔疾病方面，张仲景的《金匮要略》记载有用砷剂失活牙髓的方法："小儿疳虫蚀齿方：雄黄（硫化砷）、葶苈右二味，末之，取腊月猪脂，熔以槐枝绵裹头四五枚，点药烙之"。而西方直到 1836 年才由美国的斯普纳（Spooner）使用砷剂失活牙髓。

2. 魏晋隋唐时期

魏代嵇康的《养生论》中有"齿居晋而黄"的描述，这是世界上最早关于地方性氟牙症的记载，虽然当时并不了解氟牙症与饮水含氟过高有关，但对于生活环境与牙齿的关系已有了一定认识。西方于 1901 年才由美国的检疫官伊格（Eager）对地方性氟牙症进行了报道。

巢元方的《诸病源候论》记述了 21 种牙齿病、17 种口唇病，对牙痛、龋齿、牙周脓肿、牙髓坏死、牙龈肿胀、牙龈出血、牙龈萎缩等牙体及牙周病和部分口腔黏膜、唇舌疾病的病因及症状进行分类论述，最早记载了鹅口疮、滞颐、兔唇等小儿口腔疾病以及拔牙术、颞颌关节脱位等。

《晋书·魏泳之传》（648 年）记载有"魏咏之，生而缺唇……医曰：可割而补之，但需百日进粥，不得笑语……令医善疗之，遂闭口不语，惟食薄粥，百日而瘥"。这是世界上有关唇裂修补手术最早的记载，而且还提出术后注意事项。

孙思邈的《千金要方》卷 6 及王焘著《外台秘要》卷 22 共记载了 200 多个治疗口齿疾病的方法。除涉及内服各种药物外，还包括针灸法、充填法、叩齿法、揩齿法、涂膏法、含漱法、烧灼法、切除法、点药法、熏法、咬法、烫法等。

《唐本草》中有用银汞合金充填牙齿的记载，当时称该银汞合金为"银膏"。后来明代李时珍《本草纲目》注解为："其法用白锡和银箔及水银合成之，凝硬如银，合炼有法……亦补牙缺落"。西方国家直到 19 世纪初才开始应用这一方法——英国医生贝尔（Bell）于 1819 年将银汞合金用来充填牙齿。

在中国唐代，人们普遍用食盐揉搓牙齿以清除污垢（之后又将食盐改为稻壳燃灰，或加入几味药物制成牙粉)。同时,在齿木基础上发明了头部与柄部等宽、没有分界的植毛骨柄牙刷。这也是世界上最早的植毛牙刷。

魏晋隋唐时期,中国的口腔医学理论与实践都取得了长足发展,口腔疾病的诊断、治疗方法与技术更趋完善,并在生活中积累了预防口腔疾病的经验,许多方面的发明与创造走在世界前列,为人类口腔健康做出卓越的贡献。

3.宋金元时期

宋代中国口腔医学的成就主要反映在王怀隐等奉敕编纂的《太平圣惠方》和宋徽宗下令编纂的《圣济总录》中。《太平圣惠方》第 34 卷专论口齿,包括病源 19 首、医方 232 个;第 36 卷专论口、舌、唇、耳,包括病源 25 首、医方 329 个。除治疗龋齿及牙周病的诸多处方外,还用砒霜、雄黄、矾石等砷的化合物治疗走马牙疳(坏疽性口炎)。《圣济总录》有 5 卷专论口齿,几乎囊括了近代口腔临床所能观察到的所有症状,总结了宋以前各种口齿疾病及治疗方法。《太平圣惠方》中的"铜末散""治牙齿非时脱落,令牢定"和《圣济总录》中的"坚齿散方""治牙齿摇落,复安令著"指的都是牙齿再植。

在内蒙古赤峰市大营子村出土的辽驸马赠卫国王墓(959 年)中发现了两把长约 19.5 cm 的骨柄植毛牙刷,与现代牙刷形状基本相同,刷头有植毛孔两排,共 8 孔。该牙刷是契丹人被汉化的证据,也表明牙刷制造技术得到了进一步改进。

南宋诗人陆游在他的《岁晚幽兴》(1125 年)中有"残年欲逐迫期颐,追数朋傅死已迟;卜唉治棺输我快,染须种齿笑人痴"之句,他在诗后还加了自注"近闻有医,以补堕齿为业者"。可见当时已有专门从事镶牙的医生。比陆游晚 10 年的楼钥《玫瑰集》曰:"陈生术妙天下,凡齿有疾者,易之一新,才一举手,使人终身保编贝之美",说明此时的义齿修复已经比较常见,水平也较高。北宋孟元老所著《东京梦华录》(1147 年)记载有"汴京的马行街北可金紫医疗药铺,李家口齿咽喉药石",说明当时已有专门的口腔科医生。

宋金元时期,中国口腔医学进一步发展,对口腔疾病的诊断、治疗都进行了探索,并开始追求美观,出现专门从事口腔医学工作的人员。金元四家对口腔疾患提出各自的观点,对口腔医学的发展都做出了贡献。

4.明清时期

明代薛己的《口齿类要》(1528 年)是现存清代以前唯一口腔学专著。全书共分 12 篇,附有验案 20 余例,记述了口、齿、唇、舌、喉等科,包括茧唇、口疮、齿痛、口舌肿痛、喉痹、喉痛、骨鲠、误吞水蛭、诸虫入耳、蛇入七窍、虫咬伤、男女体气即腋臭等病证的病因、症候和治疗。在治疗方面多介绍内服药物、辨证施治,多数病证附有验案,卷末列处方 70 首。

窦梦麟的《疮疡经验全书》(1569 年)明确记载有唇癌的症状及治疗方法:"茧唇者……始起一小瘤如豆大,或再生之,渐渐肿大,合而为一,约有寸厚。或翻花如杨梅、如疙瘩、如灵芝、如菌,形状不一……若久不愈者,急用金银烙铁在艾火内烧红烫之,内服归脾养荣汤、庶易愈矣……"

王肯堂的《证治准绳·杂病》(1602 年)有详细的牙粉处方(含有五倍子、细辛、青盐、龙脑等防腐收敛剂,羊胫骨灰等摩擦剂,以及沉香、白檀等香料)。

江苏武进县出土了明代嘉靖至万历年间的两颗带金属全冠人类牙齿,金属全冠主要成分是黄金及少量的铜,黏接剂内含锌元素。

李时珍的《本草纲目》记载有治疗口齿疾病的 150 种药物,还收集了历代治疗口腔疾病的大量单方、验方。通过总结前人经验,李时珍在对口腔疾病进行分类基础上,对疾病的病因、病机、辨证论治等进行了阐述,对口腔疾病预防进行了说明。

清初张璐的《医通》所述口齿内容较详,如对口疮、舌疮、口臭、龋蚀、牙齿动摇及骨槽风等都有详细记载。蒋廷锡等编纂的《古今图书集成·医部全录》(1726 年)虽属搜罗以往医方，很少建树，但不失为一部重要的参考文献。

5. 西医传入后

鸦片战争以后，西医开始大量传入中国。最初在西医传教士中没有专门的牙科医生，但这些传教士会在他们的诊所开展拔牙等简单的口腔疾病诊疗活动。随着西医在国内的影响越来越大，国人或者通过以师带徒的方式，或者通过留学从西医那里获得牙科知识，国外的牙科医生也逐渐进入中国。1873年，广东人煜斋率先在上海山东路开设牙医馆，引进了西方的补牙、镶牙技术。1882年从日本留学归国的山东人张巽臣在济南芙蓉巷创建了卫生镶牙馆。1898年，为满足皇宫人员的口腔疾病治疗需要，清皇朝建立了宫廷式的牙医室。1907年，司徒跃池及夫人余丽华在长沙市获海开设牙医诊所。1908年加拿大英美教会传教士林则在成都仁济医院设立牙症诊所。1912年司徒博在上海四川路开设牙科诊所。

从19世纪70年代开始，西方牙科医学落地中国，但牙科诊疗场所主要集中在发达的城市中。据统计，1930年在上海，仅黄浦区就有注册牙科医生123人（中国籍72人，外国籍51人），占上海市牙科医生总数的46.5%。1940年，陕西省立医院成立牙科，2年后便由于缺乏牙医而停业。

6. 新中国成立后

新中国成立初期，党和政府特别重视口腔卫生事业的发展，先后对各类旧的口腔诊所进行了整顿和改造，在南京、重庆、上海、大连、沈阳、南京、合肥、兰州、广州等地将多个个体口腔诊所合并为集体性质的联合口腔诊所。随着国家经济的恢复和社会主义改造的完成，这些联合诊所又转变成国立口腔医院。

20世纪60年代，中国卫生部在总结经验的基础上，制订了《开业医生暂行管理办法草案》供各地参照执行，允许少数适合开业的医生行医。而在文革十年中，大多数个体口腔诊所被迫停业甚至取消。到20世纪70年代末，因为口腔医生奇缺，出现了半夜排队挂号看牙的现象。进入20世纪80年代后，中国加快了口腔专科医疗机构的建设，向各省市有口腔医院、各县区有牙病防治所、各乡镇有口腔诊所的方向发展，有力地促进了中国口腔医疗机构的发展，扩大了中国口腔医疗保健覆盖面。根据2019中国卫生健康统计年鉴，我国2018年底共有786个口腔医院，其中城市595个，农村（包括县、乡、村）191个；口腔病防治所（站、中心）94个，其中城市60个，农村34个。

三、口腔医学教育

中国口腔医学教育有着悠久的历史。唐代开始设置的"太医署"共有五科：体疗、疮肿、少小、耳目口齿、角法，口齿教育被设置在耳目口齿科。宋代医学分九科，口齿与咽喉并为一科。北宋神宗熙宁九年（1076年），医学曾一度分为十三科，其间，口齿独成一科。元丰改制后又实行九科制，口齿又与咽喉并为一科。元明及清初口齿科又独成一科。嘉庆二年（1797年），口齿又与咽喉合为一科并延至清末。

西方最早开展牙科教育的是美国的海登（Hayden）与哈里斯（Harris），1840年他们在美国巴尔的摩城（Baltimore）开设了巴尔的摩牙外科医学院（Baltimore College of Dental Surgery），标志着世界近代牙科教育开始独立起步。之后，各个国家逐步开展牙科教育。1859年，英国创办了牙科医学校；1879年，法国成立了巴黎牙科医学校；19世纪80年代，德国、俄国也先后开展了牙科教育；1890年，日本高山齿科医学院（今东京齿科大学）创立。

光绪三十二年（1906年），美国教会在中国创办了美华牙医学堂。1911年，俄国人在哈尔滨成立俄侨第一齿科专门学校（后与1923年成立的俄侨第二齿科专门学校合并，改编成哈尔滨齿科医学院，于1939年被并入哈尔滨医科大学）。1914年，美国教会在北京同仁医院创建牙科专修学校。1917年，加拿大英美会的林则在成都华西协合大学正式设牙科系（后发展为四川大学华西口腔医学院），1921年该校培养出中国本土第一位牙科医生黄天启，他也是亚洲的第一位牙科毕业生。因为成绩显著，林则创办的牙科系被誉为中国现代口腔医学的摇篮。1926年，留日归国学生司徒博在上海开办齿科讲习所，不久因学员增加扩建为中国齿科医学专门学校，但由于资金有限且缺乏师资，该校只招收了两期学生便停办。1932年，由天主教法国耶稣会教士于1903年成立的上海震旦大学医学院增设牙医学系（后发展为上海交通大学口腔医学院）。1935年，国立中央大学奉国民政府教育部训令开办国立牙医专科学校（后发展为第四军医大学口腔医学院）。1940年，贵州安顺军医学校牙医学系成立。1943年，北京大学医学院齿学系成立，1946年并入北京大学，更名为北京大学医学院牙医学系（后发展为北京大学口腔医学院）。1946年，司徒博又在上海成立学制四年的私立上海牙医专科学校（1951年被并入震旦大学医学院牙医学系）。统计显示，新中国成立前，中国共有8所开展牙科学教育的院校。

新中国成立以来，卫生部和教育部于1950年召开工作会议，决定将牙医学改为口腔医学，全国有关部门皆按此更名。1951年8月，经中华医学会常务理事扩大会议批准，中华医学会口腔科学会正式成立，1953创办了《中华口腔医学杂志》。改革开放后，中国的口腔医学教育事业得到跨越式发展。为促进学术共同体进行深度沟通与交流，中国相继创刊了《华西口腔医学杂志》（1983）、《上海口腔医学》（1992）、《国际口腔科学杂志》英文版（2009）等优秀口腔专业期刊。1996年11月在中华医学会口腔科学会的基础上成立了中华口腔医学会。在创办口腔专业期刊和建立口腔专业学术组织的同时，中国的口腔教育机构不断涌现。目前，中国开展本科及以上教育的口腔医学院系已近百所，为培养中国的口腔医学人才做出了卓越的贡献，促进了我国现代口腔医学的发展。

（赵晓云）

参考文献

1. 周大成. 中国口腔医学史考 [M]. 北京：人民卫生出版社，1991.
2. 郑麟蕃. 中国口腔医学发展史 [M]. 北京：北京医科大学、中国协和医科大学联合出版社，1998.
3. 周学东. 口腔医学史 [M]. 北京：人民卫生出版社，2013.
4. 李刚. 口腔医学史 [M]. 西安：第四军医大学出版社，2014.

诺贝尔（Alfred Bernhard Nobel，1833—1896），瑞典化学家、发明家、企业家。因硝化炸药、无烟炸药等的发明和制造而著称。拥有专利发明355项以上。1895年立遗嘱，将其遗产作为基金，此基金的利息每年发给世界各国对物理、化学、生理学或医学、文学、和平最有贡献的人。为此，瑞典政府设立了诺贝尔基金董事会。1901年诺贝尔奖金首次颁发。诺贝尔生理学或医学奖由瑞典卡洛林斯卡医学院主持评选。

诺贝尔科学奖评选严格，记录了近百年中主要的发明和发现，反映了20世纪以来有关科学技术的主要发展，成为国际学术界的一种崇高荣誉，对科学的发展起了推动作用。诺贝尔生理学或医学奖的获奖者几乎都体现了当时现代生理学或医学的一些重大成就（表附2-1）。当然个别除外，如1926年菲比格（Fibiger）的获奖后来被证明不妥。纵观1901年以来的诺贝尔生理学或医学奖获得者的获奖工作，可以勾勒出现代医学发展的总体轮廓，对于掌握现代医学的发展方向也有所启发。

表附2-1　诺贝尔生理学或医学奖简表（1901—2021）

年度	获奖者	获奖成果
1901	贝林（Behring, E. A. von, 1854—1917，德）	白喉的血清疗法
1902	罗斯（Ross, R., 1857—1932，英）	疟疾由疟蚊传播
1903	芬森（Finsen, N. R., 1860—1904，丹麦）	用光辐射治疗狼疮等疾病
1904	巴甫洛夫（Павлов, И.П., 1849—1936，俄）	消化生理学方面的贡献
1905	科赫（Koch, R., 1843—1910，德）	发现结核分枝杆菌
1906	高尔基（Golgi, C., 1843—1926，意） 卡哈尔（Ramon Y Cajal, S., 1852—1934，西班牙）	神经系统的构造
1907	拉韦朗（Laveran, C., 1845—1922，法）	原生动物在疾病发生中的作用
1908	埃尔利希（Ehrlich, P., 1854—1915，德） 梅契尼科夫（Мечников, ИИ., 1845—1916，俄）	免疫力方面的研究
1909	柯赫尔（Kocher, E.T., 1841—1917，瑞士）	甲状腺的生理学、病理学和外科手术
1910	科塞尔（Kossel, A., 1853—1927，德）	蛋白质、核酸方面的研究
1911	古尔斯特兰德（Gullstrand, A., 1862—1930，瑞典）	眼的屈光学
1912	卡雷尔（Carrel, A., 1873—1944，美）	血管缝合以及脏器移植方面的研究
1913	里歇（Richet, C., 1850—1935，法）	过敏反应
1914	巴拉尼（Bárány, R., 1876—1936，奥地利）	内耳前庭器官的生理学和病理学
	（1915—1918，未颁发）	
1919	博尔德（Bordet, J., 1870—1961，比利时）	免疫方面的系列发现
1920	柯劳格（Krogh, S.A., 1874—1949，丹麦）	毛细血管的活动及其调节
	（1921年未颁发）	

续表

年度	获奖者	获奖成果
1922	希尔（Hill, A.V., 1886—1977，英）	肌肉产热的研究
	迈尔霍夫（Meyerhof, O.F., 1884—1951，德）	肌肉中耗氧量和乳酸产生之间的关系
1923	班廷（Banting, F.G., 1891—1941，加拿大）	发现胰岛素
	麦克劳德（Macleod, J.J.R., 1876—1935，加拿大）	
1924	爱因托汶（Einthoven, W., 1860—1927，荷兰）	发现心电图机制
	（1925 年未颁发）	
1926	菲比格（Fibiger, J.A.G., 1867—1928，丹麦）	发现菲比格氏鼠癌（鼠实验性胃癌）
1927	尧雷格（Wagner-Jauregg, J., 1857—1940，奥地利）	发现治疗麻痹的发热疗法
1928	尼柯尔（Nicolle, C.J.H., 1866—1936，法）	斑疹伤寒的研究
1929	霍普金斯（Hopkins, F.G., 1861—1947，英）	发现刺激生长的维生素
	艾克曼（Eijkman, C., 1858—1930，荷兰）	发现抗神经炎的维生素
1930	兰德斯坦纳（Landsteiner, K., 1863—1943，美）	发现人的血型
1931	瓦尔堡（Warburg, O.H., 1883—1970，德）	发现呼吸酶的性质和作用方式
1932	谢灵顿（Sherrington, C.S., 1857—1952，英）	关于神经元功能的研究
	艾德里安（Adrian, E.D., 1889—1977，英）	
1933	摩尔根（Morgan, T.H., 1866—1945，美）	染色体在遗传中的作用
1934	惠普尔（Whipple, G.H., 1878—1976，美）	用肝治疗贫血
	墨菲（Murphy, W.P., 1892—1987，美）	
	迈诺特（Minot, G.R., 1885—1950，美）	
1935	斯佩曼（Spemann, H., 1869—1941，德）	胚胎发育中的组织者效应
1936	戴尔（Dale, H.H., 1875—1968，英）	神经冲动的化学传递
	勒维（Loewi, O., 1873—1961，奥地利）	
1937	哲尔吉（Szent-Gyorgyi, A., 1893—1986，匈牙利）	生物氧化，特别是维生素 C 和延胡索酸作用的研究
1938	海门斯（Heymans, C.J.F., 1892—1968，比利时）	颈动脉窦和主动脉弓在呼吸调节中的作用
1939	多马克（Domagk, G., 1895—1964，德）	发现磺胺药百浪多息的抗菌作用
	（1940—1942，未颁发）	
1943	多伊西（Doisy, E.A., 1893—1986，美）	发现维生素 K 的化学性质
	达姆（Dam, C.P.H., 1895—1976，丹麦）	发现维生素 K
1944	厄兰格（Erlanger, J., 1874—1965，美）	单神经纤维功能
	加瑟（Gasser, H.S., 1888—1963，美）	
1945	弗莱明（Fleming, A., 1881—1955，英）	青霉素的发现、制取和应用
	钱恩（Chain, E.B., 1906—1979，英）	
	弗洛里（Florey, H.W., 1898—1968，英）	
1946	缪勒（Muller, H.J., 1890—1967，美）	发现 X 线照射引起基因突变
1947	科里（Cori, C.F., 1896—1954，美）	糖代谢中的酶促反应
	科里夫人（Cori, G.T., 1896—1957，美）	
	何赛（Houssay, B.A., 1887—1971，阿根廷）	垂体激素对糖代谢的作用
1948	穆勒（Müller, P., 1899—1965，瑞士）	DDT 的杀虫作用

年度	获奖者	获奖成果
1949	赫斯（Hess, W.R., 1881—1973, 瑞士）	间脑的功能, 特别是对内脏活动的调节
	莫尼兹（Moniz, A.E., 1874—1955, 葡萄牙）	前额叶切除治疗精神病
1950	亨奇（Hench, P.S., 1896—1965, 美）	肾上腺皮质激素的结构和生物作用
	肯德尔（Kendall, E.C, 1886—1972, 美）	
	赖希施泰因（Reichstein, T., 1897—1996, 瑞士）	
1951	泰勒（Theiler, M., 1899—1972, 南非）	预防黄热病的疫苗
1952	瓦克斯曼（Waksman, S.A., 1888—1973, 美）	发现链霉素
1953	克雷布斯（Krebs, H.A., 1900—1981, 英）	发现三羧酸循环
	李普曼（Lipmann, F.A., 1899—1974, 美）	发现高能磷酸结合在代谢中的重要性, 发现辅酶 A
1954	恩得斯（Enders, J.F., 1897—1985, 美）	脊髓灰质炎病毒的组织培养
	韦勒（Weller, T.H., 1915—2008, 美）	
	罗宾斯（Robbins, F.C., 1916—2003, 美）	
1955	泰奥雷尔（Theorell, A.H., 1903—1982, 瑞典）	氧化酶的本质和作用
1956	理查兹（Richards, D.W., 1895—1973, 美）	心导管术
	库南德（Cournand, A.F., 1895—1988, 美）	
	福斯曼（Forssmann, W.T.O., 1904—1979, 德）	
1957	博韦（Bovet, D., 1907—1992, 意）	抗组胺药物和肌肉松弛剂的研究
1958	比德尔（Beadle, G.W., 1903—1989, 美）	基因调控生物体内的生化反应
	塔特姆（Tatum, E.L., 1909—1975, 美）	细菌遗传物质的基因重组和组织
	莱德伯格（Lederberg, J., 1925—2008, 美）	
1959	奥乔亚（Ochoa.S., 1905—1993, 美）	DNA 和 RNA 的生物合成
	科恩伯格（Kornberg, A., 1918—2007, 美）	
1960	伯内特（Burnet F.M., 1899—1985, 澳大利亚）	获得性免疫耐受性的研究
	梅达沃（Medawar, sir.P.B., 1915—1987, 英）	
1961	贝克西（Békésy, G.von., 1899—1972, 美）	内耳耳蜗听觉生理的研究
1962	沃森（Watson, J.D., 1928—, 美）	核酸的分子结构及其在遗传信息传递中的作用
	克里克（Crick, F.H., 1916—2004, 英）	
	威尔金斯（Wilkins, M.H.F., 1916—2004, 英）	
1963	埃克尔斯（Eccles, J.C., 1903—1997, 澳大利亚）	神经元兴奋与抑制的离子机制
	霍奇金（Hodgkin, A.L., 1914—1998, 英）	
	赫胥黎（Huxley, A.F., 1917—2012, 英）	
1964	吕南（Lynen, F., 1911—1979, 德）	胆固醇和脂肪酸的生物合成及其调节
	布洛赫（Bloch, K.E., 1912—2000, 美）	
1965	雅各布（Jacob, F., 1920—2013, 法）	酶与病毒遗传基因合成的控制
	利沃夫（Lwoff.A.M., 1902—1994, 法）	
	莫诺（Monod, J.L., 1910—1976, 法）	
1966	劳斯（Rous, F.P., 1879—1970, 美）	发现致癌病毒
	哈金斯（Huggins, C.B., 1901—1998, 美）	激素治疗前列腺癌
1967	格拉尼特（Granit, R., 1900—1991, 瑞典）	视觉的生理学和生物化学
	哈特兰（Hartline, H.K., 1903—1983, 美）	
	沃尔德（Wald, G., 1906—1997, 美）	

续表

年度	获奖者	获奖成果
1968	霍利（Holley, R.W., 1922—1993，美） 霍拉纳（Khorana, H.G., 1922—，美） 尼伦伯格（Nirenberg, M.W., 1927—，美）	遗传密码及其在蛋白质合成中的作用
1969	德尔布吕克（DelbrUck, M., 1906—1981，美） 赫尔希（Hershey, A., 1908—1997，美） 卢里亚（Luria, S.E., 1912—1991，美）	病毒的增殖机制和遗传基因结构
1970	卡茨（Katz, B., 1911—2003，英） 奥伊勒（Euler, U.S.von., 1905—1983，瑞典） 阿克塞尔罗德（Axelrod, J., 1912—2004，美）	神经末梢化学递质的发现及递质的储藏、释放、失活等机制
1971	萨瑟兰（Sutherland, E.W., 1915—1974，美）	激素的作用机制
1972	埃德尔曼（Edelman, G.M., 1929—2014，美） 波特（Porter.R.R., 1917—1985，英）	抗体的化学结构
1973	弗里希（Frisch.K.von., 1886—1982，奥地利） 洛伦兹（Lorenz, K., 1903—1989，奥地利） 廷伯根（Tinbergen, N., 1907—1988，英国）	动物个体和群体的行为模式
1974	克劳德（Claude, A., 1898—1983，比利时） 帕拉德（Palade, G.E., 1912—2008，美） 德迪夫（Duve, C.R.de., 1917—2013，比利时）	细胞的结构和功能的研究
1975	杜尔贝科（Dulbecco, R., 1914—2012，美） 特明（Temin.H.M., 1934—1994，美） 巴尔的摩（Baltimore, D., 1938—，美）	病毒在肿瘤生长中的作用研究
1976	布隆伯格（Blumberg, B.S., 1925—2011，美） 盖杜谢克（Gajdusek.D.C., 1923—2008，美）	发现传染病产生和传播的新机制
1977	耶洛（Yalow, R.S., 1921—2011，美） 吉耶曼（Guillemin, R., 1924—，美） 沙利（Schally, A.V., 1927—，美）	发展放射免疫分析法 下丘脑促垂体激素的研究
1978	阿尔伯（Arber, W., 1929—，瑞士） 史密斯（Smith, H.O., 1931—，美） 内森斯（Nathans, D., 1928—1999，美）	限制性核酸内切酶的发现及其在分子遗传学中的应用
1979	科马克（Cormak, A.M., 1924—1998，美） 亨斯菲尔德（Hounsfield.G.N., 1919—2004，英）	计算机 X 线断层摄影（CT）的发明
1980	贝纳塞拉夫（Benacerraf, B., 1920—2011，美） 多塞（Dausset, J., 1916—2009，法） 斯内尔（Snell, G.D., 1903—1996，美）	免疫系统的遗传学与免疫反应有密切关系的基因发现
1981	斯佩里（Sperry, R.W., 1913—1994，美） 休伯尔（Hubel, D.H., 1926—，美） 韦塞尔（Wiesel, T.N., 1924—，瑞典）	大脑两半球功能特异性的研究 视觉系统信息过程的研究
1982	贝格斯特隆（Bergstrom, S.K., 1916—2019，瑞典） 萨米埃尔松（Samuelsson, B.I., 1934—，瑞典） 范恩（Vane, J.R., 1927—2004，英）	前列腺素和有关活性物质的发现

续表

年度	获奖者	获奖成果
1983	麦克林托克（McClintock，B.，1902—1992，美）	发现能自发转移的遗传基因"转座子"
1984	杰尼（Jerne，N.K.，1911—1994，丹麦） 柯勒（Kohler，G.，1946—，德） 米尔斯坦（Milstein，C.，1927—2002，英）	发现单克隆抗体产生的原理
1985	布朗（Brown，M.S.，1941—，美） 戈尔茨坦（Goldstein，J.L.，1940—，美）	阐明胆固醇新陈代谢规律及动脉粥样硬化的原因
1986	科恩（Cohen，S.，1922—2020，美） 利维 - 蒙塔西尼（Levi-Montalcini，R.，1909—2012，美）	发现调节、控制细胞代谢的生长因子
1987	利根川进（Tonegawa，S.，1939—，日）	发现产生抗体多样性的遗传原理
1988	布莱克（Black，J.W.，1924—2010，英） 埃利恩（Ehion，G.B.，1918—1999，美） 希青斯（Hitchings，G.H.，1905—1998，美）	发现药物治疗的重要原理
1989	毕晓普（Bishop，J.M.，1936—，美） 瓦姆斯（Varmus，H.E.，1939—，美）	发现引起动物肿瘤的致癌基因
1990	默里（Murray，J.E.，1919—2012，美） 托马斯（Thomas，E.D.，1920—2012，美）	发明应用于人类疾病治疗的器官和细胞移植术
1991	内尔（Neher，E.，1944—，德） 萨克曼（Sakmann，B.，1942—，德）	发明膜片钳技术，发现细胞膜存在离子通道
1992	费希尔（Fischer，E.H.，1920—2021，美） 克雷布斯（Krebs，E.G.，1918—2009，美）	阐明蛋白激活酶在可逆的蛋白质磷酸化过程中的作用机制
1993	罗伯茨（Roberts，R.J.，1943—，英） 夏普（Sharp，P.A.，1944—，美）	发现断裂基因
1994	吉尔曼（Gilman，A.G.，1941—2015，美） 罗德贝尔（Rodbell，M.，1925—1998，美）	发现 G 蛋白及其在细胞中传导与调节信息的作用
1995	刘易斯（Lewis，E.B.，1918—2004，美） 威斯乔斯（Wieschaus，E.F.，1947—，美） 纽斯林 - 福尔哈德（Nüsslein-Volhard，C.，1942—，德）	揭示生物早期胚胎发育遗传控制的重要原理
1996	多尔蒂（Doherty，P.C.，1940—，澳） 辛克纳吉（Zinkernagel，R.M.，1944—，瑞）	发现细胞的中介免疫保护特征
1997	普鲁西纳（Prusiner，S.B.，1942—，美）	发现朊蛋白及其致病机制
1998	福尔荷格特（Furchgott，R.F.，1916—2009，美） 依格那罗（Ignarro，L.J.，1941—，美） 慕拉德（Murad，F.，1936—，美）	发现一氧化氮气体是心血管系统中的信号分子
1999	布洛贝尔（Blobel，G.，1936—2018，美）	发现控制细胞运输和定位的内在信号蛋白质
2000	卡尔森（Carlsson，A.，1923—2018，瑞） 格林加德（Greengard，P.，1925—2019，美） 坎德尔（Kandel，E.R.，1929—，美）	发现人类脑神经细胞间信号的相互传递
2001	哈特韦尔（Hartwell，L.H.，1939—，美） 亨特（Hunt，R.T.，1943—，英） 纳斯（Nurse，P.M.，1949—，英）	发现细胞周期的关键分子调节机制

续表

年度	获奖者	获奖成果
2002	布雷内（Brenner, S., 1927—2019，南非） 霍维茨（Horvitz, B., 1947—，美） 苏尔斯顿（Sulston, J.E., 1942—2018，英）	发现器官发育和程序性细胞死亡过程中的基因调节作用
2003	劳特布尔（Lauterbur, P., 1929—2007，美） 曼斯菲尔德（Mansfield, P., 1933—，英）	发明磁共振成像的关键技术
2004	阿克塞尔（Axel, R., 1946—，美） 巴克（Buck, L.B., 1947—，美）	发现气味受体和嗅觉系统组织方式
2005	马歇尔（Marshall, B.J., 1951—，澳） 沃伦（Warren, J.R., 1937—，澳）	发现幽门螺杆菌及其致病机制
2006	法尔（Fire, A, 1959—，美） 梅洛（Mello, C., 1960—，美）	发现 RNA 干扰机制
2007	卡佩基（Capecchi, M., 1937—，美） 史密斯（Smithies, O., 1925—，美） 埃文斯（Evans, M.J., 1941—，英）	发明基因剔除技术
2008	豪森（Hausen, H.Z., 1936—，德）	发现人乳头瘤病毒引发子宫颈癌
	西诺西（Sinoussi, F.B., 1947—，法） 蒙塔尼（Montagnier, L., 1932—，法）	发现人类免疫缺陷病毒
2009	布莱克本（Blackburn, E.H., 1948—，美） 格雷德（Greider, C.W., 1961—，美） 绍斯塔克（Szostak, J.W., 1952—，美）	发现端粒和端粒酶保护染色体的机制
2010	爱德华兹（Edwards, R.G., 1925—2013，英）	发明体外受精技术
2011	博伊特勒（Beutler, B.A., 1957—，美） 霍夫曼（Hoffmann, J.A., 1941—，法） 斯坦曼（Steinman, R.M., 1943—2011，加）	发现先天免疫激活机制 发现树突细胞及其在获得性免疫中的作用
2012	山中伸弥（Yamanaka, S., 1962—，日） 格登（Gurdon, J.B., 1933—，英）	发明细胞核重新编程技术
2013	罗斯曼（Rothman J.E., 1950—，美） 聚德霍夫（Südhof, T.C., 1955—，德） 谢克曼（Schekman, R.W., 1948—，美）	发现细胞内主要运输系统—囊泡运输的调节机制
2014	奥基夫（O'Keefe, J., 1939—，英、美） 莫泽（Moser, M.-B., 1963—，挪威） 莫泽（Moser, E.I., 1962—，挪威）	发现构成大脑定位系统的细胞
2015	屠呦呦（Youyou, T, 1930—，中）， 坎贝尔（Campbell, W.C., 1930—，爱尔兰） 大村智（ōmura, S., 1935—，日）	发现治疗疟疾的新疗法 发现治疗线虫感染的新疗法
2016	大隅良典（Ohsumi, Y., 1945—，日）	发现细胞自噬机制
2017	霍尔（Hall, J.C., 1945—，美） 罗斯巴什（Rosbash M., 1944—，美） 杨（Young M.W., 1949—，美）	发现控制昼夜节律的分子机制
2018	艾利森（Allison J.P., 1948—，美） 本庶佑（Honjo T., 1942—，日）	发现负性免疫调节治疗癌症的方法

续表

年度	获奖者	获奖成果
2019	凯林（Kaelin，W.G.，1957—，美） 拉特克利夫（Ratcliffe，P.J.，1945—，英） 塞门扎（Semenza，G.L.，1956—，美）	发现细胞感知和适应氧气供应的机制
2020	阿尔特（Alter，H.J.，1935—，美） 霍顿（Houghton，M.，1949—，英） 赖斯（Rice，C.M.，1952—，美）	发现丙肝病毒
2021	朱利叶斯（Julius，D.，1955—，美） 帕塔普蒂安（Patapoutian，A.，1967—，美）	发现人类感知疼痛和温度的机制
2022	斯万特·帕博（Svante Pääbo，1955—，瑞典）	古人类基因组和人类进化关系研究

（赵晓云）

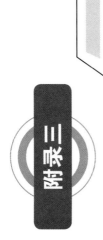

附录三

中外医学重要事件比较简表

世界医学史			时间（年）	中国医学史		
分期	医学大事	自然科学、政治、哲学大事		自然科学、政治、哲学大事	医学大事	分期
	古埃及开始制作木乃伊（前3400）古巴比伦出现医生（前3500）古印度出现阿育吠陀（前3000）	地球上出现人类（约二三百万年前）古埃及出现文字、形成统一国家（前3500）	远古至前3000	"北京猿人"文化（70万年前—20万年前）"山顶洞人"文化（2.7万年前—3.4万年前）	"钻燧取火"（前15000）酒的酿造（前7000）	萌芽时期（远古→夏·西商·周·春秋·战国）
		古埃及建金字塔（前2800）	前2000			
			前1000	青铜文化（前2000—前500）	"伊尹制汤液"（前1700）《尚书·说命》"若药弗瞑眩，厥疾弗瘳"（商中后期）甲骨文记载医药知识（商晚期）	
古代医学	古埃及医神伊姆霍泰普（前2700）古埃及：《康氏纸草文》（前1800）；《史密斯纸草文》（前1600）；《埃伯斯纸草文》（前1550）古巴比伦：《汉谟拉比法典》（前1800）古印度：《梨俱吠陀》（前1500）罗马开始建下水道（前331）	第一届奥林匹克运动会（前776）《荷马史诗》（前905）毕达哥拉斯（前580—前490）	前500	孔子（前551—前479）	秦国医和提出"六气致病说"（前541）	

263

续表

世界医学史			时间（年）	中国医学史		
分期	医学大事	自然科学、政治、哲学大事		自然科学、政治、哲学大事	医学大事	分期
古代医学	希波克拉底（前460—前377） 《十二铜表法》禁止城市葬人（前451） 雅典瘟疫（前430—前427）	苏格拉底（前469—前399） 柏拉图（前429—前347） 亚里士多德（前384—前322） 亚历山大（前356—前323） 罗马征服希腊（前146） 恺撒（前100—前44）	公元纪元 公元纪元	铁器普遍使用 张骞两次出使西域（前138，前119）	《山海经》记载有许多药物（战国中晚期至秦汉初） 仓公淳于意（前215—前140）	奠定时期（秦汉）
	阁罗马迦（120—162） 盖仑（129—216） 安东尼瘟疫（164—191）	基督教为罗马国教（392） 西罗马灭亡（476）	500	蔡伦改进造纸术（89—105） 佛教传人（西汉末年） 张道陵创立道教（东汉末年）	《黄帝内经》（110—120） 华佗（145—208） 张仲景（150—219）《伤寒杂病论》 王叔和（201—280）《脉经》 皇甫谧（215—282）《针灸甲乙经》 葛洪（283—343）《肘后备急方》 雷敩《雷公炮炙论》（南北朝） 陶弘景（456—536）《本草经集注》	辉煌时期（晋南北朝隋唐五代）
中世纪医学	阿维森纳（980—1037） 炼金术传入欧洲（1144）	造纸术传入欧洲（1150）	1000	火药使用（9—10世纪）	巢元方（535—620）《诸病源候论》（610） 唐代大医署建立（624） 孙思邈（581—682）《千金要方》（652） 《千金翼方》（682） 苏敬等《新修本草》（659） 王焘（670—755）《外台秘要》（752） 鉴真赴日（743—753） 《开宝重定本草》（974） 王怀隐《太平圣惠方》（982—992）	

续表

世界医学史			时间（年）	中国医学史		
分期	医学大事	自然科学、政治、哲学大事		自然科学、政治、哲学大事	医学大事	分期
中世纪医学	帕多瓦大学创建（1222） 黑死病（1347—1353） 达·芬奇（1452—1519） 帕拉塞尔苏斯（1493—1541）	十字军东征（1096—1291） 马可波罗东游中国（1275—1292） 东罗马灭亡（1453） 文艺复兴（14—16世纪） 哥伦布发现美洲（1492）	1500	活字印刷（1041—1048） 指南针（11世纪） 王安石变法（1069） 理学家朱熹（1130—1200）宣扬"宿命论" 郑和七次下西洋（1405—1433）	王惟一《铜人腧穴针灸图经》（1026），铸针灸铜人（1027） 唐慎微《经史证类备急本草》（1082） 《圣济总录》（1111—1118） 钱乙《小儿药证直诀》（1119） 《太平惠民和剂局方》（1151） 刘完素（1110—1200） 张从正（1156—1228） 李杲（1180—1251） 朱丹溪（1282—1358） 陈自明《妇人大全良方》（1237） 宋慈《洗冤录》（1247）	普及发展时期（宋·金·元）
文艺复兴时期医学	维萨里《人体的构造》（1543） 巴累改良创伤处置法（1545）	宗教改革（1517—1648） 麦哲伦环球航行（1519—1522） 哥白尼《天体运行论》（1543） 培根（1561—1626）	1600	资本主义萌芽（14—15世纪） 利玛窦来华（1581）	李濂《医史》（1513） 人痘接种法（1567—1572） 李时珍《本草纲目》金陵版（1593）	进一步发展时期（明）
近现代医学	哈维发现血液循环（1628） 西登哈姆（1624—1689）重视临床 胡克发现细胞（1665） 列文虎克描述红细胞（1684）	英国资产阶级革命（1640—1688） 托里拆利发明气压计（1644） 波义耳提出元素概念（1661） 牛顿发表《自然哲学的数学原理》（1687）	1700	徐光启《农政全书》（1628） 宋应星《天工开物》（1637）	《医统正脉全书》（1601） 王肯堂《证治准绳》（1602） 陈实功《外科正宗》（1617） 张介宾《景岳全书》（1624） 吴又可《温疫论》（1642） 邓玉函《泰西人身说概》（1643）	稳定发展时期（清）
	莫尔干尼《论疾病的部位与原因的解剖学研究》（1761） 奥恩布鲁格发明叩诊法（1761）	拉瓦锡发现氧（1774） 瓦特改良蒸汽机（1775）	1800		《医宗金鉴》（1739—1742） 赵学敏《本草纲目拾遗》（1765） 吴鞠通《温病条辨》（1798）	

续表

世界医学史			时间（年）	中国医学史		
分期	医学大事	自然科学、政治、哲学大事		自然科学、政治、哲学大事	医学大事	分期
近现代医学	雷奈克发明听诊器（1816） 穆勒《人体生理学》（1834—1840） 细胞学说（1838—1839） 塞麦尔维斯发现产褥热病因（1846） 南丁格尔降低士兵病死率（1854—1856） 巴斯德发现微生物引起发酵（1857） 魏尔啸《细胞病理学》（1858） 巴斯德发明"巴氏消毒法"（1856） 国际红十字会成立（1863） 李斯特发明石炭酸消毒法（1867） 科赫发现结核分枝杆菌（1882）	法拉第发现电磁感应（1831） 能量转化定律（1853） 达尔文《物种起源》（1859） 孟德尔提出遗传定律（1865） 伦琴发现X线（1895） 卢瑟福发现α、β射线（1899）	1900	鸦片战争（1840） 太平天国运动（1851—1864）	王清任《医林改错》（1830） 伯驾广州开诊所（1835） 中华医务传教会成立（1838） 唐容川（1846—1894） 恽铁樵（1878—1935） 张锡纯（1860—1933）	西医传入（清·中华民国）
	欧利希发明"606"（1909） 弗莱明发现青霉素（1928） 多马克发明磺胺制剂（1935） 瓦克斯曼发现链霉素（1943） 世界卫生组织成立（1948）	诺贝尔基金会成立（1900） 第一台电子显微镜问世（1932） 第二次世界大战（1939—1945） 电子计算机问世（1946）	2000	辛亥革命（1911—1912） 中国共产党成立（1921） 北伐战争（1926—1928） 七七事变（1937） 抗日战争胜利（1945） 中华人民共和国成立（1949）	天津设北洋军医学堂（1902） 北京协和医学堂开办（1906） 北京医学专门学校（1912） 国民党政府通过"废止旧医"提案（1929）	新发展时期（中华人民共和国）

续表

分期	世界医学史		时间（年）	中国医学史		分期
	医学大事	自然科学、政治、哲学大事		自然科学、政治、哲学大事	医学大事	
近现代医学	克里克和沃森提出 DNA 双螺旋结构模型（1953） 克里克提出遗传学中心法则（1957） 斯塔尔实施人工心脏瓣膜手术（1960）	发明 A 超（20 世纪 50 年代）	2000	新中国成立和社会主义基本制度建立时期（1949—1956）	卫生部召开第一届全国卫生工作会议（1950） 第二届全国卫生工作会议提出"四大卫生方针"（1952） 高等学校设中医课（1954） 中医研究院成立（1955） 发现沙眼衣原体（1955） 断肢再植（1963） 牛胰岛素合成（1965）	新发展时期（中华人民共和国）
	斯塔泽尔实施首例肝移植（1963） 南非进行首例心脏移植（1967） 恩格尔提出"生物 - 心理 - 社会医学模式"（1977）	发明 B 超 发明 CT 机（20 世纪 70 年代）		社会主义建设时期（1956—1978）		
	第 33 届世界卫生大会上宣布天花被消灭（1980） 德国外科医生缪和完成世界首例腹腔镜胆囊切除术（1985）	第一台电子摄像内镜产生（1983）		改革开放与中国特色社会主义开创时期（1978—1992）	提出"中医、西医、中西医三支力量都要发展、长期并存"的方针（1980） 人工合成核糖核酸（1981） 中国预防医学中心成立（1983） 正式启动医改，扩大医院自主权（1985）	
	威尔穆特用绵羊体细胞克隆羊成功（1997） 体外培养人类胚胎干细胞（1998）	第一台手术机器人 AESOP 问世（1994）		建立社会主义市场经济体制和把中国特色社会主义全面推向 21 世纪时期（1992—2002）	国务院召开第一次全国卫生工作会议（1996） 国家食品药品监督局独立设置（1998）	

续表

世界医学史			时间（年）	中国医学史		
分期	医学大事	自然科学、政治、哲学大事		自然科学、政治、哲学大事	医学大事	分期
近现代医学	法国医生完成首例远程手术（2001） SARS 流行（2002—2003） 首次利用克隆技术获得人类胚胎干细胞（2004） 日本利用干细胞制出人类肝（2012） 3D 打印技术首次被应用于器官移植（2012） 埃博拉病毒在西非流行，并首次走出非洲（2014） 人工胰腺诞生（2016） 全球多个国家和地区出现大规模麻疹疫情（2019） 新型冠状病毒感染全球暴发（2019）	美国将大数据战略提升为国家意志（2012） 人工智能程序 AlphaGo 战胜世界围棋冠军（2016） 全球首个"自我复制"的活体机器人诞生（2021）	2000	中共十六大提出全面建设小康社会（2002） 中共十六届三中全会提出科学发展观（2004） 全面建设小康社会与新的形势下坚持和发展中国特色社会主义时期（2002—2012） 中国特色社会主义进入新时代和实现中华民族伟大复兴的中国梦时期（2012—2017） 决胜全面建成小康社会和开启全面建设社会主义现代化强国新征程时期（2017—2021）	中国疾病预防控制中心组建（2002） 中国中医研究院更名为中国中医科学院（2005） 卫生部与计生委合并为国家卫生和计划生育委会（2013） 全国卫生与健康大会提出要把人民健康放在优先发展战略地位（2016） 《"健康中国 2030"规划纲要》颁布（2016） 国务院同意将 8 月 19 日设立为"中国医师节"（2017） 世界首个体细胞克隆猴"中中"在中国诞生（2017） 国家卫生和计划生育委员会更名为国家卫生健康委员会（2018） 新型冠状病毒引发的肺炎疫情 COVID-19 暴发（2019） 国家级新机构国家疾病预防控制局成立（2021） 国家卫生健康委员会疾病预防控制局撤销（2022）	新发展时期（中华人民共和国）

（赵晓云）